M·DEET 단원별 문제집

개정 7판

M·DEET 대비

단원별로 완성하는 자연과학 I

메가엠디 자연과학추론연구소 지음

문제편

M·DEET 고득점을 위한 집중 학습전략
단원별로 구성된 '지식중심 + 추론중심', 단계별 핵심문항 수록

문항별 자료분석 및 정답해설은 물론 오답의 근거를 찾는 **완벽 해설**

mega MD

발 행 초판 1쇄 2011년 3월 31일
7판 2쇄 2019년 7월 19일
펴 낸 곳 메가엠디㈜
연구개발 지재웅 장혜원
편집기획 한영미 김경희 김나래 홍현정 김송이 김아름 윤솔지 정용재
판매영업 최성준 김영호 이송이 이다정 최득수 강민구

출판등록 2007년 12월 12일 제322-2007-000308호
주 소 (06643)서울시 서초구 효령로 321, 덕원빌딩 8층
문 의 도서 : 070-4014-5145 / 인·현강 : 1661-8587 / 팩스 : 02-537-5144
홈페이지 www.megamd.co.kr

I S B N 978-89-6634-404-8 (93510)
정 가 33,000원

M · DEET 대비

단원별로 완성하는 자연과학 I

메가엠디 자연과학추론연구소 지음

M·DEET
단 원 별
문 제 집

개정 7판

문제편

M·DEET 고득점을 위한 집중 학습전략
단원별로 구성된 '지식중심 + 추론중심', 단계별 핵심문항 수록

문항별 자료분석 및 정답해설은 물론 오답의 근거를 찾는 **완벽 해설**

mega MD

메가엠디는
당신의 꿈을 응원합니다.

megaMD Roots for You, Your Victory!

Why?

단원별로 완성하는 M·DEET 시리즈인가?

출제 경향 반영

변경된 출제 과목(일반물리, 통계 폐지) 및
내용 영역(생물 및 유기화학 범위 축소)에 따른 단원별 선별 구성

M·DEET 완벽 대비를 위한 완벽 적중 문항

2009년 설립된 M·DEET 전문연구소, 메가엠디 자연과학추론연구소가 개발한
문제 상황 및 지문, 해결 과정 적중 문항 구성

단계별 학습이 가능한 2STEP 맞춤 학습

'지식중심', '추론중심' 단계 구분으로 개인별 학습정도에
최적화된 학습 설계 가능

단원별로 완성하는 자연과학 I 175번

175

그림은 건강한 성인에서 서로 다른 2종류 조직(A와 B)에 존재하는 혈액에서 일어나는 현상을 나타낸 것이다. (단, 조직 A나 B는 폐조직 혹은 활동 중인 근육조직 중 하나이다.)

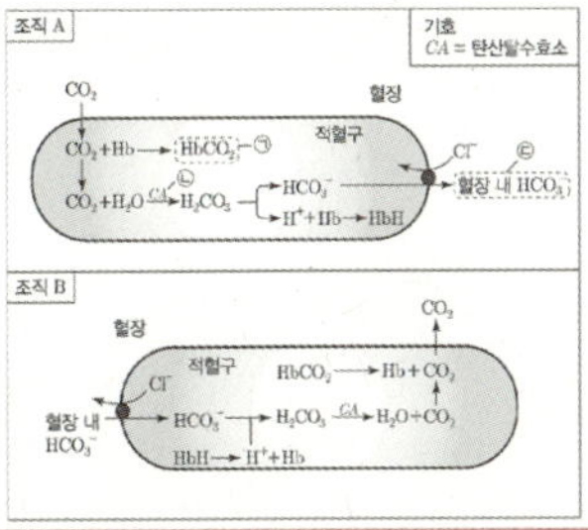

이에 대한 설명으로 옳은 것만을 〈보기〉에서 있는 대로 고른 것은?

보기
ㄱ. 혈액에서 ㉠ 형태로 운반되는 양이 ㉢ 형태로 운반되는 양보다 더 많다.
ㄴ. "$Hb + O_2 \rightarrow HbO_2$" 반응은 조직 A의 혈액에서보다 조직 B의 혈액에서 더 활발히 일어난다.
ㄷ. ㉡을 암호화하는 유전자는 적혈구의 핵에서 지속적으로 전사된다.

① ㄱ ② ㄴ ③ ㄷ
④ ㄱ, ㄴ ⑤ ㄴ, ㄷ

2017학년도 M · DEET 11번

11. 다음은 혈장과 적혈구 사이에서 일어나는 물질 교환에 대한 자료이다.

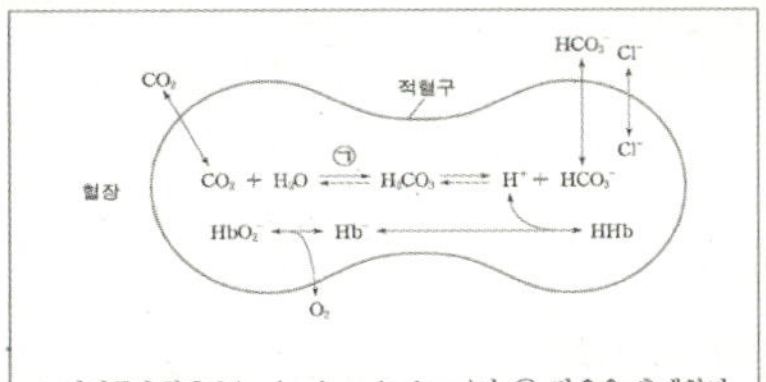

○ 탄산무수화효소(carbonic anhydrase)가 ㉠ 반응을 촉매한다.
○ 세포 안팎에 존재하는 HCO_3^-와 Cl^-는 1 : 1로 교환된다.
○ 적혈구 내에서 [Cl^-]가 증가하면 삼투압에 의해 물이 들어오고, [Cl^-]가 감소하면 물이 나간다.

이에 대한 설명으로 옳지 않은 것은? [5점]

① 적혈구의 부피는 동맥혈보다 정맥혈에서 작다.
② 혈장의 [HCO_3^-]는 동맥혈보다 정맥혈에서 높다.
③ 혈장 pH는 동맥혈보다 정맥혈에서 낮다.
④ 적혈구 내 [HHb]는 동맥혈보다 정맥혈에서 높다.
⑤ 적혈구 내 [Cl^-]는 동맥혈보다 정맥혈에서 높다.

Comment

문제 상황 일치
지문 개념 일치

사람의 적혈구에서 일어나는 이산화탄소 교환에 대한 모식도를 제시하고 이를 통해 체내 환경에서의 현상을 추론하는 문제 상황과 지문의 개념이 동일하다.

단원별로 완성하는 자연과학 I 286번

286

화학 수용기인 미각 수용기는 용액에 용해되어 있는 맛물질을 감지하는 역할을 한다. 다음은 포유류의 미각 감지 기작을 연구하기 위하여 수행한 실험이다.

〈실험 과정〉
(가) 물질 A는 쓴맛을 나타내는 물질이고, 생쥐는 물질 A 수용체 단백질이 없어서 물질 A가 들어 있는 물을 잘 마신다.
(나) 사람의 물질 A 수용체 유전자를 분리한 후, 생쥐의 단맛 수용기 세포나 쓴맛수용기 세포에서만 특이적으로 발현되도록 조작한 2종류의 형질 전환 생쥐를 제작하였다.
(다) 각 형질 전환 생쥐들이 물질 A가 다양한 농도별로 들어 있는 물을 소비한 양을 측정하였다.

〈실험 결과〉

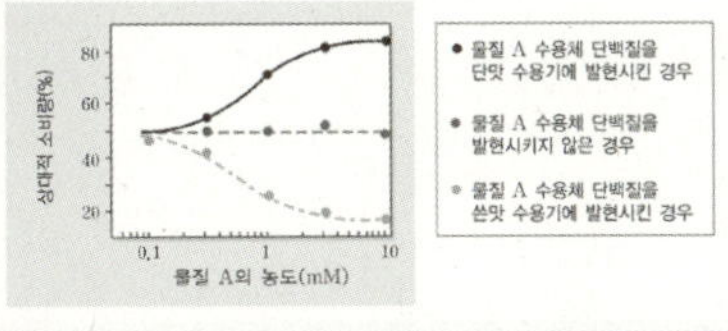

위 실험과 관련된 설명 중 옳은 것만을 〈보기〉에서 있는 대로 고른 것은?

보기
ㄱ. 만약 생쥐가 느끼지 못하는 쓴맛을 나타내는 물질 B의 수용체 유전자를 생쥐의 단맛 수용기 세포에 발현시키면 생쥐의 물질 B 소비량은 감소할 것이다.
ㄴ. 사람이 선호하는 인공 감미료 특이 수용체 유전자를 생쥐의 쓴맛 수용기 세포에 발현시키면, 생쥐는 인공 감미료가 들어간 음식을 거부할 것이다.
ㄷ. 물질 A 수용체 단백질을 단맛 신호 전달에 관여하는 감각 신경세포에 과다 발현시키면 뇌에서 단맛을 느낄 것이다.
ㄹ. 이 실험을 통해 어떤 감각 신경세포가 활성화되었는가를 근거로 해서 포유류 뇌가 서로 다른 맛을 구분한다는 것을 알 수 있다.

① ㄱ, ㄴ ② ㄱ, ㄹ ③ ㄴ, ㄷ
④ ㄴ, ㄹ ⑤ ㄷ, ㄹ

2017학년도 M · DEET 23번

23. 다음은 포유동물의 미각 수용 원리를 알아본 실험이다.

<자료>
○ 사람은 phenyl-β-D-glucopyranoside (PBDG)를 쓴맛으로 느낀다.
○ 생쥐는 쓴맛으로 느끼는 물질은 거부하지만, 단맛으로 느끼는 물질은 선호한다.
○ 생쥐의 미각세포에 PBDG 수용체가 없다.

<실험>
(가) 사람의 PBDG 수용체를 단맛 미각세포(sweet cell)에 발현시킨 생쥐 A와 쓴맛 미각세포(bitter cell)에 발현시킨 생쥐 B를 각각 준비한다.
(나) 야생형 생쥐, 생쥐 A, 생쥐 B 각각에 다양한 농도의 PBDG가 들어 있는 물을 주고 하루 동안 섭취한 물의 양을 측정한다.

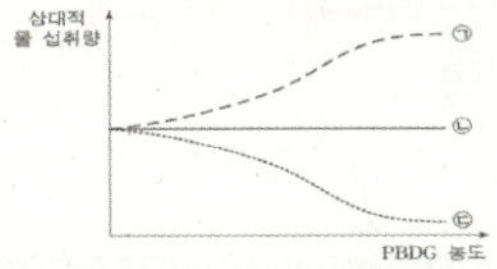

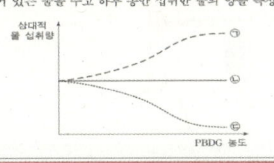

㉠~㉢ 중 야생형 생쥐, 생쥐 A, 생쥐 B의 물 섭취량 그래프로 가장 적절한 것은?

	야생형 생쥐	생쥐 A	생쥐 B
①	㉡	㉠	㉢
②	㉡	㉢	㉢
③	㉡	㉠	㉡
④	㉢	㉢	㉡
⑤	㉢	㉠	㉢

Comment

문제 상황 일치
지문 개념 유사

포유류의 미각 수용기에 대한 실험을 그래프로 제시하고 실험 결과를 바탕으로 미각 수용 원리에 대해 추론해야 하는 문제 상황이 일치하고 지문의 개념이 유사하다.

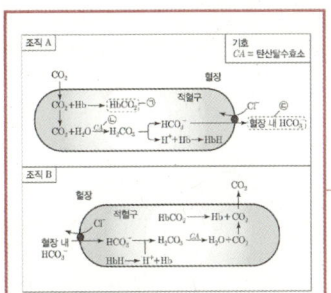

단원별로 완성하는 M · DEET 시리즈

어떻게 구성되어 있을까?

문제편

전략적으로 완성하는 단원별·단계별 문제 수록
개인별 학습 진도에 따라 반복 학습 가능

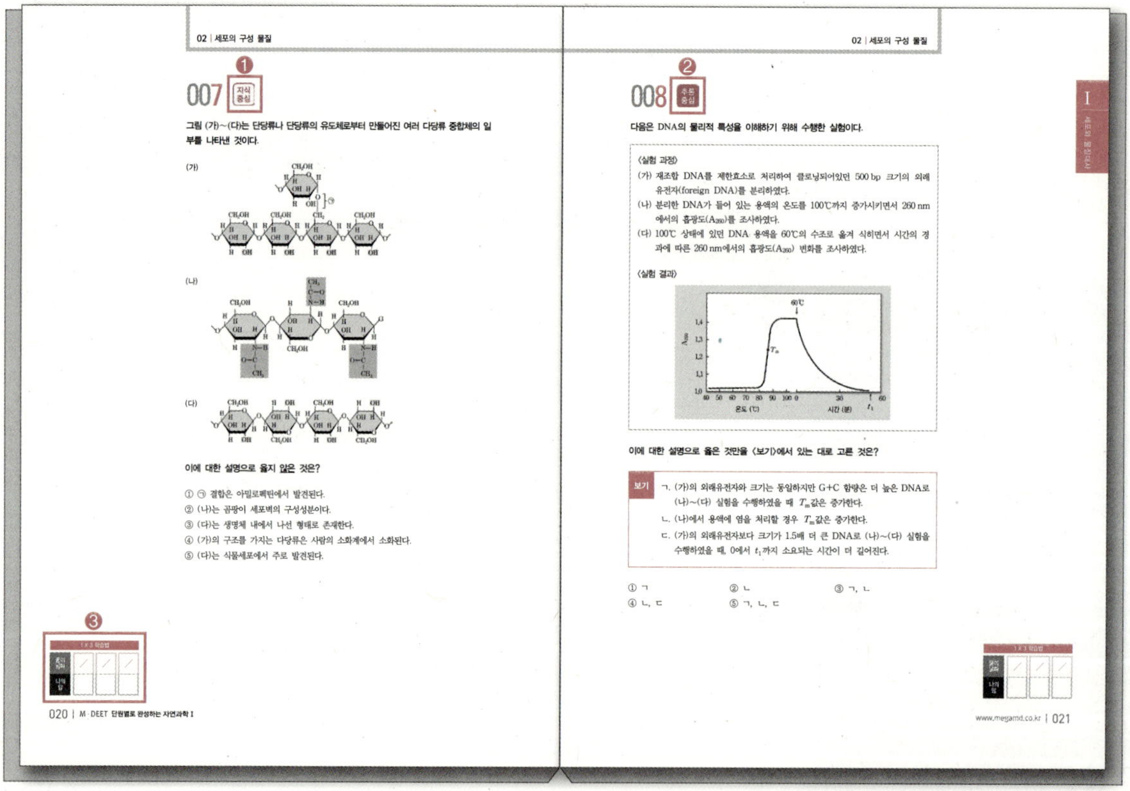

02 | 세포의 구성 물질

❶ 007 지식중심

그림 (가)~(다)는 단당류나 단당류의 유도체로부터 만들어진 여러 다당류 중합체의 일부를 나타낸 것이다.

(가) (나) (다)

이에 대한 설명으로 옳지 않은 것은?

① ㉠ 결합은 아밀로펙틴에서 발견된다.
② (나)는 곰팡이 세포벽의 구성성분이다.
③ (다)는 생명체 내에서 나선 형태로 존재한다.
④ (가)의 구조를 가지는 다당류은 사람의 소화계에서 소화된다.
⑤ (다)는 식물세포에서 주로 발견된다.

❸ 1×3 학습법

020 | M·DEET 단원별로 완성하는 자연과학 1

02 | 세포의 구성 물질

❷ 008 추론중심

다음은 DNA의 물리적 특성을 이해하기 위해 수행한 실험이다.

〈실험 과정〉
(가) 재조합 DNA를 제한효소로 처리하여 클로닝되어있던 500 bp 크기의 외래 유전자(foreign DNA)를 분리하였다.
(나) 분리한 DNA가 들어 있는 용액의 온도를 100℃까지 증가시키면서 260 nm에서의 흡광도(A_{260})를 조사하였다.
(다) 100℃ 상태에 있던 DNA 용액을 60℃의 수조로 옮겨 식히면서 시간의 경과에 따른 260 nm에서의 흡광도(A_{260}) 변화를 조사하였다.

〈실험 결과〉

이에 대한 설명으로 옳은 것만을 〈보기〉에서 있는 대로 고른 것은?

보기
ㄱ. (가)의 외래유전자와 크기는 동일하지만 G+C 함량은 더 높은 DNA로 (나)~(다) 실험을 수행하였을 때 T_m값은 증가한다.
ㄴ. (나)에서 용액에 염을 처리할 경우 T_m값은 증가한다.
ㄷ. (가)의 외래유전자보다 크기가 1.5배 더 큰 DNA로 (나)~(다) 실험을 수행하였을 때, 0에서 t_1까지 소요되는 시간이 더 길어진다.

① ㄱ ② ㄴ ③ ㄱ, ㄴ
④ ㄴ, ㄷ ⑤ ㄱ, ㄴ, ㄷ

www.megamd.co.kr | 021

❶ 지식중심

M·DEET 본고사 기준,
중 또는 상 난이도
문제로 기본이론 및
응용력 학습

❷ 추론중심

M·DEET 본고사 기준,
상 난이도 문제로
분석 및 추론능력 향상

❸ 1X3학습법

M·DEET 취약 유형을
완벽하게 극복할 수 있도록
메가엠디가 제안하는
M·DEET 고득점 학습법

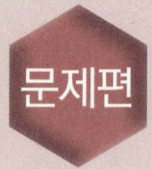

M · DEET 대비

자연과학 Ⅰ

해설편

M·DEET 고득점 완성을 위한 완벽 해설 수록
잘못된 개념을 바로잡는 친절한 해설

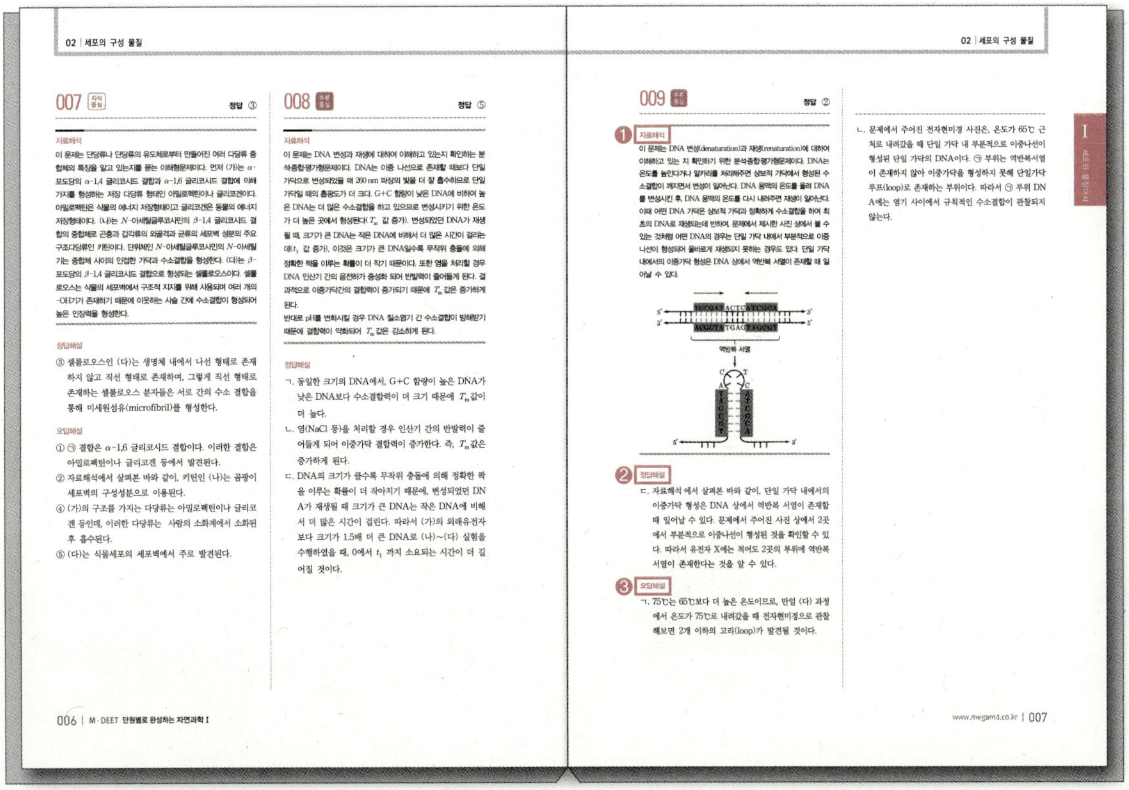

❶ 자료해석

문항에 대한 핵심내용을
설명함으로써
문제의 출제의도와
학습 주안점 파악

❷ 정답해설

정답을 찾는 방법과
정답이 도출되는 과정을
설명하여 실전에서
답을 찾아내는 훈련이
가능하도록 설계

❸ 오답해설

정답이 아닌 오답의 근거를
상세히 설명하여 혼동되는
이론을 재정립

CONTENTS

PART I 세포와 물질대사

PART II 유전학

PART III 동물생리학

PART IV 생식과 발생

PART V 일반생물학 실험

M·DEET 단원별로 완성하는 자연과학 Ⅰ

PART I 세포와 물질대사

001 지식 중심

다음은 생물의 3 영역(domain) 분류를 나타내는 계통수이다. 이 분류는 rRNA 유전자 서열을 토대로 한 것이며 가지 길이는 각 계통에서 유전적 변화의 정도에 비례한다.

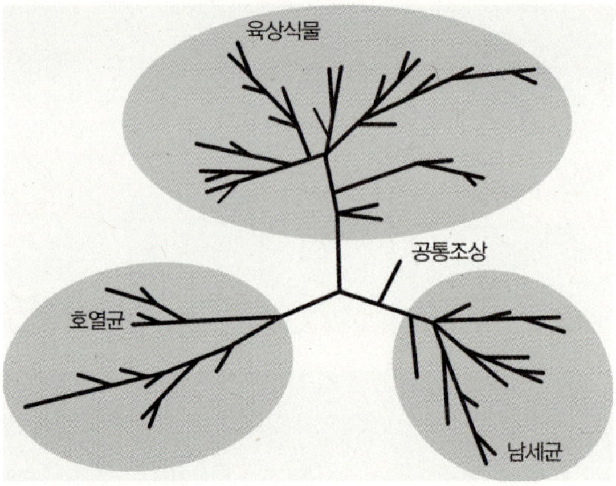

각 영역(domain)에 대한 설명으로 옳은 것만을 〈보기〉에서 있는 대로 고른 것은?

보기

ㄱ. 남세균이 속한 영역의 생물의 경우, 세포벽에 펩티도글리칸이 존재한다.
ㄴ. 호열균과 동일한 영역에 속한 세균은 세포막 지질에서 에테르 결합이 발견된다.
ㄷ. 탄저균(*Bacillus anthracis*)은 육상식물과 동일한 영역에 속하는 생물이다.

① ㄱ ② ㄱ, ㄴ ③ ㄱ, ㄷ
④ ㄴ, ㄷ ⑤ ㄱ, ㄴ, ㄷ

1 X 3 학습법

풀이 날짜	/	/	/
나의 답			

002 지식 중심

다음 표는 생물의 영양학적 구분을 나타낸 분류표이다.

구분	에너지원	탄소원
A	빛	CO_2
B	빛	유기화합물
C	무기물	CO_2
D	유기화합물	유기화합물

이에 대한 설명이나 추론으로 옳은 것만을 〈보기〉에서 있는 대로 고른 것은?

보기
ㄱ. A에 포함되는 원핵생물의 주된 광합성 색소는 엽록소 a와 엽록소 b이다.
ㄴ. B는 광인산화 반응을 할 수 있다.
ㄷ. C에 속하는 일부 생물은 황을 생성할 수 있다.
ㄹ. 원생생물 중 일부는 A와 D를 모두 할 수 있다.

① ㄱ, ㄴ　② ㄴ, ㄷ　③ ㄴ, ㄹ
④ ㄱ, ㄷ, ㄹ　⑤ ㄴ, ㄷ, ㄹ

1 X 3 학습법			
풀이 날짜	/	/	/
나의 답			

003 추론 중심

다음은 지구 상에 존재하는 3종류 생명체(Ⅰ ~ Ⅲ)의 특징을 나타낸 것이다.

생명체	특징
Ⅰ (Methanogens)	• 에너지를 얻는 대사과정에서 메탄을 생성한다. • 일부는 소와 같은 초식동물의 장에 서식한다.
Ⅱ (*Agrobacterium tumefaciens*)	• Ti 플라스미드를 가지고 있다. • 식물에게 근두암종(crown gall)이라는 종양을 유발시킨다.
Ⅲ (*Plasmodium vivax*)	• 말라리아(malaria)를 유발한다. • 인간과 모기가 숙주인데, 유성생식과 무성생식을 모두 거치는 복잡한 생활사를 거친다. • 2세트 28개의 염색체를 갖는다.

이에 대한 설명으로 옳은 것은?

① Ⅰ은 호기성(aerobic)이다.

② Ⅰ의 세포벽 성분은 리소자임(lysozyme)에 의해 분해된다.

③ Ⅱ의 리보솜 크기는 80S이다.

④ Ⅲ과의 진화적인 유연관계는 Ⅱ보다 Ⅰ이 더 가깝다.

⑤ Ⅲ의 염색체에 존재하는 유전자는 세포질에서 전사된다.

1 X 3 학습법

풀이 날짜	/	/	/
나의 답			

004 지식 중심

다음은 단백질 X의 특정 부위에 존재하는 4개의 아미노산(㉠~㉣) 서열을 나타낸 그림이다.

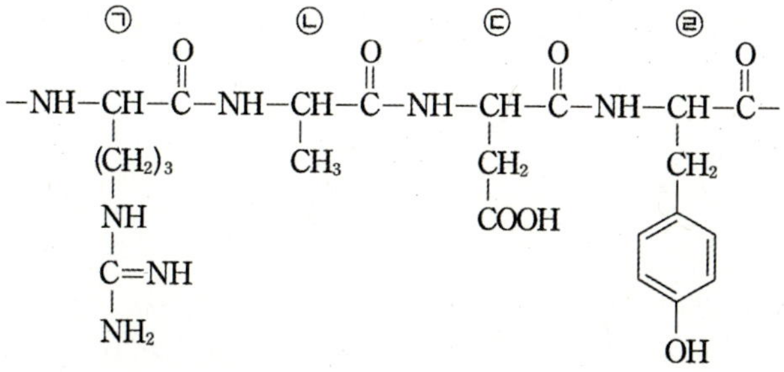

다음 중 DNA 결합단백질의 DNA 결합영역에서 공통적으로 발견될 가능성이 가장 높은 아미노산(A)과 단백질 인산화효소가 인산기를 첨가하는 위치로 이용되는 아미노산(B), 내재성 막단백질의 막관통 영역에서 발견될 가능성이 가장 높은 아미노산(C)이 가장 적절하게 연결된 것은? (단, 각 아미노산 잔기의 R기는 이온화되지 않는 상태로 표현하였음.)

	A	B	C
①	㉠	㉡	㉣
②	㉠	㉣	㉡
③	㉡	㉢	㉣
④	㉢	㉠	㉣
⑤	㉢	㉣	㉡

1 X 3 학습법

풀이 날짜	/	/	/
나의 답			

005 지식 중심

그림 (가)와 (나)는 서로 다른 막관통 단백질(수용체 단백질, 수송 단백질)에서 각각 발견되는 알파 나선 구조를 형성하는 부위의 모식도와 아미노산의 약어표이다. (단, 모식도에 표기되어 있는 숫자는 N말단에서 C말단 쪽으로 아미노산 순서를 나타낸 것이다.)

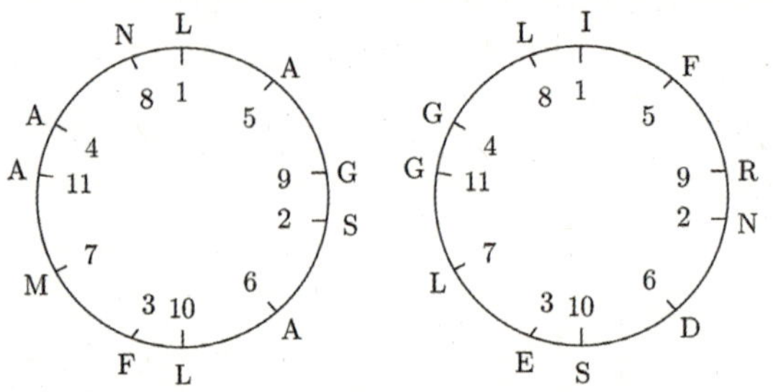

(가) LSFAAAMNGLA (나) INEGFDLLRSG

A	알라닌	L	류신
R	아르기닌	K	리신
N	아스파라긴	M	메티오닌
D	아스파르트산	F	페닐알라닌
C	시스테인	P	프롤린
E	글루탐산	S	세린
Q	글루타민	T	트레오닌
G	글리신	W	트립토판
H	히스티딘	Y	티로신
I	이소류신	V	발린

이에 대한 설명으로 옳은 것만을 〈보기〉에서 있는 대로 고른 것은?

보기

ㄱ. (가)의 구조(알파 나선)는 각 아미노산 잔기의 R기들 간의 상호작용에 의해 형성된다.

ㄴ. 알파 나선 구조가 한 바퀴 회전하는 데에 약 11개 아미노산이 필요하다.

ㄷ. (나)에서 6번 아미노산과 10번 아미노산은 이온통로의 통로 부분에서 발견될 가능성이 높다.

① ㄱ ② ㄷ ③ ㄱ, ㄴ
④ ㄱ, ㄷ ⑤ ㄴ, ㄷ

1 X 3 학습법

풀이 날짜	/	/	/
나의 답			

006 지식 중심

다음은 세포에서 분리한 RNA 가수분해효소를 이용하여 수행한 실험이다.

〈자료〉

• 정제된 RNA 가수분해효소의 구조는 다음과 같다.

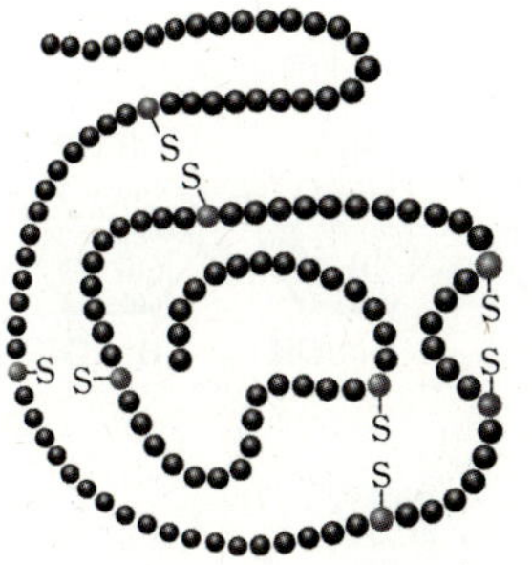

〈실험 과정〉

(가) 세포에서 분리한 RNA 가수분해효소를 RNA와 함께 섞은 후, RNA가 가수분해된 정도를 조사하였다. (단, (가)의 실험환경이 세포 내 환경과 동일하며, 이 때의 효소 활성을 100%라고 간주하고 (나), (다)의 경우는 (가)의 효소활성을 기준으로 한 상대값으로 표시한다.)

(나) 분리한 RNA 가수분해효소와 요소를 섞어준 후, RNA가 가수분해된 정도를 조사하여 상대적인 효소활성을 결정하였다.

(다) 실험 과정 (나)에서 요소를 제거한 후, RNA가 가수분해된 정도를 조사하여 상대적인 효소활성을 결정하였다.

〈실험 결과〉

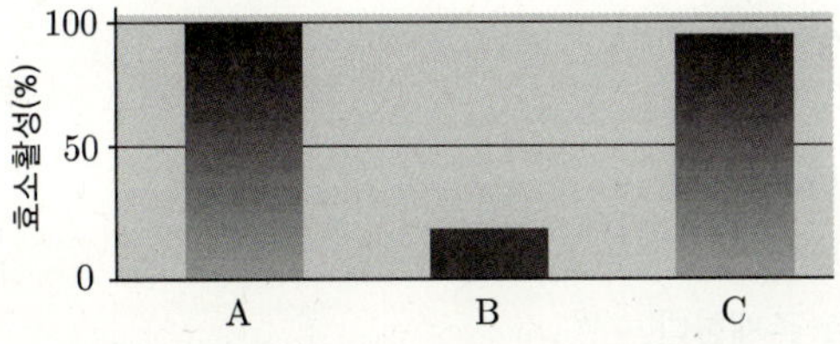

A : 실험 과정 (가)의 결과
B : 실험 과정 (나)의 결과
C : 실험 과정 (다)의 결과

위 실험에 대한 설명으로 옳은 것만을 〈보기〉에서 있는 대로 고른 것은?

보기

ㄱ. (나)에서 요소는 RNA 가수분해효소를 비가역적으로 변성시킨다.
ㄴ. (가)의 RNA 가수분해효소와 (나)의 RNA 가수분해효소는 1차 구조가 동일하다.
ㄷ. 단백질의 3차 구조에 대한 정보는 단백질이 변성되면 사라질 것이다.

① ㄱ　② ㄴ　③ ㄷ
④ ㄱ, ㄴ　⑤ ㄴ, ㄷ

1 X 3 학습법

풀이 날짜	/	/	/
나의 답			

007 지식 중심

그림 (가)~(다)는 단당류나 단당류의 유도체로부터 만들어진 여러 다당류 중합체의 일부를 나타낸 것이다.

(가)

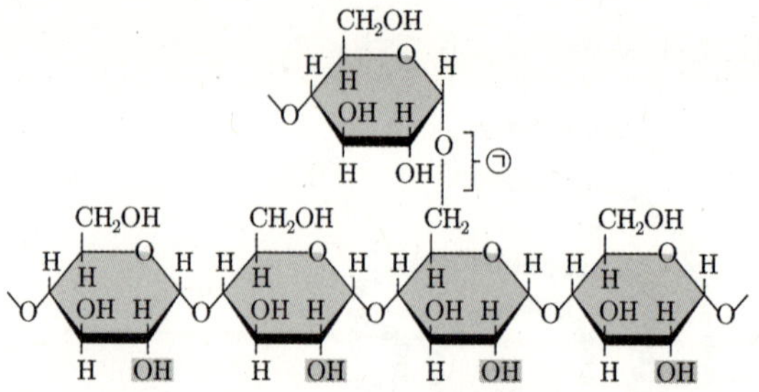

(나)

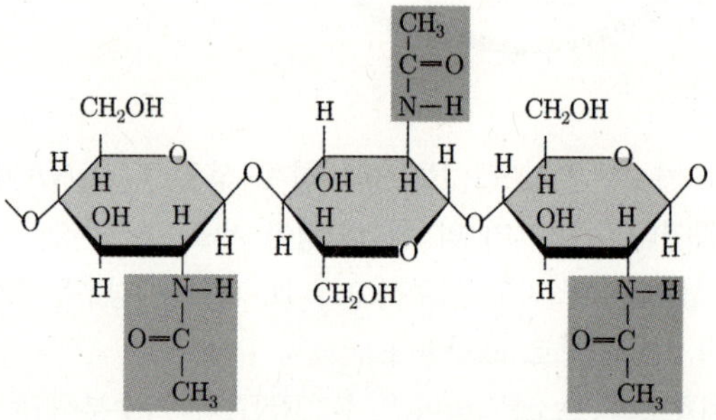

(다)

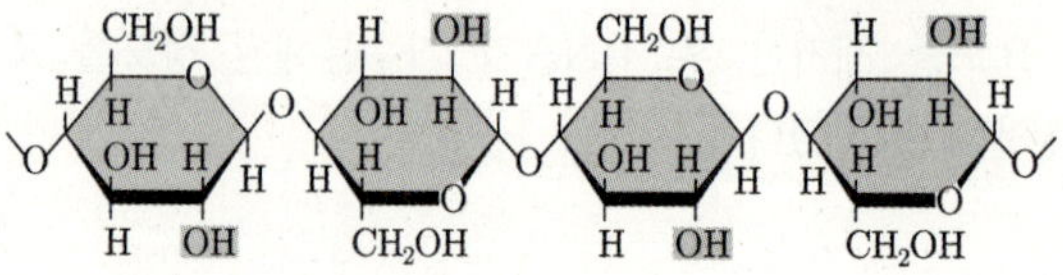

이에 대한 설명으로 옳지 않은 것은?

① ㉠ 결합은 아밀로펙틴에서 발견된다.
② (나)는 곰팡이 세포벽의 구성 성분이다.
③ (다)는 생명체 내에서 나선 형태로 존재한다.
④ (가)의 구조를 가지는 다당류은 사람의 소화계에서 소화된다.
⑤ (다)는 식물세포에서 주로 발견된다.

1 X 3 학습법

풀이 날짜	/	/	/
나의 답			

008 추론 중심

다음은 DNA의 물리적 특성을 이해하기 위해 수행한 실험이다.

〈실험 과정〉

(가) 재조합 DNA를 제한효소로 처리하여 클로닝되어있던 500 bp 크기의 외래 유전자(foreign DNA)를 분리하였다.

(나) 분리한 DNA가 들어 있는 용액의 온도를 100℃까지 증가시키면서 260 nm에서의 흡광도(A_{260})를 조사하였다.

(다) 100℃ 상태에 있던 DNA 용액을 60℃의 수조로 옮겨 식히면서 시간의 경과에 따른 260 nm에서의 흡광도(A_{260}) 변화를 조사하였다.

〈실험 결과〉

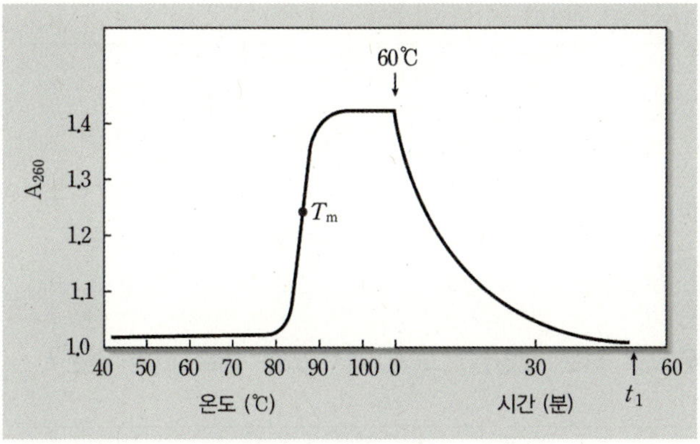

이에 대한 설명으로 옳은 것만을 〈보기〉에서 있는 대로 고른 것은?

보기

ㄱ. (가)의 외래 유전자와 크기는 동일하지만 G+C 함량은 더 높은 DNA로 (나)~(다) 실험을 수행하였을 때 T_m값은 증가한다.

ㄴ. (나)에서 용액에 염을 처리할 경우 T_m값은 증가한다.

ㄷ. (가)의 외래 유전자보다 크기가 1.5배 더 큰 DNA로 (나)~(다) 실험을 수행하였을 때, 0에서 t_1까지 소요되는 시간이 더 길어진다.

① ㄱ ② ㄴ ③ ㄱ, ㄴ
④ ㄴ, ㄷ ⑤ ㄱ, ㄴ, ㄷ

1 X 3 학습법

풀이 날짜	/	/	/
나의 답			

009 추론 중심

다음은 세포 X에 존재하는 유전자 Y의 특성을 이해하기 위해 수행한 실험이다.

〈실험 과정〉

(가) 세포 X로부터 유전자 Y만을 순수하게 분리하였다.

(나) 유전자 Y 용액의 온도를 100℃로 올려주어 완전히 변성시켰다.

(다) 유전자 Y 용액의 온도를 다시 상온까지 서서히 내려주면서, 시간의 경과별로 전자현미경을 이용하여 DNA 형태를 관찰하였다.

〈실험 결과〉

• 다음 사진은 온도가 65℃ 근처로 내려갔을 때 전자현미경으로 관찰된 DNA 형태를 나타낸 것이다.

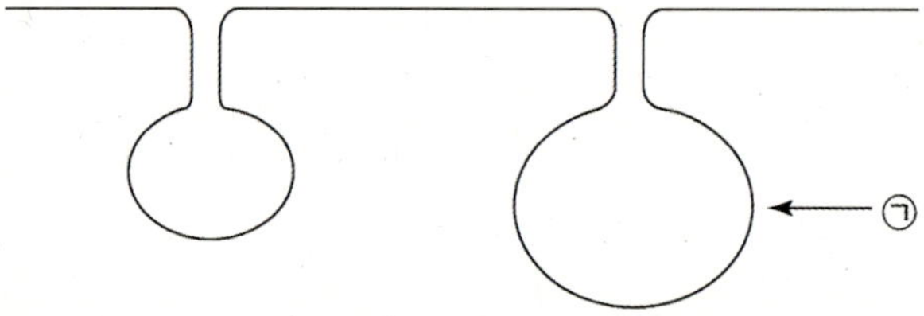

이에 대한 설명으로 옳은 것만을 〈보기〉에서 있는 대로 고른 것은?

보기

ㄱ. <실험 과정> (다)에서 온도가 75℃로 내려갔을 때 전자현미경으로 관찰한 DNA는 3개 이상의 고리(loop)가 발견될 수 있다.

ㄴ. ㉠ 부위 DNA에는 염기 사이에서 규칙적인 수소결합이 관찰된다.

ㄷ. 유전자 Y에는 적어도 2곳의 부위에 역반복 서열이 존재한다.

① ㄱ ② ㄷ ③ ㄱ, ㄴ
④ ㄱ, ㄷ ⑤ ㄴ, ㄷ

1 X 3 학습법

풀이 날짜	/	/	/
나의 답			

010 추론 중심

다음 그래프는 고유 구조가 변형되지 않는 수준에서 완충용액의 NaCl 농도와 pH를 변화시켰을 때 β-락토글로불린(β-lactoglobulin)의 용해도(solubility)를 조사하여 그래프로 나타낸 것이다.

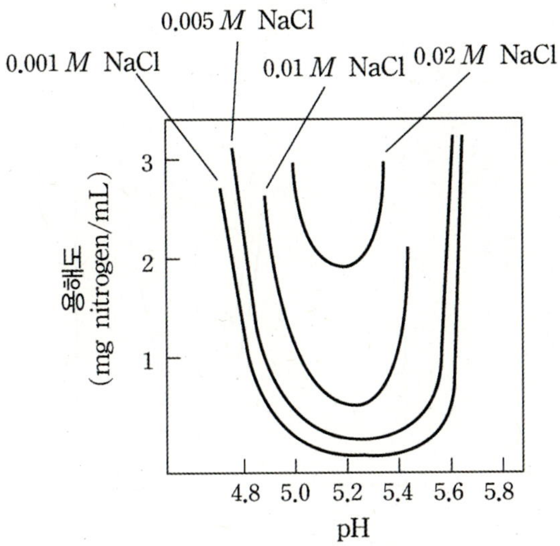

이에 대한 설명으로 옳은 것만을 <보기>에서 있는 대로 고른 것은? (단, 헤모글로빈의 등전점은 6.9이다.)

보기

ㄱ. 완충용액의 NaCl 농도가 0.001 M에서 0.02 M로 증가하면, β-락토글로불린의 용해도는 증가한다.

ㄴ. 각 β-락토글로불린 단백질 분자들은 pH 4.8 용액에서보다 pH 5.2 용액에서 서로 간의 반발력이 더 크다.

ㄷ. 헤모글로빈은 pH가 5.2에서 5.8로 증가하면 용해도는 증가한다.

① ㄱ ② ㄴ ③ ㄱ, ㄴ
④ ㄱ, ㄷ ⑤ ㄴ, ㄷ

1 X 3 학습법

풀이 날짜	/	/	/
나의 답			

011 추론 중심

다음은 다양한 농도(0～3.0 $M\times10^5$)**의 브롬화에티듐**(EtBr, ethidium bromide)**을 포함하고 있는** 2.85 *M* CsCl **용액에서** PM2 **파지**(phage) DNA**의 침강계수**(sedimentation coefficient)**를 조사하여 그래프로 나타낸 것이다.** (단, PM2 **파지의** DNA**는 닫힌 고리 형태**(closed circular DNA)**이다.**)

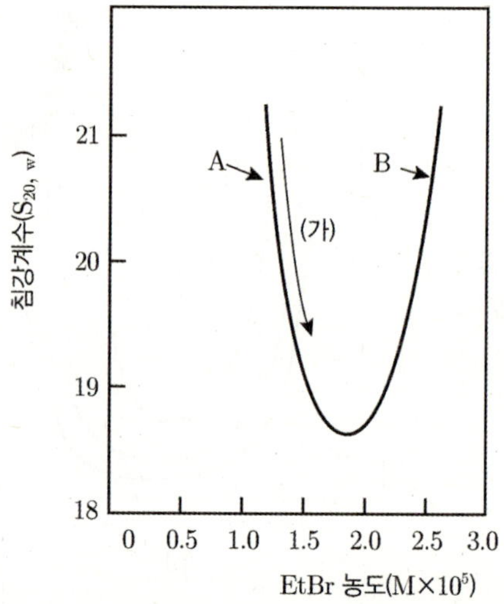

이에 대한 설명으로 옳은 것만을 〈보기〉에서 있는 대로 고른 것은?

보기

ㄱ. (가)와 같은 현상이 나타나는 이유는 EtBr이 DNA의 초나선(supercoil)을 방해하기 때문이다.

ㄴ. A 지점에서의 DNA와 B 지점에서의 DNA로부터 EtBr을 모두 제거했을 때, 두 DNA의 고리수(linking number)는 동일하다.

ㄷ. 자연 상태의 PM2 DNA는 양성초나선(positive supercoil)을 가지고 있다.

① ㄱ ② ㄴ ③ ㄱ, ㄴ
④ ㄱ, ㄷ ⑤ ㄴ, ㄷ

1 X 3 학습법

풀이 날짜	/	/	/
나의 답			

012 지식 중심

그림은 2종류 세포(세포 A, B)의 세포 표면 구조와 각 세포의 특성을 나타낸 것이다.

	세포 A	세포 B
세포 표면 구조	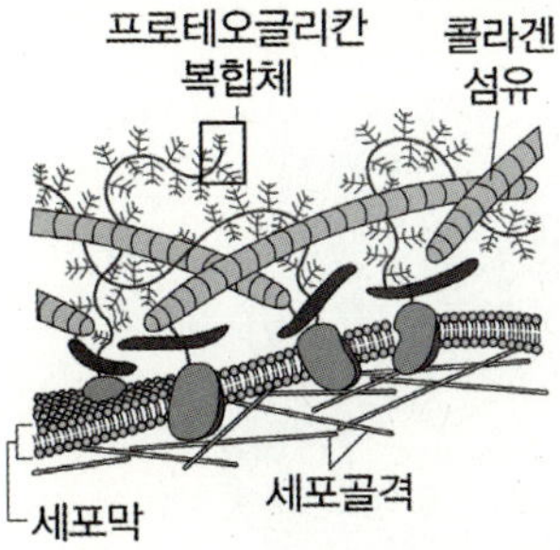	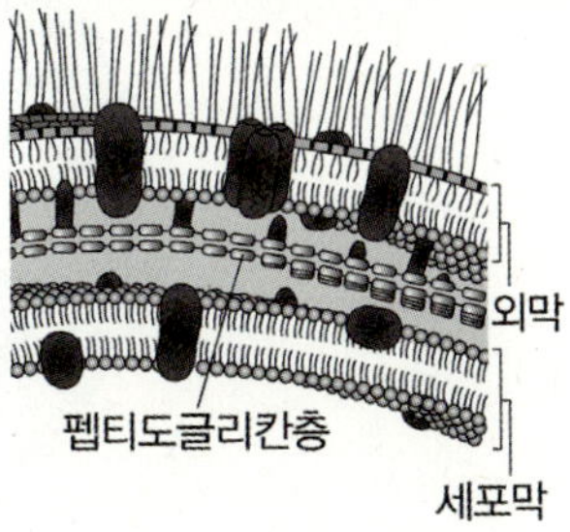
스트렙토마이신에 대한 감수성	(가)	있음
히스톤과 결합된 DNA	?	(나)
염색체의 복제원점의 수	(다)	1개

다음 중 (가), (나), (다)에 들어갈 말을 적절하게 연결해놓은 것은?

	(가)	(나)	(다)
①	없음	없음	1개
②	없음	있음	여러 개
③	없음	없음	여러 개
④	있음	없음	1개
⑤	있음	없음	여러 개

1 X 3 학습법

풀이 날짜	/	/	/
나의 답			

013 지식 중심

다음 그림은 동물세포의 구조를 나타낸 것이고, 표는 3곳의 세포구획(A～C)의 특성을 정리해놓은 것이다.

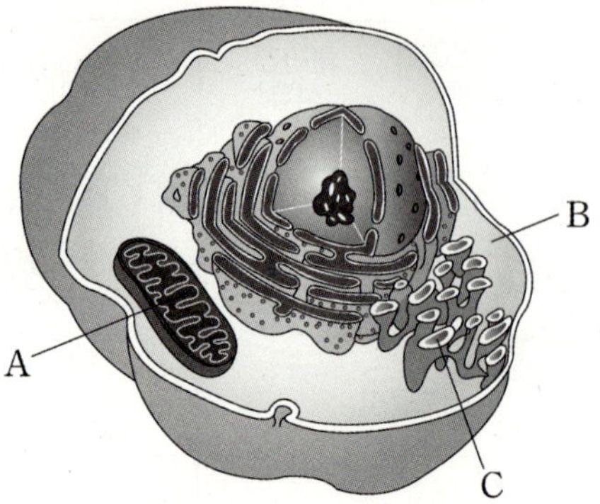

세포구획	$[Ca^{2+}]$	RNA 유무	필요 단백질을 합성하는 세포소기관
A	약 $10^{-3}M$	㉡	㉣
B	10^{-8}～$10^{-7}M$	㉢	자유리보솜
C	㉠	없음	㉤

이에 대한 설명으로 옳은 것만을 〈보기〉에서 있는 대로 고른 것은?

보기

ㄱ. ㉠은 $10^{-7}M$보다 크다.
ㄴ. ㉡과 ㉢은 모두 '있음'이다.
ㄷ. ㉣은 부착리보솜이고, ㉤은 자유리보솜이다.

① ㄱ ② ㄴ ③ ㄱ, ㄴ
④ ㄴ, ㄷ ⑤ ㄱ, ㄴ, ㄷ

1 X 3 학습법

풀이 날짜	/	/	/
나의 답			

014 지식 중심

다음 그림은 동물세포에서 관찰되는 세포 소기관 중 일부의 구조를 나타낸 것이다.

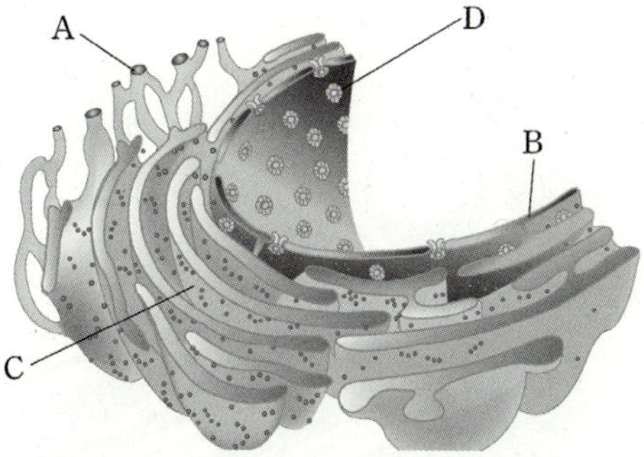

이에 대한 설명으로 옳지 않은 것은?

① A에서는 인지질이나 스테로이드 등의 합성이 이루어진다.
② B와 C의 막은 물리적으로 연결되어 있다.
③ C의 막에는 신호인식입자(signal recognition particle) 수용체가 존재한다.
④ 세포질에서 합성된 DNA 중합효소나 RNA 중합효소는 D를 통해서 핵 내부로 진입한다.
⑤ 항체를 분비하는 세포에는 A가 C보다 더 잘 발달해 있다.

1 X 3 학습법			
풀이 날짜	/	/	/
나의 답			

015 지식 중심

다음은 동물세포에 존재하는 세포소기관 X에서 단백질들이 소낭으로 출아되는 현상을 모식적으로 나타낸 그림이다.

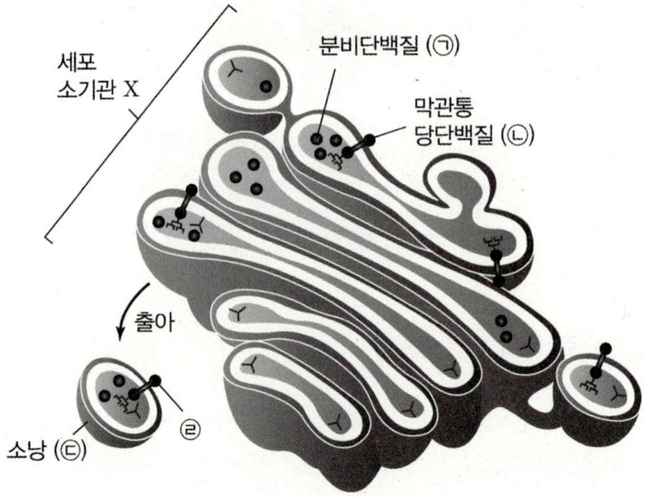

이에 대한 설명으로 옳은 것만을 〈보기〉에서 있는 대로 고른 것은? (단, ㉠과 ㉡은 동일한 수의 아미노산으로 구성되어 있다.)

보기

ㄱ. 단백질의 표면에 존재하는 아미노산들의 $\frac{\text{소수성 아미노산의 수}}{\text{친수성 아미노산의 수}}$의 값은 ㉠보다 ㉡이 더 클 것이다.

ㄴ. ㉢은 퍼옥시좀으로 보내지기도 한다.

ㄷ. 막관통 당단백질이 세포막에 도달하면 ㉣ 부위는 세포질쪽 표면에 위치한다.

① ㄱ ② ㄴ ③ ㄷ
④ ㄱ, ㄴ ⑤ ㄱ, ㄷ

1 X 3 학습법

풀이 날짜	/	/	/
나의 답			

016 지식 중심

다음은 활발하게 성장하고 있는 식물의 어린 줄기에서 발견되는 세포 X를 모식적으로 나타낸 것이다. (단, 세포골격(A)는 원통형의 관모양이다.)

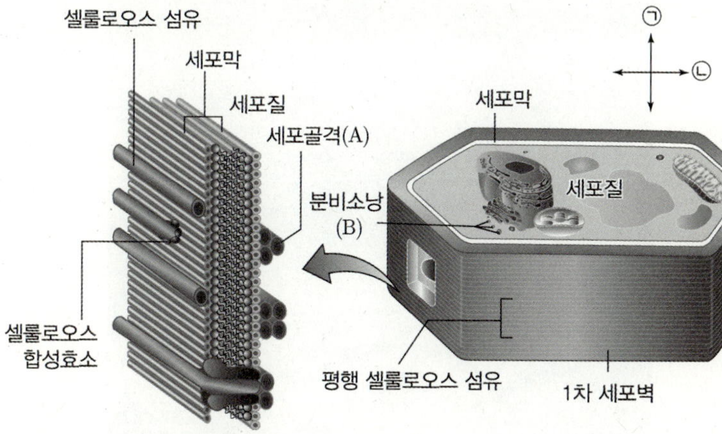

이에 대한 설명으로 옳은 것만을 〈보기〉에서 있는 대로 고른 것은?

보기

ㄱ. B의 이동에는 미세소관과 운동단백질이 필요하다.
ㄴ. A의 단위체는 액틴 단백질이다.
ㄷ. 세포 X의 성장은 ㉡ 방향으로 일어난다.

① ㄱ　② ㄷ　③ ㄱ, ㄴ
④ ㄱ, ㄷ　⑤ ㄴ, ㄷ

1 X 3 학습법

풀이 날짜	/	/	/
나의 답			

017 지식 중심

그림은 동물세포의 표면을 모식적으로 나타낸 것이다.

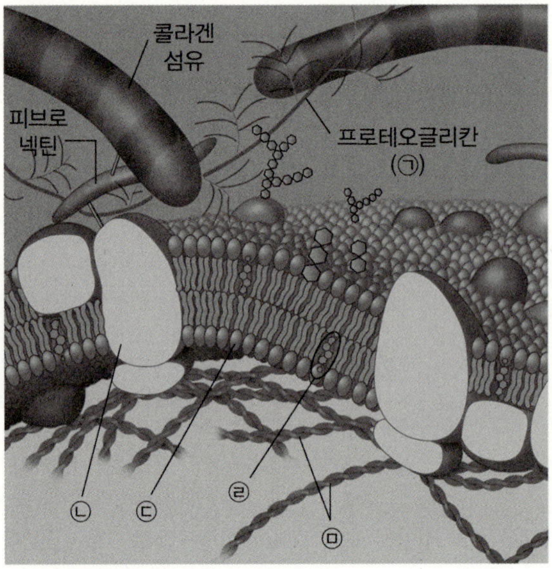

이에 대한 설명으로 옳지 않은 것은?

① ㉠의 주된 성분은 탄수화물이다.
② ㉡은 세포막에서 자유로운 수평 이동이 가능하다.
③ ㉢은 활면소포체에서 합성된다.
④ ㉣은 비타민 D의 전구체이다.
⑤ ㉤의 단위체는 구형단백질이다.

1 X 3 학습법			
풀이 날짜	/	/	/
나의 답			

018 추론 중심

그림은 식물세포에서 발견되는 세포소기관 X의 막에서 일어나는 물질의 수송을 나타낸 것이다.

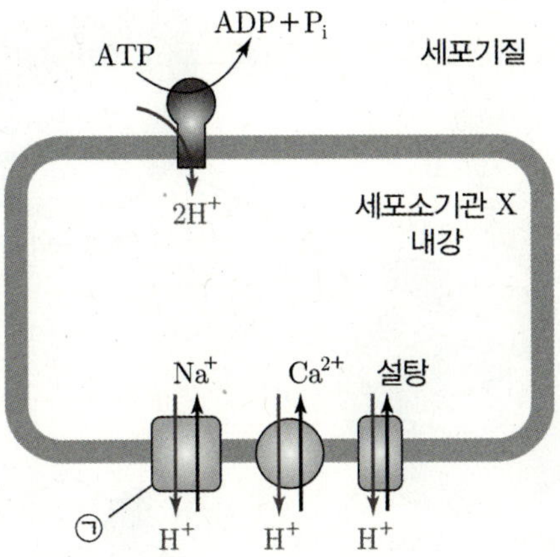

이에 대한 설명으로 옳은 것만을 〈보기〉에서 있는 대로 고른 것은?

보기

ㄱ. ㉠은 자유리보솜에서 합성된다.
ㄴ. 세포소기관 X의 내강은 세포기질에 비해 양전하를 띤다.
ㄷ. 어떤 식물세포는 세포소기관 X에 독성 부산물을 저장하여 초식동물에 대한 방어를 한다.

① ㄱ ② ㄴ ③ ㄱ, ㄴ
④ ㄴ, ㄷ ⑤ ㄱ, ㄴ, ㄷ

1 X 3 학습법

풀이 날짜	/	/	/
나의 답			

019 추론 중심

그림은 진핵세포에서 미토콘드리아와 엽록체의 세포내공생설을 설명하는 모식도이다.

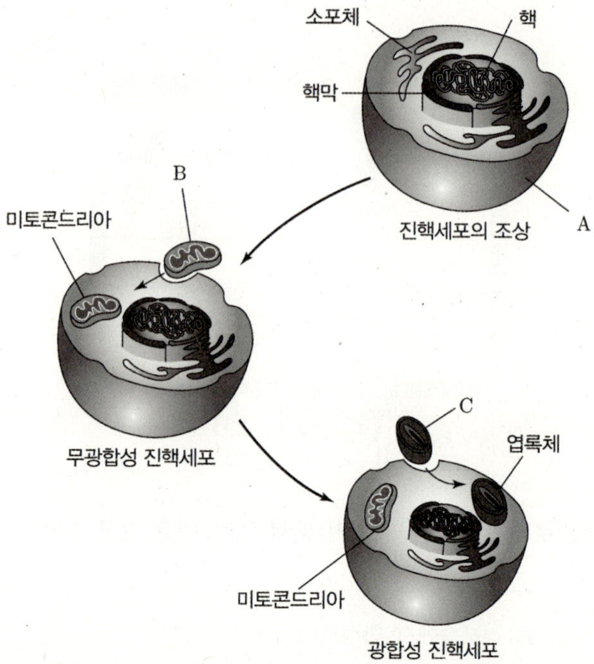

이에 대한 설명으로 옳은 것만을 〈보기〉에서 있는 대로 고른 것은?

보기
ㄱ. A는 세포벽을 가지고 있다. ㄴ. B는 산소호흡을 하는 세균이다. ㄷ. C는 명반응 시 물을 분해하여 산소를 생산한다.

① ㄱ ② ㄴ ③ ㄷ
④ ㄱ, ㄴ ⑤ ㄴ, ㄷ

1 X 3 학습법

풀이 날짜	/	/	/
나의 답			

020 추론 중심

다음은 아메바의 이동 모습을 나타낸 모식도이다.

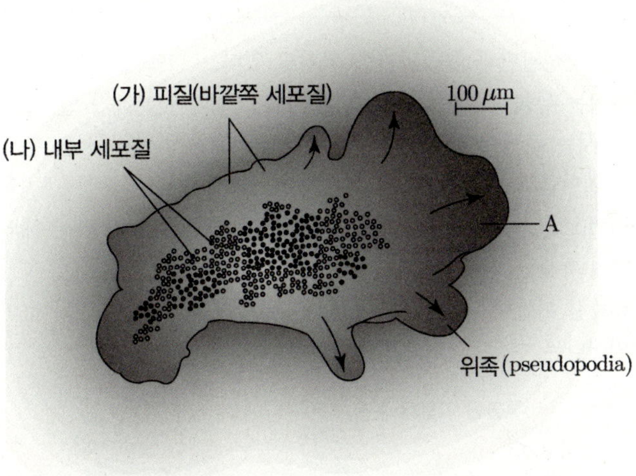

이에 대한 설명으로 옳은 것만을 〈보기〉에서 있는 대로 고른 것은?

보기

ㄱ. (가)는 젤(gel) 상태이다.
ㄴ. 단위 부피당 액틴섬유의 양은 (나) 부위보다 (가) 부위가 더 많다.
ㄷ. A 부위에서는 마이오신과 액틴미세섬유 간의 상호작용을 통한 수축이 활발하게 일어난다.

① ㄱ　② ㄴ　③ ㄷ
④ ㄱ, ㄴ　⑤ ㄱ, ㄴ, ㄷ

1 X 3 학습법

풀이 날짜	/	/	/
나의 답			

021 추론 중심

다음은 미세소관(microtubule)에 대한 자료이다.

- 미세소관은 양성말단과 음성말단을 가지고 있다.
- 두 말단에서는 튜불린 이합체의 농도에 따라 조립이나 분해가 일어날 수 있는데, 양성말단에서는 조립이 분해보다 더 잘 일어나고 음성말단에서는 분해가 조립보다 더 잘 일어난다.
- 임계농도(critical concentration)는 미세소관의 조립되는 속도와 분해되는 속도가 동일할 때의 튜불린 이합체 농도를 의미한다.
- 그림은 튜불린 이합체가 특정 농도를 계속 유지할 때, 시간의 경과에 따라 미세소관에서 일어나는 현상을 나타낸 것이다.

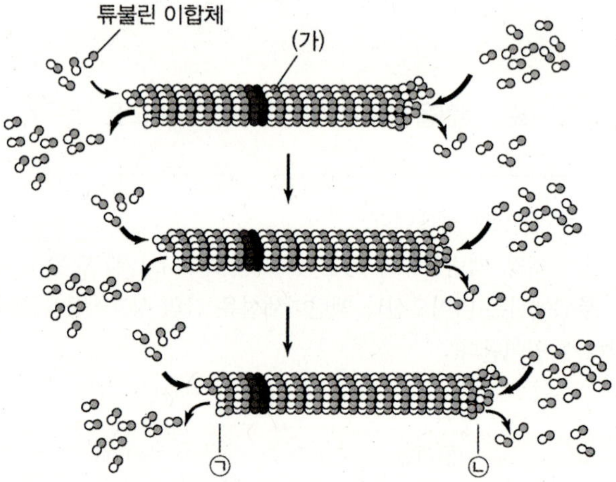

이에 대한 설명으로 옳은 것만을 〈보기〉에서 있는 대로 고른 것은?

보기

ㄱ. ㉠의 임계농도는 ㉡의 임계농도보다 더 낮다.
ㄴ. ㉡은 양성말단이다.
ㄷ. (가)에는 미오신이 결합하여 섬유를 수축시킨다.

① ㄱ　　② ㄴ　　③ ㄱ, ㄴ
④ ㄱ, ㄷ　　⑤ ㄴ, ㄷ

1 X 3 학습법

풀이 날짜	/	/	/
나의 답			

022 추론 중심

그림 (가), (나)는 섬유아세포(fibroblast)에서 막관통 단백질인 인테그린이 입체구조를 변화시키면서 세포골격 및 세포외기질과 상호작용하는 것을 나타낸 것이다.

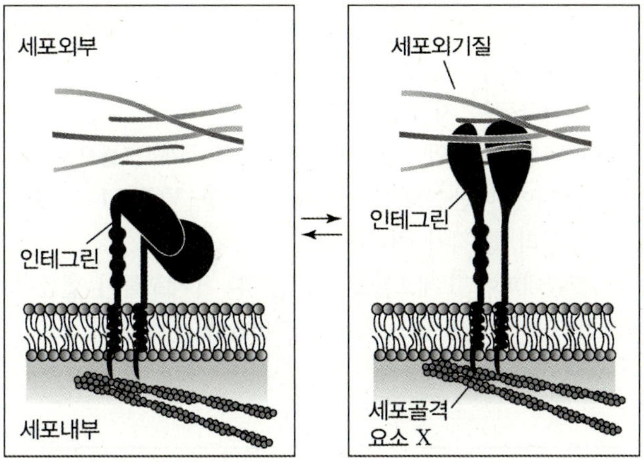

(가) (나)

이에 대한 설명으로 옳은 것만을 〈보기〉에서 있는 대로 고른 것은?

보기

ㄱ. 세포골격요소 X는 식물세포에서 세포질유동에 관여한다.

ㄴ. 전이 중인 암세포에서 인테그린은 그림 (나)의 형태보다는 그림 (가)의 형태가 주로 발견된다.

ㄷ. 상피세포의 세포막에 존재하는 인테그린은 상피세포를 기저막(basal lamina)에 부착시키는 역할을 한다.

① ㄱ ② ㄱ, ㄴ ③ ㄱ, ㄷ
④ ㄴ, ㄷ ⑤ ㄱ, ㄴ, ㄷ

1 X 3 학습법

풀이 날짜	/	/	/
나의 답			

023 추론 중심

다음은 혈관내피를 가로지르는 T세포의 이동에서 세포부착분자(cell adhesion molecules, CAMs)**의 역할을 이해하기 위해 수행한 실험이다.**

〈실험 과정〉

(가) 혈관내피를 준비한 후, 실험하기 1시간 직전까지 IL-1으로 24시간 동안 자극해 주었다. 대조구는 자극을 주지 않았다.

(나) (가)의 실험구 혈관내피와 대조구 혈관내피를 5개 그룹으로 각각 나눈 후, 다양한 부착분자에 대한 항체(항-ICAM-1, 항-VCAM-1, 항-LFA-1, 항-VLA-4, 무처리)를 각각 처리해주었다.

(다) (나)의 각 혈관내피에 T세포들을 넣어준 후, T세포들이 혈관내피를 가로질러 이동한 정도를 2시간 동안 각각 조사하였다.

〈실험 결과〉

항체	T세포의 이동 정도(%)	
	자극되지 않은 내피	IL-1으로 자극된 내피
무처리	18	48
항-ICAM-1	3	16
항-VCAM-1	19	24
항-LFA-1	2	14
항-VLA-4	17	26

이에 대한 설명으로 옳은 것만을 〈보기〉에서 있는 대로 고른 것은? (단, ICAM-1과 VCAM-1은 **혈관내피세포에서 발견되는 부착분자이고,** LFA-1와 VLA-4는 **T세포에서 발견되는 부착분자이다.**)

보기

ㄱ. IL-1은 혈관내피세포에서 부착 분자의 발현을 억제한다.

ㄴ. 혈관내피에 대한 항-VCAM-1 처리는 VCAM-1과 LFA-1 간의 상호작용을 억제한다.

ㄷ. IL-1으로 자극되지 않은 혈관내피를 가로지르는 T세포 이동에서 ICAM-1과 LFA-1의 상호작용이 VCAM-1과 VLA-4의 상호작용보다 더 중요한 역할을 한다.

① ㄷ ② ㄱ, ㄴ ③ ㄱ, ㄷ
④ ㄴ, ㄷ ⑤ ㄱ, ㄴ, ㄷ

1 X 3 학습법

풀이 날짜	/	/	/
나의 답			

024 추론 중심

다음은 식물세포의 세포소기관에 대한 연구를 하기 위해 수행한 세포분획 실험이다.

〈실험 과정〉

(가) 식물의 잎 조직을 파쇄하여 세포벽과 핵이 제거된 균등질(homogenate)을 얻었다.

(나) 평형 밀도구배 원심분리(equilibrium density-gradient centrifugation)를 수행하기 위해 원심분리용 튜브에 16~48%까지 설탕 농도기울기를 형성하였다.

(다) (가)에서 얻은 균등질을 (나)에서 준비한 원심분리용 튜브 상단에 올려놓은 후, 40,000 rpm으로 2시간 동안 원심분리 하였다.

(라) 원심분리 튜브의 바닥에 구멍을 뚫어 기울기 분획을 순차적으로 얻었다.

(마) (라)에서 얻은 각 분획을 대상으로 3가지 효소(cellulose synthase, NADH-Cyt *c* reductase, pyrophosphatase)의 활성을 조사하였다.

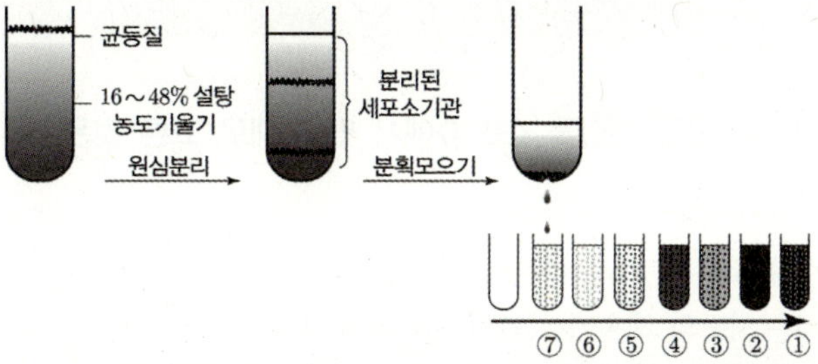

〈실험 결과〉

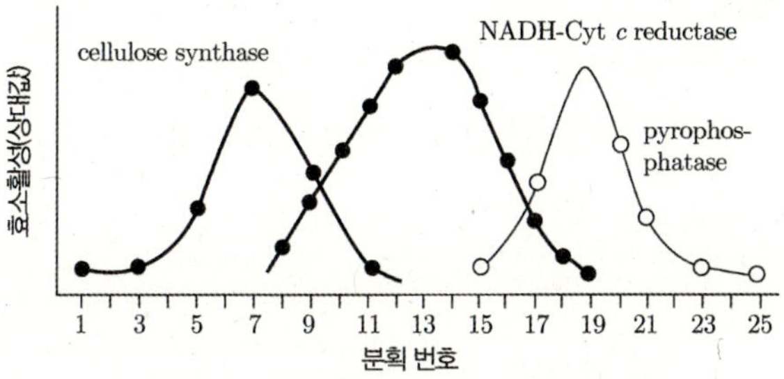

이에 대한 설명으로 옳은 것만을 〈보기〉에서 있는 대로 고른 것은? (단, cellulose synthase**는 세포막에 존재하며,** NADH-Cyt *c* reductase**는 소포체에 존재하고,** pyrophosphatase**는 액포에 존재한다.**)

보기

ㄱ. (가) 실험 과정에서 라이소자임(lysozyme)을 이용한다.

ㄴ. cellulose synthase를 포함하는 분획이 pyrophosphatase를 포함하는 분획보다 용액의 설탕농도가 더 높다.

ㄷ. H^+-ATPase는 7번 분획이나 19번 분획보다는 13번 분획에서 발견될 확률이 더욱 높다.

① ㄱ　② ㄴ　③ ㄷ
④ ㄱ, ㄴ　⑤ ㄴ, ㄷ

1 X 3 학습법			
풀이 날짜	/	/	/
나의 답			

025 지식 중심

그림은 사람 세포의 세포막에서 여러 종류 지질의 분포를 모식적으로 나타낸 것이다.

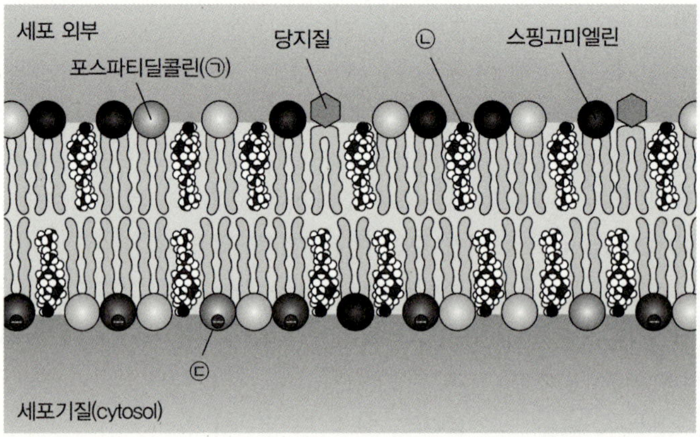

이에 대한 설명으로 옳은 것만을 〈보기〉에서 있는 대로 고른 것은?

보기
ㄱ. ㉠의 소수성 꼬리 부분의 합성은 활면소포체에서 일어난다. ㄴ. ㉡은 사람의 체온에서 막이 지나치게 유동적이지 않게 해준다. ㄷ. ㉢에 해당하는 인지질로는 포스파티딜이노시톨(phosphatidylinositol)이 있다.

① ㄱ　② ㄴ　③ ㄷ　④ ㄱ, ㄷ　⑤ ㄴ, ㄷ

1 X 3 학습법			
풀이 날짜	/	/	/
나의 답			

026 지식 중심

다음은 세포막의 구조를 이해하기 위해 수행한 실험이다.

〈실험 과정〉

(가) 액체 질소에서 동물세포를 급속히 얼렸다.

(나) 진공 상태에서 날카로운 칼로 표본을 순간적으로 파손하여 막 안쪽의 소수성 지방질을 따라 금이 생기게 하였다.

(다) 절단면을 백금 같은 중금속으로 명암을 준 후, 전자현미경으로 관찰하였다.

〈실험 결과〉

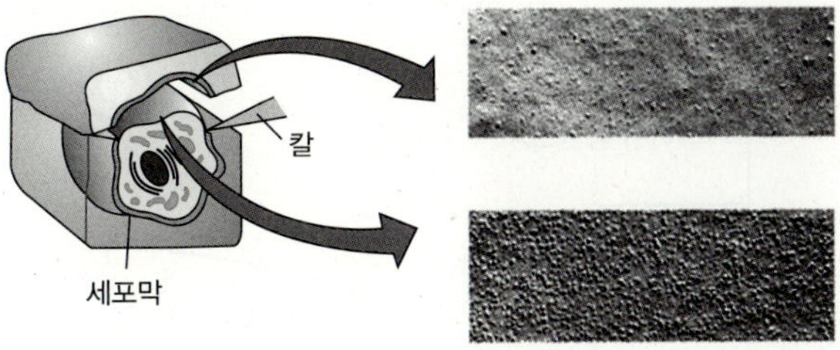

이에 대한 설명으로 옳은 것만을 〈보기〉에서 있는 대로 고른 것은?

보기

ㄱ. (다)에서 사용한 현미경은 투과전자현미경(TEM)이다.

ㄴ. 실험 결과에서 보이는 표면의 입자는 인지질 머리이다.

ㄷ. 위 실험은 단백질들이 인지질 이중층에 박혀 있다는 것을 증명한다.

① ㄱ ② ㄴ ③ ㄷ

④ ㄱ, ㄷ ⑤ ㄴ, ㄷ

1 X 3 학습법			
풀이 날짜	/	/	/
나의 답			

027 지식 중심

다음은 세포막의 특성을 이해하기 위해 수행한 실험이다.

〈실험 과정〉

(가) 세포막에 존재하는 3종류의 내재성 막단백질(A~C)을 서로 다른 형광물질로 각각 표지하였다.

(나) 세포막 표면상의 좁은 지역에만 레이저 빔을 잠시 동안 조사시켜, 표지된 형광물질을 탈색시켰다.

(다) 빔 조사 전후에 걸쳐서, 빔을 조사한 지역의 형광 세기 변화를 조사하였다.

〈실험 결과〉

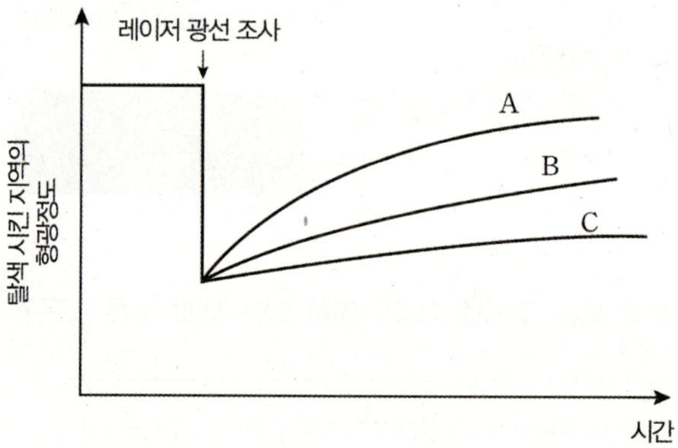

이에 대한 설명으로 옳은 것만을 〈보기〉에서 있는 대로 고른 것은?

보기

ㄱ. 3종류의 내재성 막단백(A~C)질 모두 수평이동(lateral diffu sion)이 가능하다.

ㄴ. 온도가 올라가면 B의 그래프는 경사도가 커져 더 위쪽에서 나타날 것이다.

ㄷ. 3종류의 내재성 막단백질(A~C) 중 A의 유동성이 가장 크다.

① ㄱ　② ㄴ　③ ㄷ　④ ㄱ, ㄴ　⑤ ㄱ, ㄴ, ㄷ

1 X 3 학습법

풀이 날짜	/	/	/
나의 답			

028 지식 중심

다음은 세포막에서 일어나는 물질에 대한 여러 수송 형태(A～D)를 나타낸 것이다.

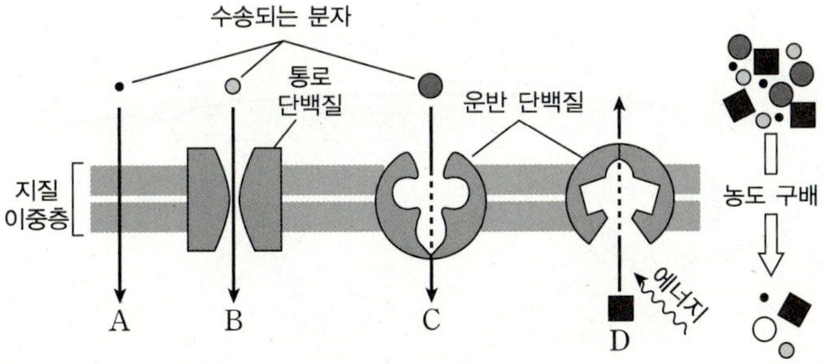

이에 대한 설명으로 옳지 <u>않은</u> 것은?

① 폐포에서 호흡가스 교환은 A와 같은 수송을 통해 일어난다.
② A는 수송 속도에 있어서 포화 현상이 나타나는 수송 형태이다.
③ 세포호흡 저해제를 처리하였을 때 직접적으로 영향을 받는 수송 형태는 D이다.
④ C, D에 관여하는 운반 단백질은 기질(물질) 특이성을 가진다.
⑤ 지방세포 세포막에서 포도당 수송체(GLUT)를 이용한 포도당 수송은 수동수송이다.

1 X 3 학습법

풀이 날짜	/	/	/
나의 답			

029 지식 중심

그림은 간세포(liver cell)에서 일어나는 수용체 매개 세포 내 섭취작용을 나타낸 것이다.

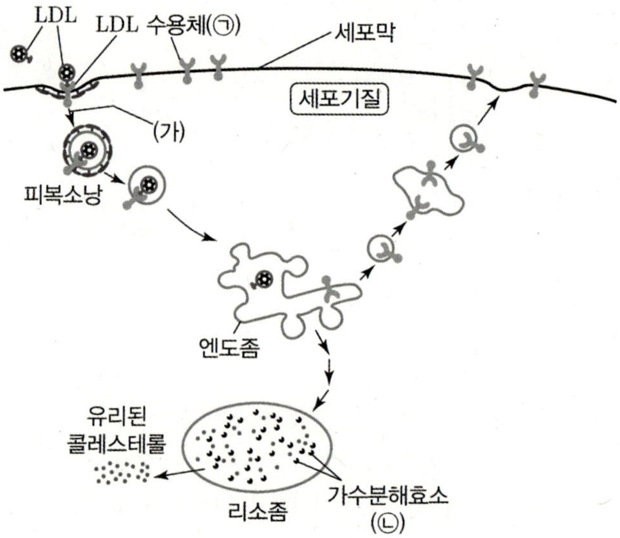

이에 대한 설명으로 옳지 <u>않은</u> 것은?

① ㉠을 발현하지 못하는 사람은 협심증과 같은 심장혈관계 질환이 발병할 가능성이 높다.
② (가) 과정에서 에너지가 소비된다.
③ ㉠이 조면소포체에서 합성될 때 LDL 결합자리는 세포기질(cytosol) 쪽으로 돌출되어 위치한다.
④ 간세포에서 LDL 분해가 활발히 일어나더라도 세포막에 존재하는 ㉠의 수는 거의 일정하게 유지된다.
⑤ ㉡은 pH 7일 때보다 pH 5일 때 활성이 더 높다.

1 X 3 학습법			
풀이 날짜	/	/	/
나의 답			

030 추론 중심

다음은 세포막에 존재하는 인지질의 분포를 이해하기 위해 수행한 실험이다.

〈자료〉

- 바다뱀 독에는 인지질가수분해효소(phospholipase)가 들어 있으며, 스핑고미엘린분해효소(sphingomyelinase)는 스핑고미엘린(sphingomyelin)을 분해하는 효소이다.
- SITS라는 물질은 아민기(amine group)를 특이적으로 표지하는 형광물질이며, 세포막을 통과하지 못한다.
- 유령 세포(red cell ghost)는 세포막이 파괴된 적혈구 세포이다.

〈실험 과정〉

(가) 적혈구 세포와 유령 세포를 준비한 후, 스핑고미엘린분해효소(sphingo myelinase)나 바다뱀 독, SITS를 각각 처리하였다.

(나) 각 세포의 세포막에 존재하고 있는 4종류 지질(인지질 X, 포스파티딜에탄올아민(phosphatydyletanolamine), 인지질 Y, 스핑고미엘린)이 각 처리 물질에 대해 감수성이 있는지 조사하였다.

〈실험 결과〉

	스핑고미엘린 분해효소		바다뱀 독		SITS	
	적혈구	유령 세포	적혈구	유령 세포	적혈구	유령 세포
인지질 X	−	−	+	+	−	−
포스파티딜에탄올아민	−	−	−	+	−	+
인지질 Y	−	−	−	+	−	+
스핑고미엘린	+	+	−	−	−	−

(단, +는 분해가 일어났거나 표지되었음을 의미하고, −는 분해가 일어나지 않았거나 표지되지 않았음을 의미한다.)

이에 대한 설명으로 옳은 것만을 〈보기〉에서 있는 대로 고른 것은?

보기

ㄱ. 인지질 Y는 아민기를 가지고 있다.

ㄴ. 인지질 X는 세포막 인지질 이중층 중 세포외층(extracellular layer)에 분포한다.

ㄷ. 아민기를 가지는 인지질은 세포막의 인지질 이중층 중 세포질층(cytoplasmic layer)에 주로 분포한다.

① ㄱ　② ㄱ, ㄴ　③ ㄱ, ㄷ　④ ㄴ, ㄷ　⑤ ㄱ, ㄴ, ㄷ

1 X 3 학습법			
풀이 날짜	/	/	/
나의 답			

031 추론 중심

다음은 3종류 막단백질(Ⅰ~Ⅲ)의 막에서의 배열 상태를 알아보기 위해 수행한 실험이다.

〈자료〉

- 락토과산화수소(lactoperoxidase, LP)는 단백질에 요오드(I)를 붙이는 효소이다.
- LP는 너무 커서 인지질이중층 막을 통과할 수 없다.
- 요오드(Ⅰ)는 비교적 자유롭게 정상 상태의 세포막을 통과한다.

〈실험 과정〉

(가) 3종류 막단백질(Ⅰ~Ⅲ)이 배열되어 있는 막 소포를 준비하였다.

(나) (가)에서 준비한 소포가 들어 있는 등장액에 LP와 ^{125}I를 처리하고 일정 시간 동안 배양하였다.

(다) (가)에서 준비한 소포와 LP를 저장액에 함께 넣고 잠시 동안 배양한 후, LP가 내부로 유입된 온전한 소포만 분리하였다.

(라) (다)에서 분리한 소포를 ^{125}I는 들어 있지만 LP는 들어있지 않은 등장액으로 옮긴 후 일정 시간 동안 배양하였다.

(마) (나)와 (라)의 배양을 끝낸 소포에서 3종류의 막단백질을 각각 분리한 후, 각 단백질이 방사성 활성을 보이는지 조사하였다.

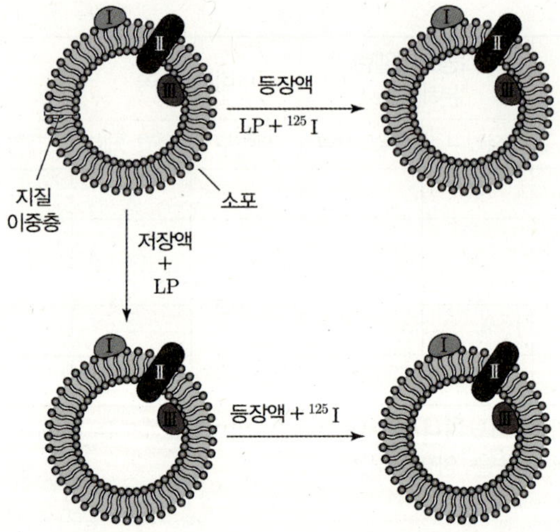

〈실험 결과〉

단백질	(나)의 소포	(라)의 소포
㉠	+	+
㉡	+	−
㉢	−	+

(단, '+'는 방사성 활성을 보임을, '−'는 방사성 활성을 보이지 않음을 각각 의미한다.)

1 X 3 학습법

풀이 날짜	/	/	/
나의 답			

다음 중 막 단백질 Ⅰ~Ⅲ의 결과를 올바르게 연결한 것은?

	Ⅰ	Ⅱ	Ⅲ
①	㉠	㉡	㉢
②	㉠	㉢	㉡
③	㉡	㉠	㉢
④	㉡	㉢	㉠
⑤	㉢	㉠	㉡

032 추론 중심

많은 식물은 저온 순화(cold acclimation) 능력이 있는데, 저온 순화가 일어나는 동안에 막의 지질 조성이 변한다. 다음은 2종의 식물(식물 X, 식물 Y) 지상부에서 분리한 미토콘드리아의 지방산 조성을 조사하여 정리해놓은 표이다. (단, 식물 X나 Y는 저온 감수성 식물종 혹은 저온 저항성 식물종 중 어느 하나이다.)

	총 지방산 함량에 대한 무게 백분율	
주요 지방산*	식물 X의 지상부	식물 Y의 지상부
팔미트산(16:0)	17.8	28.3
스테아르산(18:0)	2.9	1.6
올레산(18:1)	3.1	4.6
리놀산(18:2)	61.9	54.6
리놀렌산(18:3)	13.2	6.8

* 괄호 안에 나타낸 것은 지방산 사슬 내의 탄소원자 수 및 이중결합의 수이다.

이에 대한 설명으로 옳은 것만을 〈보기〉에서 있는 대로 고른 것은?

보기

ㄱ. $\frac{\text{불포화지방산 함량(\%)}}{\text{포화지방산 함량(\%)}}$ 값은 세포막이 액상 구조로부터 겔 구조로 전이되는 온도가 낮은 식물보다 높은 식물이 더 작다.

ㄴ. 식물 X는 저온 저항성 종이고, 식물 Y는 저온 감수성 종이다.

ㄷ. 저온 순화(cold acclimation)가 일어나는 동안 지방산의 불포화효소(desaturase)의 활성은 낮아진다.

① ㄱ ② ㄴ ③ ㄱ, ㄴ
④ ㄱ, ㄷ ⑤ ㄴ, ㄷ

1 X 3 학습법

풀이 날짜	/	/	/
나의 답			

033 추론 중심

다음은 36℃ 에서 배양 중인 포유동물 세포의 배양액에 서로 다른 농도의 포도당(D-포도당 혹은 L-포도당)을 각각 넣어주었을 때 세포 내로 포도당이 유입되는 속도(V)를 조사하여, $\frac{1}{V}$ 과 $\frac{1}{[포도당]}$의 그래프로 정리한 것이다. (단, 세포 내의 포도당 농도는 0.1 mM 보다 낮다.)

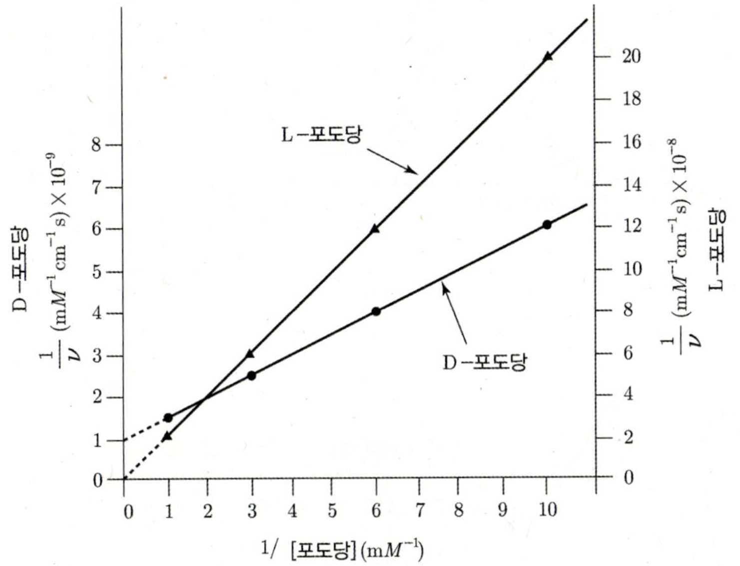

이에 대한 설명으로 옳은 것은?

① D-포도당이 세포 내로 유입되는 최대 속도는 1×10^{-9} mM cm/s이다.
② 배양온도가 38℃ 이었다면, L-포도당 그래프의 경사도는 더 작아지게 된다.
③ D-포도당과 L-포도당은 수송 단백질의 도움으로 세포 내로 들어온다.
④ 포도당의 농도가 0.1 mM일 때, L-포도당의 유입속도가 D-포도당의 유입속도보다 더 크다.
⑤ L-포도당과 D-포도당은 체내에서 동일하게 인식된다.

1 X 3 학습법

풀이 날짜	/	/	/
나의 답			

034 지식 중심

그림 (가)는 효소에 의한 반응의 활성화 에너지 변화를, 그림 (나)는 반응 분자당 에너지에 따른 분자수와 반응에 대한 역치를 나타낸 것이다.

(가)

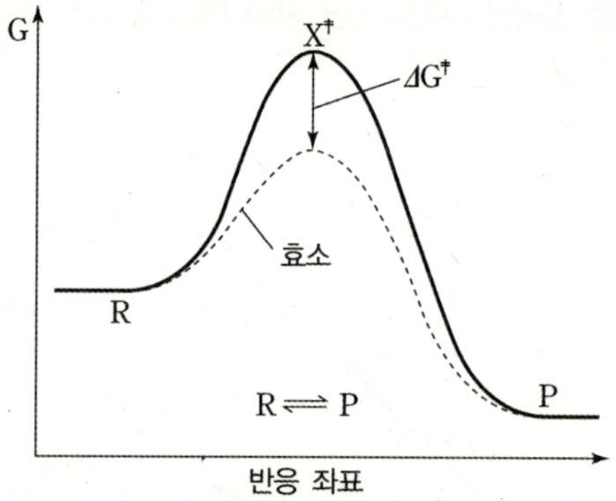

(나)

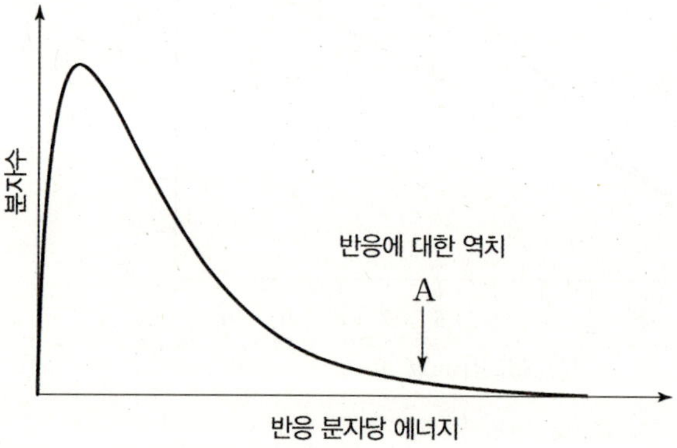

이에 대한 설명으로 옳은 것만을 〈보기〉에서 있는 대로 고른 것은?

보기

ㄱ. 그림 (가)에서 효소는 반응의 평형상수 값을 변화시킨다.
ㄴ. 그림 (가)에서 효소에 의해 역반응(P → R)의 활성화 에너지가 줄어든다.
ㄷ. 그림 (나)에서 효소가 첨가되어도 A 지점은 변하지 않는다.

① ㄱ ② ㄴ ③ ㄱ, ㄴ
④ ㄱ, ㄷ ⑤ ㄱ, ㄴ, ㄷ

1 X 3 학습법

풀이 날짜	/	/	/
나의 답			

035 지식 중심

다음은 2종의 서로 다른 세균에서 분리한 동일 반응을 촉매하는 효소(효소 A, 효소 B)에 대한 자료이다.

- 효소 A와 B는 아래 반응을 촉매한다.

$$X \rightleftarrows Y$$

- 효소 A와 B는 기질 X에 대해 동일한 V_{max} 값을 가진다.
- 효소 A의 기질 X에 대한 K_m 값은 2.0 μM인 반면에, 효소 B의 기질 X에 대한 K_m 값은 0.5 μM이다.
- 그림은 2개의 시험관에 동일 농도(1 μM)의 기질 X을 각각 넣은 후, 하나의 시험관에는 효소 A를, 다른 하나에는 효소 B를 동일 농도로 넣고 시간의 경과에 따른 Y의 농도 변화를 조사하여 그래프로 나타낸 것이다.

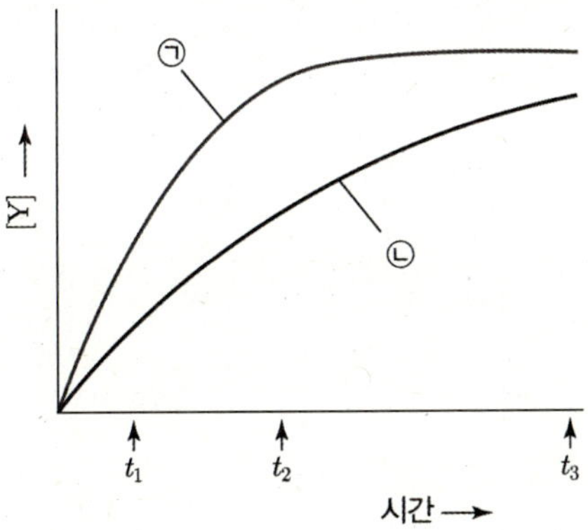

이에 대한 설명으로 옳은 것만을 〈보기〉에서 있는 대로 고른 것은?

보기

ㄱ. 그래프 ㉠에서 정반응속도는 t_1일 때가 t_2일 때보다 더 크다.
ㄴ. 효소 A의 그래프는 ㉡이다.
ㄷ. t_3에서 그래프 ㉠을 나타나게 한 효소는 모두 기질 X와 결합하고 있다.

① ㄱ ② ㄴ ③ ㄱ, ㄴ
④ ㄱ, ㄷ ⑤ ㄱ, ㄴ, ㄷ

036 지식 중심

다음은 HMG-CoA **환원효소**(HMG-CoA reductase)**에 대한 자료이다.**

〈자료〉

- 콜레스테롤 생합성에 관여하는 효소인 HMG-CoA 환원효소는 HMG-CoA를 메발론산으로 환원시키는 효소이다.
- 약물 로바스타틴(lovastatin)의 3차원적 구조 중 일부는 HMG-CoA의 3차원적 구조와 유사하다.
- 다음 그림은 로바스타틴과 HMG-CoA 환원효소 간의 상호작용을 나타낸 것이다.

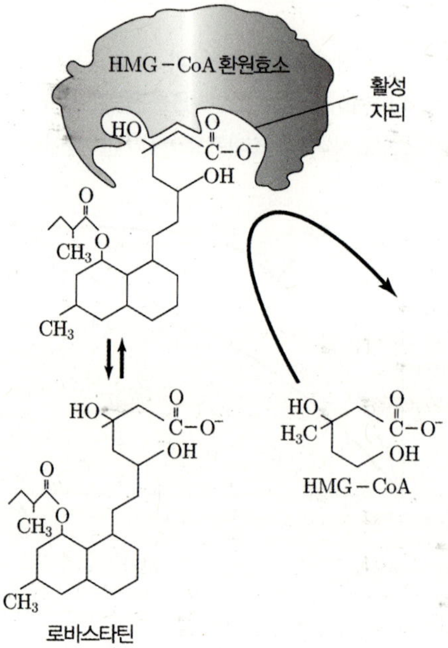

- 다음 그래프는 HMG-CoA 환원효소 반응 시 로바스타틴의 존재 유무에 따른 HMG-CoA의 농도 변화를 나타낸 것이다.

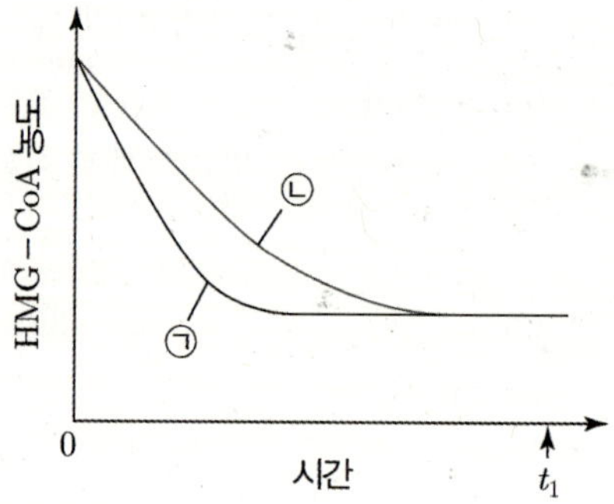

1 X 3 학습법

풀이 날짜	/	/	/
나의 답			

이에 대한 설명으로 옳은 것만을 〈보기〉에서 있는 대로 고른 것은?

보기
ㄱ. t_1 시간 때에 $\frac{\text{생성물의 농도}}{\text{반응물의 농도}}$의 값은 ㉠ > ㉡이다.
ㄴ. ㉡은 로바스타틴이 존재할 때 기질의 농도 변화이다.
ㄷ. 로바스타틴은 고지혈증 치료제로 이용될 수 있다.

① ㄱ　② ㄱ, ㄴ　③ ㄱ, ㄷ
④ ㄴ, ㄷ　⑤ ㄱ, ㄴ, ㄷ

037 추론 중심

그림 (가)는 기질의 농도와 효소의 초기반응속도(V_0)의 관계를 그래프로 나타낸 것이고, 그림 (나)는 억제자 X와 아세틸콜린에스터라아제(acethylcholine esterase) 의 상호작용을 모식적으로 나타낸 것이다.

(가)

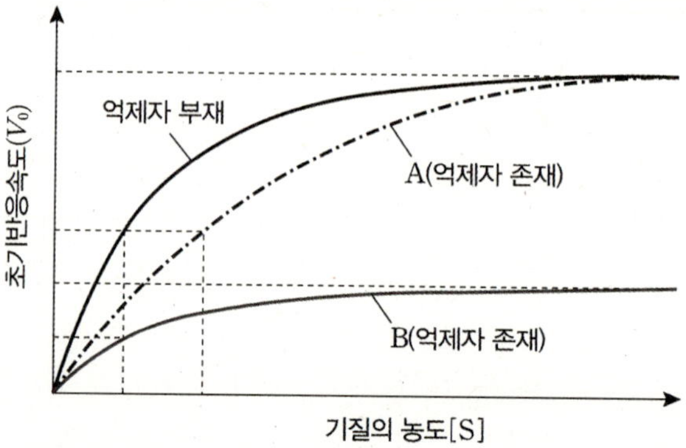

(나)

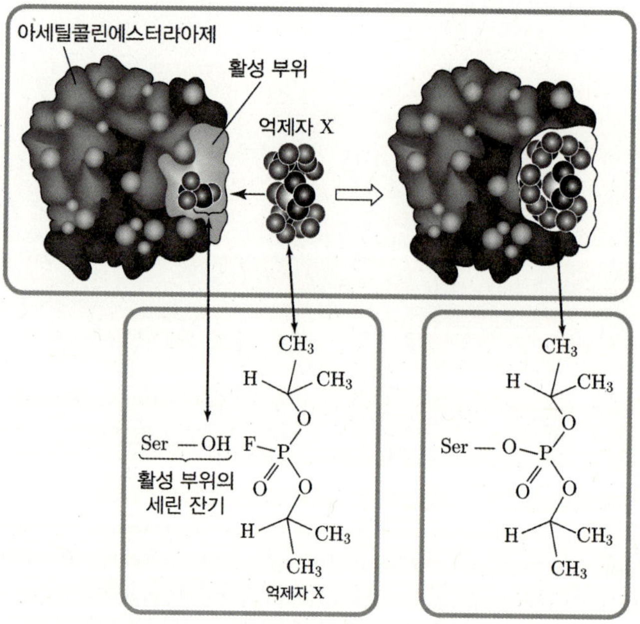

이에 대한 설명으로 옳은 것은?

① (가)에서 그래프 B의 억제자는 효소의 활성 부위에 결합하여 억제작용을 일으킨다.

② 무스카린성 아세틸콜린 수용체에 대한 길항제(antagonist)를 이용하여 인체에 대한 억제자 X의 작용을 경감시킬 수 있다.

③ 기질의 농도가 충분히 높으면 억제자 X의 억제효과는 나타나지 않을 수 있다.

④ 그림 (가)에서 억제자 X가 존재할 때의 그래프는 A이다.

⑤ 억제자 X는 생체 내에서 물질대사의 조절자로 이용된다.

1 X 3 학습법			
풀이 날짜	/	/	/
나의 답			

038 추론 중심

HIV 치료제의 대표적인 후보 중 하나는 단백질가수분해효소 저해제이다. 한 연구자가 HIV 치료제로 개발한 단백질가수분해효소 저해제는 효과가 매우 뛰어났지만, 내성을 가진 변종 바이러스가 출현하였다. 다음은 야생형 단백질가수분해효소(protease)와 변종의 내성 단백질가수분해효소의 특성을 이해하기 위해 수행한 실험이다.

〈실험 과정〉

(가) 야생형 HIV와 변종 HIV로부터 단백질가수분해효소를 각각 분리하였다.

(나) 동일한 양의 단백질가수분해효소를 이용하여, 기질(S)의 농도를 달리해가면서 초기반응속도(V_0)를 구하였다.

(다) (나)에서 얻은 데이터를 이용하여 X축에는 '1/[S]'을, Y축에는 '$1/V_0$'를 나타낸 그래프를 작성하였다.

〈실험 결과〉

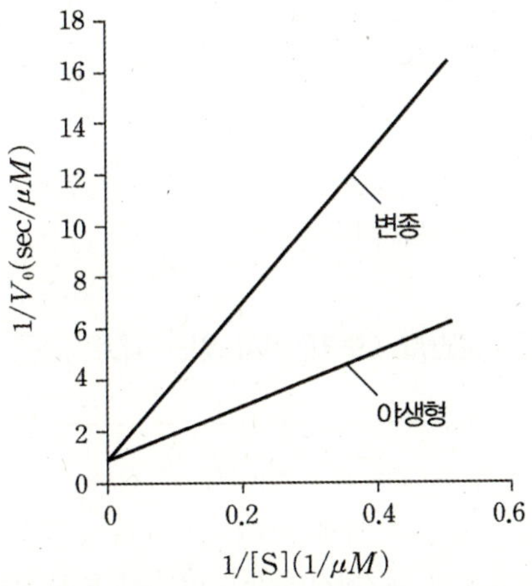

이에 대한 설명으로 옳은 것만을 〈보기〉에서 있는 대로 고른 것은?

보기

ㄱ. 변종 단백질가수분해효소는 야생형에 비해서 K_m과 k_{cat}이 모두 변하였다.

ㄴ. (나) 과정에서 단백질가수분해효소의 경쟁적 억제자를 처리한다면 그 결과는 변종에서 얻은 그래프와 유사할 것이다.

ㄷ. 변종 단백질가수분해효소는 야생형에 비해서 최대 반응속도(V_{max})가 작아졌다.

① ㄱ　② ㄴ　③ ㄱ, ㄴ
④ ㄱ, ㄷ　⑤ ㄱ, ㄴ, ㄷ

1 X 3 학습법
풀이 날짜	/	/	/
나의 답			

039 추론 중심

그림 (가)는 알로스테릭 효소 X가 기질이나 조절자 Y와 상호작용하는 과정을 나타낸 그림이고, 그림 (나)는 조절자 Y가 존재하지 않거나(그래프 Ⅱ) 혹은 조절자 Y가 존재할 때(그래프 Ⅰ 또는 Ⅲ) 기질의 농도 변화에 따른 효소 X의 초기반응속도(V_0)를 조사하여 그래프로 나타낸 것이다.

(가)

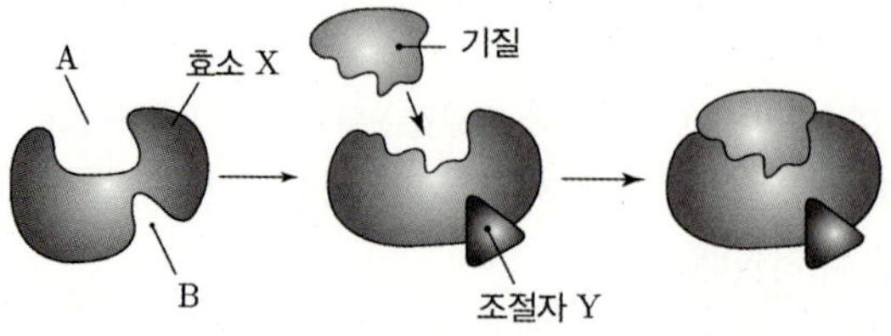

(나)

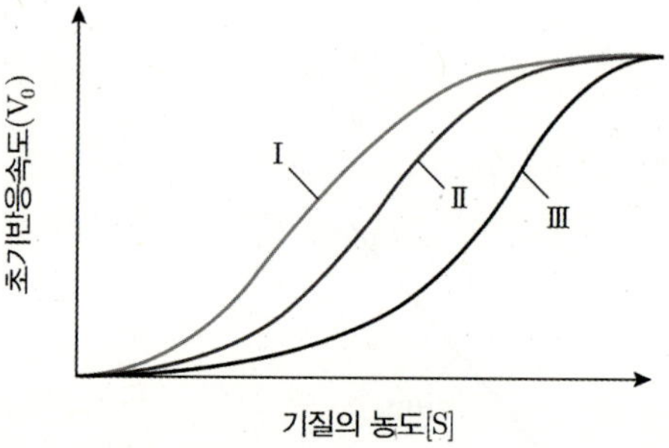

이에 대한 설명으로 옳은 것만을 〈보기〉에서 있는 대로 고른 것은?

보기

ㄱ. 효소 X의 활성 부위는 A 부위이다.
ㄴ. 조절자 Y는 비경쟁적 억제자이다.
ㄷ. 조절자 Y가 존재할 때, 기질의 농도 변화에 따른 효소 X의 초기반응속도(V_0)을 조사하여 나타낸 그래프는 Ⅲ이다.

① ㄱ ② ㄴ ③ ㄷ
④ ㄱ, ㄴ ⑤ ㄴ, ㄷ

1 X 3 학습법

풀이 날짜	/	/	/
나의 답			

040 지식 중심

다음 그림 (가)는 세포호흡 단계를 나타낸 것이고, (나)는 미토콘드리아의 전자전달계를 나타낸 것이다. (단, ⓐ, ⓑ, ⓒ는 ATP, $FADH_2$, NADH 중 어느 하나이다.)

(가)

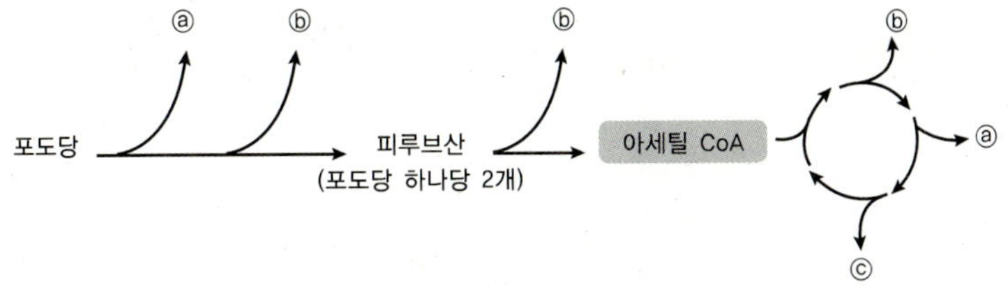

(나)

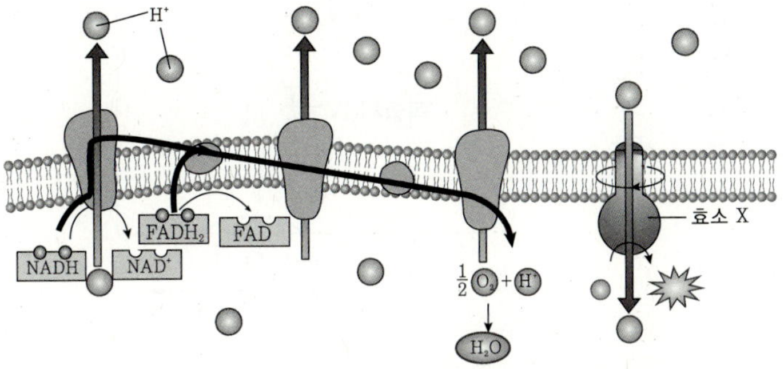

이에 대한 설명으로 옳은 것만을 ⟨보기⟩에서 있는 대로 고른 것은?

보기

ㄱ. 효소 X는 산소가 없을 때 ⓐ를 만들지 못한다.
ㄴ. ⓑ에서 방출된 전자의 에너지는 내막을 사이에 두고 양성자기울기가 만들어지게 하는 데 쓰인다.
ㄷ. ⓒ는 ⓑ보다 더 적은 에너지를 가지고 있다.

① ㄱ ② ㄴ ③ ㄱ, ㄴ
④ ㄱ, ㄷ ⑤ ㄱ, ㄴ, ㄷ

1 X 3 학습법

풀이 날짜	/	/	/
나의 답			

041 지식 중심

다음은 미토콘드리아에서 전자전달사슬에 참여하고 있는 전자운반자들의 O_2에 대한 자유에너지(G)를 조사하여 그래프로 나타낸 것이다.

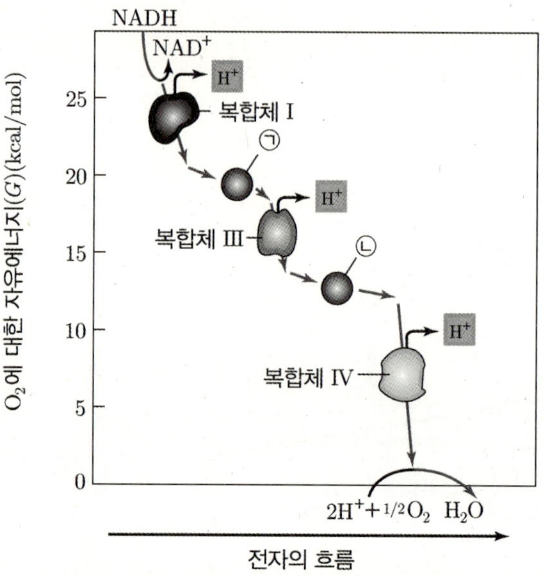

이에 대한 설명으로 옳은 것만을 〈보기〉에서 있는 대로 고른 것은?

보기

ㄱ. ㉠과 ㉡은 모두 지질로 된 유동성의 전자운반자이다.

ㄴ. 복합체 Ⅲ에 존재하는 특정 단백질은 보결분자단으로 헴 그룹(heme group)을 가진다.

ㄷ. 환원력(reducing power)은 복합체 Ⅰ에 존재하는 운반체(환원형)보다 복합체 Ⅳ에 존재하는 운반체(환원형)가 더 강하다.

① ㄱ　② ㄴ　③ ㄱ, ㄴ
④ ㄱ, ㄷ　⑤ ㄴ, ㄷ

1 X 3 학습법

풀이 날짜	/	/	/
나의 답			

042 지식 중심

다음은 미토콘드리아를 이용한 실험이다.

〈실험 과정〉

(가) 정상 세포질과 동일한 pH의 미토콘드리아 현탁액에 충분한 양의 세포호흡 기질 X를 넣어주고 배양하여 완충용액 내에 산소가 모두 고갈되도록 하였다.

(나) 약간의 산소를 첨가해준 후, 시간의 경과에 따른 미토콘드리아 완충용액의 pH 변화를 조사하였다.

(다) 산소를 첨가하고 일정 시간이 경과한 후에 세포호흡 저해제 Y를 처리한 후, 시간의 경과에 따른 미토콘드리아 현탁액의 pH 변화를 조사하였다.

〈실험 결과〉

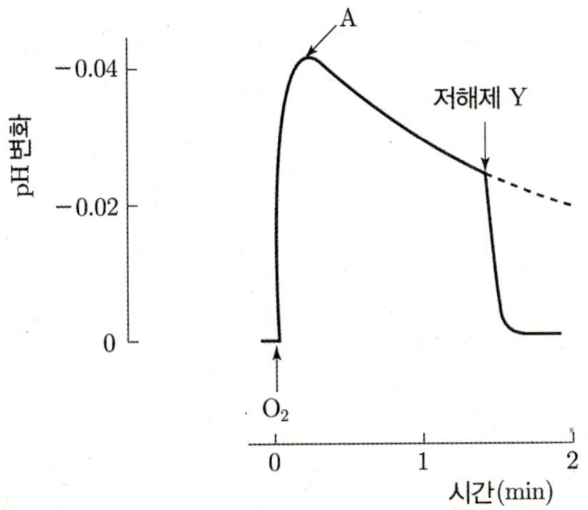

이에 대한 설명으로 옳은 것만을 〈보기〉에서 있는 대로 고른 것은?

보기

ㄱ. (가) 과정에 처리한 세포호흡 기질 X는 포도당이다.

ㄴ. (다) 과정의 저해제 Y는 DNP(2,4-dinitrophenol)가 될 수 있다.

ㄷ. A 시점에서 내막에 존재하는 전자운반자들은 대부분 환원된 상태로 존재한다.

① ㄴ ② ㄱ, ㄴ ③ ㄱ, ㄷ
④ ㄴ, ㄷ ⑤ ㄱ, ㄴ, ㄷ

1 X 3 학습법

풀이 날짜	/	/	/
나의 답			

043 지식 중심

그림은 달리기 경주를 하기 전부터 경주를 마친 이후 일정 시간이 경과하는 동안 혈장 내 젖산 농도의 변화를 시간에 따라 관찰한 결과이다.

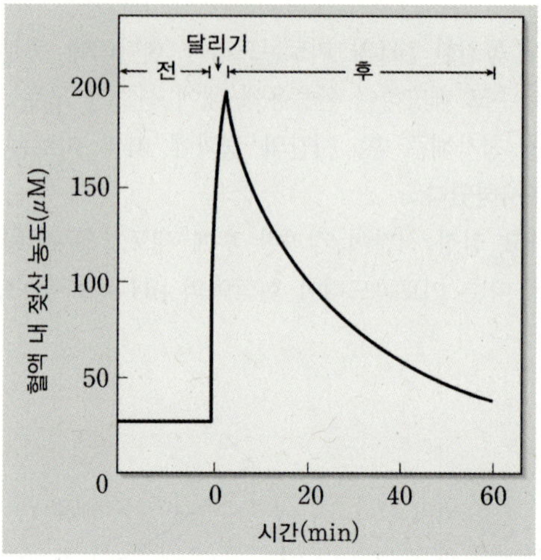

이에 대한 설명으로 옳은 것만을 〈보기〉에서 있는 대로 고른 것은?

보기

ㄱ. 근육세포 내에서 젖산 생성은 $\frac{\text{산소 소모량}}{\text{산소 공급량}}$ 값이 낮을 때보다 높을 때 더 높게 일어난다.

ㄴ. 달리기 경주 전보다 달리기 경주 중에 근육세포 내의 NADH 농도가 더욱 높다.

ㄷ. 달리기 경주 후 근육세포에서 생성된 젖산 중 일부는 간세포에서 포도당으로 전환된다.

① ㄱ ② ㄱ, ㄴ ③ ㄱ, ㄷ
④ ㄴ, ㄷ ⑤ ㄱ, ㄴ, ㄷ

1 X 3 학습법			
풀이 날짜	/	/	/
나의 답			

044 지식중심

그림은 동물세포에서 일어나는 아세틸 CoA의 다양한 대사경로를 모식적으로 나타낸 것이다.

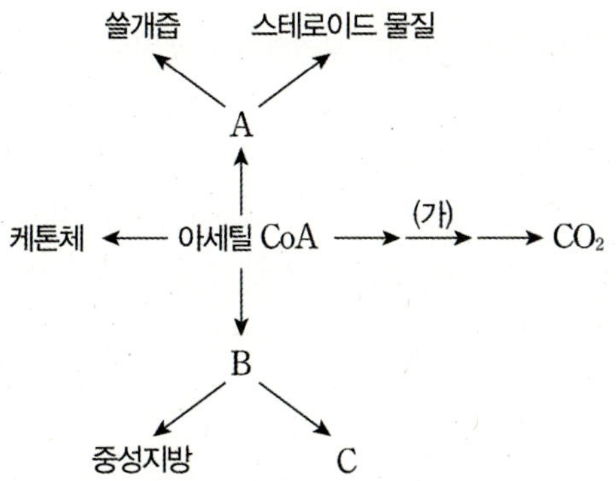

이에 대한 설명으로 옳지 <u>않은</u> 것은?

① A는 에스트로겐의 전구물질로 사용될 수 있다.

② A는 고밀도지질단백질(HDL)보다 저밀도지질단백질(LDL)에 더 많이 존재한다.

③ (가) 과정에서 생성된 NADH의 전자는 셔틀(shuttle)을 통해 미토콘드리아의 전자전달계에 전달된다.

④ 아세틸 CoA에서 B가 합성되는 과정은 세포질에서 수행된다.

⑤ C가 세포막의 구성 성분이라면, C는 소포체에서 합성된다.

1 X 3 학습법			
풀이 날짜	/	/	/
나의 답			

045 추론 중심

다음은 미토콘드리아 내막의 전자전달계에 존재하는 시토크롬 분자를 이용한 실험이다.

〈실험 과정〉

(가) 동물세포로부터 미토콘드리아만 분리하여 미토콘드리아 현탁액을 준비하였다.
(나) 준비한 현탁액을 무산소 상태로 만든 후, 숙신산을 첨가하였다.
(다) 일정 시간 동안 배양을 한 후, 산소를 공급해주고 추가적으로 배양하였다.
(라) (나)와 (다) 과정을 수행하는 동안 미토콘드리아 내막의 전자전달계에 존재하는 4종류의 시토크롬(ⓐ~ⓓ)의 환원 정도를 측정하였다.

〈실험 결과〉

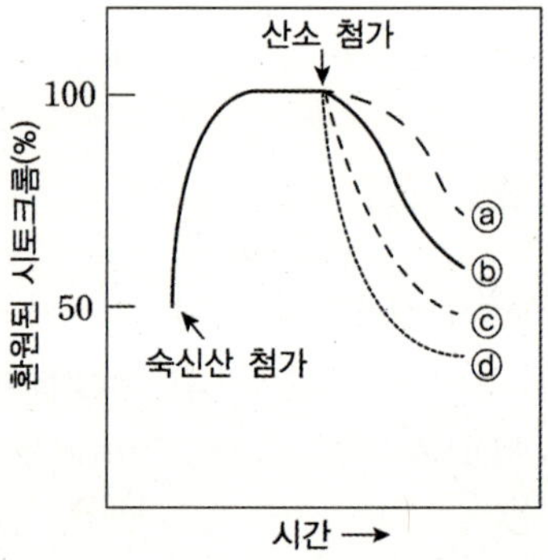

이에 대한 설명으로 옳지 <u>않은</u> 것은?

① 전자전달계의 산화-환원 과정을 통해 양성자동력(PMF)이 형성된다.
② 미토콘드리아 기질의 $NAD^+/NADH$ 비율은 산소를 처리하기 전 보다 처리 후에 더 높다.
③ (나)에서 숙신산을 첨가해 주었을 때, 가장 먼저 100%로 환원되는 시토크롬은 ⓐ일 것이다.
④ ⓐ는 ⓓ보다 환원력이 더 크다.
⑤ 청산가리(CN^-)에 의해 직접적으로 작용이 억제되는 시토크롬은 시토크롬 ⓓ일 것이다.

1 X 3 학습법

풀이 날짜	/	/	/
나의 답			

046 추론 중심

다음은 미토콘드리아에서의 산화적 인산화 기작을 이해하기 위해 수행한 실험이다.

〈실험 과정〉

(가) β-히드록시부티르산(β-hydroxybutyrate)이 들어 있는 완충용액을 준비하였다. (단, β-히드록시부티르산은 미토콘드리아 내부로 들어갈 수 있고 내부에서 산화되면 NADH를 생성한다.)

(나) 세포에서 미토콘드리아만을 분리하여, (가)에서 준비한 완충용액에 첨가하였다.

(다) 일정 시간이 경과 된 후, 500 nmol의 ADP를 첨가하였다.

(라) (가)~(다) 과정을 밀봉된 상태로 진행하였고, 과정이 진행되는 동안 완충용액에 들어 있는 산소의 양을 조사하였다.

〈실험 결과〉

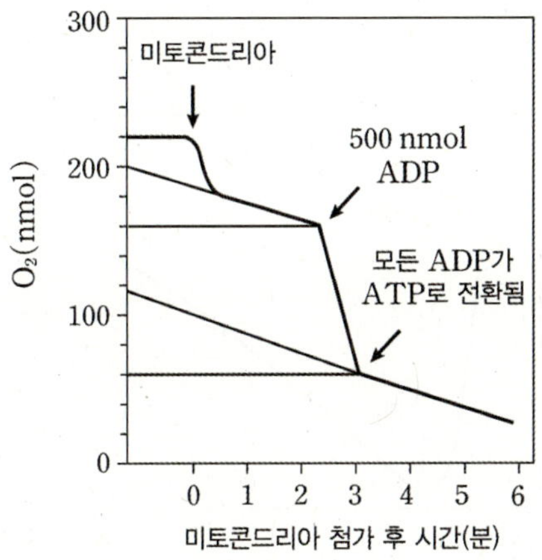

이에 대한 설명으로 옳은 것만을 〈보기〉에서 있는 대로 고른 것은? (단, P/O 비율은 산소원자 1개당 생성된 ATP의 수를 의미한다.)

보기

ㄱ. <실험 과정> (가)에서 β-히드록시부티르산 대신에 포도당을 이용할 수 있다.

ㄴ. (다)에서 500 nmol ADP가 첨가된 후 모두 고갈될 때까지 미토콘드리아의 P/O 비율은 2.5이다.

ㄷ. 미토콘드리아 기질의 NADH 농도는 500 nmol ADP를 처리하기 직전이 처리한 직후보다 더 높다.

① ㄱ ② ㄴ ③ ㄷ
④ ㄴ, ㄷ ⑤ ㄱ, ㄴ, ㄷ

1 X 3 학습법

풀이 날짜	/	/	/
나의 답			

047 추론 중심

다음은 시토크롬 c 산화효소 복합체와 ATP 합성효소가 삽입된 인공막 소낭을 이용하여 수행한 실험이다.

〈실험 과정〉

(가) 시토크롬 c 산화효소 복합체와 ATP 합성효소가 삽입된 인공막 소낭을 준비하였다. (단, 시토크롬 c 산화효소 복합체의 시토크롬 c 결합부위는 인공막 외부에 존재한다.)

(나) (가)에서 준비한 소낭을 KCl과 valinomycin(K^+의 막투과도를 증가시키는 물질(이온투과담체(ionophore))이 들어있는 완충용액에 넣었다.

(다) (나)에서 준비한 완충용액에 일정한 양의 환원된 시토크롬을 첨가하고 충분한 양의 산소를 공급한 후 시간의 경과에 따른 완충용액의 pH 변화를 측정하였다.

〈실험 결과〉

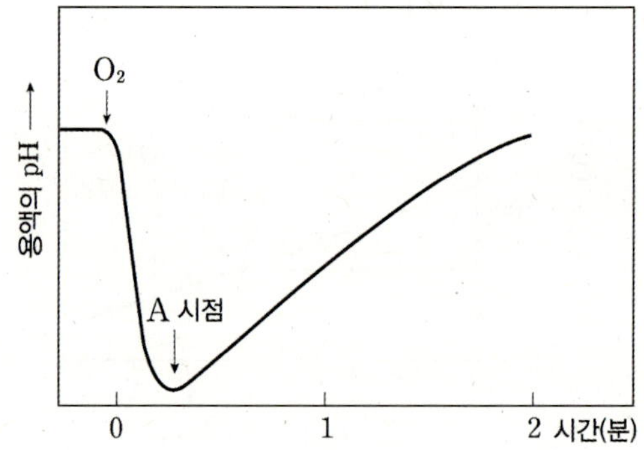

위 실험에 대한 설명으로 옳은 것만을 〈보기〉에서 있는 대로 고른 것은?

보기

ㄱ. (다) 과정 중 인공막 소낭 내부에서 O_2의 소모가 일어난다.

ㄴ. <실험 과정> (나)에서 valinomycin을 첨가하지 않고 실험하였다면, 산소분자 첨가 후 나타나는 용액의 pH 감소는 더 적게 일어났을 것이다.

ㄷ. A 시점에 DNP를 용액에 첨가하면 용액의 pH가 증가하는 속도가 더욱 빨라진다.

① ㄱ　　② ㄴ　　③ ㄱ, ㄴ

④ ㄴ, ㄷ　　⑤ ㄱ, ㄴ, ㄷ

1 X 3 학습법

풀이 날짜	/	/	/
나의 답			

048 추론 중심

다음 그림 (가)는 간에서 물질대사의 방향성을 결정하는 2가지의 주된 조절 단계를 나타낸 것이고, (나)는 이기능 효소(두 가지 기능[PFK-2, FBPase-2]을 가진 단일 효소)의 활성이 조절되는 것을 나타낸 것이다. (단, PFK-1는 과당인산키나아제-1이고, PFK-2는 과당인산키나아제-2이며, FBPase-1는 과당-1,6-이인산 가수분해효소이고, FBPase-2는 과당-2,6-이인산 가수분해효소이다.)

(가)

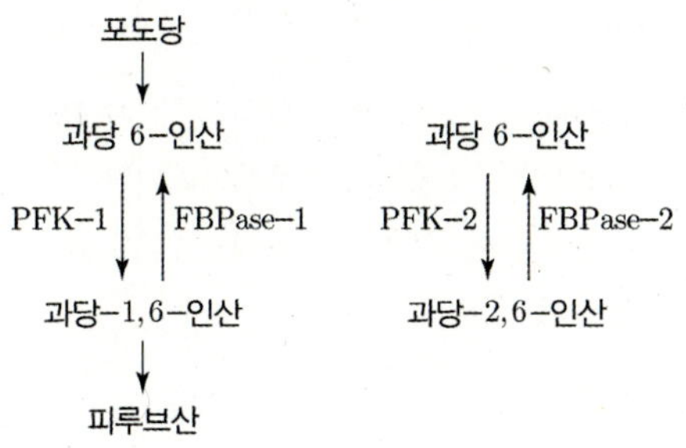

(나)

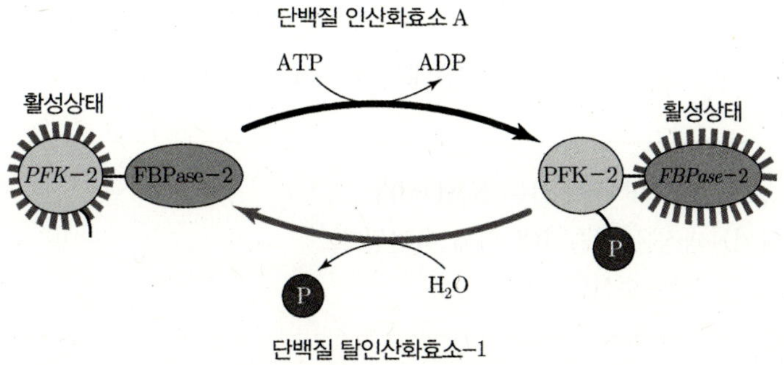

이에 대한 설명으로 옳은 것만을 〈보기〉에서 있는 대로 고른 것은? (단, 과당-2, 6-이인산은 PFK-1에 대해서는 알로스테릭 활성자로 작용하고, FBPase-1에 대해서는 알로스테릭 억제자로 작용한다.)

보기

ㄱ. 혈당량이 증가하면 간세포 세포질에 과당-2,6-이인산의 농도가 높아진다.
ㄴ. 글루카곤은 간에서 (나)의 단백질인산화효소 A 활성화를 촉진한다.
ㄷ. 간에서 FBPase-2 활성이 높을 때 글리코겐 가인산분해효소(glycogen phsphorylase)의 활성도 높다.

① ㄱ ② ㄱ, ㄴ ③ ㄱ, ㄷ
④ ㄴ, ㄷ ⑤ ㄱ, ㄴ, ㄷ

1 X 3 학습법

풀이 날짜	/	/	/
나의 답			

049 추론 중심

그림은 간에서 일어나는 대사경로를 나타낸 것이다. (단, A·H와 B·H에서 A와 B는 조효소이다.)

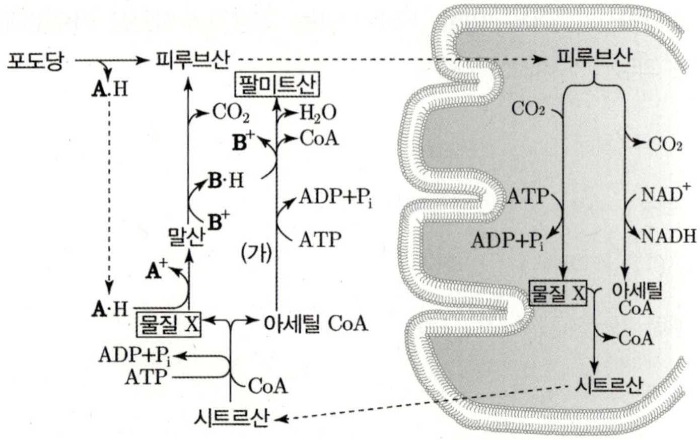

이에 대한 설명으로 옳은 것만을 〈보기〉에서 있는 대로 고른 것은?

보기

ㄱ. A는 NADP이고, B는 NAD이다.
ㄴ. (가) 과정은 인슐린에 의해 촉진된다.
ㄷ. 물질 X는 숙신산이다.

① ㄱ ② ㄴ ③ ㄱ, ㄴ
④ ㄴ, ㄷ ⑤ ㄱ, ㄴ, ㄷ

1 X 3 학습법

풀이 날짜	/	/	/
나의 답			

050 추론 중심

다음은 달리기를 할 때, 근육과 간에 걸쳐 일어나는 반응을 모식적으로 나타낸 것이다.

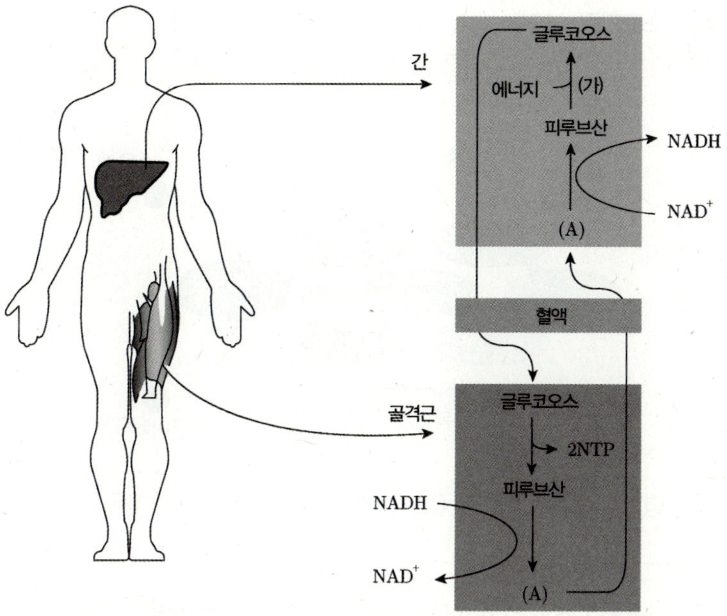

이에 대한 설명으로 옳은 것은?

① (가) 과정은 모두 세포기질(cytosol)에서 일어난다.

② 달리기를 할 때 $\frac{[NAD^+]}{[NADH]}$ 비율은 근육보다는 간에서 더 높다.

③ (가) 과정에서 2개의 NTP가 소비된다.

④ A로 인해 정맥혈의 pH가 높아진다.

⑤ 인슐린은 간세포의 과당-1,6-이인산 가수분해효소 I (FBPase I)의 활성이 높게 유지되도록 자극한다.

1 X 3 학습법			
풀이 날짜	/	/	/
나의 답			

051 지식 중심

그림은 고등식물의 엽록체에서 비순환적 전자전달(noncyclic electron transfer)에 참여하고 있는 광계 Ⅱ(PS Ⅱ)에서의 광화학반응을 나타낸 것이다. (단, 색소분자 X는 Mg^{2+}를 포함하는 포르피린 고리(porphyrin ring)를 가지고 있다.)

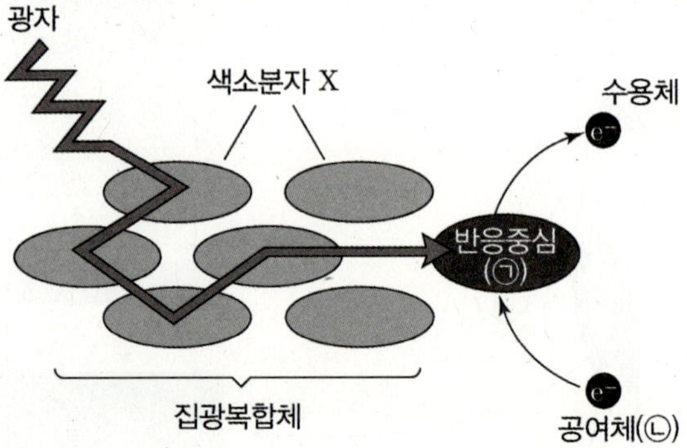

이에 대한 설명으로 옳은 것만을 〈보기〉에서 있는 대로 고른 것은?

보기

ㄱ. 색소분자 X는 파장이 650 nm인 광자보다 550 nm인 광자를 더 잘 흡수한다.
ㄴ. ㉠에 엽록소 a가 존재한다.
ㄷ. ㉡은 플라스토시아닌(Pc)이다.

① ㄱ　② ㄴ　③ ㄱ, ㄴ
④ ㄴ, ㄷ　⑤ ㄱ, ㄴ, ㄷ

1 X 3 학습법

풀이 날짜	/	/	/
나의 답			

052 지식 중심

그림은 엽록체 틸라코이드막에서 일어나는 순차적인 반응을 나타낸 것이다.

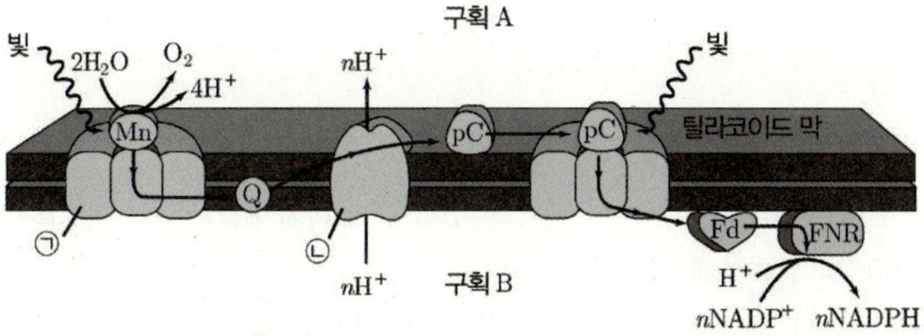

이에 대한 설명으로 옳은 것만을 <보기>에서 있는 대로 고른 것은?

보기

ㄱ. ATP 합성효소의 F_1 부분은 구획 B쪽을 향하고 있다.
ㄴ. ㉠에 존재하는 주 색소는 Mg을 가지고 있고, ㉡에 존재하는 단백질은 Fe을 가지고 있다.
ㄷ. 위의 반응에서 물 1분자가 분해될 때, NADPH는 2분자 생산된다.

① ㄱ ② ㄴ ③ ㄷ
④ ㄱ, ㄴ ⑤ ㄱ, ㄴ, ㄷ

1 X 3 학습법			
풀이 날짜	/	/	/
나의 답			

053 지식 중심

다음은 캘빈(Calvin)이 광합성의 탄소 고정 경로를 밝히기 위하여 실시한 실험 과정 및 결과이다.

〈실험 과정〉

(가) 단세포 녹조류인 클로렐라의 배양세포를 준비하였다.

(나) 클로렐라 세포 현탁액에 $^{14}CO_2$를 첨가하여 광합성을 여러 시간별로(2초, 7초, 60초) 수행하게 하였다.

(다) 광합성 수행 후, 끓는 에탄올에 세포 현탁액을 넣어 대사 물질을 추출하였다.

(라) 종이크로마토그래피 전개 후, X-선 필름에 노출시켜 광합성 산물을 분석하였다.

〈실험 결과〉

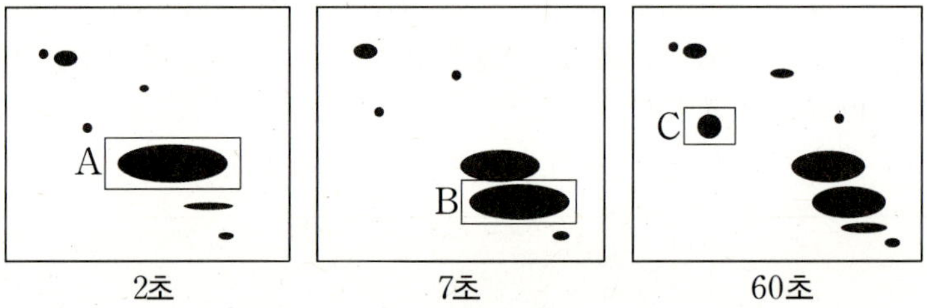

이에 대한 설명으로 옳은 것만을 〈보기〉에서 있는 대로 고른 것은?

보기

ㄱ. A는 3탄당 인산인 포스포글리세르산(3-phosphoglycerate, 3PG)이다.

ㄴ. B가 생성되기 위해서는 ATP가 필요하다.

ㄷ. CO_2의 공급을 중단하자 C의 크기가 증가하는 결과가 관찰되었다면, C는 6탄당일 것이다.

ㄹ. (가)에서 클로렐라 대신 탄소동화 과정이 유관속초에서 일어나는 식물세포를 이용하였더라도 <실험 결과> 2초에서 A가 관찰된다.

① ㄱ, ㄴ ② ㄱ, ㄷ ③ ㄱ, ㄹ
④ ㄴ, ㄷ ⑤ ㄷ, ㄹ

1 X 3 학습법

풀이 날짜	/	/	/
나의 답			

054 지식 중심

다음 그림은 식물 X(C_4 식물)의 잎의 단면 모식도이다.

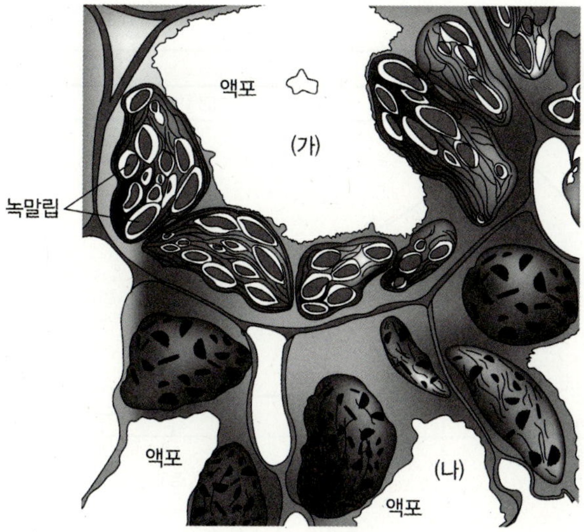

이에 대한 설명으로 옳은 것만을 〈보기〉에서 있는 대로 고른 것은?

보기

ㄱ. 세포 (가)는 세포 (나)보다 루비스코 함량이 더 높다.
ㄴ. 환경의 온도가 20℃ 일 때에는 식물 X보다 C_3 식물이 상대적으로 성장에 유리하다.
ㄷ. 30℃ 이상의 환경에서 1g의 CO_2가 고정될 때 엽록체에서 분해되는 물의 양은 C_3 식물보다 식물 X가 더 적다.

① ㄱ　② ㄴ　③ ㄷ
④ ㄱ, ㄷ　⑤ ㄱ, ㄴ, ㄷ

1 X 3 학습법

풀이 날짜	/	/	/
나의 답			

055 지식 중심

다음은 어떤 식물 X에서 시간에 따른 기공 개폐, CO_2 흡수, 액포의 유기산 함량의 변화를 나타낸 그림이다.

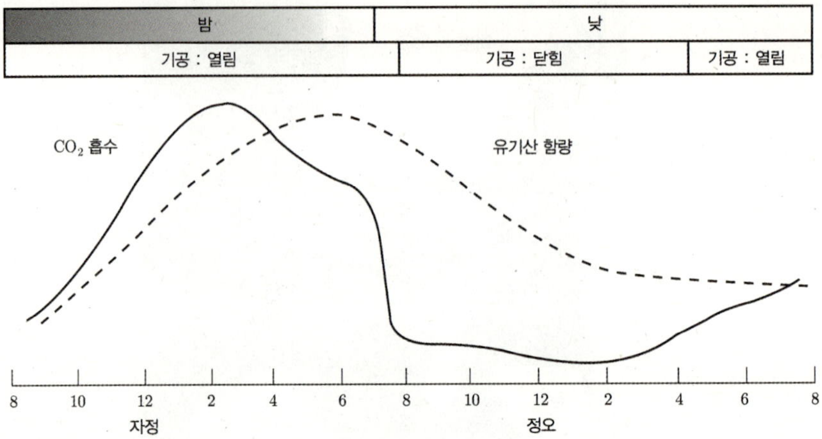

식물 X에 대한 설명으로 옳은 것만을 〈보기〉에서 있는 대로 고른 것은?

> **보기**
>
> ㄱ. 루비스코(rubisco)가 주로 엽육세포에서 발견된다.
>
> ㄴ. 밤 동안 액포 내의 pH를 낮추는데 기여한 물질은 C_3 화합물이다.
>
> ㄷ. CO_2 한 분자를 고정할 때 소비되는 NADPH와 ATP 분자 수의 비 $\left(\frac{[NADPH]}{[ATP]}\right)$는 $\frac{2}{3}$보다 작다.

① ㄱ　　② ㄷ　　③ ㄱ, ㄴ
④ ㄱ, ㄷ　　⑤ ㄴ, ㄷ

1 X 3 학습법			
풀이 날짜	/	/	/
나의 답			

056 추론 중심

에머슨(Robert Emerson)은 광합성에 관한 연구를 통해 다음의 두 가지 효과, (가)의 적색저하(red drop)효과와 (나)의 촉진효과(enhancement effect)를 발견하였다. (단, 양자수율은 흡수된 양자 당 이산화탄소 고정 몰수를 의미한다.)

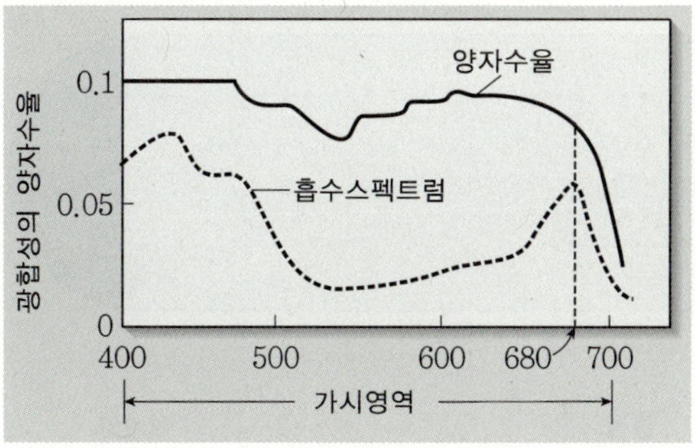

빛의 파장(nm)

(가)

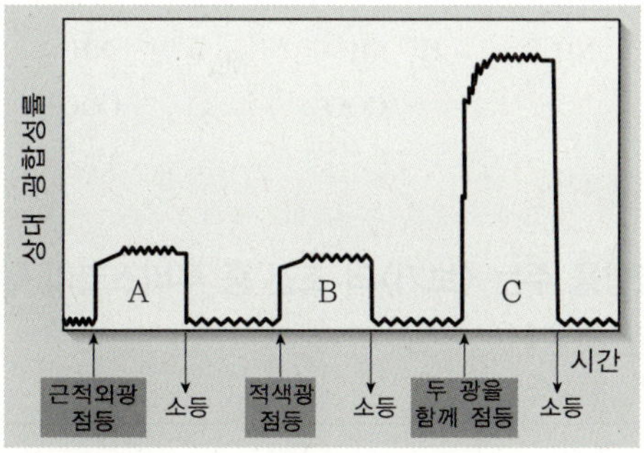

(나)

위의 실험에 관한 설명이나 추론으로 옳은 것만을 〈보기〉에서 있는 대로 고른 것은?

보기

ㄱ. (가)에서 700 nm 파장의 빛을 비춰줄 때 청록색 파장의 빛을 함께 비춰주면 양자수율은 더 높아진다.
ㄴ. 근적외광은 광계 Ⅰ과 광계 Ⅱ에서 모두 이용된다.
ㄷ. A 상태에서보다 B 상태에서 시토크롬 복합체의 산화도가 높다.

① ㄱ　② ㄴ　③ ㄱ, ㄴ
④ ㄱ, ㄷ　⑤ ㄴ, ㄷ

1 X 3 학습법

풀이 날짜	/	/	/
나의 답			

057 추론 중심

그림 (가)는 엽록체 스트로마와 틸라코이드 내강의 pH에 따른 Mg^{2+}의 수송 방향을 나타낸 것이고, 그림 (나)는 루비스코(rubisco)가 활성화 되는 과정을 나타낸 그림이다.

(가)

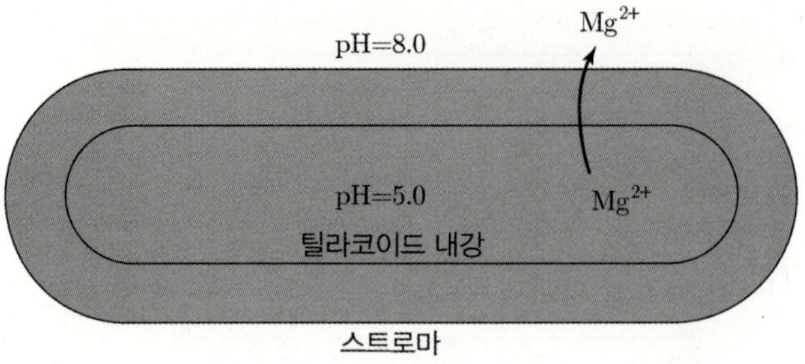

(나)

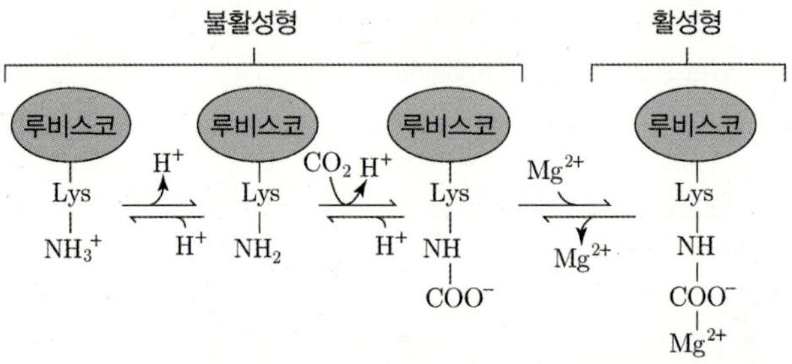

루비스코의 활성에 영향을 주는 〈보기〉의 조건 중 루비스코의 활성을 촉진시키는 조건들이 올바르게 연결된 것은?

보기

ㄱ. 잎 내부의 CO_2 농도 감소
ㄴ. 잎 내부의 CO_2 농도 증가
ㄷ. 스트로마의 pH 증가
ㄹ. 스트로마의 pH 감소
ㅁ. 시토크롬 b_6f 복합체에 의한 H^+의 능동수송 감소
ㅂ. 시토크롬 b_6f 복합체에 의한 H^+의 능동수송 증가

① ㄱ, ㄷ, ㅁ ② ㄱ, ㄷ, ㅂ ③ ㄱ, ㄹ, ㅁ
④ ㄴ, ㄷ, ㅂ ⑤ ㄴ, ㄹ, ㅁ

1 X 3 학습법			
풀이 날짜	/	/	/
나의 답			

058 추론 중심

다음은 빛에 의한 캘빈회로의 조절과 관련한 자료이다.

〈자료〉

- 빛은 암반응에 참여하는 효소 Y(리불로오스 5-인산 키나아제)의 활성에 영향을 준다.
- 효소 Y는 활성 부위 근처에 존재하는 두 개의 설프히드릴기(-SH)의 산화·환원 상태에 따라 활성이 조절된다.
- 그림은 광계 X로 흡수된 빛에 의한 효소 Y의 활성 조절을 모식적으로 나타낸 것이다.

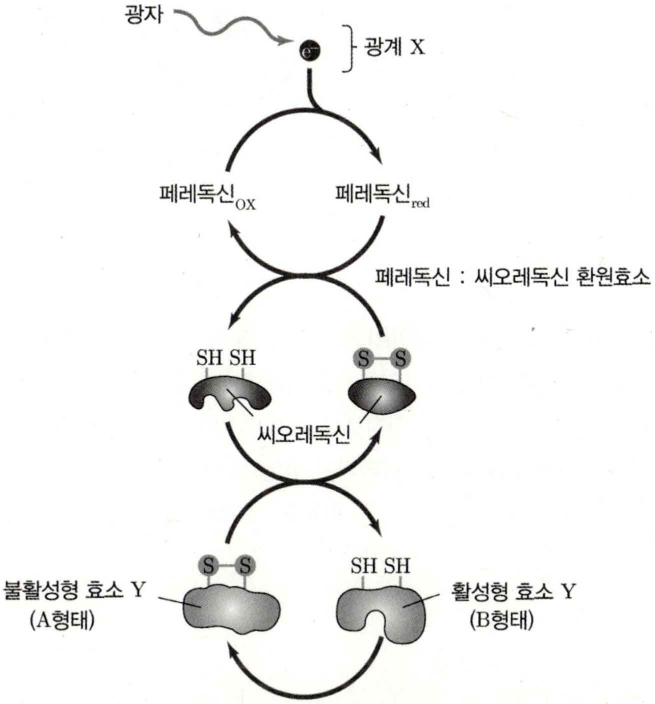

이에 대한 설명으로 옳은 것만을 〈보기〉에서 있는 대로 고른 것은?

보기

ㄱ. 광계 X는 광계 Ⅰ이다.

ㄴ. CO_2 고정반응은 페레독신 : 씨오레독신 환원효소의 활성이 낮을 때보다 높을 때 더 높다.

ㄷ. $\frac{[\text{B 형태}]}{[\text{A 형태}]}$ 값은 틸라코이드 내강의 pH가 높을 때보다 낮을 때 더 높다.

① ㄱ ② ㄴ ③ ㄷ
④ ㄱ, ㄴ ⑤ ㄱ, ㄴ, ㄷ

1 X 3 학습법			
풀이 날짜	/	/	/
나의 답			

059 추론 중심

그림은 C_3 식물의 광합성을 수행하는 세포에서 일어나는 대사를 모식적으로 나타낸 것이다. (단, 2-PG; 2-포스포글리콜산, 3PG; 3-인산글리세르산, RuBP; 리불로오스이인산)

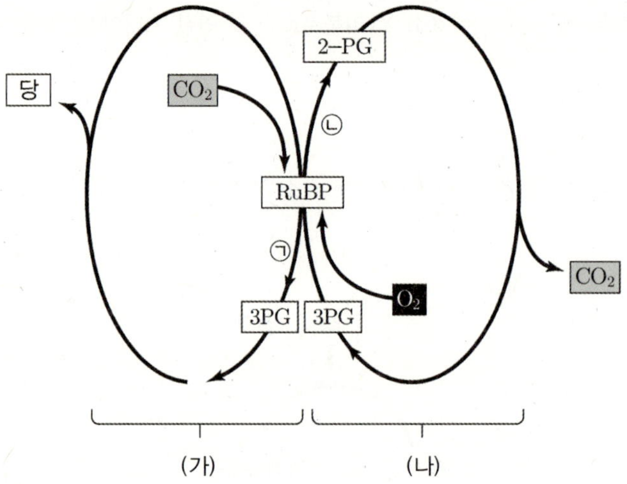

이에 대한 설명으로 옳은 것은?

① (가) 경로는 대기 중의 CO_2 분압이 높을 때보다 낮을 때 더 활발히 일어난다.
② (나) 경로를 진행하기 위해서는 엽록체와 소포체, 미토콘드리아가 필요하다.
③ 맑은 여름 날 (나) 경로는 오전 9시보다 오후 2시에 더 활발히 일어난다.
④ (나) 경로에서 2-PG가 3PG로 전환되는 동안 ATP가 소비되지 않는다.
⑤ ㉠ 과정을 촉매하는 효소와 ㉡ 과정을 촉매하는 효소는 세포 내의 서로 다른 구획에서 작용한다.

1 X 3 학습법

풀이 날짜	/	/	/
나의 답			

060 추론 중심

그림은 O_2가 서로 다른 농도(저농도, 고농도)로 존재할 때, C_3 식물과 C_4 식물의 온도에 따른 순 광합성률을 조사하여 그래프로 나타낸 것이다. (단, 각 실험에서 CO_2의 농도와 햇빛의 양은 일정하게 유지했다.)

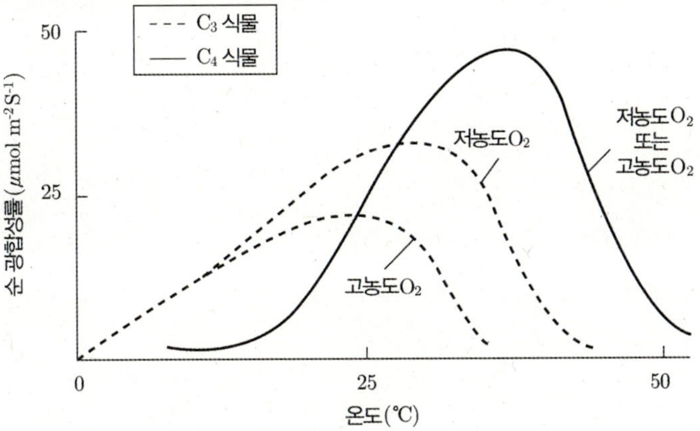

이에 대한 설명으로 옳은 것만을 〈보기〉에서 있는 대로 고른 것은?

보기

ㄱ. 25℃에서, C_3 식물은 고농도 O_2일 때 보다 저농도 O_2일 때 광호흡이 더 많이 일어났다.
ㄴ. 20℃ 이하의 온도에서 C_3 식물의 광합성은 C_4 식물보다 효율이 더 높다.
ㄷ. 15℃에서 CO_2 1분자를 고정하는데 순수하게 들어가는 에너지는 C_3 식물보다 C_4 식물이 더 많다.

① ㄱ　② ㄴ　③ ㄷ
④ ㄴ, ㄷ　⑤ ㄱ, ㄴ, ㄷ

1 X 3 학습법

풀이 날짜	/	/	/
나의 답			

PART II 유전학

061 지식 중심

그림은 세포분열 과정 동안 관찰되는 염색체의 구조를 모식도로 나타낸 것이다.

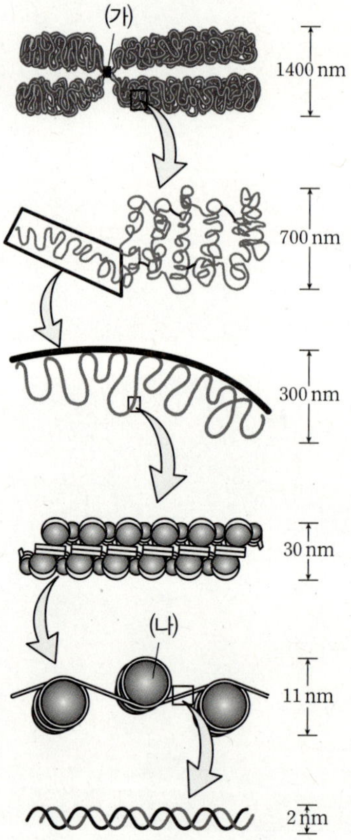

이에 대한 설명으로 옳은 것만을 〈보기〉에서 있는 대로 고른 것은?

보기

ㄱ. (가) 부분은 방추사가 결합하는 부위로, 코헤신 단백질이 존재한다.
ㄴ. 1400 nm로 응축된 염색체를 풀어보면 한 분자의 DNA가 관찰된다.
ㄷ. (나)는 세포 내 pH에서 양전하를 띤다.
ㄹ. (나)는 히스톤 H1, H2A, H2B, H3, H4 단백질이 각각 두 벌씩 합쳐져서 구성된다.

① ㄱ, ㄷ　② ㄴ, ㄷ　③ ㄷ, ㄹ
④ ㄱ, ㄴ, ㄹ　⑤ ㄴ, ㄷ, ㄹ

1 X 3 학습법

풀이 날짜	/	/	/
나의 답			

062 지식 중심

그림은 세포주기 중 동원체 방추사 섬유의 조립과 분해 속도가 동일하여 염색체들이 적도판에 배열되는 시기를 나타낸 것이다.

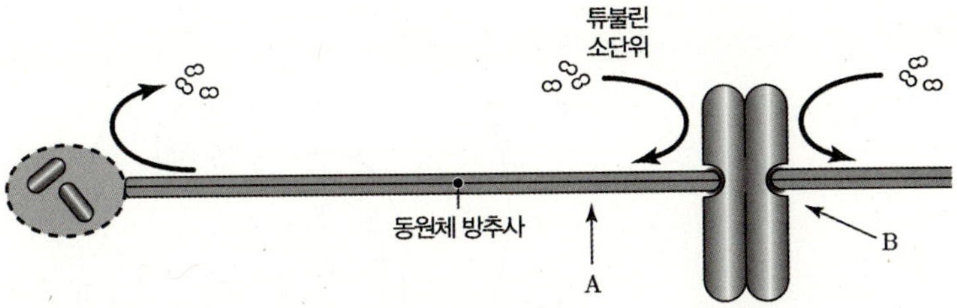

이에 대한 설명으로 옳은 것만을 〈보기〉에서 있는 대로 고른 것은?

보기

ㄱ. A 지점에 표지를 하면 시간이 경과할수록 점차 표지 지점이 방추체극에 더 가까워진다.

ㄴ. 이 시기에 성숙촉진인자(MPF)의 활성은 낮다.

ㄷ. B는 음성말단이다.

① ㄱ ② ㄴ ③ ㄱ, ㄴ
④ ㄱ, ㄷ ⑤ ㄱ, ㄴ, ㄷ

II 유전학

1 X 3 학습법

풀이 날짜	/	/	/
나의 답			

063 지식 중심

그림은 핵상이 $2n = 4$인 동물세포가 세포분열을 하는 동안 나타나는 특정 시기 X를 모식적으로 나타낸 것이다.

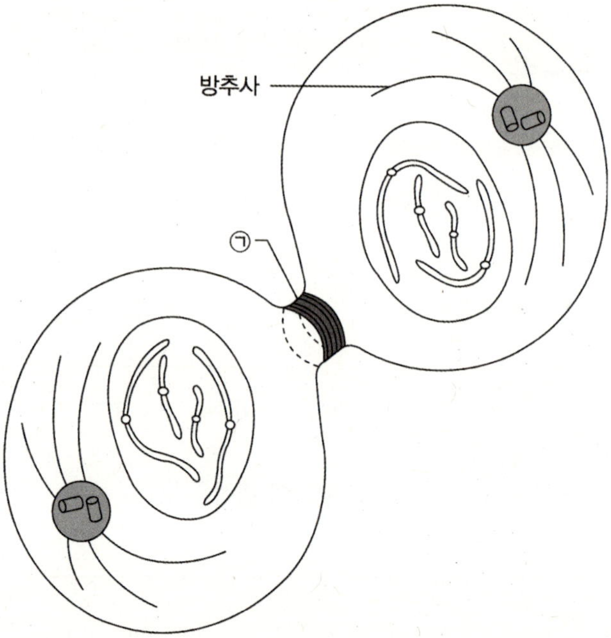

이에 대한 설명으로 옳은 것만을 〈보기〉에서 있는 대로 고른 것은?

보기

ㄱ. ㉠의 직경은 디네인 단백질의 작용에 의해 작아진다.
ㄴ. 특정 시기 X일 때 성숙유도인자(MPF)를 구성하는 Cdk는 대부분 사이클린과 결합하고 있지 않다.
ㄷ. 특정 시기 X는 제 2 감수분열 동안에 관찰된다.

① ㄱ ② ㄴ ③ ㄷ
④ ㄱ, ㄴ ⑤ ㄴ, ㄷ

1 X 3 학습법			
풀이 날짜	/	/	/
나의 답			

064 지식 중심

다음은 동일한 세포에 특정 약물을 각각 처리하여 인위적으로 세포괴사(Necrosis)와 세포자살(Apoptosis)이 일어나게 한 뒤 각각의 DNA를 추출하여 아가로스 젤 전기영동을 실시한 결과이다.

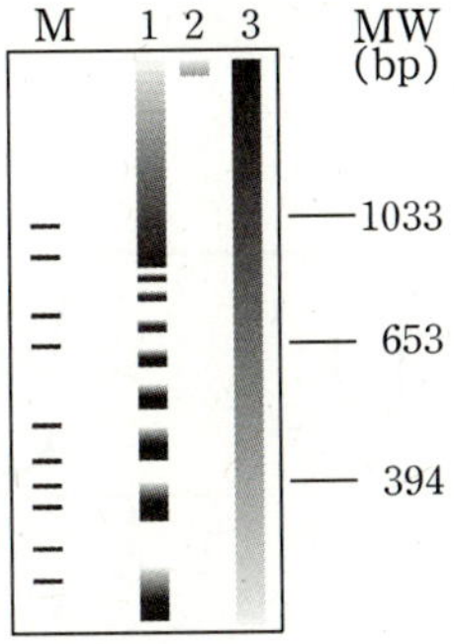

위 결과에 대한 설명으로 옳은 것만을 〈보기〉에서 있는 대로 고른 것은? (단, M은 DNA marker, 2번 lane은 약물을 처리하지 않은 대조군 DNA를 나타낸다.)

보기

ㄱ. 1번 lane은 세포자살(Apoptosis)이 일어난 세포이고, 3번 lane은 세포괴사(Necrosis)가 일어난 세포이다.

ㄴ. DNA 염기 돌연변이에 의해 *p*53 유전자가 손상을 입었을 경우 1번 lane과 같은 결과를 나타낸다.

ㄷ. 식물의 경우 lane 1의 반응이 일어난 뒤 세포벽이 남으며 세포벽을 제외한 부분이 액포에 의해 분해된다.

ㄹ. 단세포 생물의 경우 다세포 생물과는 달리 lane 1에서 확인할 수 있는 반응만이 일어나게 된다.

① ㄱ, ㄴ　② ㄱ, ㄷ　③ ㄴ, ㄷ
④ ㄴ, ㄹ　⑤ ㄷ, ㄹ

1 X 3 학습법
풀이 날짜 / / /
나의 답

065 지식 중심

다음 그림은 척추동물 X의 제1 난모세포의 성숙, 수정, 초기 발생이 일어나는 동안 세포 내의 성숙촉진인자(MPF)의 활성 변화를 그래프로 나타낸 것이다. (단, 척추동물 X는 2n=4이다.)

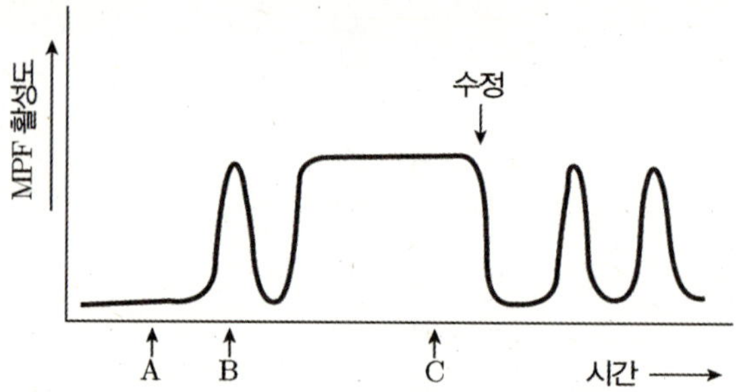

A~C 시점에 해당하는 세포분열 단계를 올바르게 연결한 것은?

A B C

①
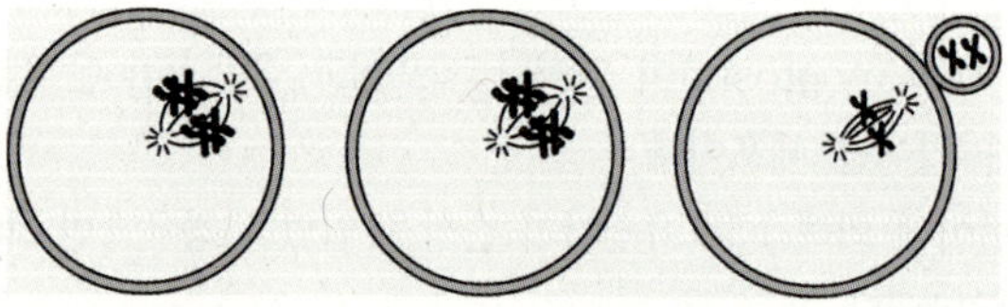

②
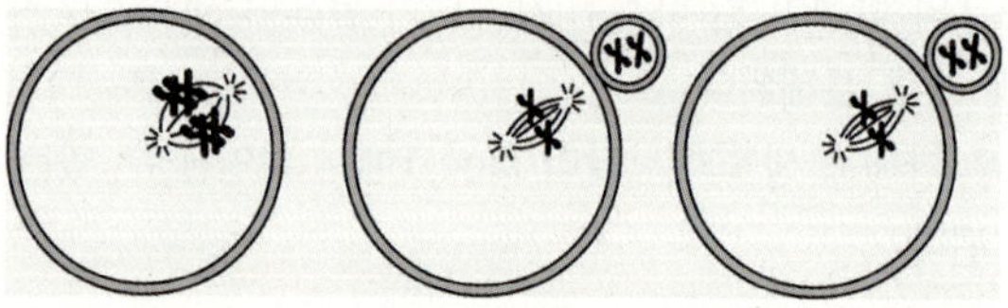

③
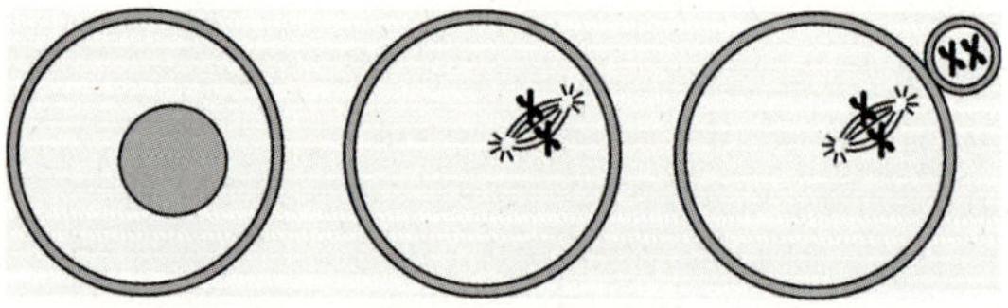

④
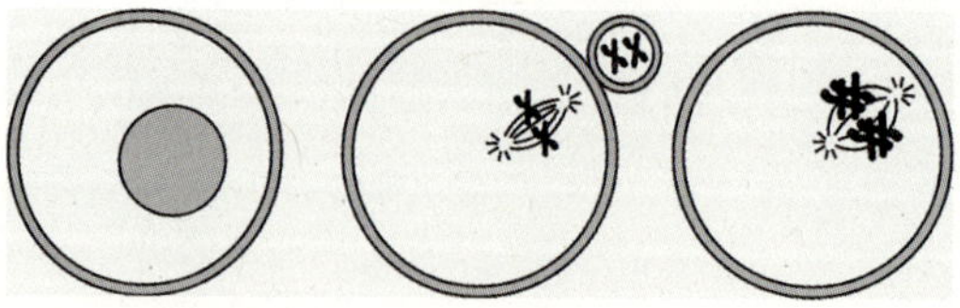

⑤
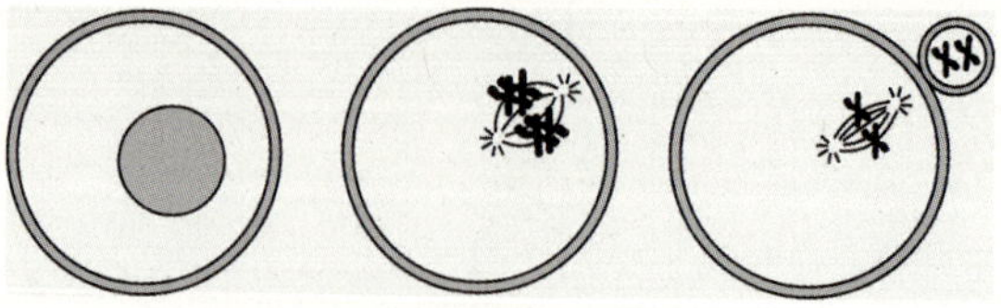

1 X 3 학습법

풀이 날짜	/	/	/
나의 답			

066 추론 중심

다음은 형광유세포분석기(FACS)를 이용하여 세포주기를 분석한 실험이다.

〈실험 과정〉

(가) 포유동물의 세포 X가 활발히 증식 중인 배양액에 티민 유사체인 BrdU(bromodeoxyuridine)를 처리해 주고 30분 동안 추가 배양하였다.

(나) 추가 배양이 끝난 후 곧바로 세포를 수확하고 고정하였다.

(다) DNA에 삽입되는 형광물질(propidium iodide)과 FITC(형광물질)가 결합되어 있는 항-BrdU 항체를 이용하여 각 세포를 염색하였다.

(라) 형광유세포분석기를 이용하여 propidium iodide가 발산하는 형광과 항-BrdU 항체에 결합된 FITC가 발산하는 형광을 조사하여 각 세포를 분류하였다.

〈실험 결과〉

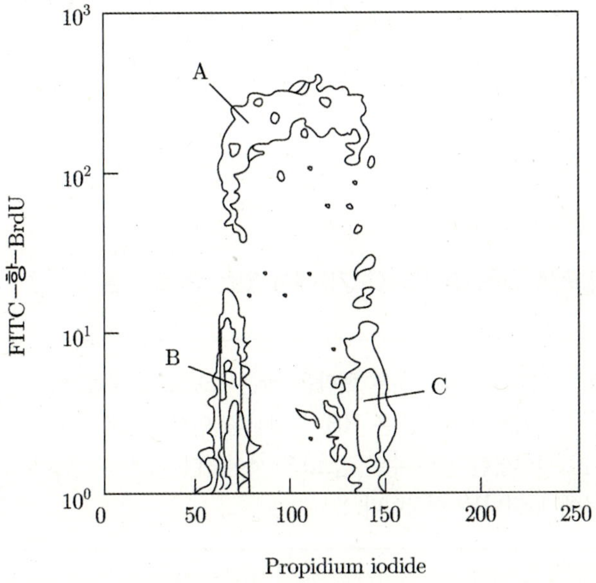

이에 대한 설명으로 옳은 것은? (단, 세포 X의 세포주기는 약 24시간이다.)

① A에 존재하는 세포는 광학현미경을 이용하여 염색체를 관찰할 수 있다.
② B에 존재하는 하는 세포는 MPF 활성이 높게 나타난다.
③ C에 존재하는 세포는 B에 존재하는 세포보다 DNA 양이 2배 더 많다.
④ (가) 과정에서 추가 배양 시간을 24시간으로 늘려주면, A와 B의 면적은 줄고 C의 면적은 증가할 것이다.
⑤ 염색체의 불분리(nondisjunction)를 검문하기 위한 확인점(check point)은 A에 존재하는 세포가 머물러 있는 시기에 존재한다.

1 X 3 학습법			
풀이 날짜	/	/	/
나의 답			

067 추론 중심

그림 (가)와 (나)는 척추동물에서 세포주기 동안 세포주기 조절분자(2종류의 Cdk, 2종류의 사이클린)의 세포 내 수준을 조사하여 그래프로 각각 나타낸 것이다.

(가)

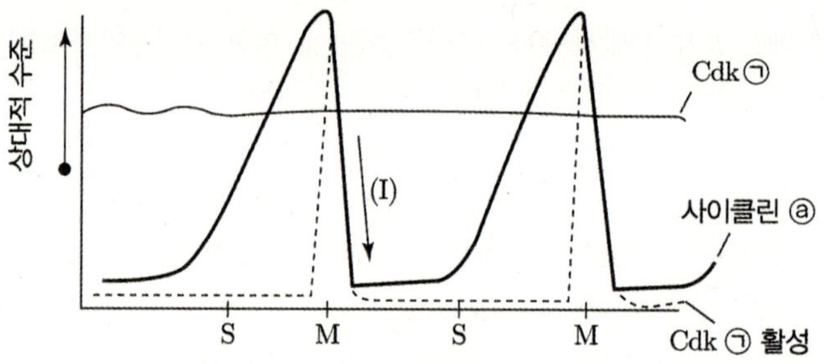

(나)

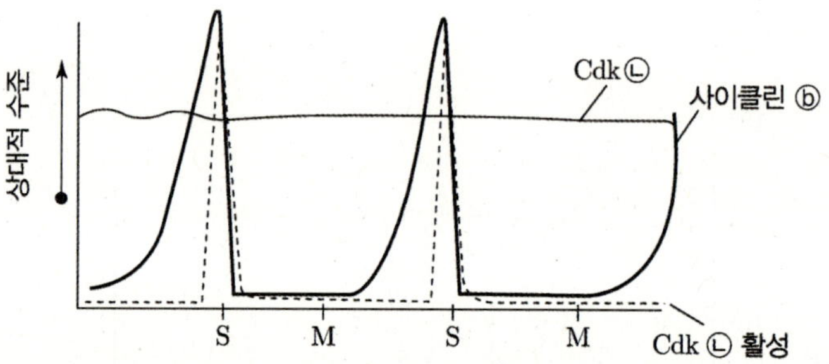

이에 대한 설명으로 옳은 것만을 〈보기〉에서 있는 대로 고른 것은?

보기

ㄱ. 활성 상태의 Cdk ㉠은 핵막을 작은 소낭으로 분해시킨다.
ㄴ. 활성 상태의 Cdk ㉡은 RB 단백질을 인산화시켜 불활성화시킨다.
ㄷ. (Ⅰ)(사이클린 ⓐ의 수준 감소)은 사이클린 ⓐ가 리소좀에서 분해되기 때문에 나타나는 현상이다.

① ㄱ　② ㄴ　③ ㄱ, ㄴ　④ ㄱ, ㄷ　⑤ ㄴ, ㄷ

1 X 3 학습법

풀이 날짜	/	/	/
나의 답			

068 추론 중심

다음 실험은 세포분열을 촉진하는 인자의 특성을 확인하기 위한 실험 과정과 그 결과이다.

〈실험 과정〉

(가) 개구리(*Rana papiens*)의 난모세포 X에 난모세포의 성숙을 촉진하는 프로게스테론을 12시간 처리 후 핵막의 소실 여부를 관찰하였다.

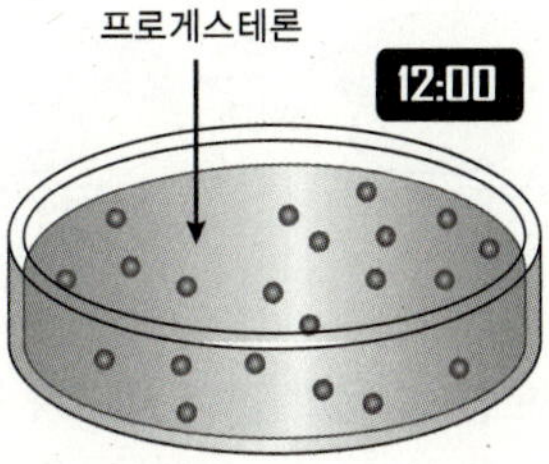

(나) (가)의 난모세포 X 중에서 핵막이 소실된 것만을 선별하여 핵막을 소실시키는 인자 Y를 분리하였다.

(다) (나)에서 분리한 인자 Y를 탈인산화시킨 후 C키나아제, D키나아제, F탈인산화효소를 다양한 조합으로 처리하여 인자 Y의 활성을 관찰하였다. (단, 난모세포에서 핵막이 소실될 때 세포질에서는 인자 Y, C키나아제, D키나아제, F탈인산화효소를 모두 관찰할 수 있다.)

〈실험 결과〉

결과	인자 Y와 효소 처리 조합	인자 Y 활성
(1)	인자 Y + C키나아제	+
(2)	인자 Y + D키나아제	−
(3)	인자 Y + C키나아제 + D키나아제	−
(4)	인자 Y + C키나아제 + F탈인산화효소	+
(5)	인자 Y + D키나아제 + F탈인산화효소	−
(6)	인자 Y + C키나아제 + D키나아제 + F탈인산화효소	+

(+ : 활성, − : 비활성)

이에 대한 설명으로 옳은 것만을 〈보기〉에서 있는 대로 고른 것은? (단, C, D, F는 각 효소가 작용하는 아미노산이다.)

보기

ㄱ. 인자 Y의 D가 인산화되면 인자 Y는 비활성화 된다.
ㄴ. F탈인산화효소의 기질은 C이다.
ㄷ. F탈인산화효소의 활성은 DNA복제가 진행 중일 때 높게 나타날 것이다.

① ㄱ ② ㄴ ③ ㄷ
④ ㄱ, ㄷ ⑤ ㄴ, ㄷ

1 X 3 학습법

풀이 날짜	/	/	/
나의 답			

069 추론 중심

그림은 효모에서 인산화와 탈인산화에 의해 성숙촉진인자(MPF)의 활성이 조절되는 것을 나타낸 것이다. (단, Y15는 15번 티로신을 의미하며, T161은 161번 트레오닌을 의미한다.)

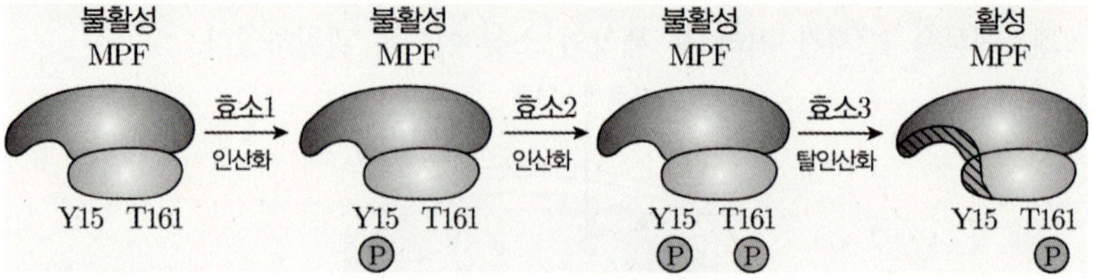

효소1이나 효소3에 문제가 있으면, 다음과 같이 세포가 길게 신장되는 돌연변이 표현형이 나타난다.

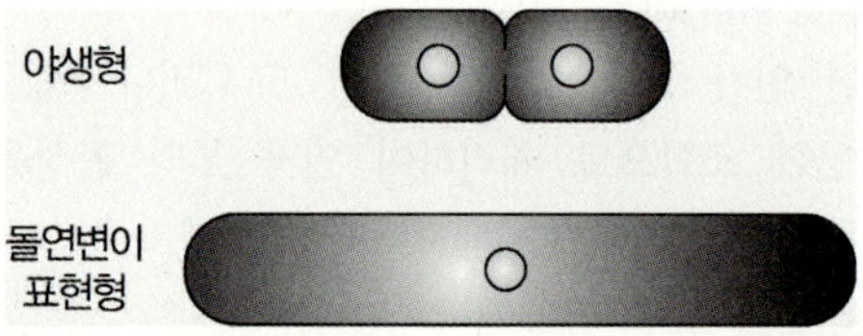

위의 돌연변이 표현형이 나타나게 할 수 있는 돌연변이 유형으로 가능한 것을 〈보기〉에서 있는 대로 고른 것은?

보기

ㄱ. 효소1의 과발현
ㄴ. 효소1의 결핍
ㄷ. 효소3의 과발현
ㄹ. 효소3의 결핍
ㅁ. 효소2의 과발현

① ㄱ, ㄴ ② ㄱ, ㄹ ③ ㄴ, ㄷ
④ ㄷ, ㄹ ⑤ ㄴ, ㄷ, ㅁ

1 X 3 학습법

풀이 날짜	/	/	/
나의 답			

070 추론 중심

다음은 암 억제 유전자 중 하나인 *p53*의 기능을 알아보기 위해 수행한 실험이다.

〈실험 과정〉

(가) 동물세포 X를 배양 중인 배양액 2개를 준비한 후, ^{35}S-메티오닌을 각각 첨가하고 1시간 동안 배양하였다.

(나) ^{35}S-메티오닌이 들어 있지 않은 새로운 배양액으로 각각 교체하고 추가 배양하면서, 하나에는 UV를 조사하지 않고 다른 하나는 UV를 계속 조사하였다.

(다) 2시간 간격으로 각 배양액의 세포 X로부터 세포추출액을 얻은 후, 각 세포추출액을 대상으로 p53 단백질에 대한 항체를 이용하여 면역침전(immunoprecipitation)을 수행하였다.

(라) 침전된 단백질을 전기영동으로 분리한 후, X-선 필름에 노출시키고 현상하였다.

〈실험 결과〉

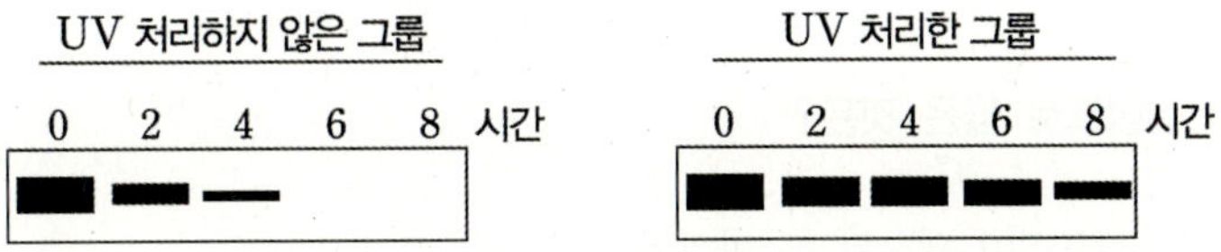

이에 대한 설명으로 옳은 것만을 〈보기〉에서 있는 대로 고른 것은?

보기

ㄱ. UV 조사는 동물세포 X에서 p53 단백질의 안정성을 증가시킨다.

ㄴ. (나)에서 UV를 조사하지 않은 동물세포 X는 배양 시간이 경과함에 따라 p53 단백질의 합성이 점차 감소한다.

ㄷ. (나)에서 UV를 처리한 그룹의 경우는 배양 시간이 경과함에 따라 $\frac{\text{S기 세포 수}}{\text{G}_1\text{기 세포 수}}$의 비율은 점차 감소할 것이다.

① ㄱ ② ㄴ ③ ㄱ, ㄴ

④ ㄱ, ㄷ ⑤ ㄴ, ㄷ

1 X 3 학습법

풀이 날짜	/	/	/
나의 답			

071 추론 중심

그림 (가)는 세포사멸을 유도하는 신호전달경로를 나타낸 것이고, 그림 (나)는 (가)의 신호전달경로의 활성화로 척추동물의 세포 X가 사멸하는 과정을 나타낸 것이다.

(가)

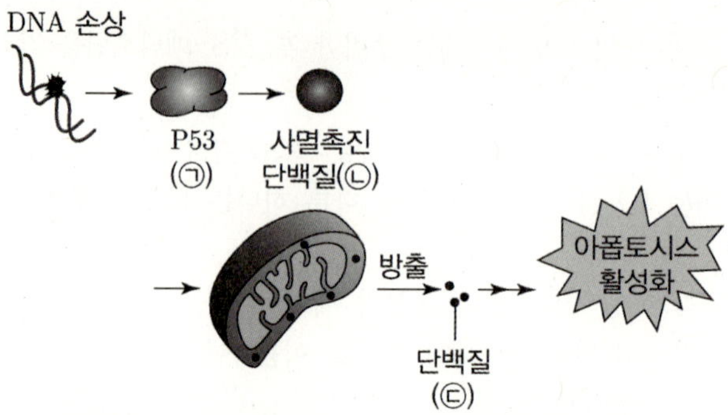

(나)

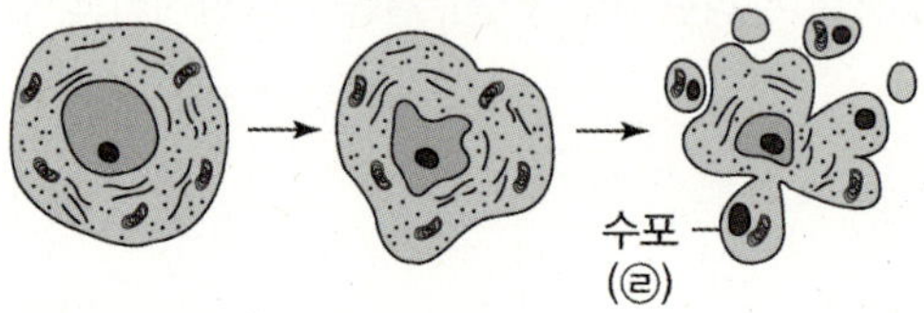

이에 대한 설명으로 옳은 것은?

① 세포 X는 세포질이 팽창된 후 파열된다.
② ㉠은 평상시에는 존재하지 않다가 DNA 손상이 있을 때에 비로소 합성된다.
③ 사람 세포에서 ㉡과 유사한 기능을 수행하는 단백질의 작용이 촉진되면, 암 발생(cacinogenesis)이 촉진된다.
④ ㉢의 예로 시토크롬 c를 들 수 있다.
⑤ 식물세포에서도 (나) 과정을 통해 ㉣이 형성된다.

1 X 3 학습법

풀이 날짜	/	/	/
나의 답			

072 지식 중심

다음은 어느 가계에서 유전질환 X가 전달되는 것을 나타낸 가계도이다.

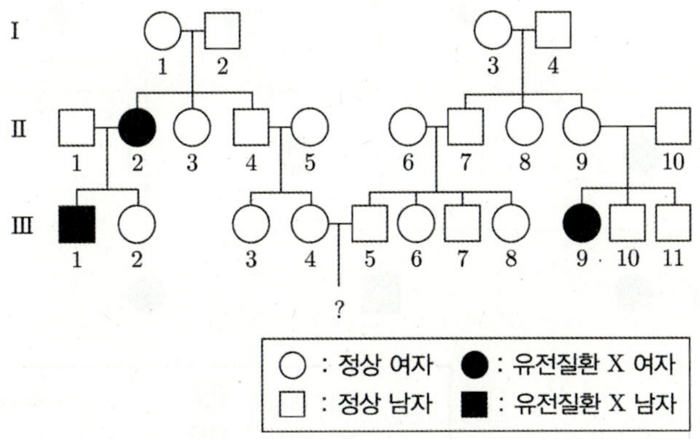

이에 대한 설명으로 옳은 것만을 〈보기〉에서 있는 대로 고른 것은? (단, 돌연변이는 고려하지 않으며, Ⅰ-4와 Ⅱ-5, Ⅱ-6은 동형접합성이다.)

보기

ㄱ. 유전질환 X는 상염색체 열성으로 유전된다.

ㄴ. Ⅲ-4와 Ⅲ-5 사이에서 태어난 아이가 유전질환 X를 앓을 확률은 0.05보다 더 작다.

ㄷ. Ⅲ-10이 이형접합자일 확률은 $\frac{1}{2}$이다.

① ㄱ ② ㄴ ③ ㄱ, ㄴ
④ ㄱ, ㄷ ⑤ ㄱ, ㄴ, ㄷ

1 X 3 학습법			
풀이 날짜	/	/	/
나의 답			

073 지식 중심

그림은 어느 가계에서 유전질환 X가 전달되는 것을 나타낸 가계도이다.

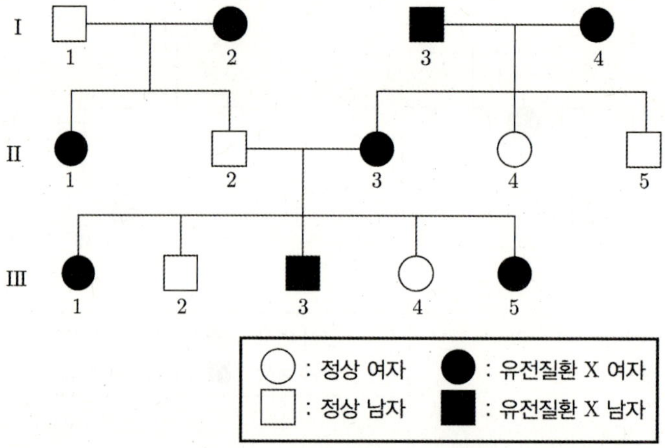

이에 대한 설명으로 옳은 것만을 〈보기〉에서 있는 대로 고른 것은? (단, 돌연변이는 고려하지 않는다.)

보기

ㄱ. 유전질환 X는 상염색체 열성으로 유전된다.

ㄴ. Ⅰ-2와 Ⅱ-3의 유전자형은 동일하다.

ㄷ. Ⅲ-3이 유전질환 X가 없는 여성과 결혼하여 아이를 낳을 때, 유전질환 X를 가지는 아들이 태어날 확률은 $\frac{1}{4}$이다.

① ㄱ　② ㄴ　③ ㄷ
④ ㄱ, ㄴ　⑤ ㄴ, ㄷ

1 X 3 학습법

풀이 날짜	/	/	/
나의 답			

074 지식 중심

다음은 식물 X의 꽃 색깔 및 꽃 모양의 유전과 관련한 자료이다.

〈자료〉

- 빨간색 꽃 개체와 흰색 꽃 개체를 교배하면 모두 자주색 꽃의 자손이 나온다.
- 자주색 꽃 개체끼리 교배하면 자손에서 빨간색 꽃 : 자주색 꽃 : 흰색 꽃 = 1 : 2 : 1의 비율로 나타난다.
- 꽃 모양은 단일 유전자에 의해 결정되며, 길쭉한 모양은 달걀형 모양에 대해 완전 우성이다.
- 순종의 (빨간색 꽃, 길쭉) 개체와 순종의 (흰색 꽃, 달걀형) 개체를 교배하면 F_1의 표현형은 모두 (자주색 꽃, 길쭉)이다.
- 식물 X의 꽃 색깔과 꽃 모양은 서로 독립적으로 유전된다.

이에 대한 설명으로 옳은 것만을 〈보기〉에서 있는 대로 고른 것은?

보기

ㄱ. F_1끼리 교배하면, (자주색 꽃, 길쭉)인 자손은 $\frac{6}{16}$의 확률로 나타난다.

ㄴ. (빨간색 꽃, 달걀형) 개체를 F_1 개체와 교배하면, 자손의 표현형의 비는 1 : 1 : 1 : 1로 나타난다.

ㄷ. F_1끼리 교배하면, (흰색 꽃, 달걀형)인 자손은 나타나지 않는다.

① ㄱ　② ㄴ　③ ㄷ
④ ㄱ, ㄴ　⑤ ㄴ, ㄷ

II 유전학

1 X 3 학습법			
풀이 날짜	/	/	/
나의 답			

075 지식 중심

초파리의 CIB X 염색체는 재조합이 일어나지 않으며 열성치사 유전자(I 유전자)와 막대눈 돌연변이 유전자(B: 우성유전자)를 포함한다. 다음은 CIB X 염색체를 이형접합자로 갖는 암컷 초파리와 X선을 쪼인 수컷 초파리를 교배한 실험이다. (단, X선을 쪼인 정상 수컷 초파리 X 염색체 상의 특정 유전자에만 열성돌연변이가 일어났으며, CIB와는 다른 유전자 좌위에서 일어났다고 가정한다.)

교배 1 : CIB 암컷 초파리	×	X선 수컷 초파리
교배 2 : 교배 1의 CIB 암컷 자손	×	야생형 수컷 초파리

위 교배 결과에 대한 설명으로 옳은 것만을 〈보기〉에서 있는 대로 고른 것은?

보기

ㄱ. 교배 1의 자손 중 25%는 치사할 것이다.

ㄴ. 교배 1의 자손이 막대눈을 가질 확률은 50%일 것이다.

ㄷ. X선을 쪼인 결과 X 염색체에서 열성치사 돌연변이가 일어났다면 교배 2의 자손 중 50%는 치사할 것이다.

① ㄱ　② ㄴ　③ ㄱ, ㄴ　④ ㄱ, ㄷ　⑤ ㄴ, ㄷ

1 X 3 학습법

풀이 날짜	/	/	/
나의 답			

076 지식 중심

점박이 소에서 색이 있는 부분은 갈색이거나 붉은색이다. 붉은색 대립형질은 암컷에서 우성이며, 수컷에서 열성이다.

> 붉은색 암소와 갈색 수소 각각 순계를 교배하여 얻은 잡종을 자가교배하여 F_2를 확보하였다.

이에 대한 설명이나 추론으로 옳은 것만을 〈보기〉에서 있는 대로 고른 것은? (단, F_1 **자가교배 시 같은 성별의** F_2**끼리만 태어난다고 가정한다.**)

보기

ㄱ. 처음 교배과정에서 갈색 암소와 붉은색 수소를 교배하면 붉은색인 F_1만 태어난다.

ㄴ. F_1에서 암소는 모두 붉은색이다.

ㄷ. F_2에서 F_1과 동일한 표현형과 유전자형을 갖는 확률은 $\frac{1}{2}$이다.

① ㄴ ② ㄷ ③ ㄱ, ㄴ
④ ㄴ, ㄷ ⑤ ㄱ, ㄴ, ㄷ

Ⅱ 유전학

1 X 3 학습법

풀이 날짜	/	/	/
나의 답			

077 지식 중심

다음은 청색꽃과 긴 화분을 가지며 둥근 씨앗을 맺는 식물 A(BbLlRr)를 서로 교배하여 얻은 자손의 표현형을 조사한 결과를 표로 나타낸 것이다. [청색꽃(B)은 적색꽃(b)에 대하여 우성이고, 긴화분(L)은 짧은화분(l)에 대하여 우성이며, 둥근씨앗(R)은 주름진씨앗(r)에 대하여 우성이다.]

표현형	개체 수
청색꽃 긴화분 둥근씨앗	600
청색꽃 긴화분 주름진씨앗	300
적색꽃 긴화분 둥근씨앗	300
청색꽃 짧은화분 둥근씨앗	200
청색꽃 짧은화분 주름진씨앗	100
적색꽃 짧은화분 둥근씨앗	100
적색꽃 긴화분 주름진씨앗	0
적색꽃 짧은화분 주름진씨앗	0
총	1,600

이에 대한 설명으로 옳은 것만을 〈보기〉에서 있는 대로 고른 것은?

보기

ㄱ. 3가지 형질은 서로 독립적으로 유전된다.
ㄴ. 식물 A에서 적색꽃 대립유전자와 둥근씨앗 대립유전자는 동일 염색체 상에 존재한다.
ㄷ. 청색꽃 긴화분 둥근씨앗 자손 중에는 교차형 염색체를 가지는 개체가 있을 가능성이 높다.

① ㄱ ② ㄴ ③ ㄱ, ㄴ
④ ㄱ, ㄷ ⑤ ㄴ, ㄷ

1 X 3 학습법			
풀이 날짜	/	/	/
나의 답			

078 지식 중심

다음은 어느 가계의 구성원들이 질환 A를 가지고 있는지를 4세대(I～IV)에 걸쳐 조사한 결과를 나타낸 가계도이다. (단, 질환 A를 나타나게 하는 대립유전자는 X 염색체 상에 존재한다.)

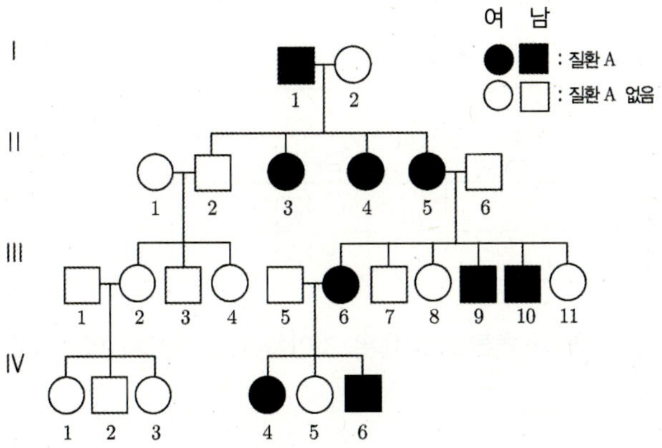

이에 대한 설명으로 옳은 것만을 〈보기〉에서 있는 대로 고른 것은?

보기

ㄱ. 질환 A를 보이는 남성의 친딸은 모두 질환 A를 보인다.

ㄴ. Ⅲ-5와 Ⅲ-6이 또 다른 아이를 낳았을 때 그 아이가 질환 A를 가질 확률은 $\frac{1}{2}$이다.

ㄷ. Ⅲ-1과 Ⅲ-11이 결혼을 하였다면, 그들의 아이가 질환 A를 갖지 않을 확률은 $\frac{1}{2}$이다.

① ㄱ　② ㄴ　③ ㄱ, ㄴ　④ ㄱ, ㄷ　⑤ ㄴ, ㄷ

1 X 3 학습법

풀이 날짜	/	/	/
나의 답			

079 지식 중심

다음은 두 딱정벌레 개체군 A와 개체군 B에서 검은색 등을 가진 개체들과 빨간색 등을 가진 개체들의 수를 나타낸 것이다. 딱정벌레의 등색은 한 쌍의 대립유전자에 의해서 나타나며 검은색 등이 빨간색 등에 대해 완전우성이다. (단, 각 개체군에서의 이 유전자 좌위(locus)에 대한 동형접합자를 가진 개체들의 수와 이형접합자를 가진 개체들의 수는 같다고 한다.)

구분	개체 수	
	검은색 등	빨간색 등
개체군 A	170	30
개체군 B	150	50

위 현상에 대한 설명이나 추론으로 옳은 것만을 〈보기〉에서 있는 대로 고른 것은?

보기

ㄱ. 개체군 A의 검은색 등 대립유전자 빈도는 개체군 B의 빨간색 등 대립유전자 빈도와 같을 것이다.

ㄴ. 개체군 A와 개체군 B가 서로 통합되어서 새로운 개체군이 형성되었을 때, 그 개체군에서의 빨간색 등 대립유전자 빈도는 0.45이다.

ㄷ. 특정 포식자에 의해 각 개체군에서 빨간색 등 개체들만이 제거되었다면, 빨간색 등 대립유전자 빈도는 개체군 B가 개체군 A보다 더 클 것이다.

① ㄱ　② ㄴ　③ ㄷ
④ ㄱ, ㄷ　⑤ ㄴ, ㄷ

1 X 3 학습법			
풀이 날짜	/	/	/
나의 답			

080 추론 중심

다음은 식물 X에서 키의 크기 유전과 관련한 자료이다.

- 식물 X에서 키의 크기는 표현형이 연속적인 차이를 보이는 양적 유전으로 유전된다.
- 식물 X의 키의 크기는 5, 10, 15, 20, 25, 30, 35 cm의 7개 그룹으로 나눌 수 있다.
- 다음은 5 cm의 키의 크기를 나타내는 개체와 35 cm의 키의 크기를 나타내는 개체를 교배하여 얻은 F_1과, F_1을 자매교배하여 얻은 F_2 개체들의 키의 크기를 조사한 결과이다.

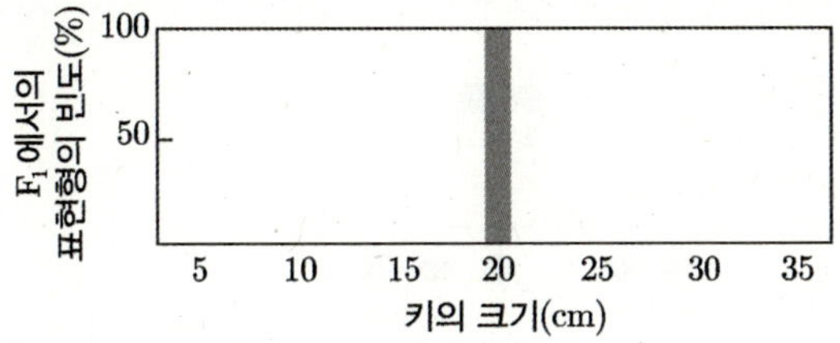

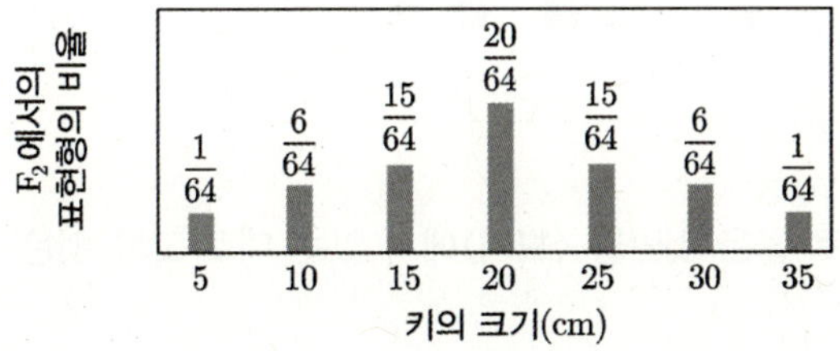

이에 대한 설명으로 옳은 것만을 〈보기〉에서 있는 대로 고른 것은?

보기

ㄱ. 식물 X에서 키의 크기는 3개의 유전자좌에 의해 결정된다.

ㄴ. 식물 X의 키의 크기를 나타내는 유전자좌에서 어느 하나의 대립유전자는 다른 대립유전자에 대해 완전 우성이다.

ㄷ. F_2의 15 cm 그룹과 25 cm 그룹을 교배하면 F_3에서 20 cm 그룹의 표현형만 나온다.

① ㄱ　② ㄴ　③ ㄱ, ㄷ　④ ㄴ, ㄷ　⑤ ㄱ, ㄴ, ㄷ

Ⅱ 유전학

1 X 3 학습법

풀이 날짜	/	/	/
나의 답			

081 추론 중심

다음은 동물 X의 털색 유전과 관련한 자료이다.

〈자료〉

- 동물 X의 털색은 상염색체에 존재하며 서로 독립적으로 유전되는 2개의 유전자좌에 의해 결정된다.
- 대립유전자 B는 검정색 털을 만들고, 대립유전자 b는 갈색 털을 만든다.
- 유전자형 dd는 B나 b의 표현형이 나타나지 못하게 막고 쥐의 털색이 베이지색이 되게 한다. 반면에 D_는 B나 b의 표현형이 나타나도록 허용한다.
- 그림은 어느 가계도에서 쥐의 털색이 유전되는 것을 나타낸 것이다.

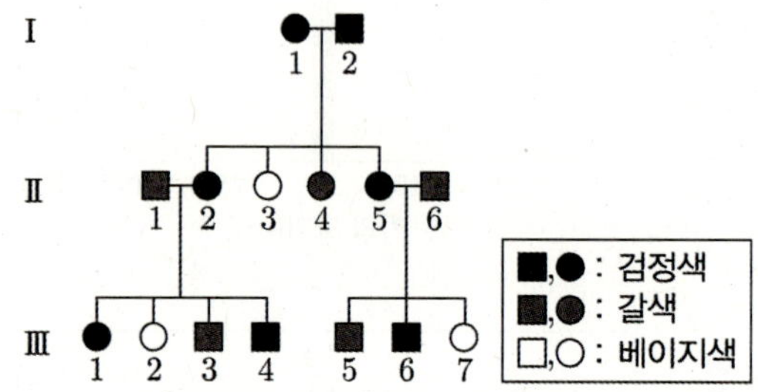

이에 대한 설명으로 옳은 것만을 〈보기〉에서 있는 대로 고른 것은? (단, 돌연변이는 고려하지 않는다.)

보기

ㄱ. Ⅱ-1과 Ⅱ-5을 교배하면, 자손에서 검정색과 베이지색이 동일한 비율로 나타난다.

ㄴ. Ⅲ 세대의 모든 구성원들의 유전자형은 정확히 알 수 없다.

ㄷ. 검정색 털 생쥐(BbDd)끼리 교배하면, 자손의 표현형은 9 : 3 : 4로 나온다.

① ㄴ　　② ㄷ　　③ ㄱ, ㄴ
④ ㄱ, ㄷ　　⑤ ㄴ, ㄷ

1 X 3 학습법

풀이 날짜	/	/	/
나의 답			

082 추론 중심

다음은 여름 호박의 유전에 대한 자료이다.

〈자료〉

- 호박의 색을 나타내는 색소는 다음과 같은 생합성 경로를 통해 합성된다.

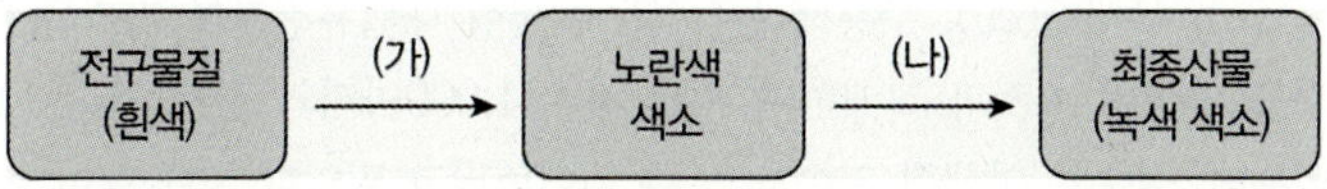
전구물질
(흰색)
(가)
노란색
색소
(나)
최종산물
(녹색 색소)

- 유전자 A의 산물은 (나) 과정을 촉매하는 효소를 억제하지만, 돌연변이 유전자인 a의 산물은 억제하지 못한다.
- 유전자 B의 산물은 (가) 과정을 촉매하는 효소를 억제하지만, 돌연변이 유전자인 b의 산물은 억제하지 못한다.
- 호박 개체 X(노란색)와 녹색 호박 개체를 교배시켰더니 자손 개체는 모두 노란색이었다.

이에 대한 설명으로 옳은 것만을 〈보기〉에서 있는 대로 고른 것은? (단, A와 B는 서로 다른 염색체 상에 존재한다.)

보기

ㄱ. X는 동형접합성이다.
ㄴ. X와 흰색 호박 개체(aaBB)를 교배시켜 얻은 F1을 자가수분시키면 F2에서 표현형의 비는 12 : 3 : 1이 나올 것이다.
ㄷ. 노랑색 호박은 유전자 A에 대하여 항상 열성동형접합성이다.

① ㄱ ② ㄴ ③ ㄱ, ㄴ
④ ㄱ, ㄷ ⑤ ㄴ, ㄷ

1 X 3 학습법			
풀이 날짜	/	/	/
나의 답			

083 추론 중심

다음은 초파리 유전에 대한 자료이다.

〈자료〉

- 초파리의 3가지 형질(털의 모양, 맥의 유무, 눈의 색)을 나타내는 유전자는 모두 X 염색체 상에 존재한다.
- 곱슬 털(sn), 무시맥(cv), 주홍색 눈(v)과 야생형 대립유전자를 가지는 이형접합자 암컷을 야생형 수컷과 교배하여 수컷 자손 1,000마리와 암컷 자손 1,000마리를 얻었는데, 실수로 야생형 자손을 모두 잃어버리고 말았다. 야생형이 아닌 자손의 표현형을 조사했더니 다음과 같았다.

F_1 표현형	개체 수
주홍색 눈	34
무시맥	62
곱슬 털, 무시맥, 주홍색 눈	2 (㉠)
무시맥, 주홍색 눈	397
곱슬 털	405
곱슬 털, 무시맥	32
곱슬 털, 주홍색 눈	64
	계 : 996

이에 대한 설명으로 옳은 것만을 〈보기〉에서 있는 대로 고른 것은? (단, 돌연변이는 고려하지 않는다.)

보기

ㄱ. 초파리의 3가지 형질(털의 모양, 맥의 유무, 눈의 색) 유전자 중 털의 모양을 나타내는 유전자가 가운데 위치한다.
ㄴ. cv와 v 사이의 거리는 약 20 cM이다.
ㄷ. F_1 중에서 ㉠ 개체는 모두 수컷이다.

① ㄱ ② ㄷ ③ ㄱ, ㄴ
④ ㄱ, ㄷ ⑤ ㄱ, ㄴ, ㄷ

1 X 3 학습법

풀이 날짜	/	/	/
나의 답			

084 추론 중심

다음은 가계 X의 구성원들을 대상으로 수행한 RFLP 분석실험에 대한 자료이다.

- 가계 X의 구성원들에서 3개의 연관된 RFLP 마커(A_L/A_S, $p53^-/p53^+$, B_L/B_S)는 동일 염색체의 동일 팔(arm)에 서로 가깝게 위치하는데, A가 동원체에 가장 가깝게 위치한다.
- 그림은 가계 X의 구성원들에서 분리한 유전체 DNA를 적절한 제한효소로 각각 잘라 전기영동으로 분리하고 나일론 막으로 블롯팅한 후, 각 RFLP 마커를 검출해낼 수 있는 혼성화탐침 3종류를 동시에 이용하여 혼성화시킨 결과이다.

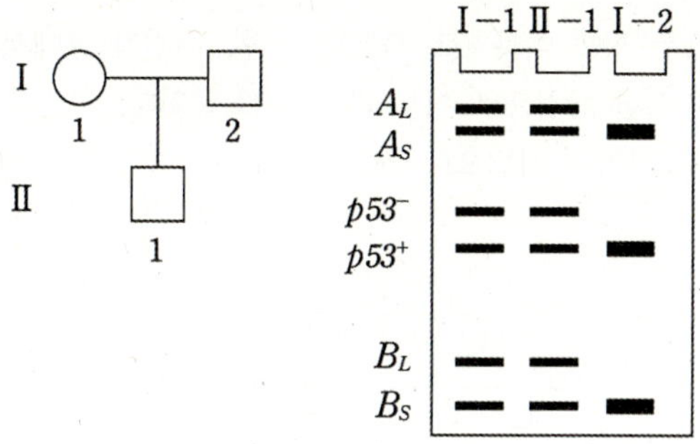

- 그림은 Ⅰ-1과 Ⅰ-2 사이에서 추가적으로 태어난 3명의 자손(㉠~㉢)에 대해 위와 동일한 방법으로 혼성화시킨 결과이다. (단, ㉠은 이 염색체의 팔 부위에서 교차가 일어나지 않았고, ㉡과 ㉢은 교차가 한 번만 일어났다.)

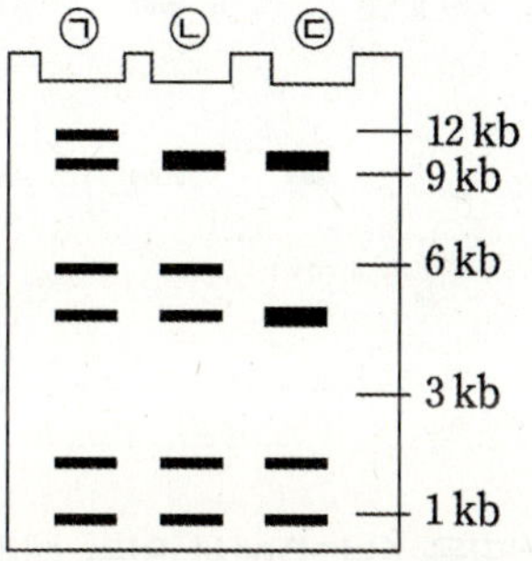

이에 대한 설명으로 옳은 것은?

① 자손 ㉡을 얻기 위해서는 정자형성과정 중에 동원체와 A 유전자좌 사이에서 교차가 일어나야 한다.

② 부모 모두는 A_L과 $p53^-$, B_L를 동일 염색체상에 가지고 있다.

③ $p53$ 유전자좌보다 B 유전자좌가 동원체에 더 가깝게 존재한다.

④ 자손 ㉢은 난자형성과정 중에 $p53$ 유전자좌와 B 유전자좌 사이에서 교차가 일어나 형성되었다.

⑤ $p53^-$는 $p53^+$에 삽입이 일어나 형성되었다.

1 X 3 학습법			
풀이 날짜	/	/	/
나의 답			

085 추론 중심

다음은 유전자 X에 대해 돌연변이 대립유전자가 유전되고 있는 어느 가계의 구성원 12명을 대상으로 수행한 실험이다. (단, 이 가계에서 유전자 X의 대립유전자는 2개만 존재한다.)

〈실험 과정〉

(가) 12명의 각 구성원으로부터 유전체 DNA(genomic DNA)를 각각 분리하였다.

(나) 분리한 각 DNA를 제한효소 *Eco*RI으로 처리한 후 전기영동을 이용하여 분리하였다.

(다) 분리된 DNA를 NC 여과지로 블롯팅한 후, 유전자 X에서 기원된 *Eco*RI 제한절편을 혼성화 탐침으로 이용하여 혼성화하였다.

(라) 혼성화 결과를 자기 방사법으로 확인하였다.

〈실험 결과〉

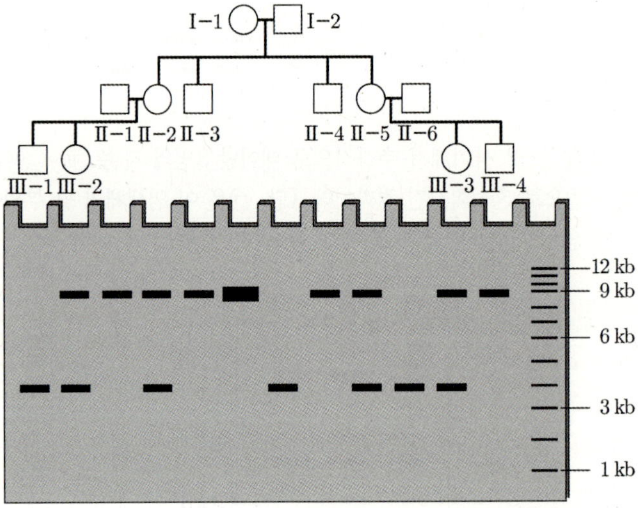

이에 대한 설명으로 옳은 것만을 〈보기〉에서 있는 대로 고른 것은?

보기

ㄱ. I-1와 III-1은 유전자 X에 대하여 한 종류의 대립유전자만 가진다.

ㄴ. II-4는 9kb 밴드에 해당하는 대립유전자를 엄마와 아빠로부터 각각 하나씩 받았다.

ㄷ. II-2와 III-4가 결혼하여 자식을 낳는다면, 전체 자손의 25%는 III-4와 같은 밴드 패턴을 보일 것이다.

① ㄱ　② ㄴ　③ ㄷ
④ ㄱ, ㄷ　⑤ ㄱ, ㄴ, ㄷ

1 X 3 학습법

풀이 날짜	/	/	/
나의 답			

086 추론 중심

다음은 사람에서 집게손가락의 길이와 관련하여 조사한 자료이다.

유전자형	남성	여성
B^1B^1	짧은 집게손가락	짧은 집게손가락
B^1B^2	짧은 집게손가락	긴 집게손가락
B^2B^2	긴 집게손가락	긴 집게손가락

한 멘델 집단에서 남성 표본을 선별하여 조사했는데, 72명은 짧은 집게손가락을 가지는 반면 128명은 긴 집게손가락을 가지고 있었다. 이에 대한 설명으로 옳은 것만을 〈보기〉에서 있는 대로 고른 것은?

보기
ㄱ. 이 집단에서 여성의 36%는 짧은 집게손가락을 가진다.
ㄴ. 이 집단에서 짧은 집게손가락을 가지는 사람의 20%는 동형접합자이다.
ㄷ. 이 집단에는 짧은 집게손가락을 가지는 개체가 긴 집게손가락을 가지는 개체보다 많다.

① ㄱ　② ㄴ　③ ㄷ
④ ㄱ, ㄴ　⑤ ㄴ, ㄷ

1 X 3 학습법
풀이 날짜 / / /
나의 답

Ⅱ 유전학

087 지식 중심

다음은 허시(A. Hershy)와 체이스(M. Chase)가 유전물질로서 이용하는 물질이 단백질이 아니라 DNA라는 것을 증명하기 위해 수행한 실험이다.

〈실험 과정〉

(가) 방사성 황(^{35}S)으로 표지 된 파지를 박테리아와 함께 배양액에 넣고 서로 다른 시간(0분~8분)동안 각각 배양하였다.

(나) 각 배양액을 믹서(blender)에 넣고 빠른 속도로 흔들어주었다.

(다) 믹서에서 처리한 배양액을 원심분리 한 후 상등액(supernatant)의 방사성 정도를 조사하였다.

(라) 방사성 인(^{32}P)으로 표지 된 파지를 이용하여 (가)~(다)의 실험을 반복하였다.

〈실험 결과〉

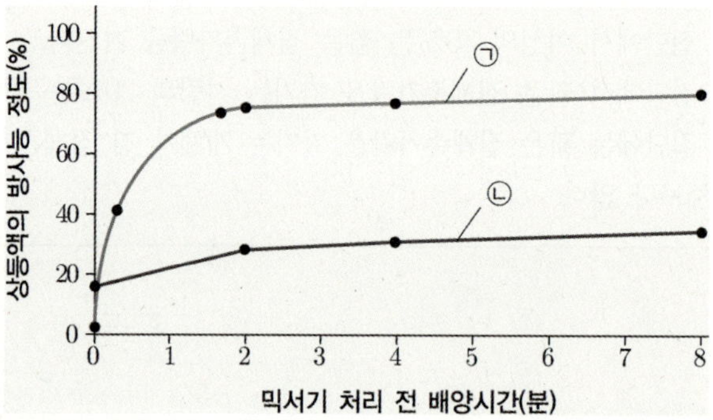

위 실험에 대한 설명으로 옳은 것만을 〈보기〉에서 있는 대로 고른 것은?

보기

ㄱ. ㉠은 방사성 황(^{35}S)으로 표지 된 파지를 이용한 결과이며, ㉡은 방사성 인(^{32}P)으로 표지 된 파지를 이용한 결과이다.

ㄴ. (다) 과정에서 파지(phage)의 유전물질은 대부분 침전물에 존재한다.

ㄷ. (라)에서 방사성 인(^{32}P)으로 표지 된 파지는 모두 세균에 감염하였다.

① ㄱ　② ㄴ　③ ㄷ

④ ㄱ, ㄴ　⑤ ㄱ, ㄴ, ㄷ

1 X 3 학습법

풀이 날짜	/	/	/
나의 답			

088 지식 중심

원핵세포 염색체 DNA에는 복제원점(replication origin)이 한 개만 존재하지만, 진핵세포의 염색체에는 복제원점이 여러 개 존재한다. 다음은 배양 중인 사람세포 X에서 얻은 자료이다.

- 배양 중인 사람세포 X의 핵에는 2.04 m의 DNA(B형)가 들어있다.
- 세포주기에서 S기는 5 시간이다.
- DNA의 합성은 각 복제분기점에서 분당 2,500 염기쌍(bps)의 속도로 이루어진다.

배양 중인 사람세포 X의 핵 안에서 요구되는 최소한의 복제원점 숫자는 몇 개인가? (단, B형 DNA는 0.34 nm 당 하나의 염기쌍이 존재한다.)

① 2,000 ② 3,000 ③ 4,000
④ 5,000 ⑤ 8,000

II 유전학

1 X 3 학습법

풀이 날짜	/	/	/
나의 답			

089 지식 중심

다음은 대장균 DNA가 복제될 때 복제분기점에서 일어나는 현상을 모식적으로 나타낸 그림이다.

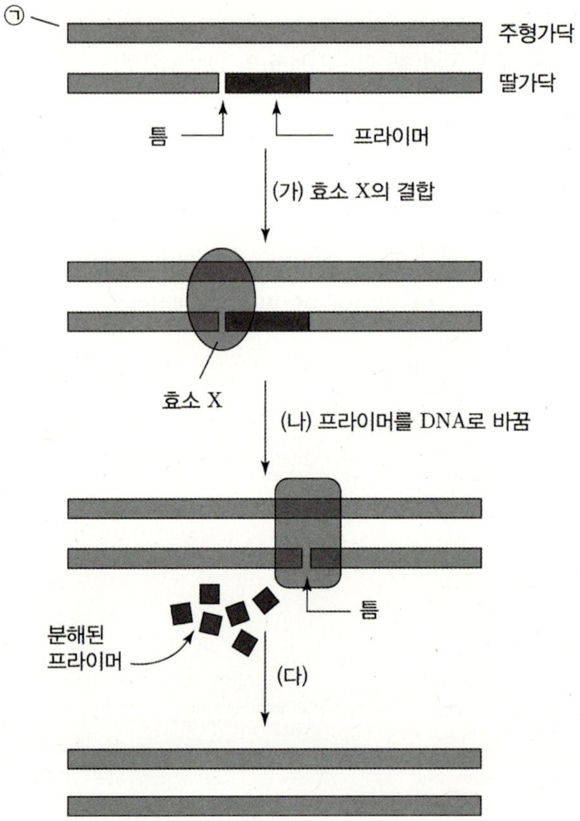

이에 대한 설명으로 옳은 것만을 〈보기〉에서 있는 대로 고른 것은?

보기

ㄱ. 효소 X는 DNA 중합효소 I 이다.
ㄴ. ㉠은 5′ 말단이다.
ㄷ. (다) 과정은 지체가닥(lagging strand)의 합성 시보다 선도가닥(leading strand)의 합성 시 더 빈번히 관찰된다.

① ㄱ　　② ㄴ　　③ ㄷ
④ ㄱ, ㄴ　　⑤ ㄱ, ㄷ

1 X 3 학습법

풀이 날짜	/	/	/
나의 답			

090 지식 중심

그림은 원핵세포 염색체 DNA에서 일어나는 복제를 설명하기 위한 복제 복합체 모델을 모식적으로 나타낸 것이다.

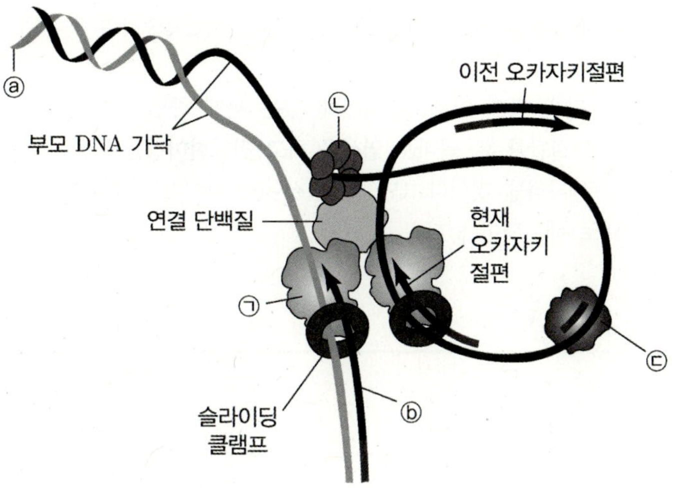

이에 대한 설명으로 옳지 않은 것은?

① 효소 ㉠은 3′ → 5′ 핵산외부가수분해효소(exonuclease) 기능을 가지고 있다.
② ⓐ는 5′ 말단이다.
③ 효소 ㉡은 DNA 가닥을 절단하고 회전시킨 후 재결합시킨다.
④ 효소 ㉢은 RNA 중합효소이다.
⑤ ⓑ는 선도가닥이다.

Ⅱ 유전학

1 X 3 학습법

풀이 날짜	/	/	/
나의 답			

091 추론 중심

다음은 가상의 바이러스 X의 복제와 관련한 자료이다.

- 가상의 바이러스 X는 한 분자의 원형의 이중가닥 DNA를 유전체로 가지고 있다.
- 바이러스 X 유전체 상에는 복제원점과 *Bam*H I 제한효소자리가 각각 한 곳에만 존재한다.
- 다음은 서로 다른 복제 단계(I ~ Ⅳ)에 있는 복제 중인 바이러스 X DNA를 *Bam*H I 으로 절단한 후, 곧바로 염색을 하고 전자현미경을 이용해 관찰한 결과를 모식적으로 나타낸 것이다. (단, 사진 상에서 바이러스 X DNA는 방향성이 무작위 형태로 배열되어 있다.)

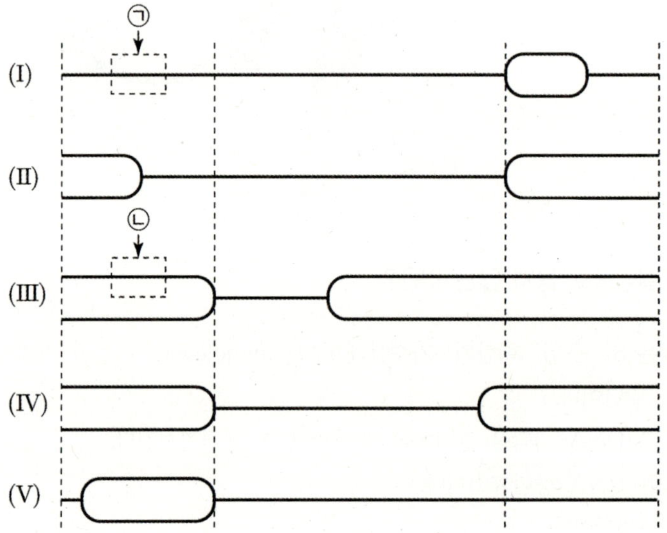

이에 대한 설명으로 옳은 것만을 〈보기〉에서 있는 대로 고른 것은? (단, 바이러스 X DNA 상에는 반복서열은 존재하지 않는다.)

보기

ㄱ. 바이러스 X DNA는 양방향 복제를 통해 복제된다.
ㄴ. 복제를 시작하고 가장 많은 시간이 경과된 바이러스 X DNA는 (Ⅲ)이다.
ㄷ. ㉠ 부위의 염기서열과 ㉡ 부위의 염기서열은 동일하다.

① ㄱ ② ㄴ ③ ㄷ
④ ㄱ, ㄴ ⑤ ㄴ, ㄷ

1 X 3 학습법

풀이 날짜	/	/	/
나의 답			

092 추론 중심

그림은 DNA X의 구조이다. DNA X 상의 5개 유전자(A~E)의 위치가 표시되어 있다.

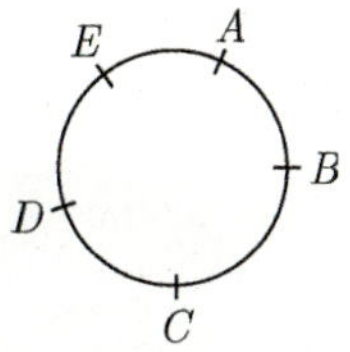

다음은 DNA X를 이용하여 수행한 실험이다.

〈실험 과정〉

(가) 세포로부터 DNA X를 분리하였다.

(나) 시험관에 DNA X와 복제에 필요한 효소, [^{32}P]−dCTP, 기타 필요한 성분들을 넣어주고 복제가 일어나게 하였다. 이렇게 하면, 각 DNA X 분자들은 복제를 동시에 개시하지 않고 무작위로 서로 다른 시간에 각각 개시한다.

(다) 약간의 시간이 경과된 후, 복제를 정지시켰다.

(라) (나)~(다) 과정의 산물로부터 5개 유전자를 각각 분리한 후, 각 유전자의 방사성 표지 정도를 각각 조사하였다.

〈실험 결과〉

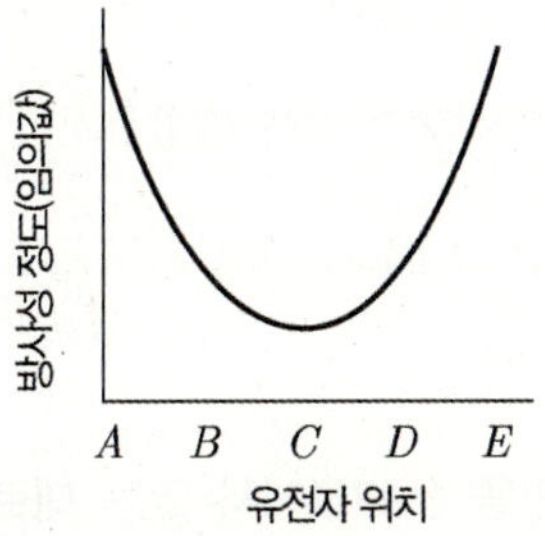

이에 대한 설명으로 옳은 것만을 〈보기〉에서 있는 대로 고른 것은?

보기

ㄱ. DNA X에서 양방향 복제가 일어났다.

ㄴ. 복제원점에 가장 가깝게 위치하는 유전자는 C이다.

ㄷ. (나) 과정에서 방사성 [^{32}P]−dCTP의 ^{32}P는 γ 위치에 존재해야 한다.

① ㄱ ② ㄴ ③ ㄷ
④ ㄱ, ㄴ ⑤ ㄱ, ㄷ

1 X 3 학습법

풀이 날짜	/	/	/
나의 답			

093 추론 중심

그림은 텔로머라아제(telomerase)에 의해 DNA의 말단 부위가 합성되는 과정을 보여주는 것이다.

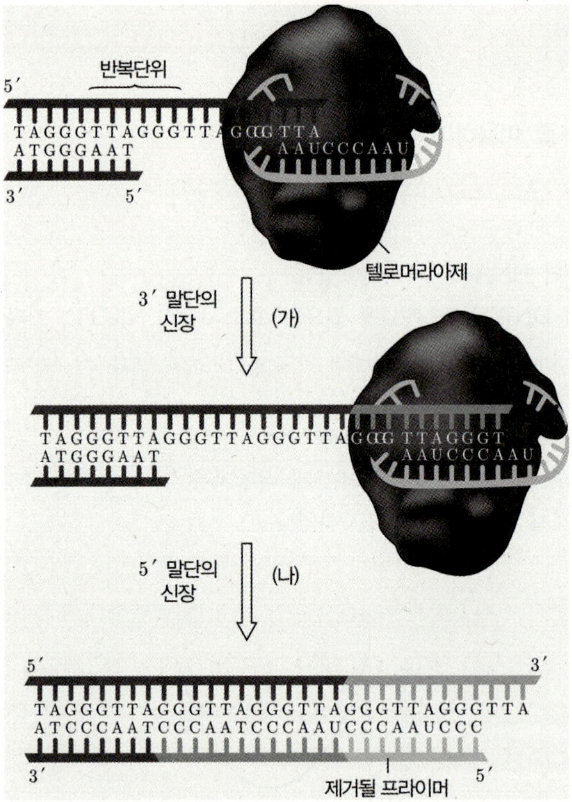

이에 대한 설명으로 옳은 것만을 <보기>에서 있는 대로 고른 것은?

보기

ㄱ. 텔로머라아제는 RNA-의존성 DNA 중합효소이다.
ㄴ. (나) 과정에서 DNA 중합효소와 DNA 연결효소가 필요하다.
ㄷ. 위와 같은 현상은 이중가닥 선형 DNA의 한 쪽 말단에서만 일어난다.

① ㄱ ② ㄴ ③ ㄷ
④ ㄱ, ㄴ ⑤ ㄴ, ㄷ

1 X 3 학습법

풀이 날짜	/	/	/
나의 답			

094 지식 중심

그림은 초파리에서 발견된 유전자 X의 구조를 나타낸 것이다.

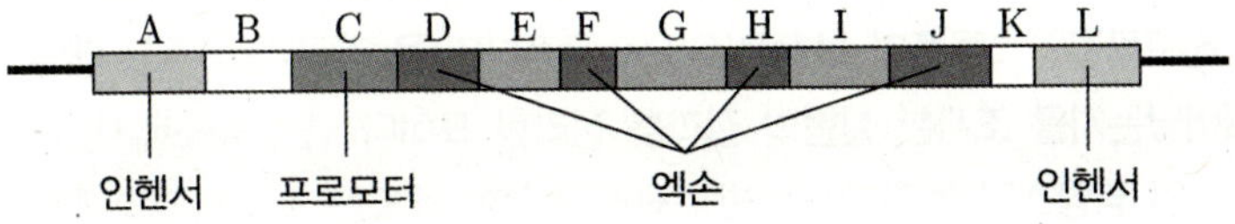

이에 대한 설명으로 옳은 것만을 〈보기〉에서 있는 대로 고른 것은?

보기

ㄱ. 절편 D에는 리보솜 결합부위(SD 서열)이 존재한다.

ㄴ. RNA 1차 전사체(primary transcript)에는 절편 D부터 절편 J까지 발견된다.

ㄷ. RNA 중합효소와 상호작용하는 단백질이 결합할 가능성이 높은 절편은 A와 L이다.

① ㄱ ② ㄴ ③ ㄷ
④ ㄴ, ㄷ ⑤ ㄱ, ㄴ, ㄷ

1 X 3 학습법

풀이 날짜	/	/	/
나의 답			

095 지식중심

최소배지에서는 프롤린(proline)을 스스로 생합성할 수 없는 6종류(A~F)의 효모(반수체) 영양요구주(auxotroph)가 발견되었다. 다음은 각 영양요구주의 배양액(최소배지)에 프롤린의 전구물질인 2종류의 화합물(GSA, 글루타민)을 각각 넣어주고 배양하였을 때, 증식이 일어났는지를 조사한 실험의 결과를 정리한 표이다. (단, 최소배지에는 전구물질 X와 기본적인 영양소만 들어 있고, 반수체인 야생형 효모는 최소배지의 전구물질을 이용하여 프롤린을 생합성할 수 있다.)

영양요구주	프롤린	글루타민	GSA
A	+	−	+
B	+	−	−
C	+	+	+
D	+	−	−
E	+	−	+
F	+	−	+

+ : 증식이 있어났음.
− : 증식이 일어나지 않았음.

이에 대한 설명으로 옳은 것만을 〈보기〉에서 있는 대로 고른 것은?

보기

ㄱ. 영양요구주 A와 C를 교배하면, 전구물질만 들어있는 최소배지에서 증식 가능한 균주를 관찰할 수 있을 것이다.
ㄴ. 영양요구주 C는 전구물질 X로부터 글루타민을 생합성할 수 없다.
ㄷ. 프롤린을 합성하는 대사과정은 전구물질 X → GSA → 글루타민 → Pro이다.

① ㄱ ② ㄴ ③ ㄱ, ㄴ
④ ㄱ, ㄷ ⑤ ㄱ, ㄴ, ㄷ

1 X 3 학습법

풀이 날짜	/	/	/
나의 답			

096 지식 중심

그림은 세균에서의 전사기포(transcription bubble)를 모식적으로 나타낸 것이다.

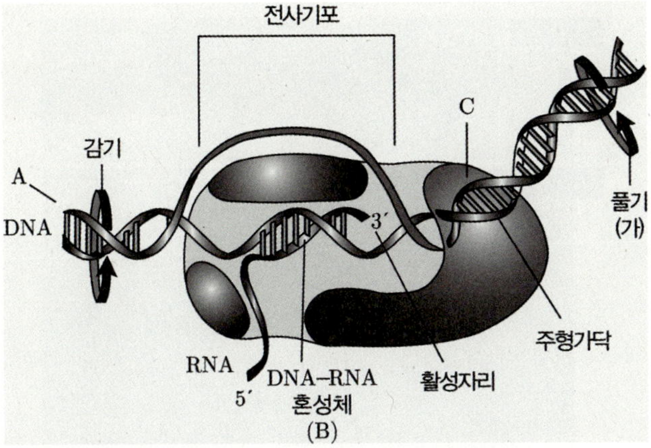

이에 대한 설명으로 옳은 것은?

① A는 3′ 말단이다.
② 전사가 진행될수록 B 부위의 크기는 점점 커진다.
③ (가) 과정으로 인해 전사기포 앞쪽에서는 음성초나선(negative supercoil)이 형성된다.
④ 전사는 왼쪽에서 오른쪽으로 진행한다.
⑤ C는 3′ → 5′ 방향의 핵산외부가수분해효소(exonuclease) 활성을 갖고 있다.

1 X 3 학습법

풀이 날짜	/	/	/
나의 답			

II 유전학

097 지식 중심

그림은 대장균에서의 번역 과정을 모식적으로 나타낸 것이다.

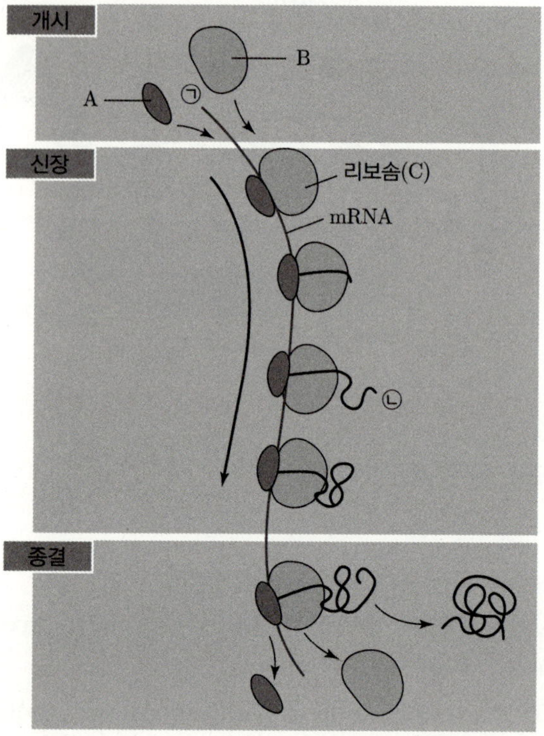

이에 대한 설명으로 옳지 않은 것은?

① ㉠은 5′ 말단이다.
② ㉡은 N-말단이다.
③ A는 개시코돈을 인식해서 결합한다.
④ C에 결합하는 개시 tRNA는 포르밀메티오닌을 운반한다.
⑤ A와 B가 합쳐져 C가 형성될 때, GTP의 가수분해 시 방출되는 에너지가 이용된다.

1 X 3 학습법

풀이 날짜	/	/	/
나의 답			

098 지식 중심

그림 (가)는 진핵세포의 rRNA 유전자가 전사되고 있는 전자현미경 사진이고, 그림 (나)는 (가)의 하나의 전사단위에 대한 세부 모식도이다.

(가)

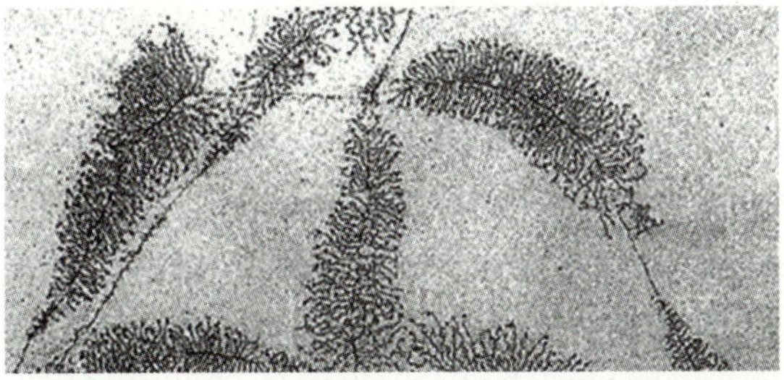

(나)

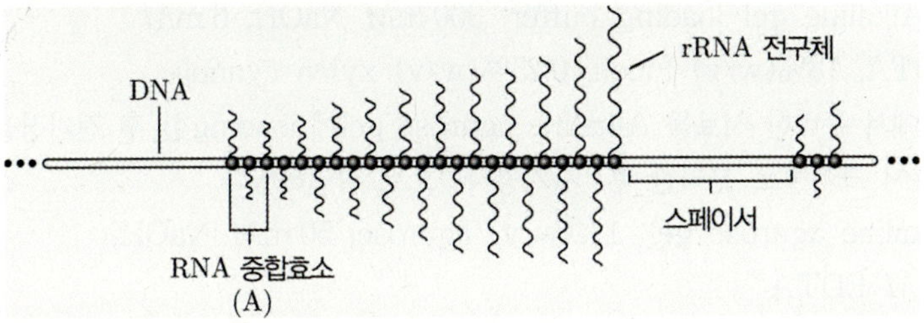

이에 대한 설명으로 옳은 것은?

① 전사의 방향은 왼쪽에서 오른쪽이다.
② A는 RNA 중합효소 Ⅱ이다.
③ 하나의 전사단위 내에는 23S rRNA와 16S rRNA를 암호화한 유전자가 존재한다.
④ 위와 같은 현상은 핵질(nucleoplasm)에서 관찰된다.
⑤ 합성이 끝난 rRNA 전구체는 세포질에서 적절한 크기의 rRNA로 가공된다.

Ⅱ 유전학

1 X 3 학습법

풀이 날짜	/	/	/
나의 답			

099 추론 중심

다음은 유전자 X에 존재하는 엑손의 수를 확인하기 위해 수행한 혼성화 실험이다.

〈실험 과정〉

(가) 방사성 동위원소로 표지되고 유전자 X가 포함된 단일가닥 DNA(주형가닥)를 준비하였다.

(나) (가)에서 준비한 DNA와 유전자 X의 mRNA를 혼성화하였다.

(다) 혼성화 산물에 S1 핵산가수분해효소를 처리하였다. 대조군은 처리하지 않았다. (S1 핵산가수분해효소는 이중가닥의 핵산은 분해하지 못하고 단일가닥의 핵산은 분해할 수 있다.)

(라) (다)의 반응 산물에 6×Alkaline gel-loading buffer를 넣고 섞어주었다.

☞ 6×Alkaline gel-loading buffer: 300 m*M* NaOH, 6 m*M* EDTA, 18%(w/v) Ficoll, 0.25%(w/v) xylen cyanol

(마) (라)에서 준비한 시료를 Alkaline agarose gel에 loading한 후 전기장을 걸어주어 크기별로 분리한 후, 자기방사법으로 확인하였다.

☞ Alkaline agarose gel: 1%(w/v) agarose, 50 m*M* NaOH, 1m*M* EDTA

〈실험 결과〉

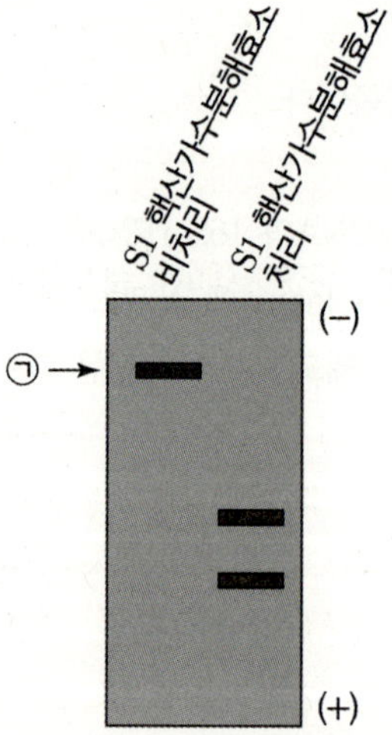

이에 대한 설명으로 옳지 <u>않은</u> 것은?

① 유전자 X는 2개의 엑손을 가지고 있다.
② (라) 과정에서 DNA-RNA 혼성체는 변성된다.
③ ㉠에 존재하는 핵산은 단일 가닥이다.
④ (다) 과정에서 유전자 X의 엑손 부분이 분해된다.
⑤ (라)~(마) 과정에서 유전자 X의 mRNA가 분해된다.

1 X 3 학습법

풀이 날짜	/	/	/
나의 답			

100 추론 중심

다음은 유전암호를 해독하기 위해 수행한 실험이다.

〈자료〉

• 다음은 A로 시작하는 모든 가능한 코돈이 암호화하는 아미노산을 나타낸 것이다. 코돈 GAA는 글루탐산을 지정한다.

두 번째 위치

첫 번째 위치	U	C	A	G	
A	AUU (아미노산 ⓐ)	ACU (아미노산 ⓑ)	AAU (아미노산 ⓒ)	AGU (아미노산 ⓔ)	U
	AUC (아미노산 ⓐ)	ACC (아미노산 ⓑ)	AAC (아미노산 ⓒ)	AGC (아미노산 ⓔ)	C
	AUA (아미노산 ⓐ)	ACA (아미노산 ⓑ)	AAA (아미노산 ⓓ)	AGA (아미노산 ⓕ)	A
	AUG Met	ACG	AAG (아미노산 ⓓ)	AGG (아미노산 ⓕ)	G

〈실험 과정〉

(가) A와 G로 이루어진 4종류의 트리뉴클레오티드 (AGA, AAG, AAA, GAA)를 준비하였다.

(나) 준비한 4종류의 트리뉴클레오티드 중 어느 하나와 $[^{14}C]$리실-$tRNA^{Lys}$(리신-$tRNA^{Lys}$), 대장균에서 분리한 리보솜을 섞어주어 결합이 일어나도록 하였다. 삼중자 코돈과 그와 대응하는 아미노아실-tRNA가 존재하면 이들은 대장균 리보솜에 결합한다.

(다) (나)의 결합 반응물을 NC 여과지에 결합하는지 확인하였다. 리실-tRNA와 리보솜 복합체는 NC 여과지에 결합하지만 복합체를 형성하지 않은 리실-tRNA는 결합하지 않는다.

〈실험 결과〉

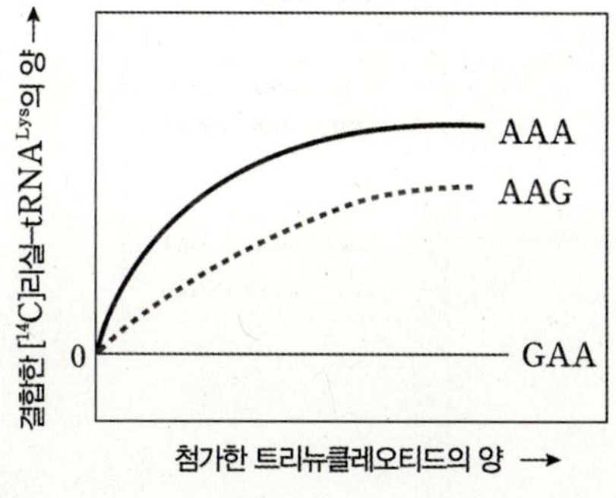

이에 대한 설명으로 옳은 것만을 〈보기〉에서 있는 대로 고른 것은?

보기

ㄱ. 아미노산 ⓓ는 리신이다.
ㄴ. (나)에서 AGA를 이용한 결과는 GAA를 이용한 결과와 유사할 것이다.
ㄷ. 하나의 tRNA는 서로 다른 2종류 이상의 코돈과 결합할 수 있다.

① ㄱ ② ㄱ, ㄴ ③ ㄱ, ㄷ
④ ㄴ, ㄷ ⑤ ㄱ, ㄴ, ㄷ

1 X 3 학습법

풀이 날짜	/	/	/
나의 답			

101 추론 중심

다음은 해독 시 리보솜의 분해와 조립에 대한 이해를 위해 수행한 실험이다.

〈실험 과정〉

(가) 대장균의 리보솜을 무거운 질소(^{15}N)와 방사성 동위 원소인 ^{3}H를 함유하고 있는 배지에서 배양하여 표지하였다.

(나) (가)의 대장균을 가벼운 질소(^{14}N)를 함유하고 있는 배지로 옮겨서 3.5세대 동안 배양하였다.

(다) (가)와 (나)의 대장균으로부터 리보솜을 각각 분리하였다.

(라) 설탕 농도구배를 이용한 밀도구배 원심 분리를 이용하여 분리한 후 방사성을 띠는 분획을 조사하였다.

〈실험 결과〉

(가) 대장균에서 분리한 리보솜

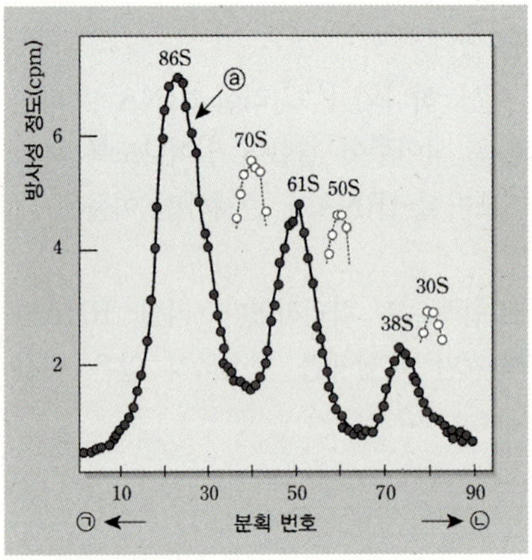

(나) 대장균에서 분리한 리보솜

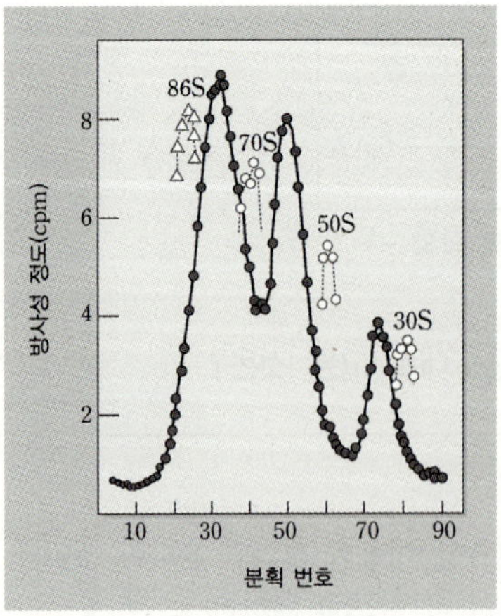

(점선으로 표시한 그래프는 각 크기의 리보솜의 예상 위치를 나타낸 것이다.)

1 X 3 학습법

풀이 날짜	/	/	/
나의 답			

위 실험에 대한 설명으로 옳은 것만을 <보기>에서 있는 대로 고른 것은?

보기
ㄱ. ㉠은 원심 분리관 바닥 쪽이고, ㉡은 원심 분리관 상층부 쪽이다.
ㄴ. 위 실험을 통해 리보솜 소단위체는 분리되었다가 다시 합쳐질 때, 원래의 자기 짝과만 합쳐져 리보솜을 형성한다는 것을 알 수 있다.
ㄷ. ⓐ 형태의 리보솜은 세포질이나 소포체 표면에서 관찰될 수 있다.

① ㄱ ② ㄴ ③ ㄱ, ㄴ
④ ㄱ, ㄷ ⑤ ㄴ, ㄷ

102 추론 중심

다음은 단백질 X의 특성에 대해 이해하기 위해 수행한 실험이다.

〈실험 과정〉

(가) 사람세포 Y에 다음과 같이 제작한 발현벡터를 각각 도입하였다.

- 벡터 A: 정상 유전자 X의 cDNA
- 벡터 B: N-말단으로부터 1번에서 9번까지 아미노산이 제거된 돌연변이 단백질 X를 암호화하는 유전자 X의 cDNA
- 벡터 C: N-말단으로부터 1번에서 14번까지 아미노산 제거된 돌연변이 단백질 X를 암호화하는 유전자 X의 cDNA
- 벡터 D: N-말단으로부터 1번에서 20번까지 아미노산 제거된 돌연변이 단백질 X를 암호화하는 유전자 X의 cDNA

(나) 발현벡터가 도입된 각 세포 Y를 계면활성제인 Triton X-100을 처리하였다. 대조구는 처리하지 않았다.

(다) 녹색 형광물질로 표지된 '항-단백질 X 항체'로 (나)의 각 세포 Y를 면역염색한 후, 형광현미경으로 관찰하여 형광을 띠는 세포구획을 조사하였다.

〈실험 결과〉

	대조구	처리구
벡터 A	형광이 보이지 않음	소포체
벡터 B	형광이 보이지 않음	소포체
벡터 C	세포막	소포체
벡터 D	세포막	소포체

이에 대한 설명으로 옳은 것만을 〈보기〉에서 있는 대로 고른 것은?

보기

ㄱ. 단백질 X가 소포체에 머무르기 위해서는 1-9번까지 아미노산 서열이 필요하다.

ㄴ. 형광이 보이지 않는 <실험 결과>는 도입된 벡터로부터 단백질이 합성되지 않았기 때문에 나타난 결과이다.

ㄷ. 단백질 X에서 10번-14번까지의 아미노산만을 제거한다면, C 혹은 D와 같은 결과가 나올 것이다.

① ㄴ　② ㄷ　③ ㄱ, ㄴ　④ ㄱ, ㄷ　⑤ ㄴ, ㄷ

1 X 3 학습법			
풀이 날짜	/	/	/
나의 답			

103 추론 중심

다음은 면역글로빈 경쇄의 번역 이후 단백질의 분류 및 이동 기작을 알아보기 위해 수행한 실험이다.

〈실험 과정〉

(가) 면역글로빈 X를 분비하는 배양 중인 세포 Y(B림프구)로부터 세포분획법을 이용하여 ER 분획(microsome 분획)을 얻은 후, ER 분획을 밀도-구배원심분리를 이용하여 추가로 더 분획하였다.

(나) 시험관에 해독에 필요한 기구(리보솜, tRNA, 아미노산, GTP 등)와 면역글로빈 X의 경쇄를 암호화하는 mRNA, 마이크로솜(microsome)을 넣어주고 해독이 일어나게 한 후, 해독 산물을 전기영동으로 분리하였다. 대조구에는 마이크로솜을 넣어주지 않았다.

(다) (나)에서 마이크로솜을 넣어주고 해독이 일어나게 한 산물에 단백질분해효소를 처리한 후, 전기영동으로 분리하였다.

〈실험 결과〉

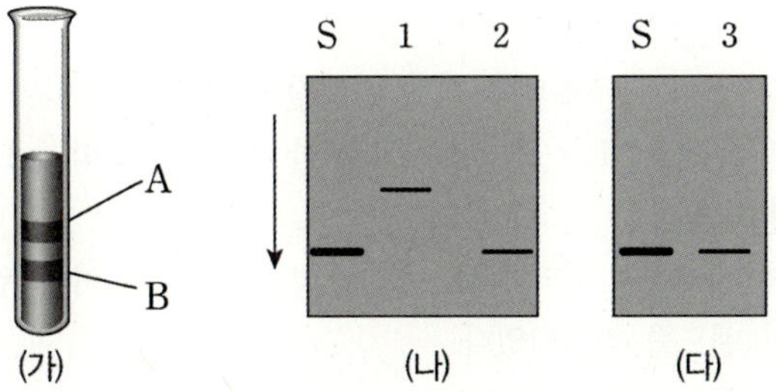

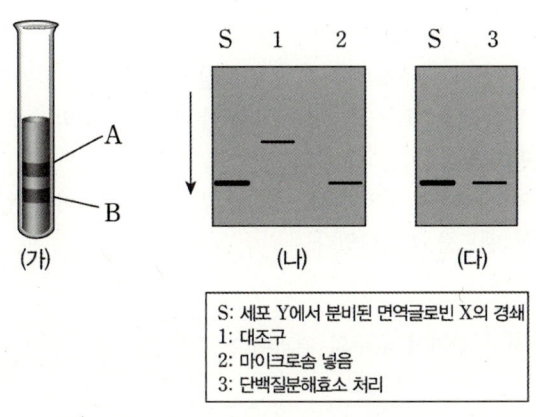

S: 세포 Y에서 분비된 면역글로빈 X의 경쇄
1: 대조구
2: 마이크로솜 넣음
3: 단백질분해효소 처리

이에 대한 설명으로 옳은 것만을 〈보기〉에서 있는 대로 고른 것은?

보기

ㄱ. <실험 과정> (나)에서 사용한 마이크로솜은 A 층에 존재하는 것이다.
ㄴ. 1번 레인(lane)에 존재하는 단백질은 N-말단 부위에 약 10개의 소수성 아미노산 잔기들이 존재한다.
ㄷ. <실험 과정> (다)에서 단백질분해효소를 처리할 때 계면활성제 SDS를 함께 처리해도 (다)와 동일한 결과를 얻을 것이다.

① ㄱ　② ㄴ　③ ㄱ, ㄴ
④ ㄴ, ㄷ　⑤ ㄱ, ㄴ, ㄷ

1 X 3 학습법

풀이 날짜	/	/	/
나의 답			

104 지식 중심

대장균의 유전자 X에서 서로 다른 유형의 돌연변이가 일어난 5종류의 돌연변이 균주(F^- 균주)가 발견되었다. 실수로 5종류 돌연변이 균주의 각 유형을 표시한 라벨(label)이 떨어져 나가 어느 균주가 어느 유형의 돌연변이를 가지고 있는지를 다시 확인하기 위해 다음 실험을 수행하였다.

〈자료〉

• 5종류 돌연변이 균주의 돌연변이 유형

균주 A : 유전자 X의 암호화부위의 5′ 말단으로부터 $\frac{3}{4}$ 지점에서 미스센스 돌연변이 발생

균주 B : 유전자 X의 암호화부위의 5′ 말단으로부터 $\frac{3}{4}$ 지점에서 넌센스 돌연변이 발생

균주 C : 유전자 X의 프로모터 결실

균주 D : 야생형 F^+ 대장균과 접합이 일어난 균주 B

균주 E : 유전자 X의 종결코돈 인근의 암호화부위에서 염기 하나의 결실이 일어남

〈실험 과정〉

(가) 5종류의 돌연변이 균주로부터 전체 단백질을 각각 분리하였다.

(나) 분리한 각 단백질을 SDS-PAGE로 분리한 후, 나일론 막(nylon membrane)으로 블롯팅하였다.

(다) 단백질 X의 N-말단 영역에 특이적인 항체를 이용하여 나일론 막으로부터 단백질 X의 밴드를 검출하였다.

〈실험 결과〉

• 레인 1~5까지 돌연변이 균주의 결과이다.

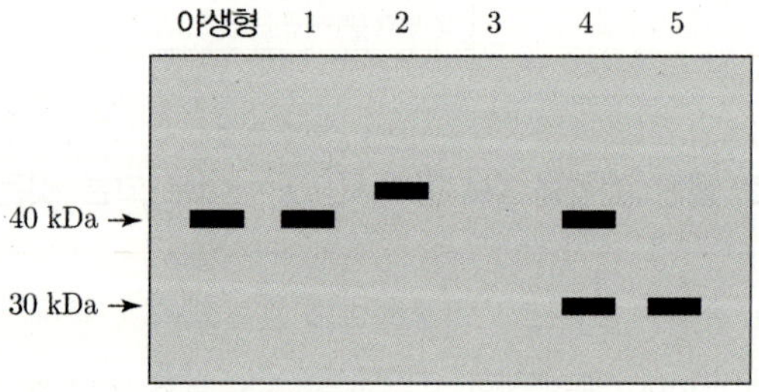

다음 중 균주 D와 E에 해당하는 레인을 올바르게 연결한 것은?

	D	E
①	레인 1	레인 2
②	레인 1	레인 3
③	레인 5	레인 2
④	레인 4	레인 1
⑤	레인 4	레인 2

1 X 3 학습법

풀이 날짜	/	/	/
나의 답			

105 지식 중심

다음 그림은 대장균(*E. coli*)에서 20종류의 각 아미노산을 지정하는 코돈 수와 단백질에서 각 아미노산이 사용되는 빈도를 조사하여 그래프로 나타낸 것이다.

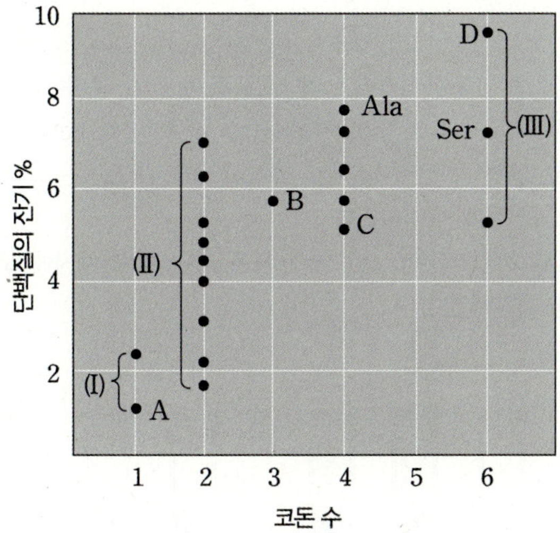

이에 대한 설명으로 옳은 것만을 〈보기〉에서 있는 대로 고른 것은?

보기

ㄱ. Ⅰ~Ⅲ 중에서 하나의 염기가 치환되는 돌연변이가 발생할 때, 종결 코돈으로 바뀔 가능성이 가장 큰 아미노산은 그룹 Ⅲ에 존재한다.

ㄴ. A~D 중에서 하나의 염기가 치환되는 돌연변이가 발생할 때, 동일 아미노산을 지정할 확률이 가장 큰 아미노산은 A이다.

ㄷ. 코돈의 첫 번째와 두 번째 염기는 동일하고 세 번째 염기만 서로 다른 4종류의 코돈이 모두 동일 아미노산을 지정할 확률은 그룹 Ⅱ가 그룹 Ⅲ보다 더 적다.

① ㄱ　② ㄴ　③ ㄷ
④ ㄱ, ㄷ　⑤ ㄴ, ㄷ

Ⅱ 유전학

1 X 3 학습법

풀이 날짜	/	/	/
나의 답			

106 지식 중심

다음은 부유 배양(suspension culture) 중인 살모넬라(*Salmonella typhimurium*) 돌연변이 균주를 이용하여 수행한 실험이다.

〈실험 과정〉

(가) 살모넬라 돌연변이 균주(히스티딘 영양요구주, *his*$^-$)를 준비하여 부유 배양하였다.

(나) (가)의 부유 배양액에 쥐의 간 추출물(rat liver extraction)과 화학물질 X를 넣어주고 일정 시간 동안 추가 배양하였다. 대조군은 화학물질 X를 넣어주지 않고 동일하게 배양하였다.

(다) 추가 배양 후 히스티딘이 들어 있지 않은 한천 평판 배지에 도말한 후, 37℃에서 2일간 배양하였다.

〈실험 결과〉

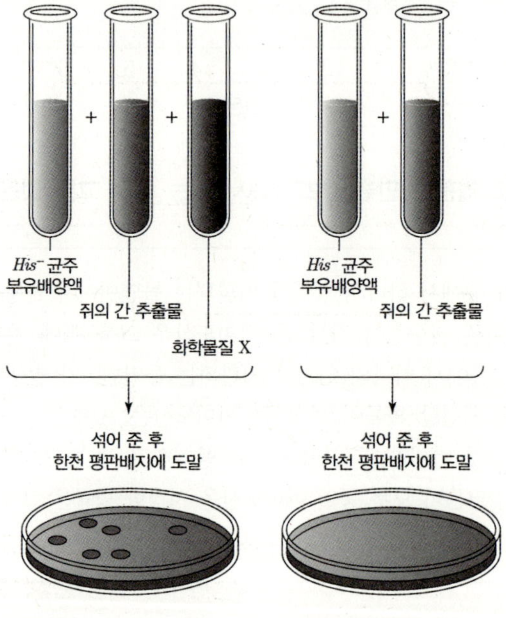

이에 대한 설명으로 옳은 것만을 〈보기〉에서 있는 대로 고른 것은?

보기

ㄱ. (가) 과정에서 살모넬라 균주는 DNA 수선(repair) 기능이 결여된 것을 사용하면 안 된다.

ㄴ. 화학물질 X은 사람의 신체 내에서 발암물질(carcinogen)로 작용할 가능성이 높다.

ㄷ. (나) 과정에서 쥐의 간 추출물을 넣어주는 주된 이유는 배지에 영양소를 풍부하게 공급해주기 위해서이다.

① ㄱ　② ㄴ　③ ㄱ, ㄴ　④ ㄴ, ㄷ　⑤ ㄱ, ㄴ, ㄷ

1 X 3 학습법			
풀이 날짜	/	/	/
나의 답			

107 지식 중심

다음은 돌연변이유발원(mutagen)인 염기유사체(base analog)의 특성을 나타낸 것이다.

〈특성〉

- 염기유사체는 점돌연변이를 일으킨다.
- 염기유사체는 정상적인 염기와 구조가 비슷하여 복제가 진행되는 동안 DNA로 삽입되게 된다.
- 5-BU(5-bromouracil)는 티민 유사체로, 아데닌은 물론이고 구아닌하고도 염기쌍을 형성할 수 있다.

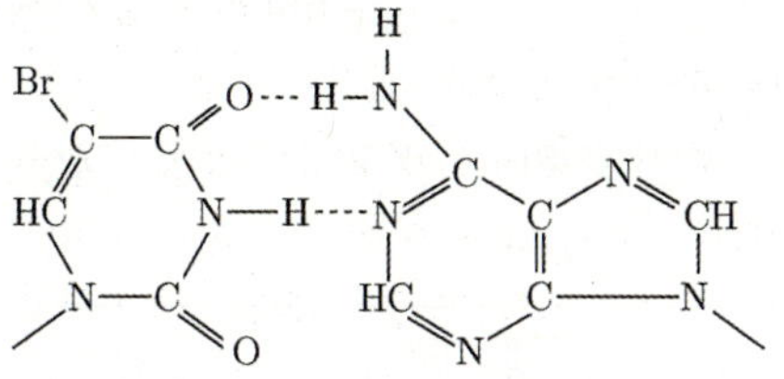

5-Bromouracil keto form(BU_k)　　Adenine

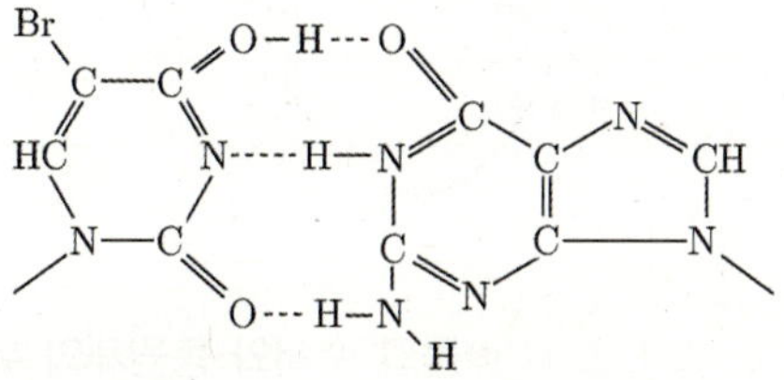

5-Bromouracil enol form(BU_e)　　Guanine

이에 대한 설명으로 옳은 것만을 〈보기〉에서 있는 대로 고른 것은?

보기

ㄱ. 5-BU의 돌연변이 유발효과는 DNA복제가 1회 진행된 이후부터 나타난다.
ㄴ. 'A : T → G : C' 변화가 일어난 돌연변이체에 5-BU을 처리하면, 복귀돌연변이체를 얻을 수 있다.
ㄷ. 5-BU는 전이(transition)는 일으킬 수 있지만, 전좌(transversion)는 일으킬 수 없다.

① ㄱ　② ㄷ　③ ㄱ, ㄴ
④ ㄱ, ㄷ　⑤ ㄴ, ㄷ

1 X 3 학습법

풀이 날짜	/	/	/
나의 답			

108 지식 중심

다음은 한 염색체 상에 존재하는 7종류의 열성 대립유전자(a, e, d, j, l, r, y)에 대한 자료이다.

- 7종류의 열성 대립유전자(a, e, d, j, l, r, y)는 상염색체의 동원체 인근에 서로 연관되어 위치하는데, 이 유전자들의 순서는 알려지지 않았다.
- 7종류의 유전자가 모두 이형접합성인 개체에서 이들 유전자가 위치하는 부위에서 여섯 가지 유형(1~6)의 결실 돌연변이가 발견되었는데, 이들 돌연변이는 다음과 같은 2가지 특성(Ⅰ, Ⅱ)을 보였다.

Ⅰ. 각 유형의 돌연변이체 모두에서 결실은 최소 2개 이상의 유전자에서 위우성을 나타냈다. 위우성은 하나의 열성대립인자만을 가지고 있음에도 불구하고 열성 표현형이 나타나는 현상을 의미한다.

Ⅱ. 여섯 가지 유형의 결실 돌연변이 중 2가지 유형의 돌연변이에서만 동원체 부위가 포함된 결실이 일어났다.

결실	동원체 포함 여부	위우성을 나타내는 대립유전자
1	비포함	e, j
2	포함	a, l, r
3	비포함	a, d
4	포함	e, l, r
5	비포함	d, y
6	비포함	e, l

7종류의 대립유전자(a, e, d, j, l, r, y)들의 순서와 동원체의 위치를 올바르게 나타낸 것은?

① y-d-a-r-동원체-l-e-j
② y-a-d-r-동원체-l-e-j
③ a-d-y-r-동원체-l-j-e
④ a-d-y-l-동원체-r-j-e
⑤ r-동원체-l-a-d-y-j-e

1 X 3 학습법			
풀이 날짜	/	/	/
나의 답			

109 추론 중심

그림 (가)는 어느 가계의 가계도이고, 그림 (나)는 21번 염색체 상에 존재하는 유전자 X의 cDNA를 혼성화 탐침을 이용하여 이 가계의 구성원들을 대상으로 수행한 서던블롯팅 결과이다. (단, 이 가계에서 유전자 X는 3개의 대립유전자만 존재한다.)

(가)

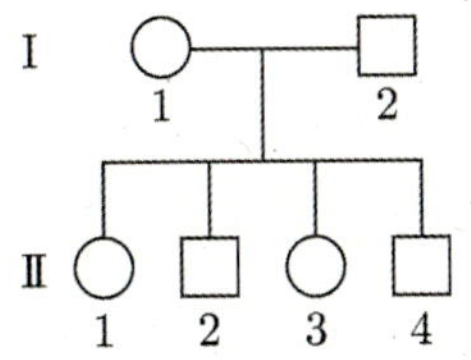

(나)

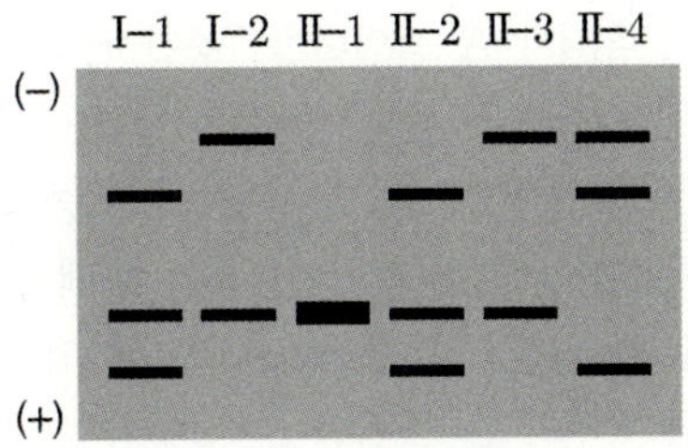

Ⅰ-1과 Ⅰ-2 사이에서 아이를 하나 더 낳았는데, 그 아이에게 다운증후군이 나타났다고 하자. 그 원인이 Ⅰ-1에서 제 2 감수분열 중에 발생한 염색체 비분리일 때 예상되는 RFLP 결과(A)와 Ⅰ-2에서 제 1 감수분열 중에 발생한 염색체 비분리일 때 예상되는 RFLP 결과(B)를 바르게 연결한 것은?

①

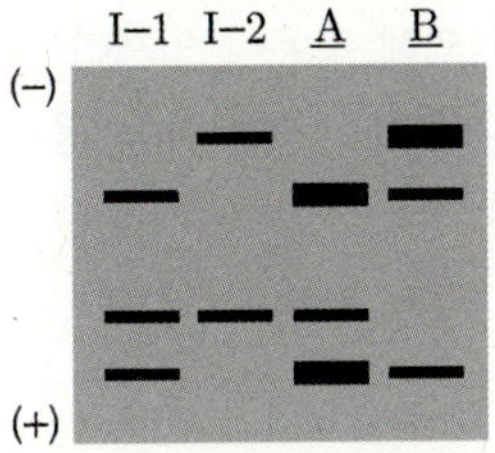

②

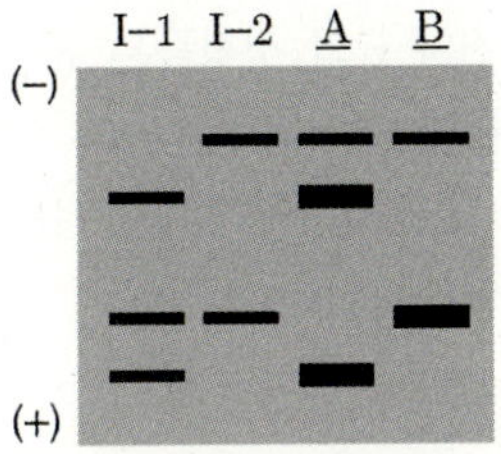

③

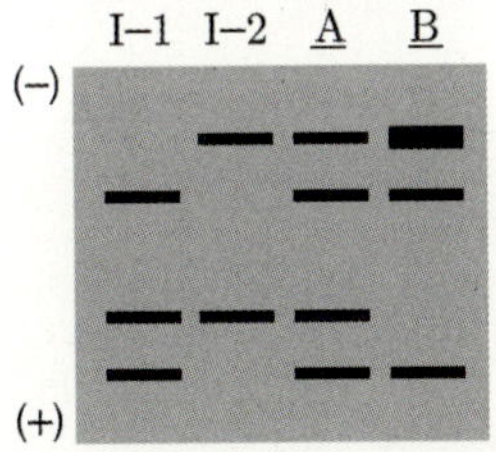

④

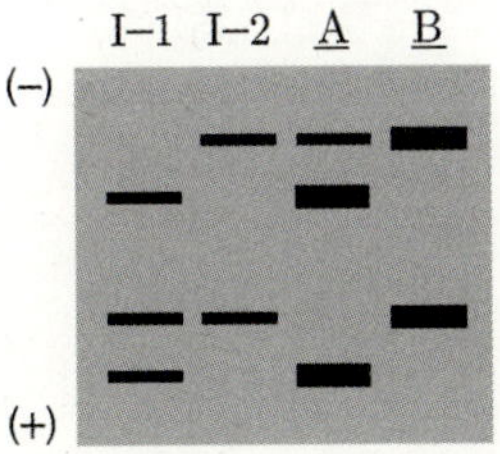

⑤

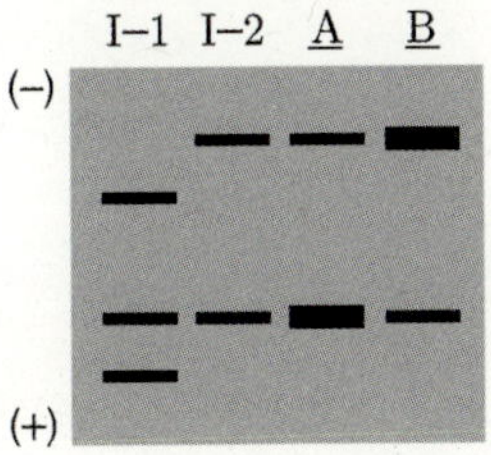

Ⅱ 유전학

1 X 3 학습법

풀이 날짜	/	/	/
나의 답			

110 추론 중심

다음 (가)와 (나)는 동일한 대사과정이나 동일한 신호전달경로에 관여하는 서로 다른 두 유전자에서 일어난 돌연변이의 특성을 나타낸 것이다. (단, 각 돌연변이는 해당 유전자의 기능상실 돌연변이를 의미한다.)

(가) 동일한 대사과정에 관여하는 효소들의 유전자 A, B의 경우
1. 유전자 A 돌연변이 : 중간산물 Ⅰ이 축적된다.
2. 유전자 B 돌연변이 : 중간산물 Ⅱ가 축적된다.
3. 유전자 A와 B의 돌연변이 : 중간산물 Ⅰ이 축적된다.

(나) 동일한 신호전달에 관여하는 단백질들의 유전자 C, D의 경우
1. 유전자 C 돌연변이 : 반응이 억제된다.
2. 유전자 D 돌연변이 : 반응이 항상 일어난다.
3. 유전자 C와 D의 돌연변이 : 반응이 억제된다.

이에 대한 설명으로 옳은 것만을 〈보기〉에서 있는 대로 고른 것은?

보기

ㄱ. 유전자 B의 생성물이 유전자 A의 생성물보다 전단계의 대사과정을 촉매한다.
ㄴ. 유전자 C의 생성물은 유전자 D의 생성물에 의해 작용이 억제된다.
ㄷ. (나)의 이중 돌연변이의 표현형이 '반응이 억제된다'가 아니라 '반응이 항상 일어난다' 이었다면, 유전자 C의 생성물이 D의 생성물의 작용을 촉진하였을 것이다.

① ㄱ ② ㄴ ③ ㄷ
④ ㄴ, ㄷ ⑤ ㄱ, ㄴ, ㄷ

1 X 3 학습법			
풀이 날짜	/	/	/
나의 답			

111 추론 중심

다음은 서로 다른 유전자에서 돌연변이가 발생한 돌연변이체 X와 Y에 대한 자료이다.

〈자료〉

- 증식에 uracil을 필요로 하는 *ura3*⁻ 반수체 효모 균주에 돌연변이를 유발하여 돌연변이체 X와 Y를 얻었다.
- 돌연변이체 X와 Y를 교배하여 X-Y 이배체를 얻었다.
- *ura3*⁻, X, Y, X-Y 이배체를 23℃와 32℃에서 uracil 포함 배지에 배양한 결과

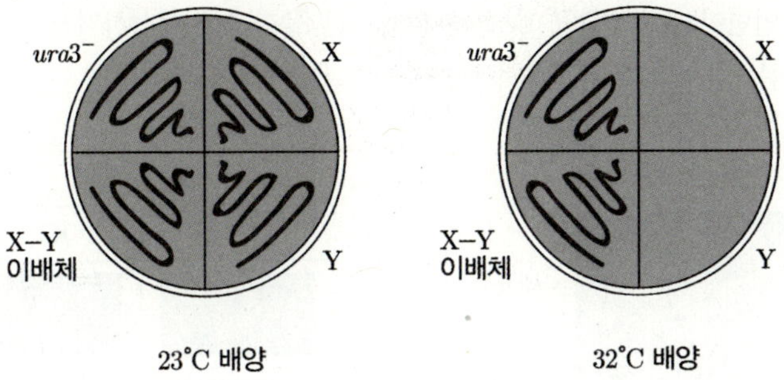

- 돌연변이체 X의 원인 유전자를 동정한 후 *ura3*⁻, X, Y로부터 염색체를 분리하고, 제한 효소 *Eco*RI으로 절단한 후 원인 유전자 탐침으로 서든 블롯을 한 결과와 원인 유전자를 증폭한 PCR 결과

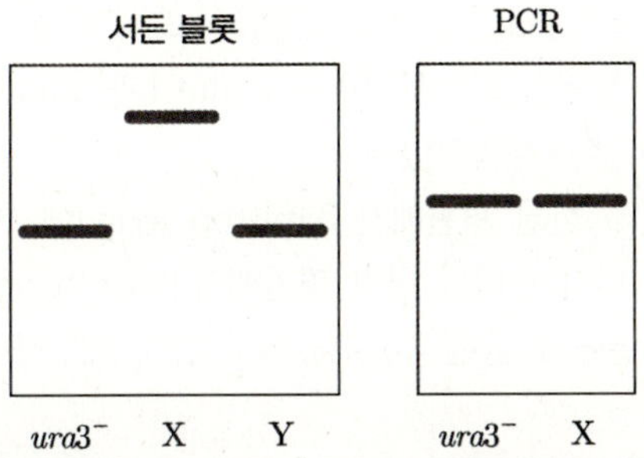

이에 대한 설명으로 옳은 것만을 〈보기〉에서 있는 대로 고른 것은?

보기

ㄱ. X에서 발생한 돌연변이는 우성이다.
ㄴ. Y에서 발생한 돌연변이는 온도민감성이다.
ㄷ. X에서 돌연변이는 *Eco*RI의 인식 부위에서 발생하였다.

① ㄱ ② ㄴ ③ ㄷ
④ ㄴ, ㄷ ⑤ ㄱ, ㄴ, ㄷ

1 X 3 학습법

풀이 날짜	/	/	/
나의 답			

112 추론 중심

다음은 박테리오파지 T4의 rII^- 돌연변이체를 이용한 실험이다.

〈자료〉

- 플라크(용균반, plaque)는 동일한 유전자형을 가진 박테리오파지의 증식으로 인해 한천 평판배지 표면의 대장균 세균층(bacterial lawn)에 형성된 원형의 세균 사멸 흔적이다.
- 박테리오파지 T4의 야생형(rII^+)은 2종류의 대장균 균주(B와 K12)에서 모두 작은 플라크를 형성한다.
- rII^- 돌연변이체는 대장균 B 균주에서는 큰 플라크를 형성하지만, 대장균 K12 균주에서는 플라크를 형성하지 못한다.

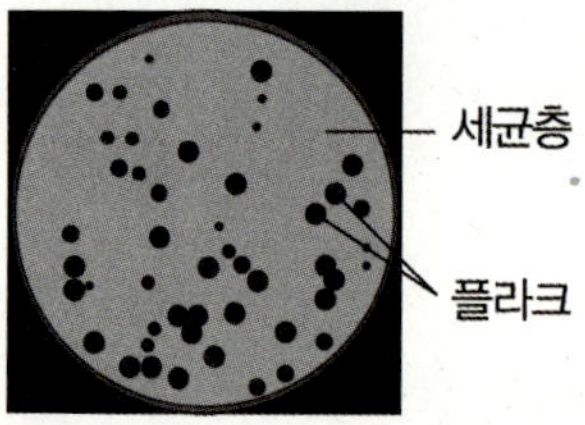

T4 파지	대장균 균주	
	B	K12
rII^+	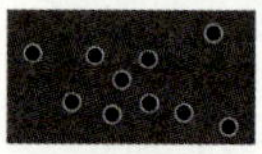	
rII^-	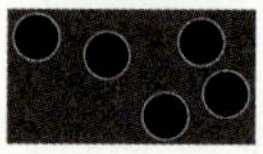	

〈실험 과정〉

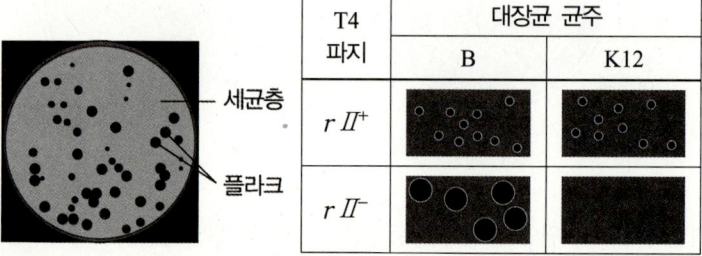

(가) 대장균 B 균주로부터 3종류의 rII^- 돌연변이체(mut.1~mut.3)를 분리하였다.
(나) 대장균 B 균주 혹은 K12 균주가 적당한 농도(1×10^{10} 세포/ml)로 들어 있는 배양액에 2종류의 rII^- 돌연변이체(mut.1과 mut.2)를 동시에 접종한 후, 37℃에서 10분간 배양하였다.
(다) 액체 상태의 0.7% 한천 평판배지 5 ml(top agar)에 (나)에서 준비한 배양액을 섞어준 후, 미리 준비한 한천 평판배지(bottom agar)에 부어주었다.
(라) Top agar를 상온에서 굳힌 후, 뒤집어서 밤새 배양하여 플라크 형성을 확인하였다.
(마) (나)~(라) 실험을 mut.1과 mut.3를 이용하여 수행하였다.

〈실험 결과〉

T4 파지	대장균 균주	
	B	K12
mut.1 + mut.2	큰 크기의 플라크만 관찰됨	플라크가 관찰되지 않음
mut.1 + mut.3	큰 크기의 플라크와 작은 크기의 플라크가 모두 관찰됨	작은 크기의 플라크만 관찰됨

1 X 3 학습법

풀이 날짜	/	/	/
나의 답			

이에 대한 설명으로 옳은 것만을 〈보기〉에서 있는 대로 고른 것은?

보기

ㄱ. mut.1과 mut.3은 동일 유전자에서 돌연변이가 일어났다.
ㄴ. T4 파지 유전체의 $r\,II$ 지역에는 적어도 2개의 유전자가 존재한다.
ㄷ. mut.2과 mut.3를 이용하여 (나)~(라) 실험을 수행하면, mut.1과 mut.3를 이용한 실험의 결과와 유사한 결과가 나타날 것이다.

① ㄴ ② ㄷ ③ ㄱ, ㄴ
④ ㄱ, ㄷ ⑤ ㄴ, ㄷ

113 추론 중심

다음은 세균 P에서 물질 X의 합성 경로를 알아보기 위한 실험이다.

〈자료〉

- 세균 P에서 물질 X의 합성에 유전자 *g1*~*g4*의 산물인 효소 G1~G4가 필요하다.
- 돌연변이 균주 A~D는 세균 P의 유전자 *g1*~*g4*에 각각 돌연변이가 발생한 것이다.
- 최소배지에서 세균 P는 생장하지만, 균주 A~D는 모두 생장하지 못한다.
- 최소배지에 물질 X를 첨가하면 균주 A~D는 모두 생장한다.

〈실험 과정〉

(가) 최소배지 표면 전체에 돌연변이 균주 A~D를 각각 도말한 배지 Ⅰ~Ⅳ를 준비하였다. (단, 최소배지에는 약간의 물질 X가 들어 있다.)

(나) 일정 시간 동안 배양한 후, 배지 Ⅰ~Ⅳ의 표면 일부에 균주 A~D를 각각 추가적으로 도말하였다.

(다) 일정 시간 후, 균주를 추가적으로 도말한 표면에서 돌연변이 균주의 생장 여부를 관찰하였다.

〈실험 결과〉

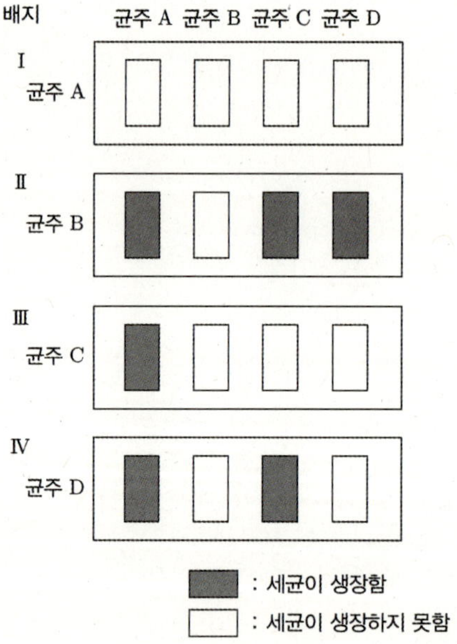

물질 X의 합성에 사용되는 효소 G1~G4의 순서로 가장 적절한 것은? (단, 물질 X 합성 단계의 중간 산물은 세포 안과 밖으로 자유로이 이동한다.)

① G1 → G3 → G2 → G4
② G1 → G3 → G4 → G2
③ G2 → G1 → G3 → G4
④ G4 → G2 → G3 → G1
⑤ G4 → G3 → G1 → G2

1 X 3 학습법

풀이 날짜	/	/	/
나의 답			

114 추론 중심

DNA 절제 수선 방식으로는 대표적으로 염기 절제수선(base excision repair system)과 뉴클레오티드 절제수선(nucleotide excision repair pathway)가 있다. 다음은 DNA 상에 존재하는 U(우라실)를 수선하는 염기 절제수선 과정을 나타낸 모식도이다.

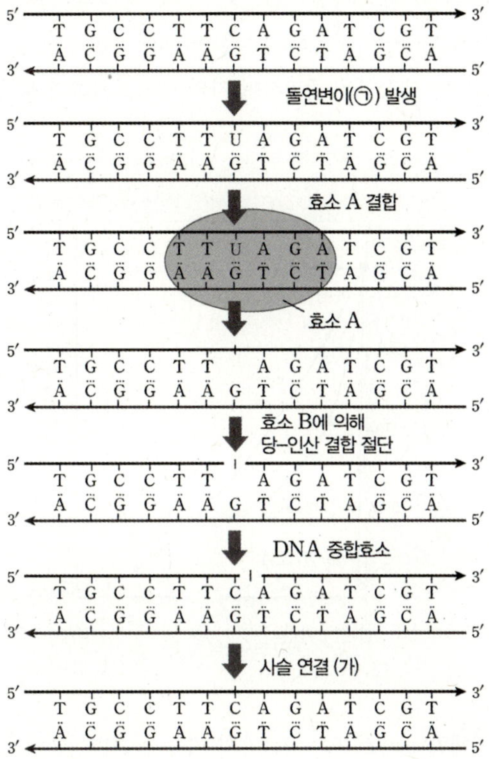

이에 대한 설명으로 옳은 것만을 〈보기〉에서 있는 대로 고른 것은?

보기

ㄱ. 위의 돌연변이(㉠)는 시토신의 탈아미노화로 인해 발생할 수 있다.
ㄴ. 효소 A는 핵산내부가수분해효소(endonuclese)이다.
ㄷ. (가) 단계에서는 에너지가 반드시 필요하다.

① ㄱ ② ㄷ ③ ㄱ, ㄴ
④ ㄱ, ㄷ ⑤ ㄴ, ㄷ

1 X 3 학습법

풀이 날짜	/	/	/
나의 답			

115 추론 중심

자외선에 의한 수선 기작을 이해하기 위해 배양 중인 대장균에 자외선을 조사하면서 생존율을 측정하였다.

〈실험 과정〉

야생형과 *uvr* 유전자 돌연변이체, *recA* 돌연변이체, 그리고 *uvr*, *recA*가 모두 억제성 돌연변이가 일어난 대장균을 준비하여 자외선을 조사하며 생존율을 측정하였다.

〈실험 결과〉

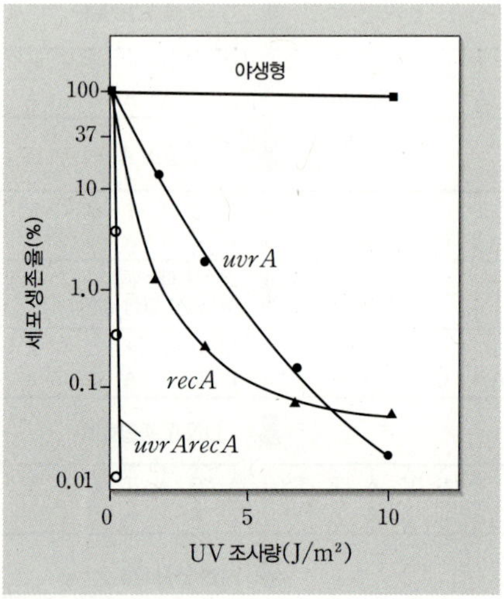

단, *uvrA* 돌연변이체와 *uvrB* 또는 *uvrC*의 이중 돌연변이체의 생존곡선의 양상은 단독 돌연변이체의 경우와 유사하다.

이에 대한 설명으로 옳은 것만을 〈보기〉에서 있는 대로 고른 것은?

보기

ㄱ. *recA*와 *uvrA* 유전자는 서로 다른 회복기작에 관여한다.
ㄴ. *uvrA*와 *uvrB* 또는 *uvrC*는 같은 회복기작에 관여한다.
ㄷ. 대장균 DNA 중합효소 I의 돌연변이체를 이용한 결과 나타나는 양상은 야생형의 결과와 유사할 것이다.

① ㄱ ② ㄴ ③ ㄱ, ㄴ
④ ㄱ, ㄷ ⑤ ㄴ, ㄷ

1 X 3 학습법

풀이 날짜	/	/	/
나의 답			

116 지식 중심

그림은 박테리오파지의 용균성 생활사(단계 1 → 단계 6)를 모식적으로 나타낸 것이다.

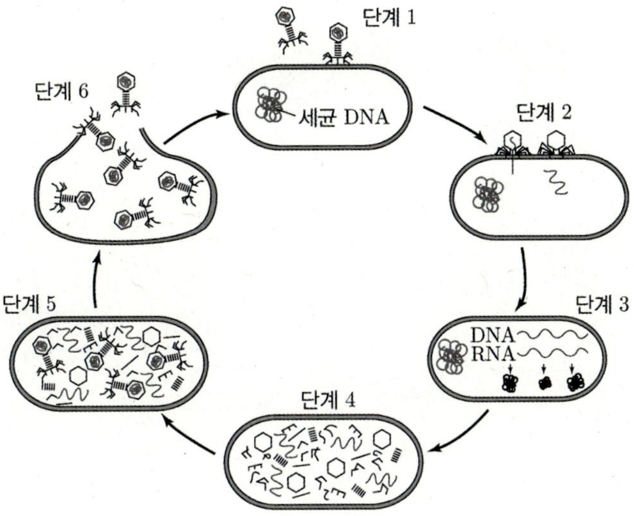

이에 대한 설명 중 옳은 것은?

① 단계 1에서 파지는 꼬리 섬유를 이용하여 숙주세포를 향하여 헤엄쳐 간다.

② 캡시드 단백질은 파지의 초기 유전자(early gene) 산물이다.

③ 단계 3에서 바이러스 단백질은 바이러스 리보솜에 의해 합성된다.

④ 숙주 DNA를 파괴하는 효소를 암호화하는 파지 유전자가 숙주 세포벽을 파괴하는 효소를 암호화하는 파지 유전자보다 먼저 발현된다.

⑤ 단계 1 이후에서부터 단계 6까지 모두 경과되는데 37℃에서 보통 24시간 이상이 소요된다.

1 X 3 학습법

풀이 날짜	/	/	/
나의 답			

117 지식 중심

그림은 박테리오파지 λ의 생활사를 모식적으로 나타낸 것이다.

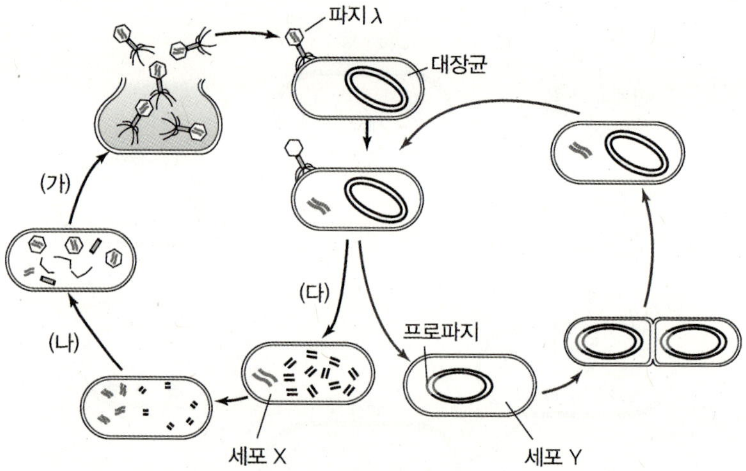

이에 대한 설명으로 옳은 것만을 〈보기〉에서 있는 대로 고른 것은?

보기

ㄱ. $\frac{[\text{Cro 단백질}]}{[\text{cI 단백질}]}$ 값은 세포 X보다 세포 Y에서 더 작다.

ㄴ. (나) 과정에서 바이러스 단백질은 바이러스의 리보솜에 의해 합성된다.

ㄷ. 파지 DNA는 (가) 과정에서 숙주 세포벽을 파괴하는 효소를 생산하고, (다) 과정에서 숙주 DNA를 파괴하는 효소를 생산한다.

① ㄱ ② ㄷ ③ ㄱ, ㄷ
④ ㄴ, ㄷ ⑤ ㄱ, ㄴ, ㄷ

1 X 3 학습법

풀이 날짜	/	/	/
나의 답			

118 지식 중심

다음은 독감 바이러스(influenza virus)와 관련한 자료이다.

- 유행성 독감을 일으키는 A형 독감 바이러스는 표면에 있는 2종류 단백질(헤마글루티닌과 뉴라미니다아제)에 따라 세분하는데, 하나는 바이러스가 숙주 세포에 침투 시에 작용하고 다른 하나는 방출 시에 작용한다.
- 헤마글루티닌(hemagglutinin)은 숙주 세포 표면에 존재하는 탄수화물 말단에 존재하는 시알산(sialic acid) 잔기들을 인식하여 결합한다.
- 뉴라미니다아제(neuraminidase)는 시알산 잔기와 다른 당 사이의 글리코시드 결합을 분해하여 바이러스를 세포로부터 분리시킨다.

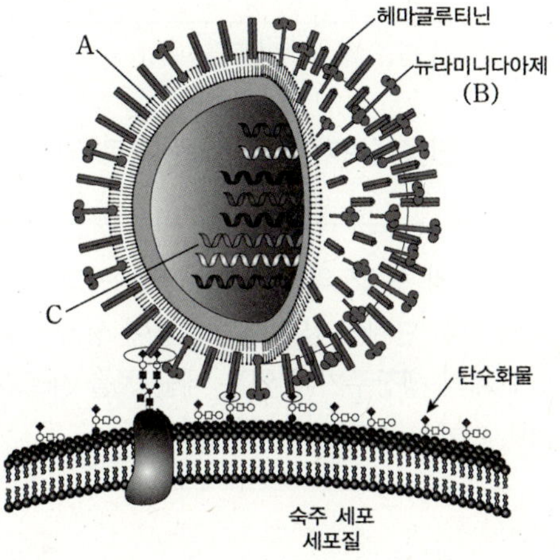

이에 대한 설명으로 옳은 것만을 〈보기〉에서 있는 대로 고른 것은?

보기

ㄱ. A는 숙주 단백질에 의해 숙주 세포 내에서 합성된다.
ㄴ. B의 작용을 억제하면 바이러스는 숙주 세포에 침투하지 못한다.
ㄷ. C는 프로바이러스(provirus)에서 합성된 것이다.

① ㄱ ② ㄴ ③ ㄷ
④ ㄱ, ㄴ ⑤ ㄴ, ㄷ

II 유전학

1 X 3 학습법

풀이 날짜	/	/	/
나의 답			

119 지식 중심

다음은 (다) 단계의 생장주기에 있는 세균 X를 새로운 동일한 배지에 접종하고 회분배양(batch culture)하였을 때 시간의 경과에 따른 세균 X의 생균수와 흡광도의 변화를 나타낸 것이다.

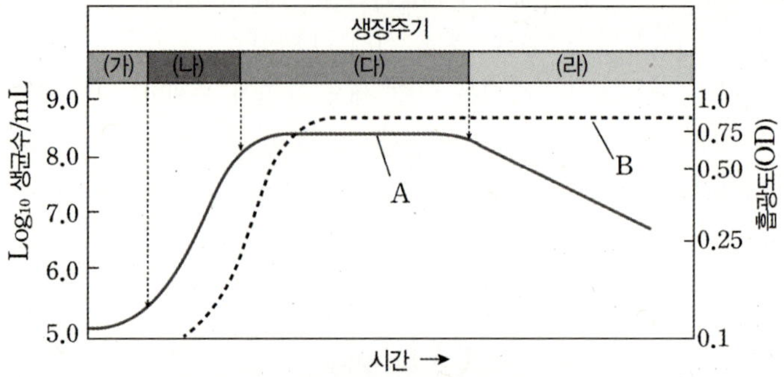

이에 대한 설명으로 옳은 것만을 〈보기〉에서 있는 대로 고른 것은?

보기

ㄱ. 세균 X의 생균수와 흡광도의 변화를 나타내는 그래프는 각각 A와 B이다.
ㄴ. (가)~(라) 중 (나) 단계에 있는 세균 X들이 생리적 특성이 가장 균일하다.
ㄷ. 만일 (나) 단계의 생장주기에 있는 세균 X를 새로운 동일한 배지에 접종하면 (가) 단계는 생략될 수 있다.

① ㄴ ② ㄱ, ㄴ ③ ㄱ, ㄷ
④ ㄴ, ㄷ ⑤ ㄱ, ㄴ, ㄷ

1 X 3 학습법			
풀이 날짜	/	/	/
나의 답			

120 지식 중심

그림은 두 세균(X, Y) 사이에서 일어나는 수평적 유전자 전달 과정을 나타낸 것이다.

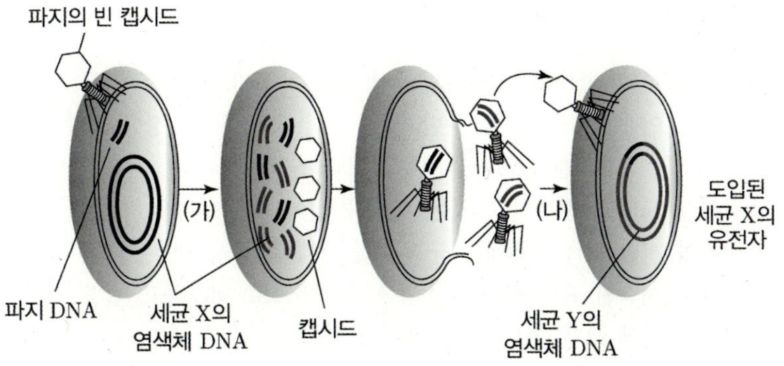

이에 대한 설명으로 옳은 것만을 〈보기〉에서 있는 대로 고른 것은?

보기

ㄱ. (가) 과정에서 바이러스의 핵산분해효소는 숙주 염색체를 분해한다.
ㄴ. (나) 과정에서 세균 X의 DNA와 세균 Y의 DNA 사이에서 상동 재조합이 일어난다.
ㄷ. 세균 X의 유전자가 세균 Y로 형질전환(transformation)에 의해 수평적 유전자 전달이 일어났다.

① ㄱ ② ㄴ ③ ㄱ, ㄴ
④ ㄱ, ㄷ ⑤ ㄴ, ㄷ

Ⅱ 유전학

1 X 3 학습법

풀이 날짜	/	/	/
나의 답			

121 지식 중심

다음은 대장균의 젖당 오페론과 관련된 실험 과정과 그 결과이다.

〈실험 과정〉

(가) 젖당 오페론이 항상 발현되는 돌연변이 균주 X와 균주 X에 F′ 인자를 도입한 부분이배체 균주 Y를 준비하였다. (단, F′ 인자는 정상 젖당 오페론과 정상 *lacI*$^+$ 유전자를 갖고 있다.)

(나) 소량의 포도당만 함유하고 있는 배지가 들어 있는 4개의 시험관(A~D)를 준비하여 시험관 A와 B에는 균주 X를, 시험관 C와 D에는 균주 Y를 각각 넣은 후, 시험관 A와 C에만 젖당을 추가적으로 첨가하고 일정 시간 동안 배양하여 젖당 오페론이 유도되도록 하였다.

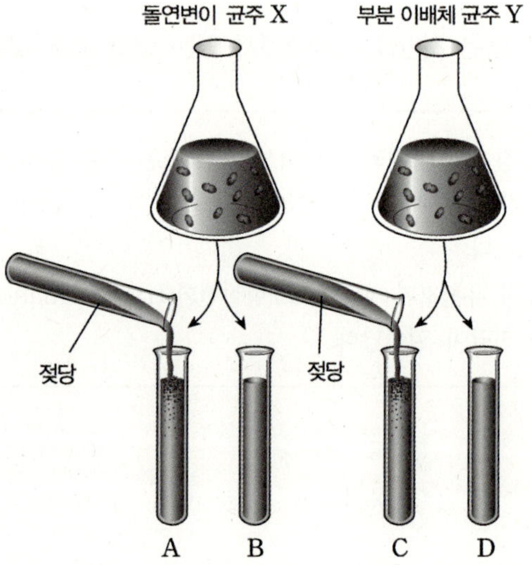

(다) 초음파를 이용하여 시험관 A, B, C, D 속의 대장균을 파열하였다.

(라) (다)의 각 시험관에 젖당 유사체를 첨가한 후 색 변화를 관찰하였다. 갈락토오스분해효소는 젖당 유사체를 분해하여 황색을 띠게 산물을 생산한다.

(마) 흡광계측기를 이용하여 (마) 과정에서 황색의 진한 정도를 측정하였다.

〈실험 결과〉

흡광계측기의 값이 클수록 변화된 색이 진한 것을 의미한다.

시험관	A	B	C	D
젖당 유사체 첨가	황색	황색	황색	불변
흡광계측값(%)	100	100	ⓐ	<1

1 X 3 학습법

풀이 날짜	/	/	/
나의 답			

이에 대한 설명으로 옳은 것만을 〈보기〉에서 있는 대로 고른 것은? (단, 구조유전자의 발현량과 젖당 유사체의 황색 정도는 비례한다.)

보기

ㄱ. (가)의 돌연변이 균주 X는 작동자에 돌연변이를 가지고 있기 때문에 젖당 오페론이 항상 발현된다.

ㄴ. (나) 과정에서 시험관 D의 대장균에 존재하는 염색체 DNA 상의 *lac* 오페론은 F′인자에서 생산된 *lac* 억제자에 의해 발현이 억제되고 있다.

ㄷ. ⓐ값은 약 200 정도이다.

① ㄱ ② ㄴ ③ ㄷ
④ ㄱ, ㄴ ⑤ ㄴ, ㄷ

122 추론 중심

다음은 3종류의 서로 다른 Hfr 균주(Hfr1~Hfr3)와 F^- 균주를 이용하여 수행한 접합 중단 실험의 결과를 표로 나타낸 것이다. (단, 시간은 분을 의미한다.)

		F^- 세포에 나타나는 유전자의 순서				
Hfr1	유전자	d^+	c^+	f^+	e^+	g^+
	시간	4	15	26	44	58
Hfr2	유전자	e^+	f^+	c^+	d^+	b^+
	시간	6	24	35	46	48
Hfr3	유전자	b^+	d^+	c^+	f^+	g^+
	시간	3	5	16	27	59

이에 대한 설명으로 옳은 것만을 〈보기〉에서 있는 대로 고른 것은?

보기

ㄱ. Hfr 균주의 염색체 DNA 모두가 F^- 균주로 전달되기 위해서는 59분이 필요하다.

ㄴ. f^+는 c^+보다 e^+로부터 더 멀리 떨어져 있다.

ㄷ. Hfr1과 Hfr2의 F 플라스미드 복제원점은 염색체 DNA를 동일 방향으로 복제한다.

① ㄱ ② ㄴ ③ ㄱ, ㄴ
④ ㄱ, ㄷ ⑤ ㄴ, ㄷ

1 X 3 학습법

풀이 날짜	/	/	/
나의 답			

123 추론 중심

다음은 F⁻ 대장균 균주와 고빈도재조합(Hfr) 균주를 이용하여 수행한 실험이다.

〈실험 과정〉

(가) 아미노산 아르기닌과 시스테인, 메티오닌, 페닐알라닌, 프롤린이 모두 있을 때에만 증식할 수 있는 F^- 대장균 균주를 준비하였다.

(나) 준비한 F^- 균주를 야생형 고빈도재조합 균주(Hfr1과 Hfr2)와 각각 혼합하여 접합이 일어나도록 하였다.

(다) 혼합 후 일정 시간이 경과할 때마다 교배를 중단시킨 후, 적절한 선택배지를 이용하여 접합을 통해 재조합이 일어난 F^- 대장균 균주의 유전자형을 조사하였다.

(라) 각 유전자형이 최초로 나타난 시간(분)을 표로 정리하였다.

〈실험 결과〉

	Hfr1 × F^-	Hfr2 × F^-
arg^+	5	40
cys^+	65	70
met^+	75	60
phe^+	35	10
pro^+	10	35

(단, arg^+, cys^+, met^+, phe^+, pro^+는 아르기닌, 시스테인, 메티오닌, 페닐알라닌, 프롤린을 각각 생합성할 수 있는 유전자를 의미한다.)

이에 대한 설명으로 옳은 것만을 〈보기〉에서 있는 대로 고른 것은?

보기

ㄱ. Hfr1과 Hfr2는 염색체 DNA에서 회전환 복제가 일어나는데, 복제방향은 서로 반대이다.

ㄴ. 대장균의 염색체 DNA에서 가장 가깝게 존재하는 두 유전자는 *met*과 *cys*이다.

ㄷ. Hfr2에서 F 플라스미드가 삽입된 위치의 양 옆에 존재하는 두 유전자는 *cys*와 *phe*이다.

① ㄱ ② ㄴ ③ ㄷ
④ ㄱ, ㄷ ⑤ ㄱ, ㄴ, ㄷ

1 X 3 학습법

풀이 날짜	/	/	/
나의 답			

124 추론 중심

다음은 대장균에서의 접합(conjugation)을 확인하기 위해 수행한 실험이다.

〈자료〉

- 다음은 트립토판 오페론 구조유전자인 *trpD* 유전자의 일부가 결실되어 그 기능이 상실된 3종류의 F^- 대장균 균주(Ⅰ ~ Ⅲ)이다. (단, 가는 선 부위가 결실된 영역이다.)

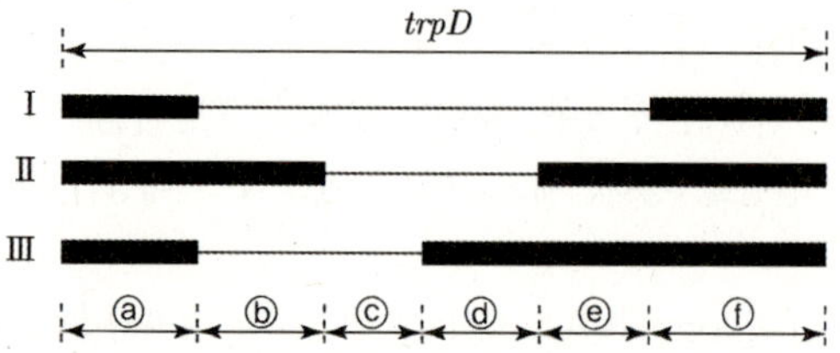

〈실험 과정〉

(가) 점돌연변이로 인해 *trpD* 유전자의 기능이 상실된 서로 다른 5종류의 대장균 Hfr 균주(㉠~㉤)를 얻었다.

(나) (가)에서 얻은 5종류의 대장균 Hfr 균주를 F^- 대장균 균주 Ⅰ과 각각 교배하였다.

(다) 트립토판이 들어 있지 않은 최소배지에 도말하여 콜로니가 형성되는지 조사하였다.

(라) F^- 대장균 균주 Ⅱ와 Ⅲ에 대해서도 (나)~(다) 과정을 동일하게 반복하여 수행하였다.

〈실험 결과〉

		점돌연변이 균주				
		㉠	㉡	㉢	㉣	㉤
결실된 균주	Ⅰ	−	−	−	+	−
	Ⅱ	−	−	+	+	+
	Ⅲ	+	−	+	+	−

(단, '+'는 콜로니가 형성되었음을 의미하고, '−'는 콜로니가 형성되지 않았음을 의미한다.)

이에 대한 설명으로 옳은 것만을 〈보기〉에서 있는 대로 고른 것은? (단, 자연발생돌연변이는 고려하지 않는다.)

보기

ㄱ. (다)에서 콜로니를 형성한 균주는 F^-이다.

ㄴ. ㉢은 ⓔ 영역에 돌연변이가 있다.

ㄷ. 5종류의 Hfr 균주(㉠~㉤)가 *trpD* 유전자의 영역 ⓐ~ⓕ 중 어느 영역에 돌연변이가 일어났는지 정확히 알 수 있다.

① ㄱ　② ㄴ　③ ㄷ

④ ㄱ, ㄴ　⑤ ㄱ, ㄷ　⑥ ㄴ, ㄷ

1 X 3 학습법

풀이 날짜	/	/	/
나의 답			

125 추론 중심

다음은 고빈도재조합 균주(Hfr 균주)를 이용한 접합 실험이다.

〈자료〉

- 스트렙토마이신에 대해 감수성(str^s)이 있는 Hfr 균주의 염색체 상에 3개의 유전자($tyrA^-$, $cycC^+$, $glyA^+$)가 존재한다.
- 스트렙토마이신에 대해 저항성(str^r)이 있는 F^- 균주의 염색체 상에 3개의 유전자($tyrA^+$, $cycC^-$, $glyA^-$)가 존재한다.
- Hfr 균주와 F^- 균주를 이용한 접합 실험에서 $cycC^+$가 세 유전자 중에서 가장 늦게 F^- 균주로 이동하는 것이 확인되었다.

〈실험 과정〉

(가) Hfr 균주를 F^- 균주와 접합시켰다.
(나) 접합 후 스트렙토마이신과 티로신, 글리신을 함유한 최소배지(시스테인 미함유)에서 1,100개의 재조합된 균주를 선별하였다.
(다) (나)에서 얻은 재조합 균주들을 대상으로 추가적인 선별과정을 이용하여, $tyrA^+$를 가지고 있는지 혹은 $glyA^+$를 가지고 있는지 조사하였다.

〈실험 결과〉

균주 유형	유전자형	균주의 수
1	$tyrA^-cycC^+glyA^-$	23
2	$tyrA^-cycC^+glyA^+$	756
3	$tyrA^+cycC^+glyA^+$	2
4	$tyrA^+cycC^+glyA^-$	319

이에 대한 설명으로 옳은 것만을 〈보기〉에서 있는 대로 고른 것은?

보기

ㄱ. Hfr 균주의 염색체 DNA에서 *glyA* 유전자좌가 *tyrA* 유전자좌보다 *cycC* 유전자좌로부터 더 가깝게 존재한다.
ㄴ. (나)에서 얻은 재조합된 균주는 모두 $cycC^+$를 가지는 F^- 균주이다.
ㄷ. 균주 유형 3과 4는 2번에 걸친 교차를 통해서 형성된 것이다.

① ㄱ　② ㄴ　③ ㄷ
④ ㄱ, ㄴ　⑤ ㄴ, ㄷ

1 X 3 학습법

풀이 날짜	/	/	/
나의 답			

126 추론 중심

대장균 *lac* 오페론의 구성요소의 돌연변이에 따른 구조유전자의 발현정도를 알아보기 위해 다음과 같은 실험을 수행하였다.

〈실험 과정〉

(가) 대장균에서 *lac* 오페론의 구성요소에 대해 다음과 같이 다양한 돌연변이를 유발하였다.

- $I^{\#}$: 젖당이 결합하지 못하도록 저해자의 결합자리 구조를 변형
- O^{*} : 저해자가 결합하지 못하도록 작동자의 염기서열 돌연변이를 유발
- 그 외 −로 표시된 것 : *lac* 오페론에서 결실

(나) (가)의 대장균을 이용하여 F′을 포함한 대장균 부분이배체를 만들어 포도당의 농도가 매우 낮은 배지에서 배양하였다.

〈실험 결과〉

돌연변이 부분이배체의 구분	젖당 첨가	실험그룹
$I^{\#}O^{+}Z^{+}/I^{+}O^{+}Z^{+}$	○	A
	×	B
$I^{+}O^{*}Z^{-}/I^{-}O^{+}Z^{+}$	○	C
	×	D
$I^{-}O^{+}Z^{+}/I^{+}O^{+}Z^{+}$	○	E
	×	F
$I^{+}O^{*}Z^{+}/I^{+}O^{+}Z^{+}$	○	G
	×	H

(단, I는 조절유전자, O는 작동자, Z는 구조유전자를 나타낸다. 프로모터는 표기를 생략하였으며, 정상적으로 존재한다.)

이에 대한 설명으로 옳은 것만을 〈보기〉에서 있는 대로 고른 것은?

보기

ㄱ. 구조유전자가 가장 많이 발현되는 실험그룹은 E와 G이다.

ㄴ. 실험 그룹 G와 H의 $I^{+}O^{*}Z^{+}/I^{+}O^{+}Z^{+}$는 젖당의 유무와 관계없이 β-galactosidase 발현량이 같다.

ㄷ. 실험 그룹 A와 B는 구조유전자가 발현되지 않는다.

① ㄱ　　② ㄷ　　③ ㄱ, ㄴ

④ ㄱ, ㄷ　　⑤ ㄴ, ㄷ

1 X 3 학습법

풀이 날짜	/	/	/
나의 답			

127 추론 중심

그림은 트립토판 오페론의 감쇠 조절(attenuation)을 나타낸 것이다.

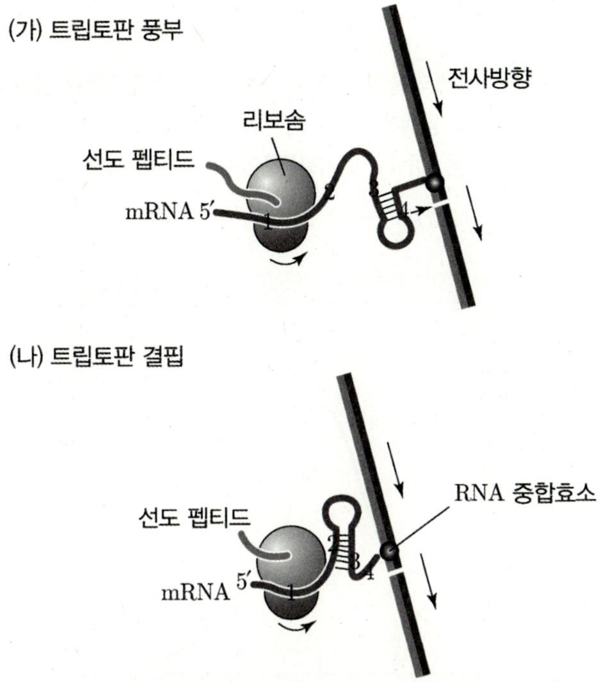

이에 대한 설명으로 옳은 것만을 〈보기〉에서 있는 대로 고른 것은?

보기

ㄱ. (가)에서 전사가 조기 종결된다.
ㄴ. 감쇠 조절(attenuation)은 원핵세포와 진핵세포에서 모두 발견되는 유전자 발현조절의 기작이다.
ㄷ. 선도 펩티드의 합성이 일어날 때 (가)보다 (나)에서 리보솜의 이동이 더 빠르다.

① ㄱ　② ㄴ　③ ㄷ
④ ㄱ, ㄴ　⑤ ㄱ, ㄷ

1 X 3 학습법

풀이 날짜	/	/	/
나의 답			

128 지식 중심

다음은 생쥐의 DNA를 이용하여 수행한 실험이다.

〈실험 과정〉

(가) 생쥐의 조직에서 DNA만을 분리하여 작은 크기로 단편화하였다.

(나) 6M 염화세슘(CsCl) 용액에서 장시간 초고속으로 원심 분리하였다.

(다) 원심 분리관에 침전된 DNA 위치를 확인하여 부력 밀도를 계산하였다.

〈실험 결과〉

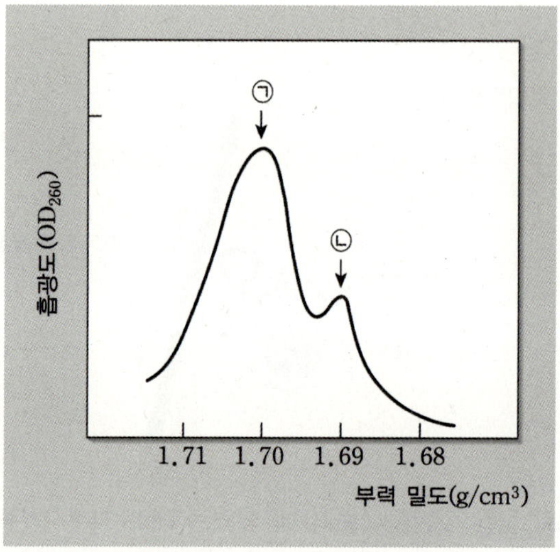

이에 대한 설명으로 옳은 것만을 〈보기〉에서 있는 대로 고른 것은?

보기

ㄱ. ㉠ DNA의 G−C 함량이 ㉡ DNA보다 크다.

ㄴ. ㉡은 항구적 이질 염색질(constitutive heterochromatin)이다.

ㄷ. 대장균(*E. coli*)을 이용하여 동일 실험을 수행하면, ㉡의 위치는 좀 더 오른쪽으로 이동한다.

① ㄱ ② ㄴ ③ ㄱ, ㄴ
④ ㄱ, ㄷ ⑤ ㄴ, ㄷ

1 X 3 학습법

풀이 날짜	/	/	/
나의 답			

129 지식 중심

다음은 양서류에서 난자형성과정의 전기 I에 있는 난모세포에 대한 자료이다.

- 이 시기에는 염색체들이 응축되는 대신 길게 늘어난다.
- 이 시기의 염색체에는 중앙의 응축되어 있는 중심축과 그로부터 풀려 뻗어 나온 많은 측면 고리(lateral loop)가 존재하는데, 그 모양이 램프브러시(lampbrush)와 유사하다.

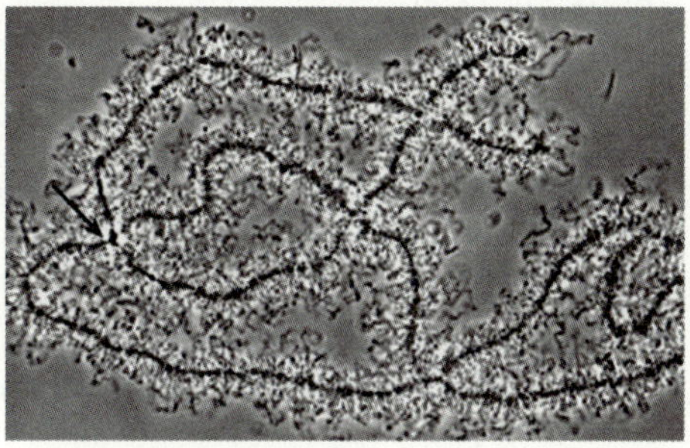

이에 대한 설명으로 옳은 것만을 〈보기〉에서 있는 대로 고른 것은?

보기

ㄱ. 중심축에는 동일한 DNA 분자가 1,000개 정도 존재한다.
ㄴ. 측면 고리는 염색체가 풀려 있는 부분이다.
ㄷ. 삼중수소 우리딘(^{3}H-uridine)를 이용하여 표지하면, 중심축보다는 고리 부분이 주로 표지된다.

① ㄴ　② ㄷ　③ ㄱ, ㄴ
④ ㄴ, ㄷ　⑤ ㄱ, ㄴ, ㄷ

1 X 3 학습법

풀이 날짜	/	/	/
나의 답			

130 지식 중심

다음은 닭에서 글로빈 유전자 발현과 관련한 자료이다.

〈자료〉

- 닭에서 수정 후 2~6일 사이에 배아의 헤모글로빈 유전자가 발현되어 헤모글로빈이 합성되며, 발생을 시작한 지 14일 후 배아의 헤모글로빈은 성체형의 헤모글로빈으로 대체된다.
- 적아세포는 적혈구의 선구세포이다.
- 다음은 닭의 글로빈 유전자 가계 구성원들(U, α^D, α^A)의 염색체 상에서의 상대적인 위치를 나타낸 것이다.

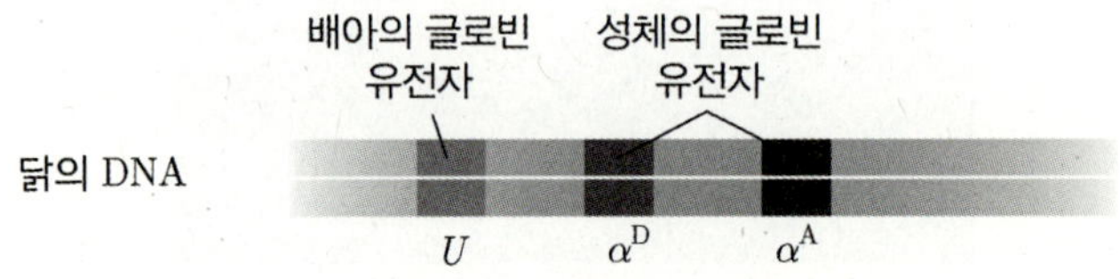

다음 중 DNase I에 민감한 부위를 가장 적절하게 표현한 것은? (단, ⬇은 DNase I에 민감한 부위를 나타낸 것이다.)

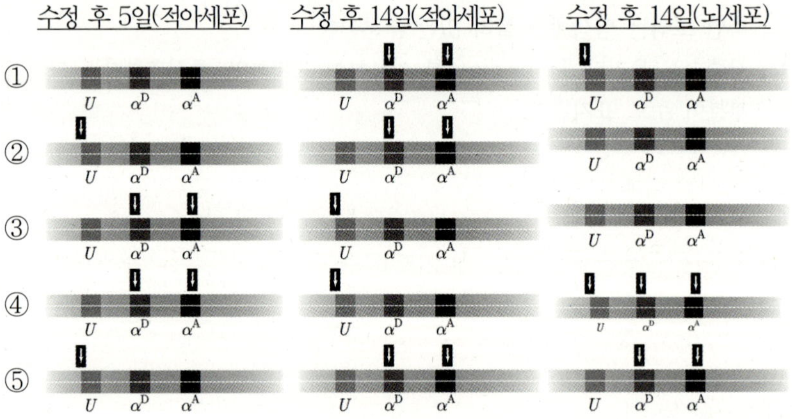

1 X 3 학습법			
풀이 날짜	/	/	/
나의 답			

131 지식 중심

그림 (가)는 진핵세포의 염색질에 존재하는 뉴클레오솜의 단면도를 나타낸 것이고, 그림 (나)는 2가지 유형의 염색질 구조가 상호 변환되는 것을 나타낸 것이다.

(가)

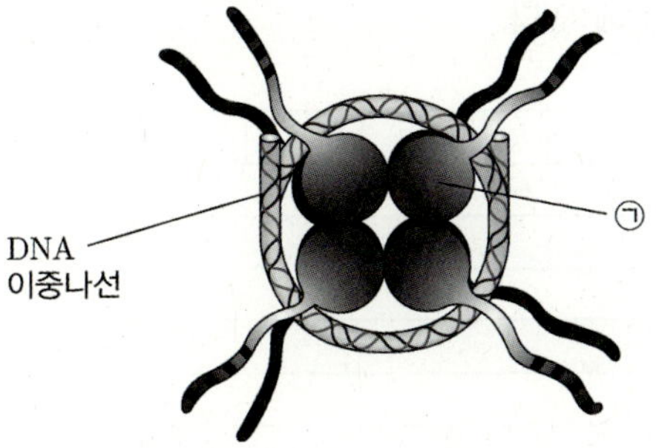

(나)

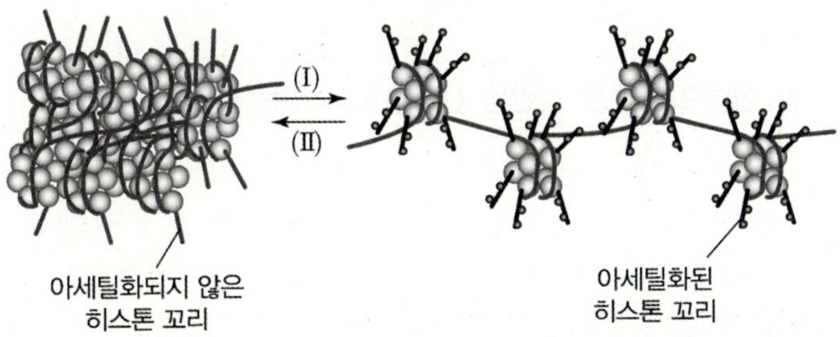

이에 대한 설명으로 옳은 것만을 〈보기〉에서 있는 대로 고른 것은?

보기

ㄱ. ㉠은 아스파르트산이나 글루탐산 같은 아미노산을 상대적으로 많이 함유하고 있다.

ㄴ. (Ⅰ) 과정은 유전자 발현을 억제시키고, (Ⅱ) 과정은 유전자 발현을 촉진시킨다.

ㄷ. 아세틸화된 히스톤 꼬리는 아세틸화되지 않은 히스톤 꼬리보다 DNA에 대한 친화력이 더 작다.

① ㄴ ② ㄷ ③ ㄱ, ㄷ
④ ㄴ, ㄷ ⑤ ㄱ, ㄴ, ㄷ

1 X 3 학습법

풀이 날짜	/	/	/
나의 답			

132 지식 중심

효모를 갈락토오스가 들어 있는 배지로 옮길 경우, 짧은 시간 내에 갈락토오스 대사에 관여하는 6가지 효소의 mRNA 양이 동시에 1,000배 이상 증가된다. 갈락토오스에 의해서 전사가 촉진되는 6개 효소를 암호화하고 있는 유전자는 그림과 같이 다른 염색체에 또는 동일 염색체의 서로 다른 곳에 있다.

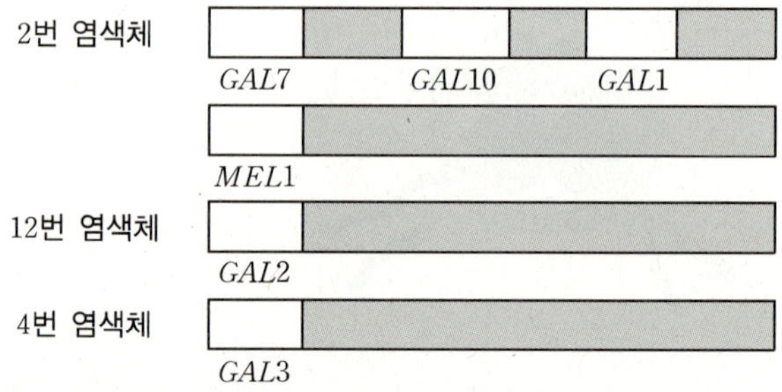

위 자료와 관련된 설명으로 옳은 것만을 〈보기〉에서 있는 대로 고른 것은?

보기

ㄱ. 갈락토오스가 존재할 경우 각 유전자는 RNA 중합효소 Ⅱ에 의하여 전사가 진행되다가 머리핀(hairpin) 구조에 의해 전사가 종결된다.

ㄴ. 6개 유전자는 공통된 특정 조합의 조절 요소를 가진다.

ㄷ. 2번 염색체 상에 존재하는 3개 유전자는 하나의 프로모터에 의해 함께 전사될 것이다.

① ㄴ　② ㄷ　③ ㄱ, ㄴ　④ ㄴ, ㄷ　⑤ ㄱ, ㄴ, ㄷ

1 X 3 학습법

풀이 날짜	/	/	/
나의 답			

133 지식 중심

다음은 동물세포에서 비암호성 RNA(noncoding RNA)에 의해 유전자의 발현이 조절되는 기작을 모식적으로 나타낸 것이다.

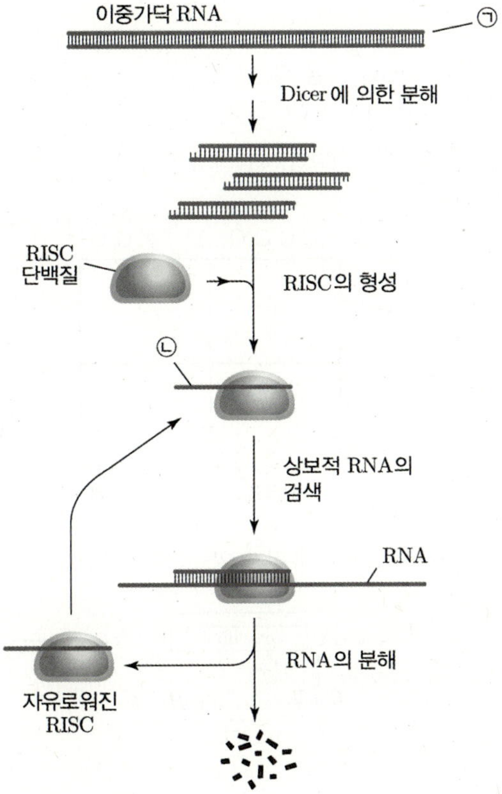

이에 대한 설명으로 옳은 것만을 <보기>에서 있는 대로 고른 것은?

보기
ㄱ. 세포에 감염한 바이러스의 증식과정 중에 ㉠이 생성될 수 있다. ㄴ. ㉡은 miRNA이다. ㄷ. 위의 기작은 바이러스 감염에 대한 방어기작으로 이용될 수 있다.

① ㄱ ② ㄱ, ㄴ ③ ㄱ, ㄷ
④ ㄴ, ㄷ ⑤ ㄱ, ㄴ, ㄷ

1 X 3 학습법			
풀이 날짜	/	/	/
나의 답			

134 추론 중심

다음은 닭의 α 글로빈 유전자에 특이적인 혼성화 탐침을 이용하여 수행한 서던블롯팅 실험이다.

〈자료〉

- 제한효소 *Msp* I 은 CCGG 서열 혹은 C^{m}CGG 서열을 인식하여 절단한다. (단, ^{m}C는 메틸화된 시토신이다.)
- 제한효소 *Hpa* II 은 CCGG 서열은 인식하여 절단할 수 있지만 C^{m}CGG 서열을 절단하지 못한다.

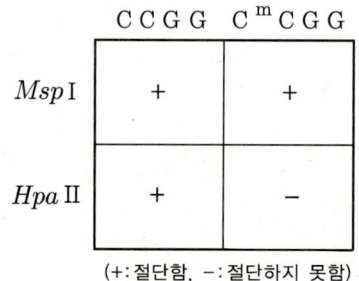

	C C G G	C^{m}C G G
Msp I	+	+
Hpa II	+	−

(+: 절단함, −: 절단하지 못함)

- CCGG 서열은 닭의 α 글로빈 유전자 양 옆에 존재한다.

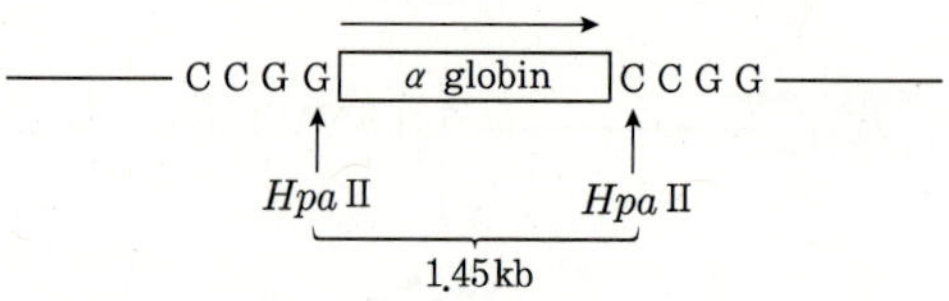

〈실험 과정〉

(가) 닭의 적혈구와 뇌세포에서 유전체 DNA(genomic DNA)를 각각 분리하였다.
(나) 분리한 각 유전체 DNA에 제한효소 *Msp* I 혹은 *Hpa* II 를 각각 처리하였다.
(다) (나)의 반응산물을 전기영동을 이용하여 분리한 후, NC 여과지로 블롯팅하였다.
(라) 닭의 α 글로빈 유전자를 혼성화 탐침으로 이용하여 혼성화 시킨 후, 자기방사법으로 확인하였다.

〈실험 결과〉

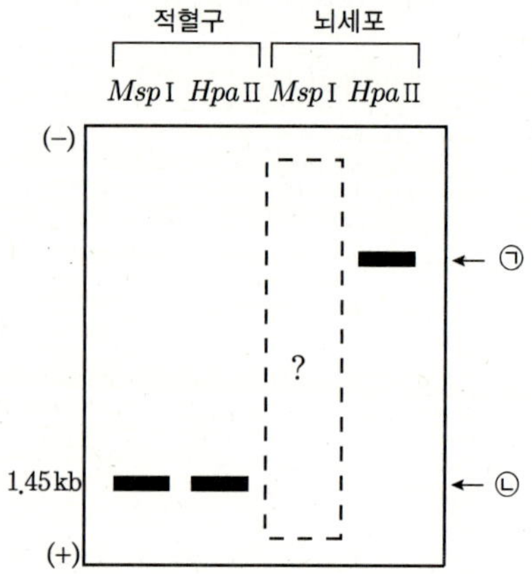

1 X 3 학습법

풀이 날짜	/	/	/
나의 답			

이에 대한 설명으로 옳은 것만을 〈보기〉에서 있는 대로 고른 것은?

보기

ㄱ. 뇌세포에서 Msp I 의 결과는 ㉠과 ㉡ 위치 모두에서 밴드가 검출된다.
ㄴ. α 글로빈 유전자는 적혈구에서는 발현되지만 뇌에서는 발현되지 않는다.
ㄷ. CCGG 서열은 α 글로빈 유전자 내에는 존재하지 않는다.

① ㄱ ② ㄴ ③ ㄱ, ㄴ
④ ㄴ, ㄷ ⑤ ㄱ, ㄴ, ㄷ

135 추론 중심

생쥐의 세포에서 분리된 분화에 관여하는 유전자 X의 발현 특성을 이해하기 위해 수행한 실험이다.

〈실험 과정〉

(가) 생쥐로부터 유전자 X를 클로닝한 후, 유전자 X의 조절부위로부터 다음과 같은 4종류의 절편(Ⅰ ~ Ⅳ)을 얻었다.

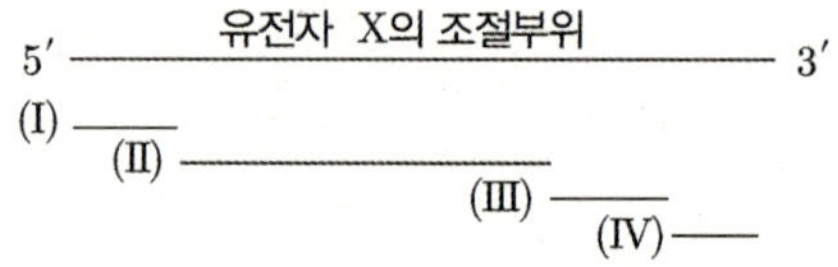

(나) (가)에서 얻은 각 절편을 서로 다른 조합(조합 ㉠~㉩)으로 연결한 후, *lacZ* 유전자의 암호화부위와 연결한 재조합 DNA를 제작하였다.

(다) (나)에서 얻은 각 재조합 DNA를 생쥐의 4가지 유형의 세포(A~D)에 각각 도입한 후, 각 세포에서 β-갈락토시다아제의 발현 정도를 조사하였다.

〈실험 결과〉

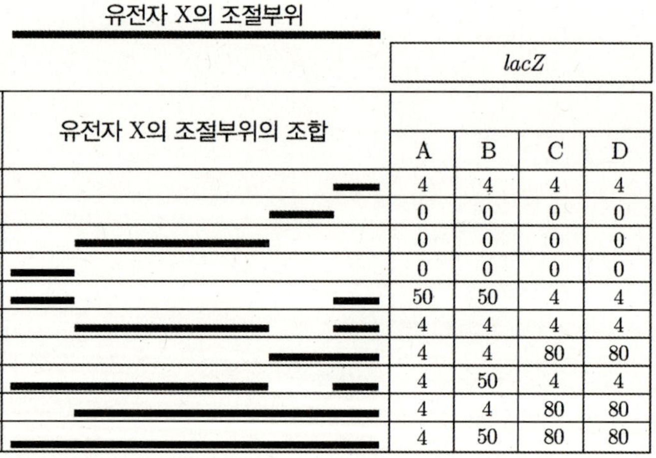

재조합 DNA	유전자 X의 조절부위의 조합	A	B	C	D
㉠		4	4	4	4
㉡		0	0	0	0
㉢		0	0	0	0
㉣		0	0	0	0
㉤		50	50	4	4
㉥		4	4	4	4
㉦		4	4	80	80
㉧		4	50	4	4
㉨		4	4	80	80
㉩		4	50	80	80

이에 대한 설명으로 옳은 것만을 〈보기〉에서 있는 대로 고른 것은?

보기

ㄱ. 세포 A와 B에는 절편 (Ⅰ)에 결합하는 활성자 단백질이 존재한다.
ㄴ. 유전자 X의 조절부위에는 프로모터 이외에 적어도 서로 다른 3종류의 조절요소가 존재한다.
ㄷ. 절편 (Ⅱ)는 세포 A와 D에서 모두 유전자 X의 발현을 억제한다.

① ㄱ　② ㄴ　③ ㄱ, ㄴ
④ ㄴ, ㄷ　⑤ ㄱ, ㄴ, ㄷ

1 X 3 학습법

풀이 날짜	/	/	/
나의 답			

136 추론 중심

다음은 당질코르티코이드 수용체(glucocorticoid receptor; GR)의 특성과 조절 방식을 이해하기 위해 수행한 실험이다.

〈실험 과정〉

(가) 당질코르티코이드 수용체의 DNA-결합영역 대신에 LexA 단백질의 DNA-결합영역을 가지는 키메라 수용체 단백질을 생산할 수 있는 재조합 발현벡터(Ⅰ)를 제작하였다.

(나) 보고자 유전자(reporter gene, CAT)에 프로모터, 그리고 LexA의 DNA-결합영역의 결합부위가 연결된 재조합 DNA(Ⅱ)를 제작하였다.

(다) 재조합 DNA(I)과 (Ⅱ)를 세포 X에 동시에 형질전환(cotransfection) 시켰다.

(라) 당질코르티코이드가 있는 조건(처리)과 없는 조건(비처리)에서, 키메라 수용체의 세포 내 위치와 CAT 보고자 유전자의 발현여부를 각각 조사하였다. (단, 키메라 수용체가 재조합 DNA Ⅱ에 결합하면 CAT 단백질이 생산된다.)

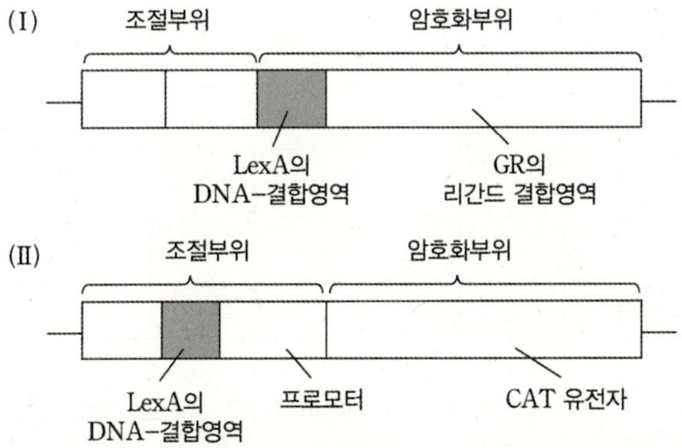

〈실험 결과〉

	키메라 수용체의 위치		CAT 활성
	세포질	핵	
비처리	○	×	×
처리	×	○	○

이에 대한 설명으로 옳은 것은?

① GR은 당질코르티코이드가 없을 때 리간드결합영역이 DNA 결합영역과 결합하고 있어 전사활성을 나타내지 못한다.

② 재조합 DNA Ⅰ을 제작할 때, 소포체 신호서열이 포함되도록 제작해야 한다.

③ 실험에 사용한 세포의 핵에는 정상적으로 발현이 조절되는 CAT 유전자가 존재한다.

④ 당질코르티코이드 처리는 세포 X에서 키메라수용체가 세포질에서 핵으로 이동하게 한다.

⑤ 당질코르티코이드는 세포막에 존재하는 수용체와 결합하여 신호전달경로를 활성화시킨다.

Ⅱ 유전학

1 X 3 학습법

풀이 날짜	/	/	/
나의 답			

137 추론 중심

다음은 유전자 X의 발현에 대해 이해하기 위해 수행한 실험이다. (단, ΔX는 유전자 X의 조절부위 서열 일부에서 결실이 일어난 유전자이다.)

〈실험 과정〉

(가) 상피조직으로부터 유전자 X와 ΔX의 조절부위만을 각각 분리하였다.

(나) 분리한 X의 조절부위 중 일부만 방사성동위원소로 표지하였다.

(다) 세포 Y의 핵에서 단백질(핵 추출물)을 분리하였다.

(라) (가)~(나)에서 얻은 조절부위, (다)에서 분리한 핵추출물, 단백질 A, 항-단백질 A 항체를 아래와 같은 조합으로 섞어주었다.

실험	Ⅰ	Ⅱ	Ⅲ	Ⅳ	Ⅴ	Ⅵ
핵추출물	−	−	+	+	+	+
단백질 A	−	+	−	−	−	−
유전자 X 조절부위(방사성 표지)	+	+	+	+	+	+
다량의 유전자 X 조절부위 (방사성 비표지)	−	−	−	+	−	−
다량의 유전자 ΔX 조절부위 (방사성 비표지)	−	−	−	−	+	−
항-단백질 A 항체	−	−	−	−	−	+

(마) Ⅰ~Ⅵ 반응물을 아가로오스 겔에 첨가(loading)한 후 전기장을 걸어주어 분리하였다.

(바) 전기영동이 끝난 겔에 존재하는 DNA를 나일론 막(nylon memb rane)으로 블롯팅한 후, X-선 필름을 감광시키고 현상하였다.

〈실험 결과〉

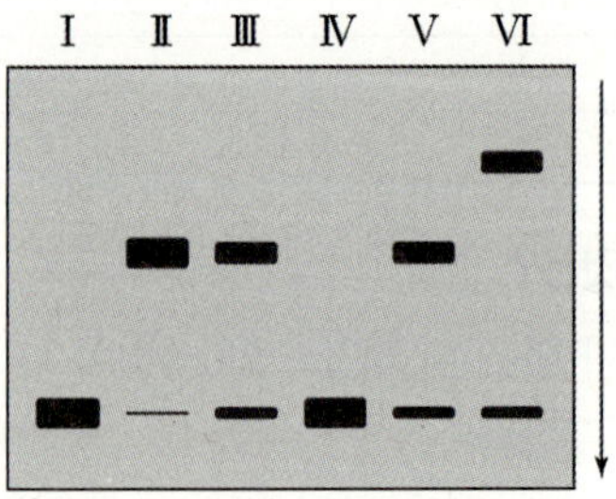

1 X 3 학습법

풀이 날짜	/	/	/
나의 답			

이에 대한 설명으로 옳은 것만을 〈보기〉에서 있는 대로 고른 것은?

보기

ㄱ. 단백질 A는 유전자 X의 조절부위에 직접 결합한다.
ㄴ. ΔX의 결실부위에 단백질 A의 결합자리가 존재한다.
ㄷ. 세포 Y의 핵추출물에는 단백질 A가 존재한다.

① ㄱ ② ㄷ ③ ㄱ, ㄴ
④ ㄱ, ㄷ ⑤ ㄱ, ㄴ, ㄷ

138 추론 중심

다음은 암세포주 Y를 이용하여 수행한 실험이다.

〈실험 과정〉

(가) 정상적인 유전자 *X*(항체 중사슬을 암호화하는 유전자)를 갖는 재조합 플라스미드 벡터(Ⅰ)를 제조하였다.

(나) 변형된 유전자 *X*를 갖는 재조합 플라스미드 벡터(Ⅱ, Ⅲ, Ⅳ)를 제조하였다.

(다) 각 재조합 벡터를 암세포주 Y에 각각 형질전환 시킨 후, 세포에 발현된 단백질 X의 양을 각각 조사하였다.

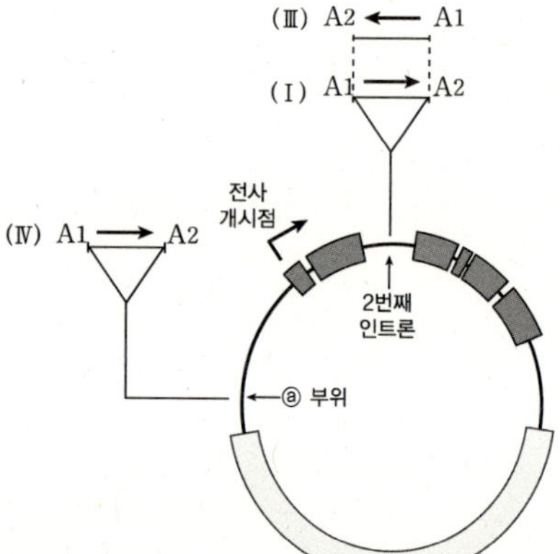

(Ⅰ) 2번째 인트론에 A1 → A2 부위 존재

(Ⅱ) 2번째 인트론에 A1 → A2 부위 제거

(Ⅲ) 2번째 인트론에 A1 → A2 부위가 거꾸로 위치

(Ⅳ) 2번째 인트론에 A1 → A2 부위를 ⓐ부위로 이동시킴

〈실험 결과〉

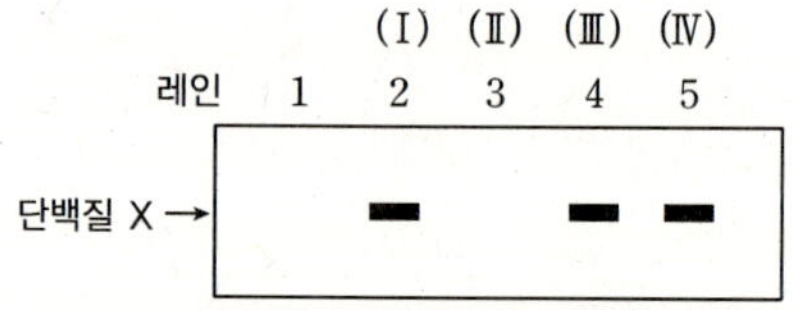

레인1은 재조합벡터로 형질전환시키지 않은 암세포주 Y에서 추출한 단백질을 이용하였음.

이에 대한 설명으로 옳은 것만을 〈보기〉에서 있는 대로 고른 것은? (단, 암세포주 Y에서 유전자 X는 결실되어 있다.)

보기

ㄱ. 암세포주 Y에는 유전자 *X*의 전사인자가 존재 한다.

ㄴ. 2번째 인트론의 A1 → A2 부위를 ⓐ 부위에 거꾸로 위치시키면 유전자 *X*는 발현되지 않을 것이다.

ㄷ. 실험에서 사용한 암세포주 Y는 $CD8^+$ T 세포 유래의 암세포일 것이다.

① ㄱ ② ㄴ ③ ㄷ ④ ㄱ, ㄴ ⑤ ㄱ, ㄷ

1 X 3 학습법

풀이 날짜	/	/	/
나의 답			

139 추론 중심

다음은 단백질 키나아제 유전자 ㉠의 발현조절에 대해 이해하기 위해 수행한 실험이다.

〈자료〉

- 단백질 키나아제 유전자 ㉠은 3개의 엑손(1~3)과 2개의 인트론으로 구성되어 있다.

〈실험 과정〉

(가) 유전자 ㉠의 일부 엑손과 인트론이 포함되도록 아래와 같이 3종류의 재조합 벡터(A~C)를 각각 제작하였다. (단, P는 프로모터를 나타내고, V5는 면역침전을 위한 꼬리표 역할을 하는 부분이다.)

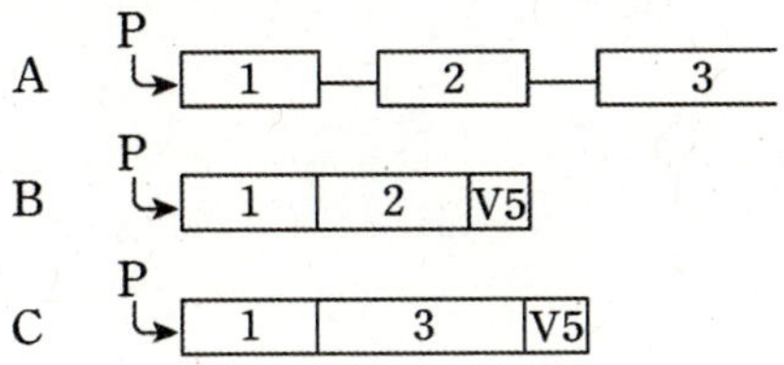

(나) 3종류의 재조합 벡터(A~C)를 근육세포와 섬유아세포에 각각 도입시킨 후, 합성된 단백질의 크기를 조사하고(Ⅰ) 2종류 기질(X, Y)에 대한 키나아제 활성을 각각 측정하였다(Ⅱ). (단, Neg는 음성 대조군을 의미한다.)

〈실험 결과〉

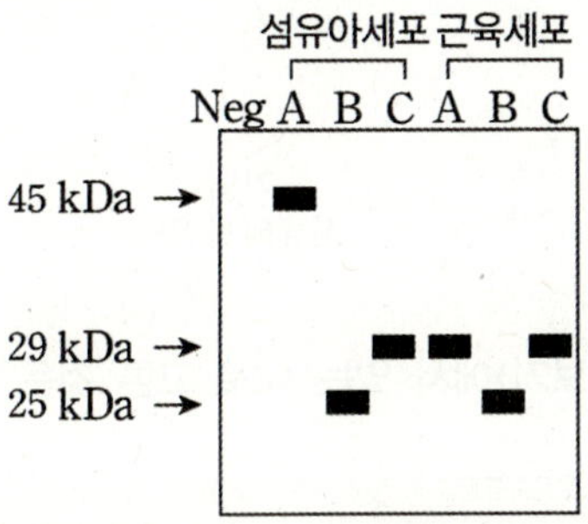

(Ⅰ)

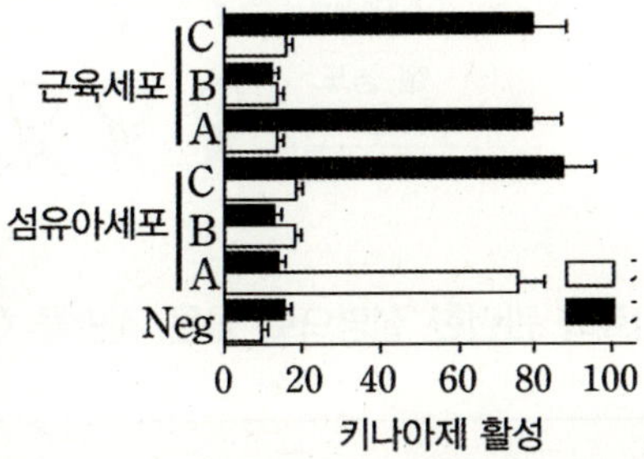

(Ⅱ)

이에 대한 설명으로 옳은 것만을 〈보기〉에서 있는 대로 고른 것은?

보기

ㄱ. 근육세포에서 유전자 ㉠의 mRNA 스플라이싱 과정 중에 엑손이 하나 제거되어 키나아제 활성이 결손된다.

ㄴ. 섬유아세포에서 엑손 2는 단백질 키나아제의 기질 인식에 영향을 준다.

ㄷ. 근육세포에서 유전자 ㉠의 산물은 기질 X만을 특이적으로 이용한다.

① ㄱ　② ㄴ　③ ㄷ
④ ㄱ, ㄴ　⑤ ㄱ, ㄷ　⑥ ㄴ, ㄷ

Ⅱ 유전학

1 X 3 학습법

풀이 날짜	/	/	/
나의 답			

140 추론 중심

철 저장 단백질과 철 도입-수송 단백질의 발현은 세포의 철 수준에 따라 조절된다. 그림 (가)와 (나)는 세포 X에서 철 반응요소-결합 단백질(IRE-BP)에 의해 철 저장 단백질과 철 도입-수송 단백질의 mRNA가 조절되는 것을 각각 모식적으로 나타낸 것이다(단, AU-풍부 서열은 mRNA의 분해를 촉진하는 신호이다).

(가)

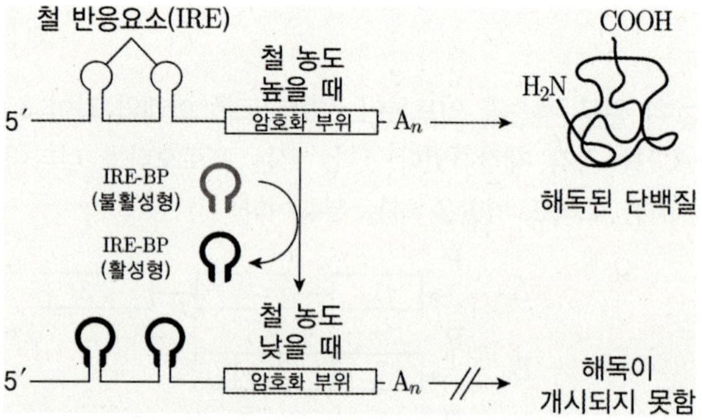

(나)

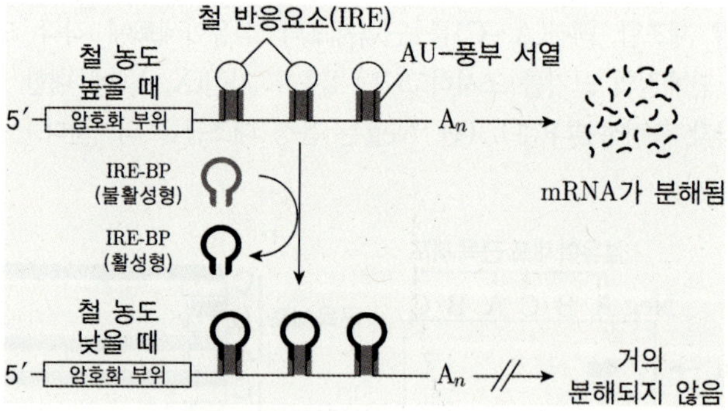

위의 자료와 관련한 설명으로 옳은 것만을 〈보기〉에서 있는 대로 고른 것은?

보기

ㄱ. (가)는 철 저장 단백질에 대한 조절을, (나)는 철 도입-수송 단백질에 대한 조절을 나타낸 것이다.

ㄴ. IRE가 3′ UTR 지역에 있는 경우 mRNA의 번역이 억제된다.

ㄷ. 세포 X에서 철 저장 단백질 mRNA를 분리한 후 노던블롯팅을 수행할 때, 철의 농도가 높을수록 더 두꺼운 밴드를 검출할 수 있을 것이다.

① ㄱ　② ㄱ, ㄴ　③ ㄱ, ㄷ
④ ㄴ, ㄷ　⑤ ㄱ, ㄴ, ㄷ

1 X 3 학습법			
풀이 날짜	/	/	/
나의 답			

141 지식 중심

다음은 세균을 이용하여 외래 단백질(foreign protein)을 대량 생산하는 유전공학 기술과 관련한 자료이다.

〈자료〉

- 발현벡터 X에는 제한효소 *Bam*HI 인식서열이 한 곳에만 존재한다.
- 다음은 발현벡터 X를 이용하여 세균 Y에서 외래 단백질을 생산하는 과정을 모식적으로 나타낸 것이다. ㉡과 ㉢은 전사종결서열과 리보솜 결합서열 중 어느 하나이다.

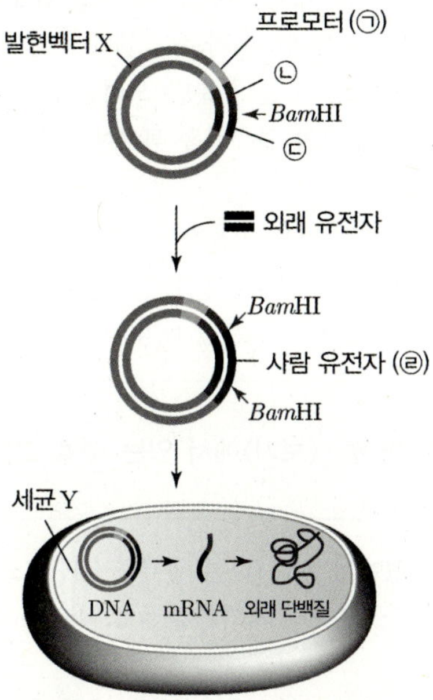

이에 대한 설명으로 옳은 것만을 〈보기〉에서 있는 대로 고른 것은?

보기

ㄱ. 전사 개시 시 ㉠에 RNA 중합효소 Ⅱ가 결합한다.
ㄴ. ㉡은 리보솜 결합서열이고 ㉢은 전사종결서열이다.
ㄷ. ㉣은 세포의 핵에 존재하는 DNA에서 분리한 유전자이다.

① ㄱ　② ㄴ　③ ㄷ
④ ㄱ, ㄴ　⑤ ㄴ, ㄷ

1 X 3 학습법

풀이 날짜	/	/	/
나의 답			

142 지식 중심

다음은 재조합 DNA를 제작하기 위해 수행하는 실험 과정이다.

〈실험 과정〉

(가) 대장균 세포에서 벡터로 이용되는 플라스미드 DNA를 분리한 후, 적절한 제한효소를 넣고 1시간 동안 반응시킨다.
(나) 페놀 추출법과 에탄올 침전법을 이용하여 제한절편을 회수한다.
(다) 회수한 DNA 절편에 포스파타아제(calf intestinal phosphatase)를 넣고 30분간 반응시킨다.
(라) (다)의 반응액에 SDS와 EDTA, proteinase K를 첨가한 후, 30분간 배양한다.
(마) 반응산물을 낮은 온도에서 녹는 아가로스 겔에서 전기영동법으로 분리한 후 플라스미드 DNA가 들어있는 겔 부분만 오려낸다.
(바) 오려낸 겔과 겔의 5배 부피의 완충액을 튜브에 넣은 후 65℃에서 5분간 배양한다.
(사) 페놀 추출법과 에탄올 침전법을 이용하여 DNA만 분리한다.
(아) (마)에서 준비한 플라스미드 DNA에 제한효소를 처리한 외래 유전자와 T4 DNA 리가아제(ligase)를 넣고 10분간 배양하여 재조합 DNA를 제작한다.

이에 대한 설명으로 옳은 것만을 〈보기〉에서 있는 대로 고른 것은?

보기

ㄱ. (가)와 (아) 과정에서 서로 다른 종류의 제한효소를 사용할 수 있다.
ㄴ. (다) 과정은 플라스미드의 자가연결(self-ligation)을 억제하기 위해 필요하다.
ㄷ. 외래 유전자에 대해서도 (다)~(마) 과정을 수행하면 더 많은 재조합 DNA를 얻을 수 있다.
ㄹ. (아) 과정에서 플라스미드 DNA와 외래 유전자를 동일 몰수로 이용하는 것보다 외래 유전자의 몰수를 3배 더 많게 이용하면, 더 많은 재조합 DNA를 얻을 수 있다.

① ㄱ, ㄴ　② ㄴ, ㄷ　③ ㄷ, ㄹ
④ ㄴ, ㄷ, ㄹ　⑤ ㄱ, ㄴ, ㄹ

1 X 3 학습법

풀이 날짜	/	/	/
나의 답			

143 지식 중심

다음은 *Agrobacterium tumefaciens* 세균에 의해 뿌리혹인 근두암종이 형성되는 과정을 모식적으로 나타낸 것이다.

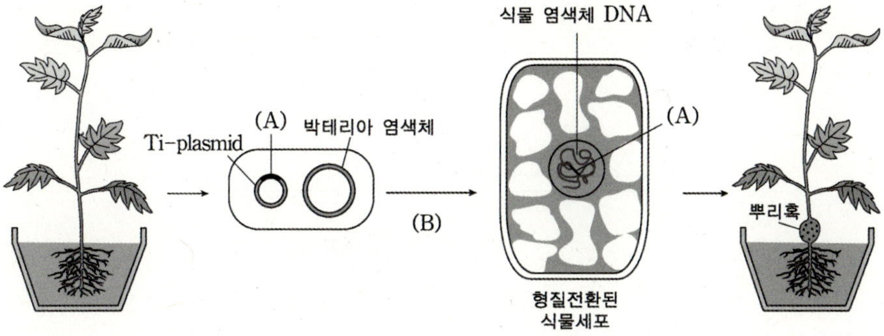

이에 대한 설명으로 옳은 것만을 〈보기〉에서 있는 대로 고른 것은?

보기

ㄱ. 유전공학에 이용하고자 할 때, (A)에는 식물의 복제원점이 반드시 존재해야 한다.

ㄴ. (B) 과정에서 Ti-plasmid가 이동하여 식물체 핵의 T-DNA를 식물체 염색체 내로 삽입시킨다.

ㄷ. (A)로 형질전환된 식물세포는 옥신과 시토키닌을 대량으로 생성하여 식물세포의 분열을 촉진시킨다.

① ㄱ　② ㄴ　③ ㄷ
④ ㄱ, ㄷ　⑤ ㄱ, ㄴ, ㄷ

1 X 3 학습법

풀이 날짜	/	/	/
나의 답			

144 지식 중심

그림은 유전자 X의 mRNA를 주형으로 영역 Y를 증폭하는 과정을 나타낸 모식도이다.

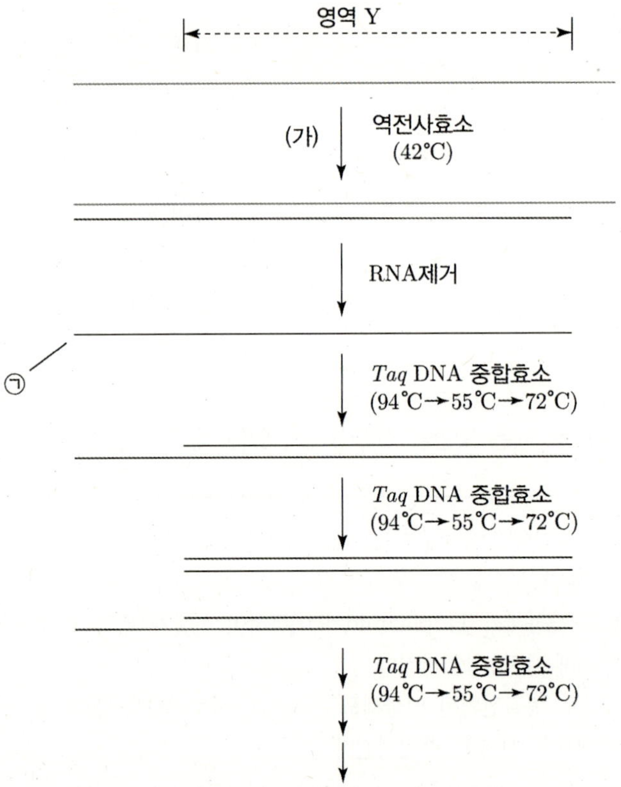

이에 대한 설명으로 옳은 것은?

① 증폭하고자 하는 영역의 dsDNA 산물은 PCR의 3번째 사이클(cycle)에서 최초로 생성된다.
② (가) 과정에 단위체로 GTP, CTP, ATP, TTP를 사용한다.
③ ㉠은 3′ 말단이다.
④ (가) 과정에서 유전자 X의 mRNA 서열에 특이적인 프라이머를 반드시 사용해야 한다.
⑤ PCR 산물에서 인트론 서열이 발견된다.

1 X 3 학습법

풀이 날짜	/	/	/
나의 답			

145 지식 중심

다음은 벡터 pBR322 플라스미드 벡터를 이용하여 수행한 실험이다.

〈자료〉

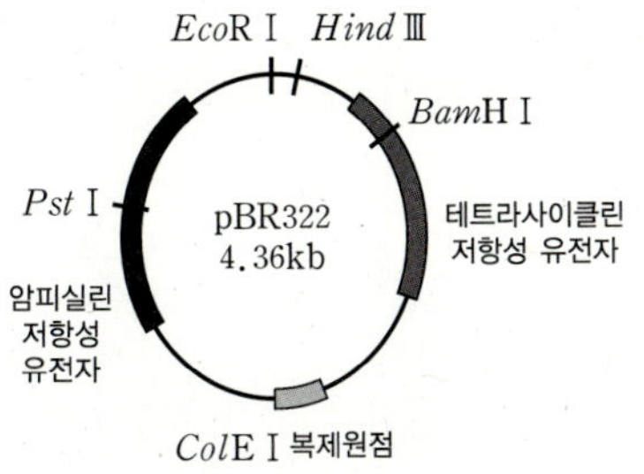

〈실험 과정〉

(가) 대장균에서 pBR322 벡터를 분리하였다.
(나) 분리한 pBR322 벡터를 제한효소 *Eco*R I으로 절단하였다.
(다) (가)에서 분리한 pBR322 벡터를 제한효소 *Eco*R I과 *Bam*H I으로 동시에 절단하였다.
(라) (가), (나), (다)의 pBR322 벡터를 전기영동을 이용하여 분리하였다.

〈실험 결과〉

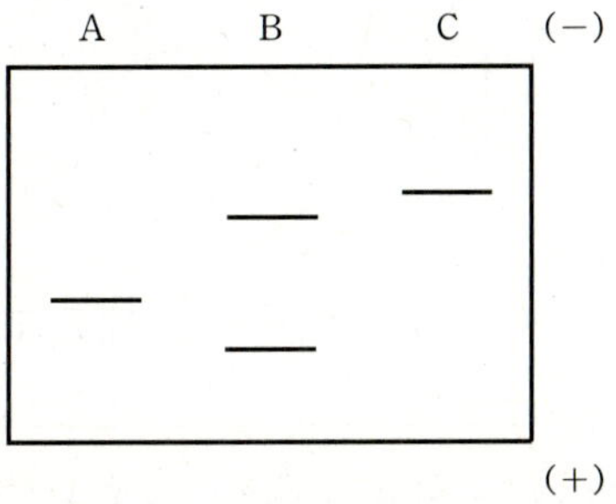

이에 대한 설명으로 옳은 것만을 〈보기〉에서 있는 대로 고른 것은? (단, 효소를 처리하기 전 벡터는 초나선(supercoiled) DNA이다.)

보기

ㄱ. (가)의 전기영동 결과는 레인(lane) C이다.
ㄴ. (다)의 전기영동 결과는 레인(lane) B이다.
ㄷ. 대장균에서 분리한 pBR322 벡터에 위상이성질화효소 Ⅱ(topoisomerase Ⅱ)를 처리해준 후 전기영동하면, 레인(lane) A의 밴드 위치보다 더 아래쪽에서 밴드가 나타날 것이다.

① ㄱ ② ㄴ ③ ㄷ
④ ㄱ, ㄴ ⑤ ㄴ, ㄷ

1 X 3 학습법

풀이 날짜	/	/	/
나의 답			

146 지식 중심

그림은 3가지 유형의 블롯팅(blotting) 기술을 비교해 놓은 것이다. (단, (가)~(다)는 각각 노던블롯팅(northern blotting), 웨스턴블롯팅(western blotting), 서던블롯팅(southern blotting)을 순서대로 나타낸 것이고, ㉠~㉢은 분석 대상 물질이다.)

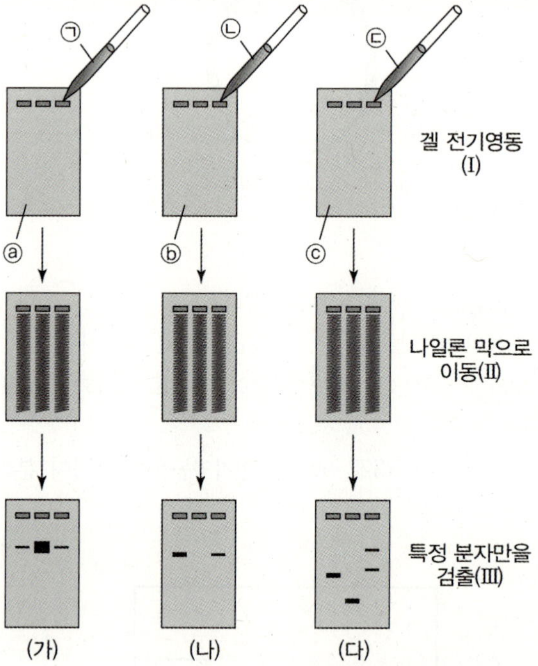

이에 대한 설명으로 옳은 것만을 〈보기〉에서 있는 대로 고른 것은?

보기

ㄱ. ㉠에는 RNA가 들어 있고, ㉢에는 DNA가 들어 있다.
ㄴ. (나)의 Ⅲ 과정에서 특정 분자만을 검출하기 위해 동위원소로 표지된 cDNA를 이용한다.
ㄷ. 겔 ⓐ ~ 겔 ⓒ 중에서 겔 ⓑ에만 SDS가 들어 있다.

① ㄱ　② ㄷ　③ ㄱ, ㄴ
④ ㄱ, ㄷ　⑤ ㄴ, ㄷ

1 X 3 학습법

풀이 날짜	/	/	/
나의 답			

147 지식 중심

다음 그림 (가)는 단순반복서열(STR)의 반복수가 다른 3종류의 대립유전자(A~C)를 도식적으로 나타낸 것이고, 그림 (나)는 어느 가계의 구성원 중 ㉠과 ㉡의 DNA를 분리한 후 2종류 프라이머(프라이머 X, 프라이머 Y)를 이용하여 PCR을 수행한 결과이다.

(가)

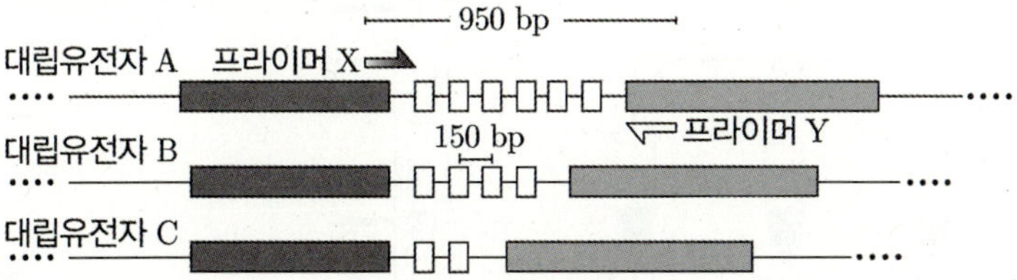

(나)

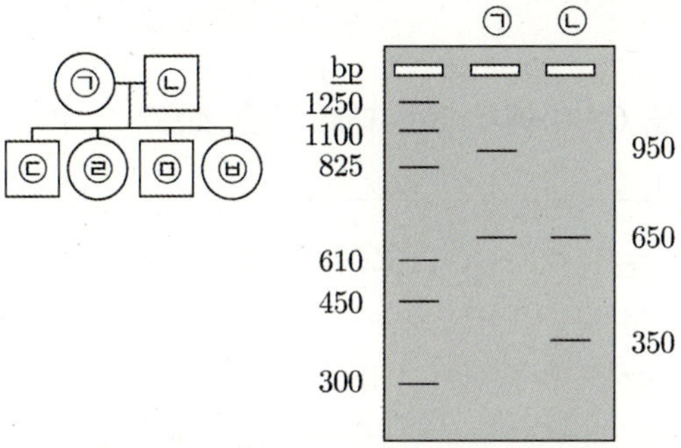

다음 중 가계의 구성원 ㉢~㉥으로부터 DNA를 분리한 후, 프라이머 X와 프라이머 Y를 이용하여 PCR을 수행했을 때 관찰될 수 없는 것은? (단, ㉠~㉥은 염색체 돌연변이를 가지지 않는다.)

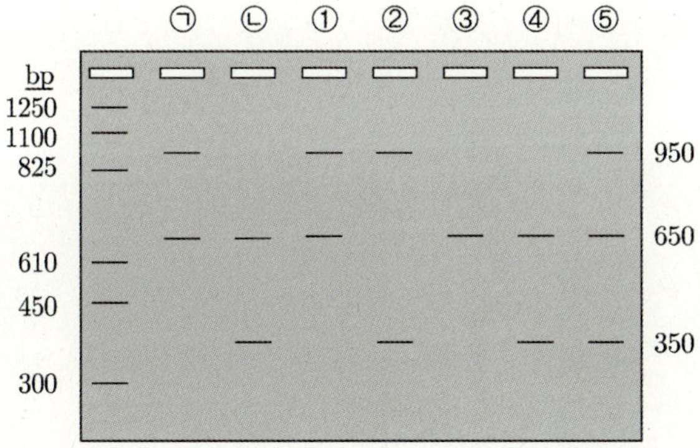

II 유전학

1 X 3 학습법

풀이 날짜 / / /

나의 답

148 지식 중심

다음은 디데옥시(dideoxy) 방법을 이용하여 어떤 DNA의 염기 서열을 조사한 결과이다.

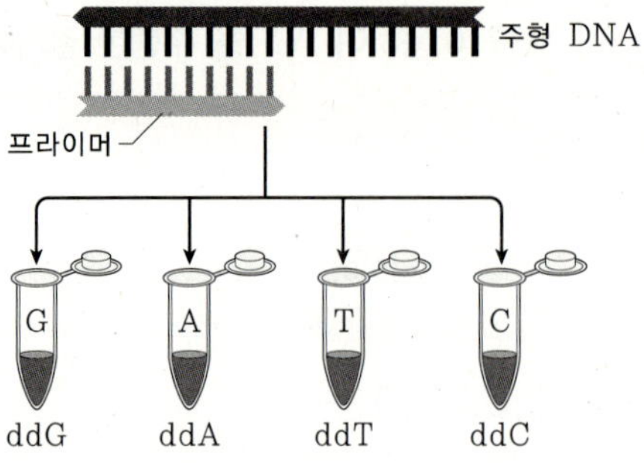

〈실험 과정〉

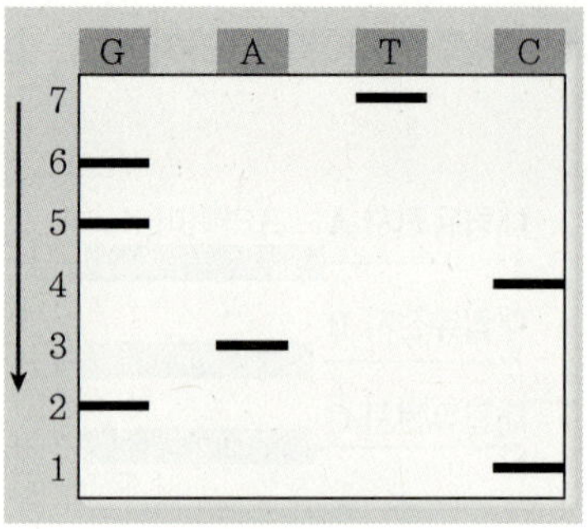

〈전기영동 결과〉

이에 대한 설명으로 옳은 것만을 〈보기〉에서 있는 대로 고른 것은?

보기

ㄱ. 주형 DNA의 염기 순서는 5′-GCTGCCA-3′이다.
ㄴ. 전기영동 시 DNA 분자는 (+)극으로 이동한다.
ㄷ. 디데옥시리보뉴클레오시드 3-인산이 사용된다.

① ㄱ　　② ㄴ　　③ ㄱ, ㄷ
④ ㄴ, ㄷ　　⑤ ㄱ, ㄴ, ㄷ

1 X 3 학습법

풀이 날짜	/	/	/
나의 답			

149 추론 중심

다음은 유전체 DNA(geneomic DNA)**를 이용하여 유전체 도서관**(genomic library)**을 제작하는 과정 (가)와** cDNA**를 이용하여** cDNA **도서관**(cDNA library)**을 제작하는 과정 (나)를 각각 나타낸 것이다.**

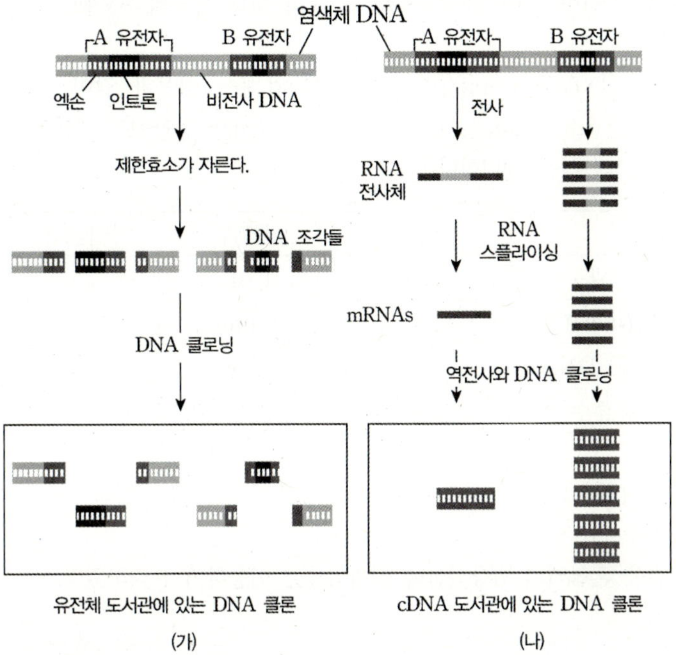

유전체 도서관의 특성에 해당하는 것만을 〈보기〉에서 있는 대로 고른 것은?

보기

ㄱ. 모든 유전자를 포함한다.
ㄴ. 인트론 부위에 존재하는 레트로트랜스포존(retrotransposon)에 대한 연구를 할 수 있다.
ㄷ. 원핵생물에 도입하여 기능적인 유전자 산물을 얻을 수 있다.
ㄹ. 서로 다른 조직에서 발현되는 유전자를 확인할 수 있다.

① ㄱ, ㄴ ② ㄱ, ㄹ ③ ㄴ, ㄷ
④ ㄷ, ㄹ ⑤ ㄱ, ㄴ, ㄹ

1 X 3 학습법			
풀이 날짜	/	/	/
나의 답			

150 추론 중심

다음은 SV40 바이러스를 이용하여 수행한 실험이다.

〈실험 과정〉

(가) SV40 바이러스 배양액으로부터 0.25 μg/μL 농도의 SV40 DNA를 분리하였다.

(나) 분리한 DNA와 1 unit/μL 농도의 *Hind* Ⅲ를 다음과 같이 혼합해주었다. (단, 제한효소 1 unit는 1 μg의 DNA를 1시간 동안 모두 절단할 수 있는 제한효소의 양을 의미한다.)

	실험(Ⅰ)	실험(Ⅱ)	실험(Ⅲ)
10X 완충액	1 μL	1 μL	1 μL
Hind Ⅲ	−	1 unit	0.2 unit
SV40 DNA	1 μg	1 μg	1 μg
증류수	총 부피가 10 μL가 되도록 넣어줌		

(다) 실험 (Ⅰ)과 (Ⅱ)는 37℃에서 1시간 동안 반응시켰고, 실험 (Ⅲ)는 30분 동안 반응시켰다.

(라) 각 반응 혼합액의 반응산물을 전기영동을 이용하여 분리하였다.

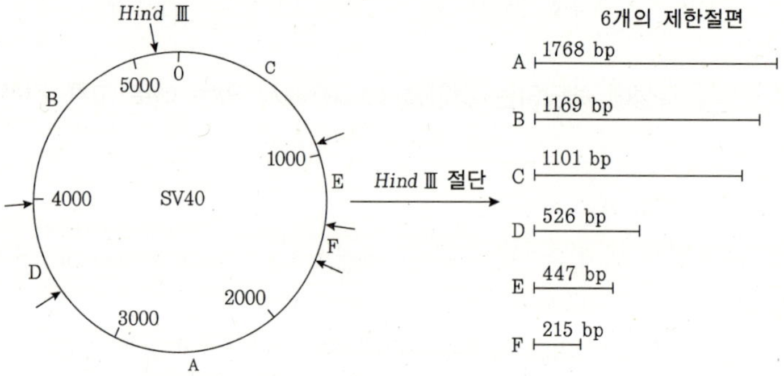

〈실험 결과〉

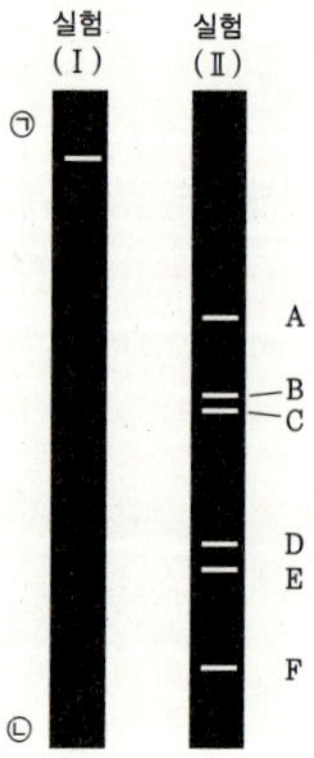

이에 대한 설명으로 옳은 것만을 〈보기〉에서 있는 대로 고른 것은?

보기

ㄱ. 실험(Ⅲ)에서 필요한 증류수의 양은 4 μL 이다.
ㄴ. ㉠은 (+)극이고, ㉡은 (−)극이다.
ㄷ. 실험(Ⅲ)의 결과에서 2,270 bp 크기의 밴드가 관찰될 수 있다.

① ㄱ ② ㄷ ③ ㄱ, ㄴ
④ ㄱ, ㄷ ⑤ ㄴ, ㄷ

151 추론 중심

다음은 애기장대의 줄기생장과 관련된 유전자의 유전자형을 파악하기 위해 수행한 실험이다.

〈자료〉

- 유전자 A는 애기장대의 줄기생장이 정상적으로 일어나게 한다.
- 애기장대에 유전자 A가 없으면 키가 작은 표현형이 나타난다.

〈실험 과정〉

(가) 애기장대에 아그로박테리아를 감염시켜, 유전자 A의 중간부위에 T－DNA가 삽입된 형질전환체를 얻었다.

(나) (가)에서 얻은 형질전환체를 자가수분 시켜 3종류의 자손 (Ⅰ), (Ⅱ), (Ⅲ)을 얻었다.

(다) 각 자손의 유전자형을 확인하기 위해 3종류 프라이머 1, 2, 3을 제작하였다.

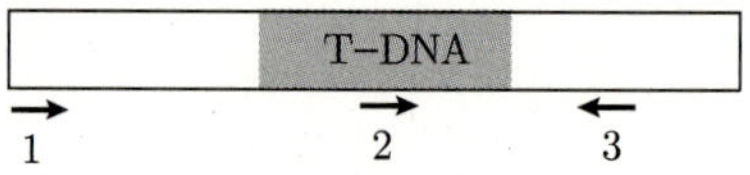

(라) 3종류 자손식물에서 유전체 DNA를 각각 분리하였다.

(마) (라)에서 분리한 각 유전체 DNA와 (다)에서 준비한 프라이머를 이용하여 PCR을 각각 수행하였다.

(바) 전기영동을 이용하여 PCR 결과를 확인하였다.

〈실험 결과〉

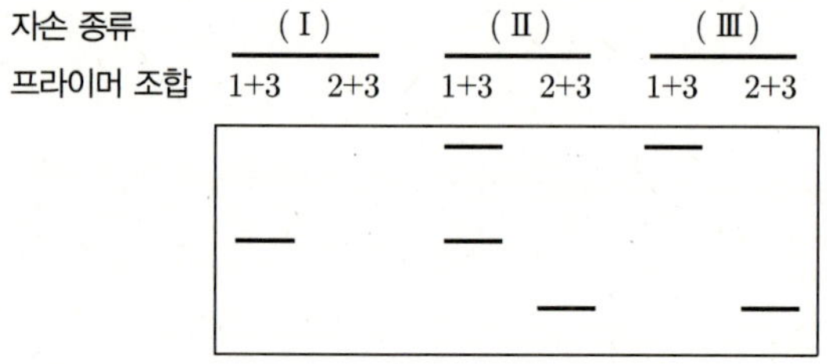

이에 대한 설명으로 옳은 것만을 〈보기〉에서 있는 대로 고른 것은? (단, 실험 과정에서 다른 돌연변이는 일어나지 않는다고 가정한다.)

보기

ㄱ. 자손 세대 중, 자손 (Ⅱ)의 키가 가장 작을 것이다.
ㄴ. 자손 (Ⅰ)과 (Ⅲ)을 교배하면, 모두 정상키의 식물들이 발견될 것이다.
ㄷ. 자손 (Ⅲ)은 이형접합자이다.

① ㄱ　　② ㄴ　　③ ㄷ
④ ㄱ, ㄷ　　⑤ ㄱ, ㄴ, ㄷ

1 X 3 학습법

풀이 날짜	/	/	/
나의 답			

152 추론 중심

다음은 부갑상선호르몬 유전자(PTH)와 Gγ-글로빈 유전자(HBG2)의 연관 상태를 이해하기 위해 정자를 이용하여 수행한 실험이다.

〈자료〉

- 부갑상선호르몬 유전자(PTH)와 Gγ-글로빈 유전자(HBG2)는 11번 염색체의 짧은 팔에 연관되어 존재한다.

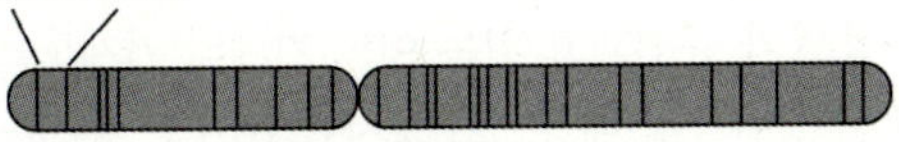

11번 염색체

〈실험 과정〉

(가) PTH와 HBG2 유전자에 특이적인 프라이머를 각각 제작하였다.

(나) 하나의 정자를 시험관에 넣은 후, 준비한 프라이머를 이용하여 두 유전자를 동시에 증폭하였다.

(다) PCR 산물을 NC 여과지에 점적(spotting)하고, 4개의 가능한 대립유전자 -PTH에 대한 A와 a, HBG2에 대한 B와 b-에 해당하는 혼성화탐침으로 각각 혼성화시켰다.

(라) 자기방사법으로 혼성화 결과를 확인하였다.

(마) 다른 정자 4개에 대해서도 (나)~(라) 실험을 반복적으로 각각 수행하였다.

〈실험 결과〉

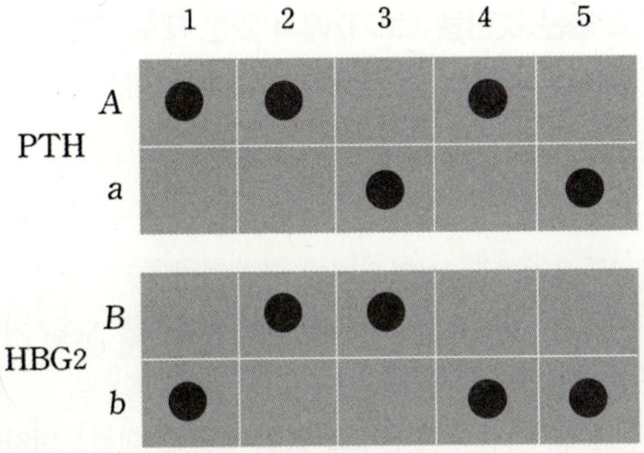

이에 대한 설명으로 옳은 것은?

① (가) 과정에서는 총 2종류의 프라이머가 필요하다.

② (가) 과정에서 제작하는 PTH에 대한 프라이머의 T_m 값과 HBG2 유전자에 대한 프라이머의 T_m 값은 크게 차이가 나야 한다.

③ 3번 정자의 유전자형은 aaBB이다.

④ (나) 과정에서 정자 대신에 배양중인 섬유아세포(fibroblast)를 이용할 수 있다.

⑤ 전체 200개의 정자를 조사해봤더니 <실험 결과> 1과 같은 형태가 90개 나왔고 5와 같은 형태가 10개 나왔다면, 두 유전자는 상반연관 되어 있고 교차율은 10%이다.

1 X 3 학습법			
풀이 날짜	/	/	/
나의 답			

153 추론 중심

다음은 형질 X의 유전 현상에 대한 자료이다.

〈자료〉

- 사람에서 형질 X 유전자좌에는 2개의 대립유전자가 존재하는데, X1은 '형질 X 있음'을, X2는 '형질 X 없음'을 각각 나타낸다.
- RFLP 유전자좌(R)와 형질 X 유전자좌는 10 cM 거리로 연관되어 있다.
- RFLP 유전자좌(R)에는 2개의 대립유전자(R1, R2)가 존재한다.
- 그림 (가)는 형질 X가 유전되고 있는 어느 가계의 가계도를 나타낸 것이고, 그림 (나)는 이 가계 구성원들을 대상으로 조사한 RFLP 유전자좌(R)의 두 대립유전자의 전기영동 양상을 나타낸 것이다.

(가)

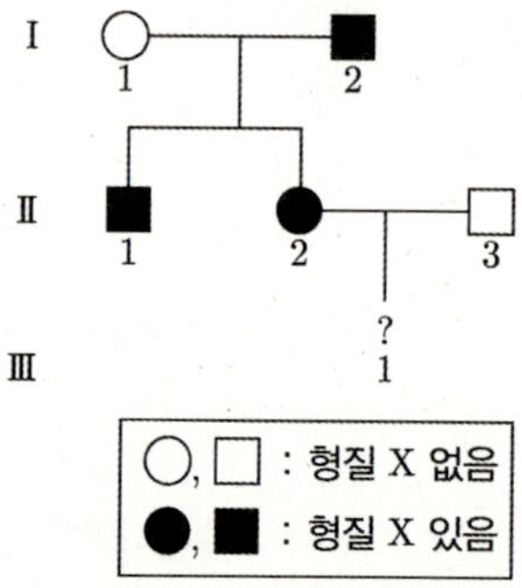

(나)

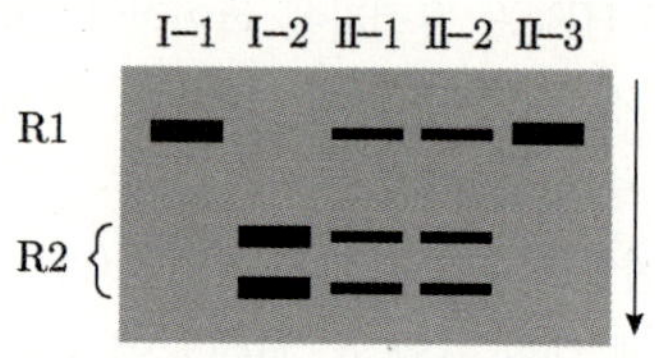

이에 대한 설명으로 옳은 것만을 〈보기〉에서 있는 대로 고른 것은? (단, Ⅱ세대 구성원들은 RFLP **유전자좌와 형질** X **유전자좌 사이에서 재조합이 일어난 염색체를 가지지 않는다.**)

보기

ㄱ. 형질 X 유전자는 성염색체에 존재한다.

ㄴ. Ⅲ-1이 R1 대립유전자와 R2 대립유전자를 모두 가지면서 형질 X를 가지지 않을 확률은 5%이다.

ㄷ. X1은 우성 대립유전자이고, X2는 열성 대립유전자이다.

① ㄱ ② ㄴ ③ ㄷ
④ ㄱ, ㄷ ⑤ ㄴ, ㄷ

1 X 3 학습법

풀이 날짜	/	/	/
나의 답			

154 추론 중심

다음은 예쁜꼬마선충(*C. elegans*) 배아에서 유전자 *X*를 불활성화시키기 위하여 수행한 실험이다.

〈실험 과정〉

(가) 유전자 *X*의 암호화 서열을 매우 강력한 프로모터 아래에 서로 반대의 방향성으로 각각 삽입한 재조합 벡터를 제작하였다.

(나) 클로닝된 유전자 *X*를 시험관에서 전사하여 센스(sense) RNA와 안티센스(antisense) RNA를 각각 얻었다.

(다) 두 종류 RNA를 섞어 dsRNA를 형성하였다.

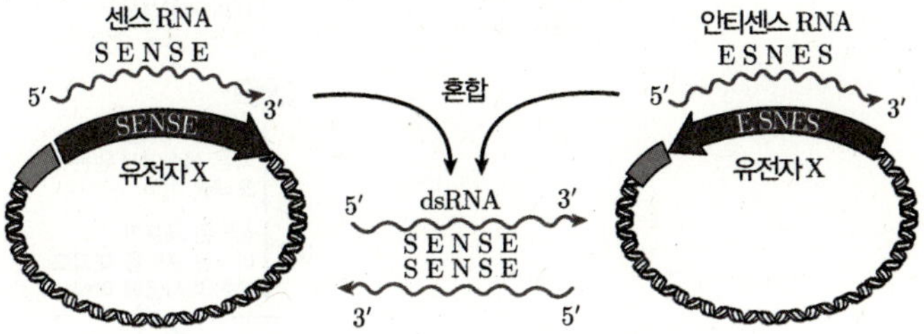

(라) 발생중인 배아가 존재하는 성체의 생식소에 준비한 dsRNA를 주입하여 배아로 유입되게 하였다(대조구는 주입하지 않았다).

(마) 어느 정도 발생이 진행된 후 배아에서 유전자 *X*의 발현여부를, 형광 표지된 유전자 *X*의 RNA를 혼성화 탐침으로 이용하여 형광원위치혼성화(fluorescence *in situ* hybridization) 방법으로 조사하였다.

〈실험 결과〉

* 어두운 색 부분이 형광염색된 부분임

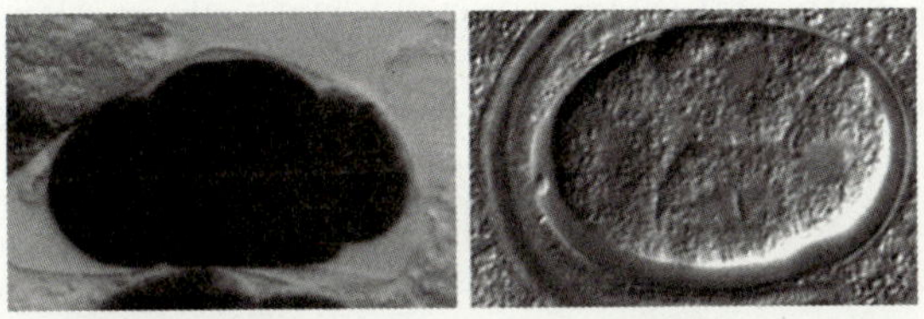

주입하지 않음　　　주입함

이에 대한 설명으로 옳은 것만을 〈보기〉에서 있는 대로 고른 것은?

보기

ㄱ. dsRNA가 주입된 배아에서는 유전자 *X*가 전사되지 않는다.

ㄴ. (가) 과정에서 유전체 DNA(genomic DNA)는 사용할 수 있지만, cDNA는 사용할 수 없다.

ㄷ. (마)에서 탐침으로는 안티센스 RNA를 이용한다.

① ㄱ　② ㄴ　③ ㄷ

④ ㄴ, ㄷ　⑤ ㄱ, ㄴ, ㄷ

1 X 3 학습법			
풀이 날짜	/	/	/
나의 답			

155 추론 중심

그림은 *Bmp7* 유전자가 결손된 생쥐(gene knockout mouse)를 만드는 과정을 나타낸 모식도이다.

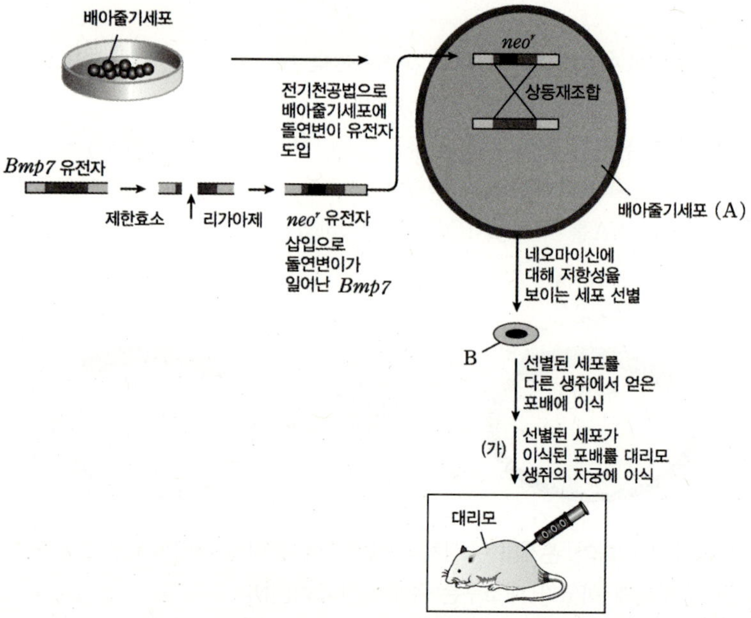

이에 대한 설명으로 옳은 것만을 〈보기〉에서 있는 대로 고른 것은?

보기

ㄱ. 대리모에서 태어난 생쥐가 가지는 세포 중 일부만 B와 동일한 유전정보를 가지고 있다.

ㄴ. 위의 과정을 거쳐 대리모에서 태어난 생쥐들끼리 교배시킬 경우, 두 개의 유전자좌에서 모두 *Bmp7* 유전자가 결손된 생쥐를 얻을 확률은 $\frac{1}{4}$ 이다.

ㄷ. (가) 과정에서 포배 대신 낭배를 이용할 수 있다.

① ㄱ　② ㄴ　③ ㄱ, ㄴ
④ ㄱ, ㄷ　⑤ ㄱ, ㄴ, ㄷ

1 X 3 학습법

풀이 날짜	/	/	/
나의 답			

MEMO

PART Ⅲ 동물생리학

156 지식 중심

그림 A～C는 3가지 유형의 사람의 상피조직을 모식적으로 나타낸 것이다.

A B C

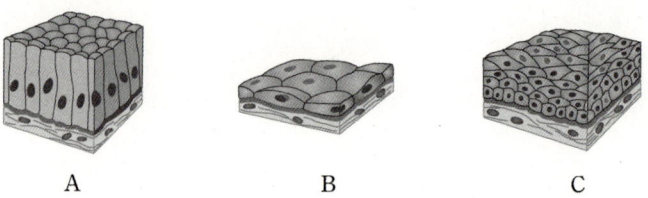

상피조직 A～C가 발견되는 기관(혹은 조직)을 올바르게 나타낸 것은?

	A	B	C
①	폐포	소장 내강	바깥 피부
②	소장 내강	입 내벽	폐포
③	입 내벽	폐포	소장 내강
④	소장 내강	폐포	항문 내벽
⑤	신장 세관	모세혈관	바깥 피부

1 X 3 학습법

풀이 날짜	/	/	/
나의 답			

157 지식 중심

다음은 세 종류의 근육을 나타낸 것이다.

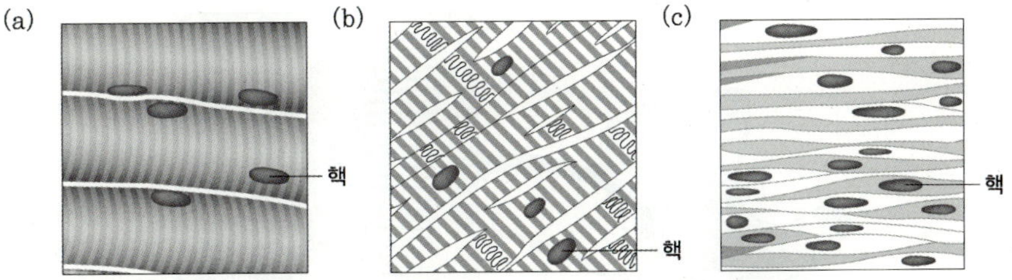

이에 대한 설명으로 옳은 것만을 〈보기〉에서 있는 대로 고른 것은?

보기

ㄱ. (a)는 체성운동신경의 조절을, (c)는 자율운동신경의 조절을 받는다.
ㄴ. (b)는 수축 시 모든 세포가 단일기능단위로 행동한다.
ㄷ. 피로에 대한 내성은 (a)보다 (c)가 더 크다.
ㄹ. (c)는 근소포체가 잘 발달되어 근소포체의 Ca^{2+}에 의해 수축이 이루어진다.

① ㄱ, ㄴ　② ㄱ, ㄹ　③ ㄴ, ㄷ
④ ㄷ, ㄹ　⑤ ㄱ, ㄴ, ㄷ

III 동물생리학

1 X 3 학습법

풀이 날짜	/	/	/
나의 답			

158 추론 중심

다음 그림 (가)~(다)는 사람의 위에서 관찰되는 기본 조직들을 나타낸 모식도이다.

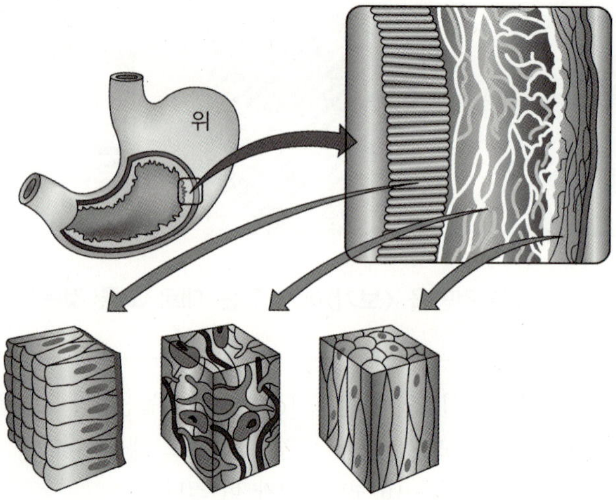

이에 대한 설명으로 옳은 것만을 〈보기〉에서 있는 대로 고른 것은?

보기

ㄱ. (가)는 상피조직이다.
ㄴ. (나)를 구성하는 세포는 콜라겐 단백질을 분비한다.
ㄷ. (다)를 이루고 있는 근육의 수축은 칼슘이 트로포닌 단백질과 결합함으로써 가능하게 된다.

① ㄱ　② ㄴ　③ ㄱ, ㄴ
④ ㄱ, ㄷ　⑤ ㄴ, ㄷ

1 X 3 학습법			
풀이 날짜	/	/	/
나의 답			

159 추론 중심

다음은 포유동물의 피부 단면 구조와 피부에 존재하는 여러 조직을 모식적으로 나타낸 그림이다.

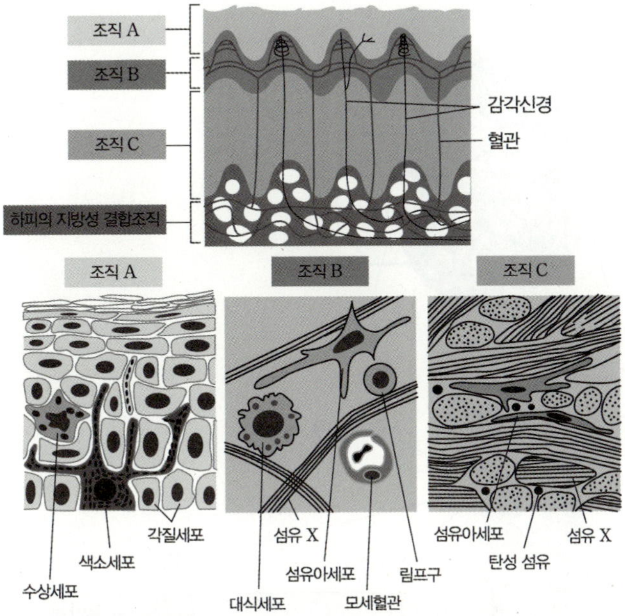

이에 대한 설명으로 옳은 것만을 〈보기〉에서 있는 대로 고른 것은?

보기

ㄱ. 조직 A는 상피조직으로 수분을 보호하는 역할을 한다.
ㄴ. 조직 B, C는 모두 결합조직이다.
ㄷ. 섬유 X의 주성분은 튜불린 단백질이다.

① ㄱ　　② ㄴ　　③ ㄱ, ㄴ
④ ㄱ, ㄷ　　⑤ ㄴ, ㄷ

1 X 3 학습법

풀이 날짜	/	/	/
나의 답			

III 동물생리학

160 지식 중심

그림 (가)는 사람의 소화계를 나타낸 것이고, 그림 (나)는 효소 X에 의해 설탕이 분해된 후 흡수되는 것을 모식적으로 나타낸 것이다.

(가)

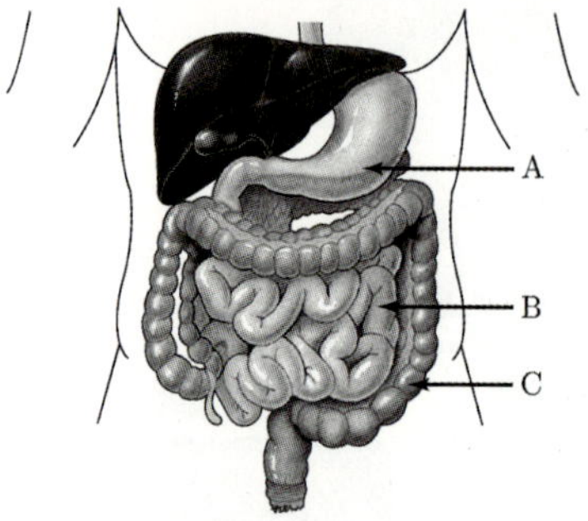

(나)

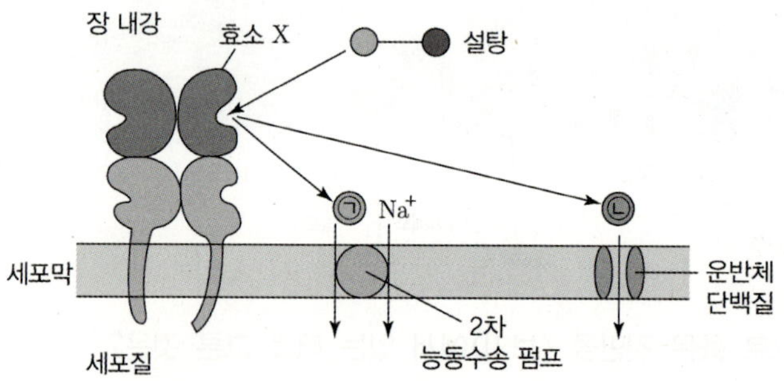

이에 대한 설명으로 옳은 것만을 <보기>에서 있는 대로 고른 것은?

보기

ㄱ. (나)의 작용은 (가)의 B에서 일어난다.
ㄴ. ㉠은 포도당이고 ㉡은 과당이다.
ㄷ. 효소 X는 이자에서 분비된 것이다.

① ㄱ ② ㄴ ③ ㄱ, ㄴ
④ ㄱ, ㄷ ⑤ ㄴ, ㄷ

1 X 3 학습법

풀이 날짜	/	/	/
나의 답			

161 지식중심

다음 그림 (가)는 십이지장 내강에서 일어나는 반응을 나타낸 것이고, 그림 (나)는 작은창자 상피세포막의 내강면에서 일어나는 반응을 나타낸 것이다.

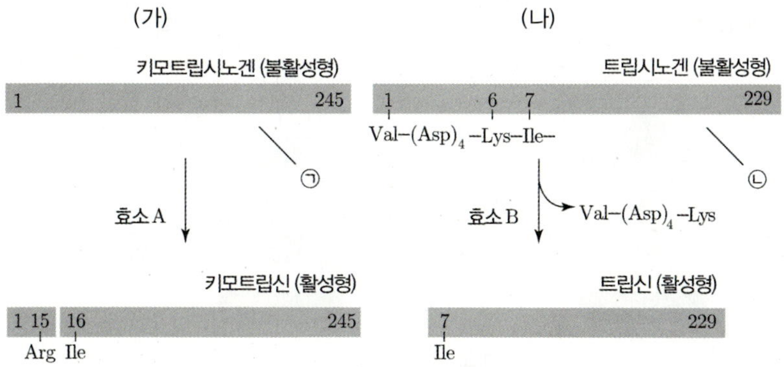

이에 대한 설명으로 옳은 것만을 〈보기〉에서 있는 대로 고른 것은?

보기

ㄱ. 효소 A의 최적 활성은 알카리성 조건보다는 산성 조건에서 나타난다.
ㄴ. 효소 B는 단백질내부가수분해효소(endopeptidase)이다.
ㄷ. 콜레시스토키닌은 작은창자를 자극하여 ㉠과 ㉡의 분비를 촉진한다.

① ㄱ　② ㄴ　③ ㄱ, ㄴ
④ ㄱ, ㄷ　⑤ ㄴ, ㄷ

III 동물생리학

1 X 3 학습법

풀이 날짜	/	/	/
나의 답			

162 지식 중심

그림은 외분비세포 X, Y가 소화에 관여하는 물질을 분비하는 것을 모식적으로 각각 나타낸 것이다. (단, 세포 X와 Y는 이자나 위의 외분비세포 중 어느 하나이다.)

(가)

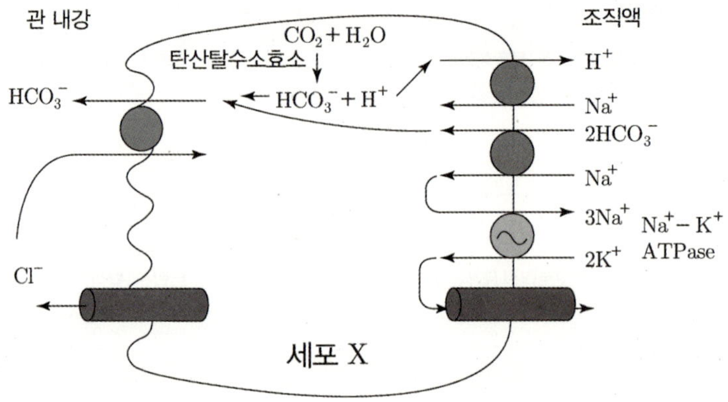

(나)

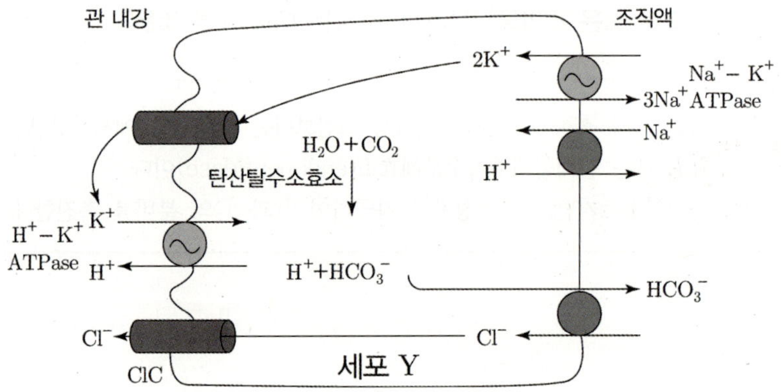

이에 대한 설명으로 옳은 것만을 〈보기〉에서 있는 대로 고른 것은?

보기

ㄱ. 세포 X와 Y에서 분비된 물질은 작은창자에서 대부분 재흡수된다.
ㄴ. (나) 과정은 세크레틴에 의해 촉진된다.
ㄷ. 세포 X는 위에 존재하고, 세포 Y는 이자에 존재한다.

① ㄱ ② ㄷ ③ ㄱ, ㄴ
④ ㄱ, ㄷ ⑤ ㄴ, ㄷ

1 X 3 학습법

풀이 날짜	/	/	/
나의 답			

163 지식 중심

그림은 지방이 풍부한 유미즙이 십이지장으로 유입될 때 신경과 호르몬에 의해 소화가 조절되는 것을 모식적으로 나타낸 것이다.

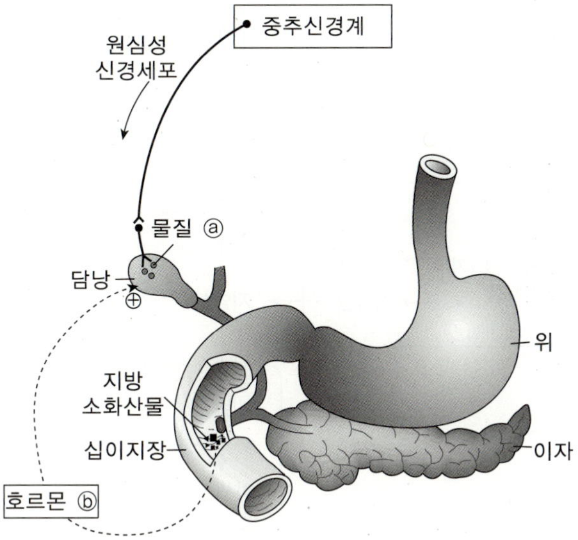

위의 자료에 대한 설명으로 옳은 것만을 〈보기〉에서 있는 대로 고른 것은?

보기

ㄱ. 물질 ⓐ는 아세틸콜린으로, 담낭의 수축을 촉진한다.
ㄴ. 호르몬 ⓑ는 위액 분비 및 위의 운동을 억제하는 역할을 한다.
ㄷ. 중추신경계는 대뇌이다.

① ㄱ　② ㄴ　③ ㄱ, ㄴ
④ ㄱ, ㄷ　⑤ ㄱ, ㄴ, ㄷ

1 X 3 학습법

풀이 날짜	/	/	/
나의 답			

III 동물생리학

164 지식 중심

그림은 흡수 후기(postabsorption period)에 3종류 조직의 세포(지방세포, 간세포, 골격근세포)에서 일어나는 대사를 나타낸 것이다.

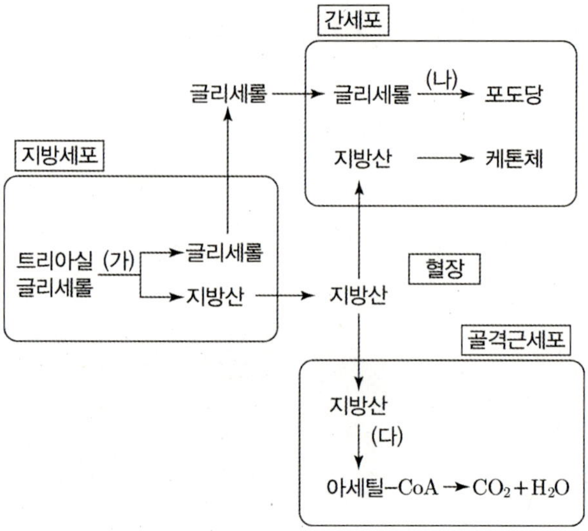

이에 대한 설명으로 옳은 것만을 〈보기〉에서 있는 대로 고른 것은?

보기

ㄱ. (가) 과정은 글루카곤이 촉진한다.
ㄴ. (나) 과정에서 조면소포체에 존재하는 효소의 작용이 필요하다.
ㄷ. (다) 과정은 주로 세포기질(cytosol)에서 일어난다.

① ㄱ　② ㄷ　③ ㄱ, ㄴ
④ ㄱ, ㄷ　⑤ ㄴ, ㄷ

1 X 3 학습법

풀이 날짜	/	/	/
나의 답			

165 지식 중심

십이지장에서 분비되는 콜레시스토키닌(CCK)은 소화액 분비나 위 소화 조절, 식욕 조절 등 다양한 기능을 수행하는 호르몬인데, 그림 (가)는 콜레시스토키닌의 이러한 기능을 모식적으로 나타낸 것이다. 그림 (나)는 하루 동안 그렐린의 혈중 농도 변화를 측정하여 그래프로 나타낸 것이다.

(가)

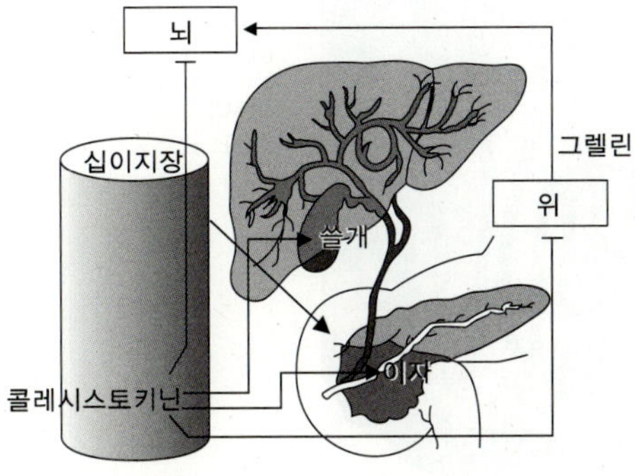

(나)

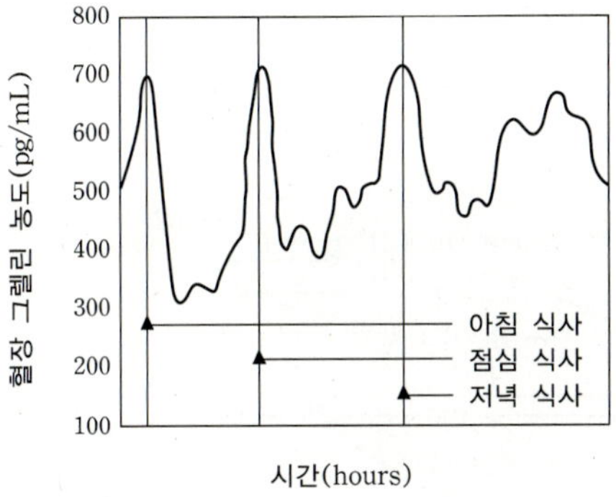

위 자료에 대한 설명이나 추론으로 옳은 것은?

① 콜레시스토키닌 분비의 주된 자극 요인은 십이지장 내강의 pH 감소이다.

② 콜레시스토키닌은 쓸개에서의 쓸개즙의 생성 및 분비를 촉진하지만, 위에서의 위산 분비는 억제한다.

③ 그렐린은 공복 시 콜레시스토키닌의 자극에 의해 분비가 촉진될 것이다.

④ 콜레시스토키닌은 뇌에 작용하여 포만감을 촉진할 것이다.

⑤ 콜레시스토키닌은 이자에서 중탄산나트륨의 분비를 촉진한다.

1 X 3 학습법

풀이 날짜	/	/	/
나의 답			

166 추론 중심

다음 그림 (가)는 위장벽의 단면 구조를 나타낸 것이고, 그림 (나)는 (가)의 외분비세포(B)에서의 분비 과정을 나타낸 모식도이다. (단, 내분비세포(A)는 아세틸콜린에 반응한다.)

(가)

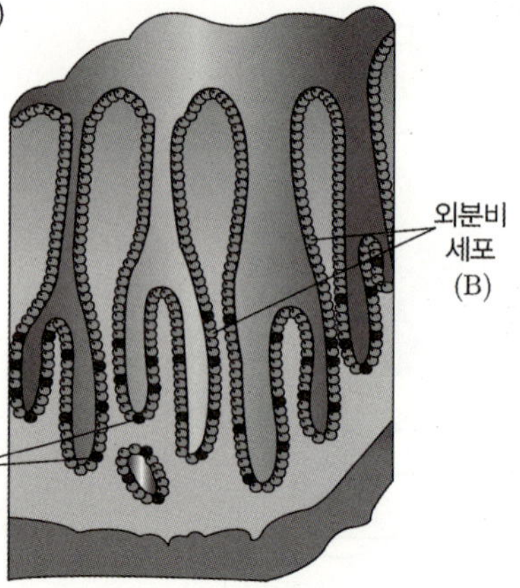

(나)

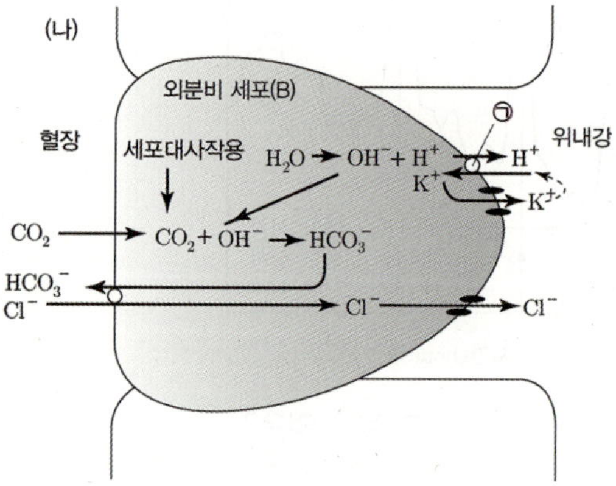

이에 대한 설명으로 옳은 것만을 〈보기〉에서 있는 대로 고른 것은?

보기

ㄱ. 세포 A에서 분비된 세크레틴은 세포 B의 외분비를 촉진한다.
ㄴ. 세포 B의 분비물질은 소화효소를 활성화시킨다.
ㄷ. 아세틸콜린은 위내강과 접하고 있는 세포 B의 세포막에서 수송 단백질 ㉠의 수를 증가시킨다.

① ㄱ ② ㄷ ③ ㄱ, ㄴ
④ ㄴ, ㄷ ⑤ ㄱ, ㄴ, ㄷ

1 X 3 학습법

풀이 날짜	/	/	/
나의 답			

167 추론 중심

다음은 위(stomach)의 기능 조절에 대한 자료이다.

- 위(stomach)의 기능은 3가지 상(위상, 장상, 뇌상)에서 신경적으로 혹은 호르몬적으로 조절된다.
- 그림은 식사 전후 침 분비량, 혈장의 가스트린(gastrin) 농도, 이자효소의 분비량 변화를 그래프로 나타낸 것이다. (단, (가)~(다) 시기에는 위상, 장상, 뇌상 중 어느 하나에 의해 위의 기능 조절이 주로 이루어진다.)

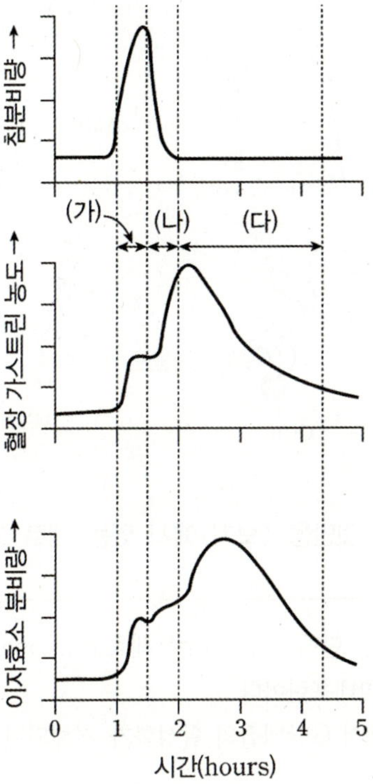

이에 대한 설명으로 옳은 것만을 〈보기〉에서 있는 대로 고른 것은?

보기

ㄱ. (가) 시기는 호르몬적 조절보다는 신경적 조절이 우세하다.
ㄴ. (나) 시기는 위의 연동운동이 억제되어 위배출량이 적다.
ㄷ. (다) 시기에 이자에서 아미노펩티다아제(aminopeptidase)가 활발히 분비된다.
ㄹ. (다) 시기에는 인슐린의 작용으로 간(liver)세포 세포질의 과당인산키나아제 Ⅰ(PFK Ⅰ)의 활성이 높아진다.

① ㄱ, ㄴ　② ㄱ, ㄹ　③ ㄴ, ㄷ
④ ㄷ, ㄹ　⑤ ㄴ, ㄷ, ㄹ

1 X 3 학습법

풀이 날짜	/	/	/
나의 답			

Ⅲ 동물생리학

168 추론 중심

그림은 3종류의 서로 다른 신호물질의 자극에 의해 촉진되는 이자세포 X에서 외분비 과정을 모식적으로 나타낸 그림이다.

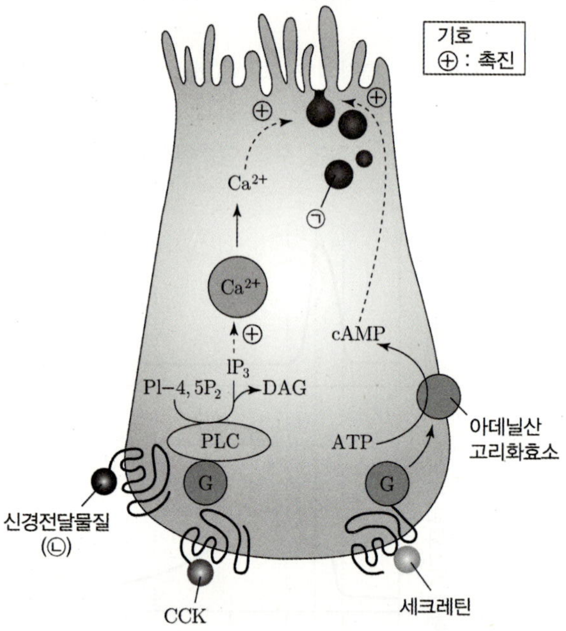

이에 대한 설명으로 옳은 것만을 〈보기〉에서 있는 대로 고른 것은?

보기

ㄱ. ㉠의 내부에는 단백질외부가수분해효소(exopeptidase)가 들어 있다.
ㄴ. ㉡은 노르에피네프린이다.
ㄷ. 이자세포 X에서 G단백질의 활성화가 저해되면 지방 소화가 잘 이루어지지 못한다.

① ㄱ ② ㄱ, ㄴ ③ ㄱ, ㄷ
④ ㄴ, ㄷ ⑤ ㄱ, ㄴ, ㄷ

1 X 3 학습법

풀이 날짜	/	/	/
나의 답			

169 추론 중심

그림은 지방 조직에 저장된 트리아실글리세롤(triacylglycerol)이 동원되는 것을 나타낸 그림이다. (단, 호르몬 X는 이자에서 분비된다.)

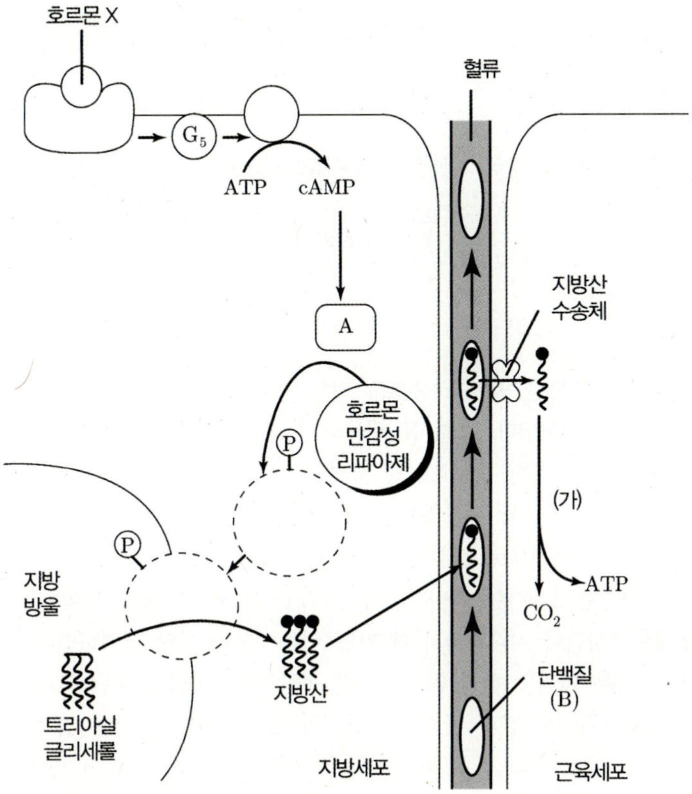

이에 대한 설명으로 옳은 것만을 〈보기〉에서 있는 대로 고른 것은?

보기

ㄱ. 호르몬 X는 글루카곤이다.
ㄴ. A는 단백질 인산화효소 A(PKA)로, 저혈당일 때 호르몬 민감성 리파아제의 인산화를 촉진한다.
ㄷ. (가) 과정은 근육세포의 세포질에서 일어난다.
ㄹ. B 기능을 수행하는 단백질은 헤모글로빈이다.

① ㄱ, ㄴ　② ㄱ, ㄹ　③ ㄴ, ㄷ
④ ㄷ, ㄹ　⑤ ㄱ, ㄴ, ㄷ

1 X 3 학습법
풀이 날짜 / / /
나의 답

170 추론 중심

다음은 세포 내에서 글리코겐의 합성과 분해와 포도당의 막 이동을 알아보기 위해 수행한 실험이다.

〈자료〉

- 정상 쥐의 간세포에서는 포도당-6-인산 가수분해효소의 활성이 높지만 골격근세포에서는 활성이 없다.
- 다음은 세포에서 포도당-6-인산 가수분해효소의 촉매작용을 나타낸 것이다.

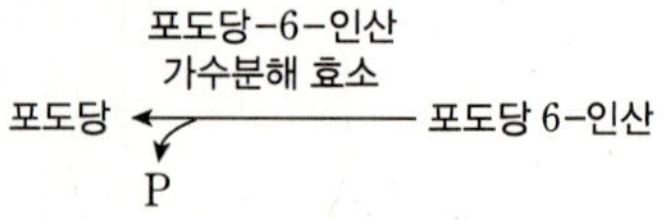

〈실험 과정〉

(가) 탄수화물이 풍부한 먹이를 충분히 먹인 동일 품종의 정상 생쥐들로 구성된 그룹 X를 준비하였다. 그룹 X 쥐들의 간과 골격근세포를 채취하여 투과 전자현미경으로 관찰하니 글리코겐 과립이 많이 관찰되었다.

(나) 그룹 X 쥐들 중에서 무작위 선별하여 그룹 Y, Z, X′을 만든 후, 그룹 Y, Z, X′에게 공통적으로 1시간동안 먹이 공급을 중단하였다.

(다) 그룹 Y에게는 1시간이 지나자마자 글루카곤을 9시간 동안 투여하였다. 그룹 Z에게는 1시간이 지나자마자 에피네프린을 9시간 동안 투여하였다. 그룹 X′에게는 아무 처리도 하지 않고 9시간 동안 먹이 공급을 중단하였다.

(라) 각 그룹의 쥐에서 간과 골격근세포를 채취하여 투과 전자현미경으로 글리코겐 과립을 관찰하고 그 결과를 표로 정리하였다.

〈실험 결과〉

그룹	세포 내 글리코겐 과립의 상대적 양	
	간세포	골격근세포
그룹 X	+	+
그룹 X′	−	+
그룹 Y	−	+
그룹 Z	−	−

+: 글리코겐 과립이 많음

−: 글리코겐 과립이 감소하거나 관찰되지 않음

1 X 3 학습법

풀이 날짜	/	/	/
나의 답			

이에 대한 설명으로 옳은 것만을 〈보기〉에서 있는 대로 고른 것은?

보기

ㄱ. 골격근은 글루카곤의 표적기관이 아니다.
ㄴ. 간과 골격근 세포에는 에피네프린수용체가 존재한다.
ㄷ. 글루카곤과 에피네프린은 간세포에서 글리코겐분해를 촉진한다.
ㄹ. 골격근 세포에 저장된 글리코겐은 혈당을 올리는데 사용된다.

① ㄱ, ㄴ ② ㄱ, ㄴ, ㄷ ③ ㄱ, ㄴ, ㄹ
④ ㄱ, ㄷ, ㄹ ⑤ ㄱ, ㄴ, ㄷ, ㄹ

171 추론 중심

다음 그림 (가)는 간세포에서 일어나는 대사를 나타낸 것이고, 그림 (나)는 과당-2, 6-이인산과 AMP의 농도에 따른 간세포 효소 X의 활성 변화를 나타낸 그래프이다.

(가)

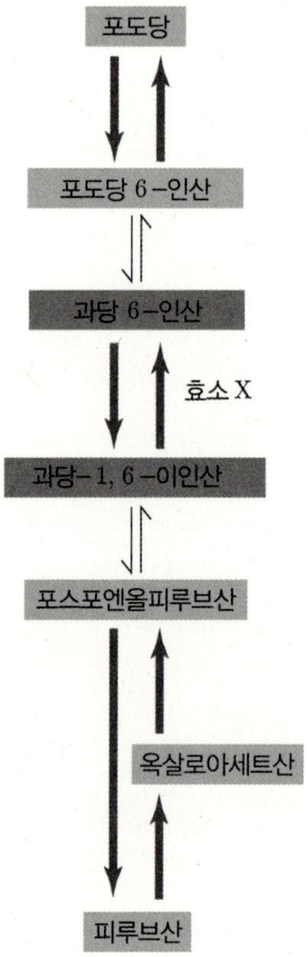

(나)

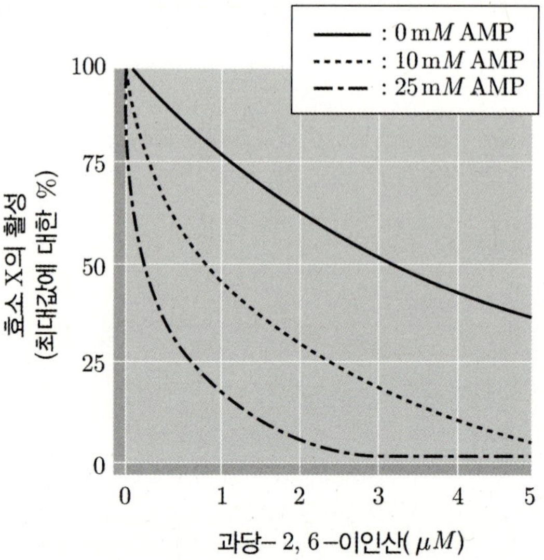

이에 대한 설명으로 옳은 것만을 〈보기〉에서 있는 대로 고른 것은?

보기

ㄱ. 과당-2, 6-이인산은 효소 X의 억제자이다.

ㄴ. 효소 X의 활성은 세포질의 $\frac{[AMP]}{[ATP]}$ 비율이 높을 때보다 낮을 때 더 높다.

ㄷ. 이자의 β 세포에서 분비되는 호르몬은 효소 X의 기능을 촉진한다.

① ㄱ　② ㄴ　③ ㄱ, ㄴ　④ ㄱ, ㄷ　⑤ ㄴ, ㄷ

1 X 3 학습법			
풀이 날짜	/	/	/
나의 답			

172 지식 중심

다음 그래프는 안정 상태에서 호흡주기에 따른 폐포 내 압력의 변화와 교환된 공기의 양의 변화를 나타낸 것이다.

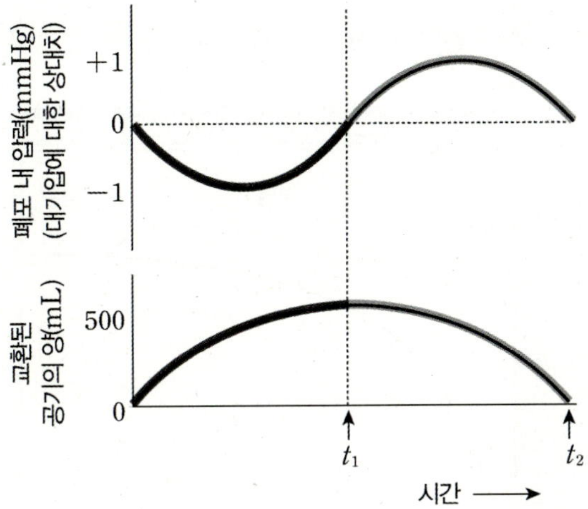

이에 대한 설명으로 옳은 것만을 〈보기〉에서 있는 대로 고른 것은?

보기

ㄱ. t_1 시점에서 흉강 내 압력이 최저로 되고, 이때 폐의 부피는 호흡주기 동안에서 최대가 된다.

ㄴ. t_2 시점에도 폐포 내 공기와 폐로 흐르는 혈액 사이에서 기체 교환이 일어난다.

ㄷ. 횡격막의 장력의 크기는 't_1 시점 > t_2 시점'이다.

① ㄱ ② ㄴ ③ ㄱ, ㄴ
④ ㄴ, ㄷ ⑤ ㄱ, ㄴ, ㄷ

III 동물생리학

1 X 3 학습법

풀이 날짜	/	/	/
나의 답			

173 지식 중심

그림은 폐 모세혈관을 지나는 혈액의 산소 분압 증가 과정을 나타낸 것이다.

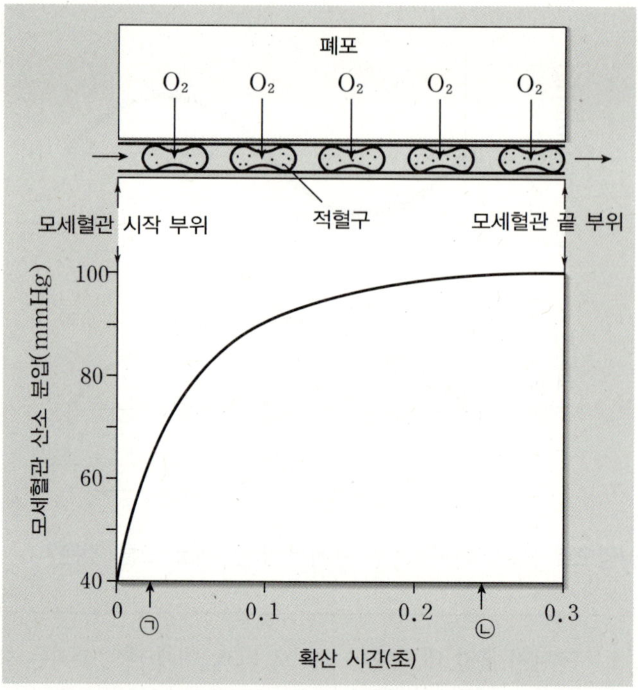

이에 대한 설명으로 옳은 것만을 〈보기〉에서 있는 대로 고른 것은?

보기

ㄱ. ㉠ 시점이 ㉡ 시점보다 산소의 확산 속도가 더 빠르다.

ㄴ. 폐포와 모세혈관 사이의 산소 분압차는 점점 감소하다가 0.3초 이내에 평형에 도달한다.

ㄷ. 폐섬유증 환자는 모세혈관 끝 부위에 도달했을 때 혈액의 산소 분압이 100 mmHg에 도달하지 못하게 될 수 있다.

① ㄱ ② ㄴ ③ ㄷ
④ ㄱ, ㄴ ⑤ ㄱ, ㄴ, ㄷ

1 X 3 학습법			
풀이 날짜	/	/	/
나의 답			

174 지식 중심

세포호흡에 의해 생성된 이산화탄소는 적혈구나 혈장을 통해 폐로 운반되어 방출된다. 다음 그림은 산소와 이산화탄소의 운반기작을 조직과 폐에서 간략히 나타낸 그림이다.

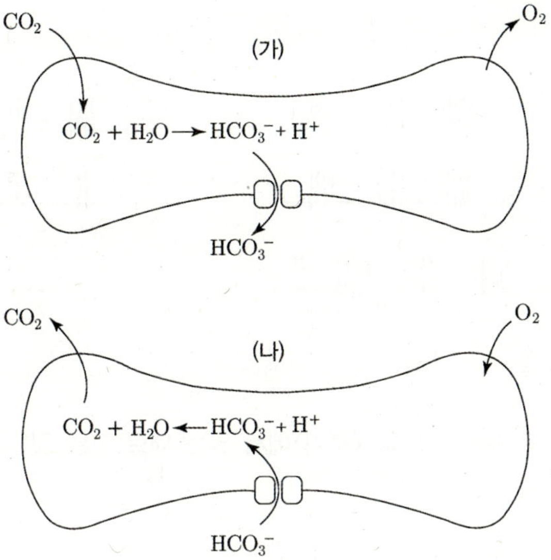

이에 대한 설명으로 옳은 것만을 〈보기〉에서 있는 대로 고른 것은?

보기

ㄱ. (가)보다 (나)의 적혈구에서 BPG를 더 많이 생산한다.
ㄴ. Cl^-은 (가)에서 적혈구 안으로 이동하며, (나)에서는 적혈구 밖으로 이동한다.
ㄷ. 정맥혈의 헤모글로빈은 대부분 동맥혈의 헤모글로빈보다 CO_2와 H^+에 대한 친화력이 크다.

① ㄴ　② ㄷ　③ ㄱ, ㄷ
④ ㄴ, ㄷ　⑤ ㄱ, ㄴ, ㄷ

1 X 3 학습법

풀이 날짜	/	/	/
나의 답			

175 지식 중심

그림은 사람의 횡격막신경과 외부늑간근신경, 내부늑간근신경의 막전위 변화를 일정한 시간동안 조사하여 그래프로 나타낸 것이다. (단, (가)와 (나)는 안정 상태일 때이거나 운동 중일 때 중 어느 하나에 각각 해당한다.)

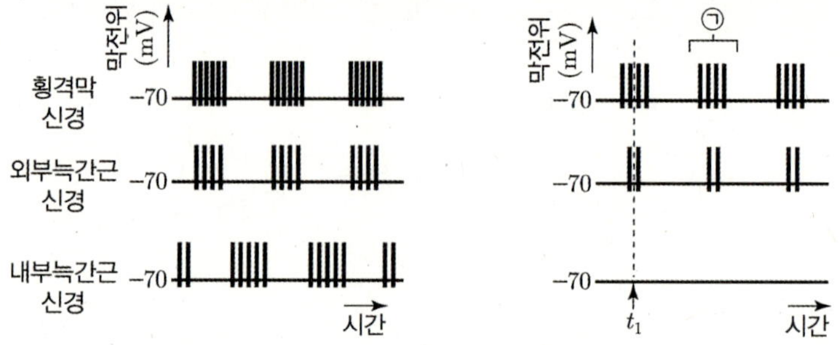

(가) (나)

이에 대한 설명으로 옳은 것만을 〈보기〉에서 있는 대로 고른 것은?

보기

ㄱ. t_1 시점에서 폐포내압은 대기압보다 작다.
ㄴ. (가)는 운동 중일 때의 그래프이다.
ㄷ. ㉠은 평활근의 수축을 유도한다.

① ㄱ ② ㄴ ③ ㄷ
④ ㄱ, ㄴ ⑤ ㄴ, ㄷ

1 X 3 학습법

풀이 날짜	/	/	/
나의 답			

176 지식 중심

다음은 환기(ventilation)와 혈장의 산-염기 평형에 대한 자료이다.

〈자료〉

- 환기는 혈장의 산-염기 평형에 영향을 줄 수 있다.
- 혈장의 pH가 정상보다 높아지면 알카리증(alkalosis)이라고 하고, 정상보다 낮아지면 산증(acidosis)이라고 한다.
- 다음은 동일 조건에서 어떤 사람의 3가지 유형의 호흡 양식에 따른 호흡 관련 수치들의 변화를 나타낸 표이다.

	정상 호흡	(가) 호흡	(나) 호흡
1회 호흡량 (mL)	500	300	750
환기율 (호흡수/min)	12	20	8
폐포 환기량 (mL/min)	4200	3000	4800

이에 대한 설명으로 옳은 것만을 〈보기〉에서 있는 대로 고른 것은? (단, 총 폐 환기량은 분당 폐로 들어왔다 나가는 공기의 부피를 의미하고, 폐포 환기량은 분당 폐포로 들어가는 신선한 공기의 총량을 의미한다.)

보기

ㄱ. (가) 호흡을 지속하면 동맥혈의 pH가 정상수준보다 낮아진다.
ㄴ. 총 폐 환기량은 (나) 호흡이 (가) 호흡보다 크다.
ㄷ. (나) 호흡을 지속함으로써 산-염기 불균형이 나타난 경우, 비닐봉지를 이용하여 자기가 내 쉰 날숨을 다시 들이마시는 방법으로 증상을 완화시킬 수 있다.

① ㄱ　② ㄴ　③ ㄷ
④ ㄱ, ㄴ　⑤ ㄱ, ㄷ

III 동물생리학

1 X 3 학습법

풀이 날짜	/	/	/
나의 답			

177 추론 중심

다음은 사람이 최대로 숨을 들이 쉬고 최대한으로 강제로 숨을 내수는 동안에 기류 속도(flow rate)의 변화를 조사하여 그래프로 나타낸 것이다. (단, 공기가 폐포에서 대기로 이동할 때 기류 속도는 양의 값을 나타낸다.)

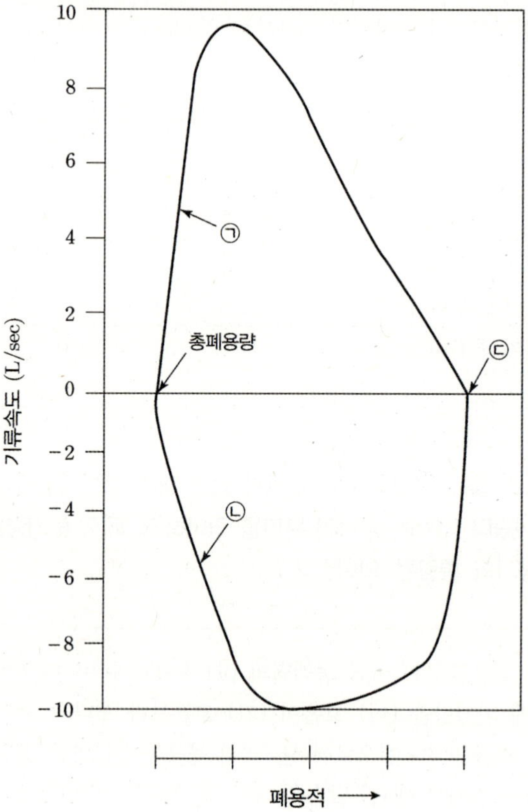

이에 대한 설명으로 옳은 것만을 〈보기〉에서 있는 대로 고른 것은?

보기

ㄱ. 호흡과정에서 폐용적이 감소할수록 호기 시 기류 속도(expiratory flow rate)가 증가한다.
ㄴ. ㉠ 시점이 ㉡ 시점보다 폐포 내압이 더 높다.
ㄷ. 폐활량(vital capacity)은 총폐용량에서 ㉢을 뺀 값이다.

① ㄱ ② ㄴ ③ ㄱ, ㄴ
④ ㄱ, ㄷ ⑤ ㄴ, ㄷ

1 X 3 학습법

풀이 날짜	/	/	/
나의 답			

178 추론 중심

매연이나 화재 연기 속에 들어 있는 가스 X는 헤모글로빈 분자 내 헴의 산소 결합 위치와 같은 곳에 결합한다. 다음은 가스 X와 산소에 대한 헤모글로빈의 해리곡선이다.

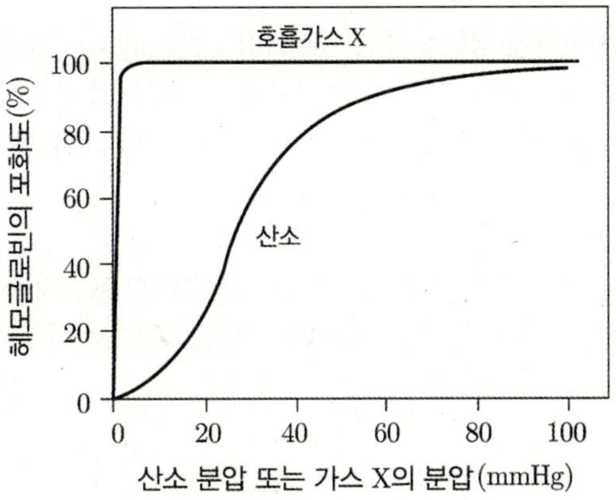

이에 대한 설명으로 옳은 것만을 〈보기〉에서 있는 대로 고른 것은?

보기

ㄱ. 가스 X는 산소보다 헤모글로빈에 대한 친화도가 더 크다.
ㄴ. 가스 X는 헤모글로빈의 산소운반능력을 감소시킨다.
ㄷ. 건물 화재의 연기에 노출되어 위독한 사람은 산소의 분압이 높은 고압실에 들어가면 회복될 수 있다.

① ㄱ ② ㄴ ③ ㄷ
④ ㄱ, ㄴ ⑤ ㄱ, ㄴ, ㄷ

1 X 3 학습법

풀이 날짜	/	/	/
나의 답			

179 추론 중심

다음은 호흡계 질환에 관한 자료이다.

〈자료〉

- 각 폐포 단위의 환기에 영향을 주는 것은 기도저항(airway resistance, R)과 유순도(compliance, C)이다.(단, 유순도는 호흡단위가 얼마나 쉽게 늘어날 수 있는가를 나타낸 값이다.) 시정수(time constant, τ)는 다음과 같이 정의한다.

$$\tau = R \times C$$

- 다음 그래프는 흡기가 일어나는 동안, 정상인, 폐섬유화증(pulmonary fibrosis) 환자, 천식 환자의 폐포 단위에 공기가 채워지는 정도를 조사하여 그래프로 나타낸 것이다.

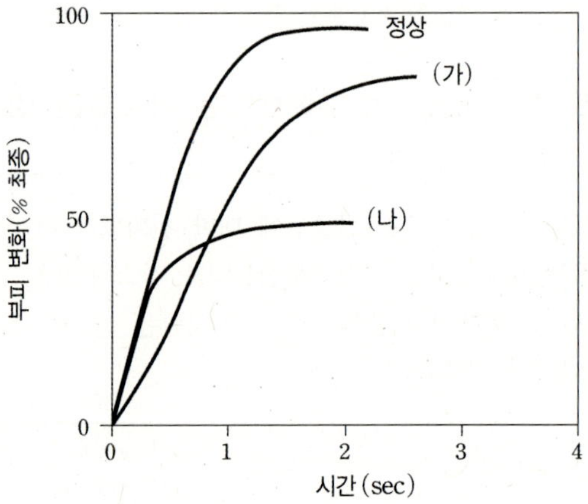

이에 대한 설명으로 옳은 것만을 〈보기〉에서 있는 대로 고른 것은? (단, 흡기 시간은 약 2초이다.)

보기

ㄱ. 천식 환자는 그래프 (가)이다.

ㄴ. (가)의 폐포 단위는 τ가 크므로, 정상인보다 폐포에 공기가 더 느리게 채워지고 비워진다.

ㄷ. (나)를 보이는 폐포 단위는 동맥혈의 산소분압을 낮추게 하는 원인이 될 수 있다.

① ㄱ　② ㄴ　③ ㄱ, ㄴ　④ ㄴ, ㄷ　⑤ ㄱ, ㄴ, ㄷ

1 X 3 학습법

풀이 날짜	/	/	/
나의 답			

180 추론 중심

다음은 헤모글로빈의 산소 결합에 대한 자료이다.

〈자료〉

- 2,3-BPG(bisphosphoglycerate)는 해당과정의 중간 산물인 1,3-BPG로부터 합성된다.

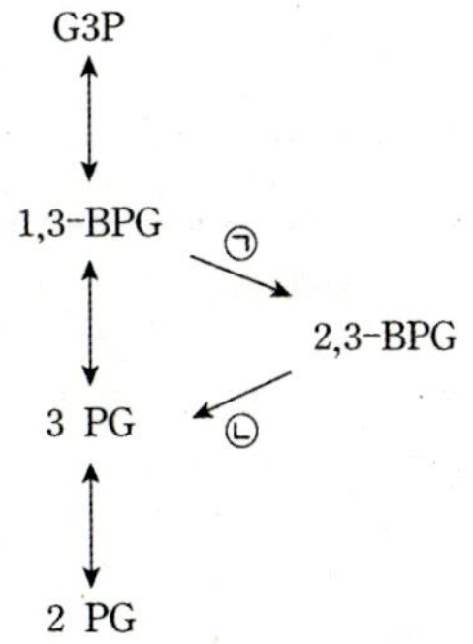

- 2,3-BPG는 헤모글로빈에 결합하여 산소에 대한 친화도를 낮춘다.
- 다음 그래프 A와 B는 해당과정의 특정 단계를 촉매하는 효소가 각각 결손된 적혈구에 존재하는 헤모글로빈의 산소분압에 따른 산소 포화도를 나타낸 그래프이다. 대조구는 정상 적혈구 헤모글로빈의 산소포화도를 나타낸 그래프이이다.

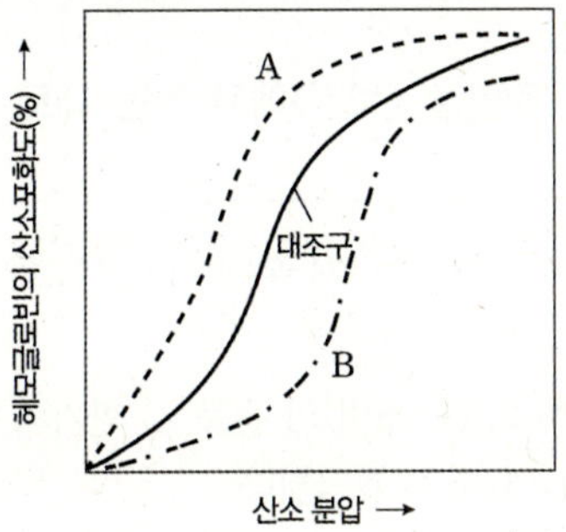

이에 대한 설명으로 옳은 것만을 〈보기〉에서 있는 대로 고른 것은?

보기

ㄱ. 그래프 A는 적혈구의 헥소키나아제(hexokinase)의 작용이 억제되었을 때의 그래프이고, 그래프 B는 피루브산 키나아제(pyruvate kinase)의 작용이 억제되었을 때의 그래프일 것이다.

ㄴ. ㉡ 과정을 촉매하는 효소가 결여되면 헤모글로빈의 산소에 대한 친화도는 증가할 것이다.

ㄷ. 정상 적혈구 내의 2,3-BPG의 농도는 산소 분압이 높을 때보다 낮을 때 더 높다.

① ㄱ　② ㄷ　③ ㄱ, ㄴ
④ ㄱ, ㄷ　⑤ ㄱ, ㄴ, ㄷ

III 동물생리학

1 X 3 학습법

풀이 날짜	/	/	/
나의 답			

181 추론 중심

그림은 서로 다른 강도의 운동 시 환기량과 동맥의 산소분압(P_{O_2}), 동맥의 이산화탄소 분압(P_{CO_2}), 동맥 pH를 각각 조사하여 그래프로 나타낸 것이다. (단, 상대적인 운동 강도는 최대 산소 소비에 대한 %로 나타내었고, 동맥은 대동맥을, 정맥은 대정맥을 각각 의미한다.)

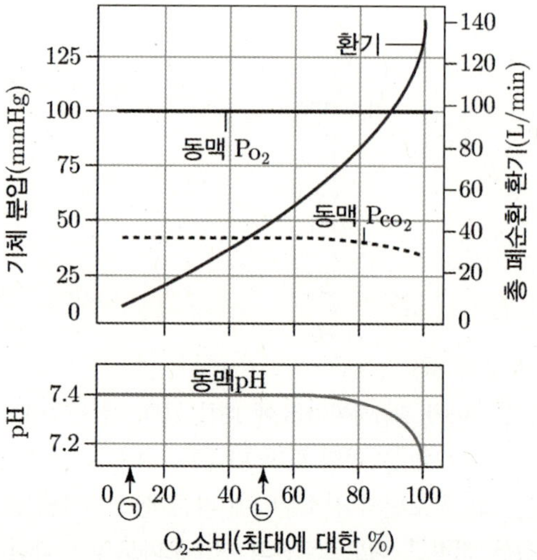

이에 대한 설명으로 옳은 것만을 〈보기〉에서 있는 대로 고른 것은?

보기

ㄱ. ㉠ 시점에 비해 ㉡ 시점에서 동맥 산소분압과 정맥 산소분압의 차이가 더 크다.

ㄴ. 중간 강도(50%의 O_2 소비)의 운동 시 환기의 증가는 주로 동맥의 이산화탄소분압 증가에 의해 자극된다.

ㄷ. 강한 운동(80% 이상의 O_2 소비) 시 활동 중인 근육에서 방출되는 과도한 CO_2로 인해 동맥 pH가 안정 상태보다 낮아진다.

① ㄱ ② ㄷ ③ ㄱ, ㄴ
④ ㄱ, ㄷ ⑤ ㄴ, ㄷ

1 X 3 학습법

풀이 날짜	/	/	/
나의 답			

182 지식 중심

그림은 정상적인 사람에서 심장이 수축과 이완을 반복하는 동안 심장 근육 X의 막전위 변화와 심전도를 나타낸 것이다.

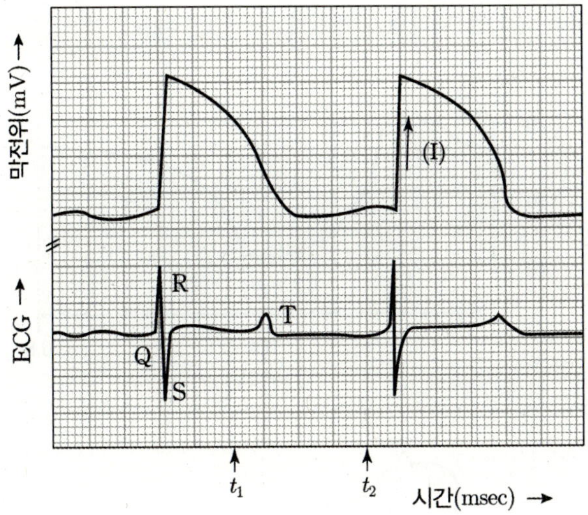

이에 대한 설명으로 옳은 것만을 <보기>에서 있는 대로 고른 것은?

보기

ㄱ. 근육 X는 심방의 근육이다.
ㄴ. t_1 시점보다 t_2 시점에서 대동맥의 혈압이 더 낮다.
ㄷ. (Ⅰ)(전압상승)은 Ca^{2+}의 유입을 통해 일어난다.

① ㄱ ② ㄴ ③ ㄱ, ㄴ
④ ㄱ, ㄷ ⑤ ㄴ, ㄷ

Ⅲ 동물생리학

1 X 3 학습법

풀이 날짜	/	/	/
나의 답			

183 지식 중심

다음은 심장 주기와 관련한 자료이다.

- 심장 주기 동안에 좌심실의 용적과 압력은 순차적으로 변하는데, 다음 그림 (가)은 좌심실의 용적 변화를 나타낸 그래프이고 (나)는 좌심실 압력-부피 그래프이다.

(가)

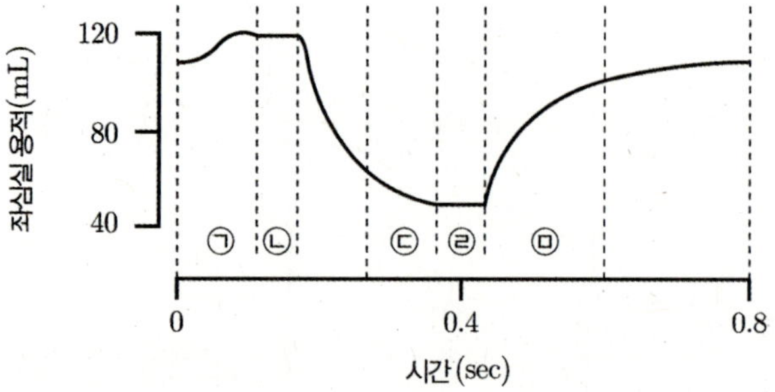

(나)

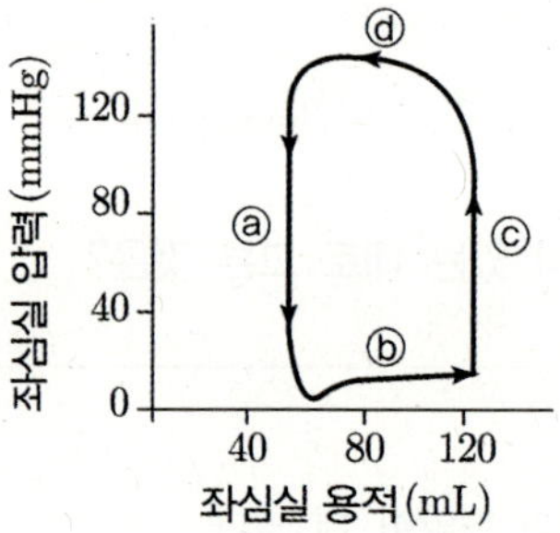

- 다음은 심장 주기의 특정 시기 X 동안의 심장 상태를 모식적으로 나타낸 그림이다. (단, 화살표는 혈액의 흐름을 나타낸 것이다.)

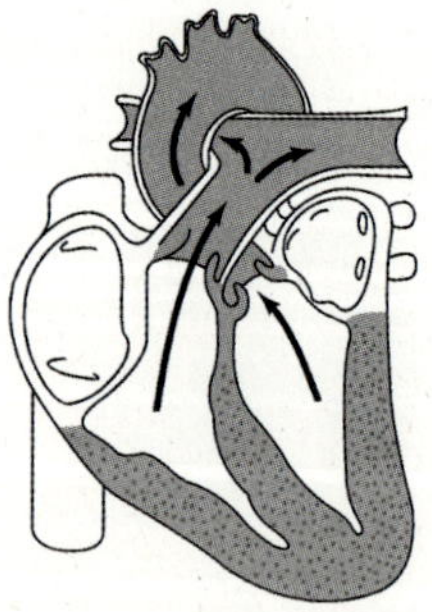

다음 중 심장 주기의 시기 X 동안 기록될 수 있는 각 그래프의 지점을 올바르게 연결한 것은?

① ㉠, ⓑ　　② ㉡, ⓒ　　③ ㉢, ⓓ
④ ㉣, ⓐ　　⑤ ㉤, ⓑ

1 X 3 학습법

풀이 날짜	/	/	/
나의 답			

184 지식 중심

다음은 모세혈관에 대한 모식도이다.

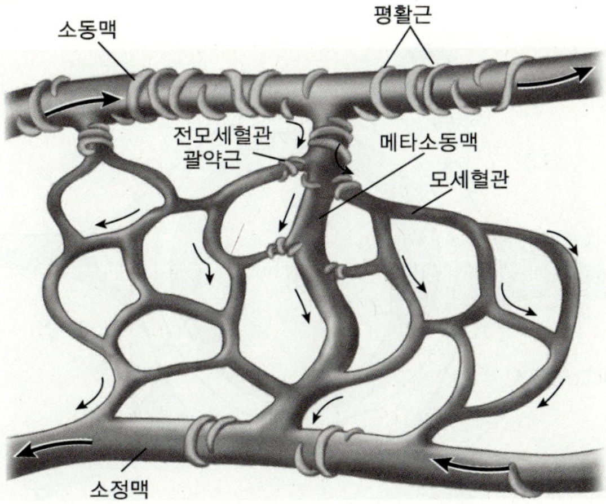

생리적 변화에 따른 모세혈관의 조절 현상에 대한 설명이나 추론으로 옳은 것만을 〈보기〉에서 있는 대로 고른 것은?

보기

ㄱ. 정맥에서의 혈액 흐름 속도가 감소하면 모세혈관의 혈압이 높아질 것이다.
ㄴ. 격렬한 운동을 계속하게 되면 소동맥 혈압이 높아져 모세혈관에서의 물질 투과가 빨라지고 이로 인해 부종이 발생할 것이다.
ㄷ. 조직에서의 pH가 낮아지면 대부분의 전모세혈관 괄약근이 수축할 것이다.
ㄹ. 염증에 의해서 형성되는 히스타민은 소동맥을 이완시켜 모세혈관의 혈압을 높일 것이다.

① ㄱ, ㄴ　② ㄱ, ㄹ　③ ㄴ, ㄷ
④ ㄷ, ㄹ　⑤ ㄴ, ㄷ, ㄹ

III 동물생리학

1 X 3 학습법
풀이 날짜 / / /
나의 답

185 지식 중심

그림은 뇌조직에 존재하는 모세혈관의 단면을 모식적으로 나타낸 것이다.

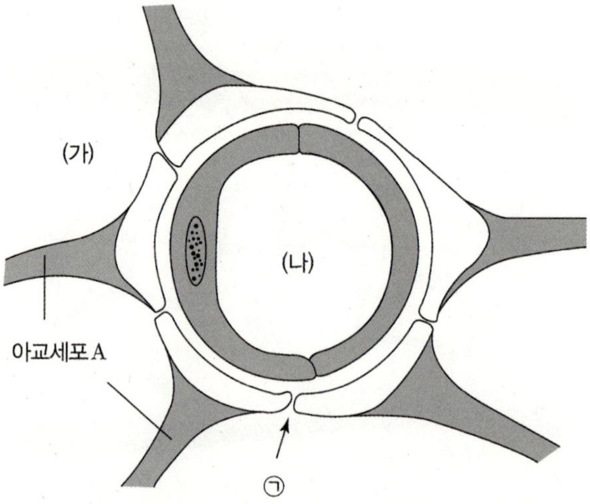

이에 대한 설명으로 옳은 것만을 〈보기〉에서 있는 대로 고른 것은?

보기

ㄱ. 아교세포 A는 줄기세포(stem cell)로 기능할 수 있다.
ㄴ. (나)에 존재하는 혈장성분은 모세혈관 혈압에 의해 여과되어 (가) 부위로 이동한다.
ㄷ. ㉠에는 밀착연접이 존재한다.

① ㄱ ② ㄷ ③ ㄱ, ㄴ
④ ㄱ, ㄷ ⑤ ㄴ, ㄷ

1 X 3 학습법

풀이 날짜	/	/	/
나의 답			

186 지식 중심

다음은 모세혈관을 통한 여과와 재흡수의 관계를 나타낸 그래프이다.

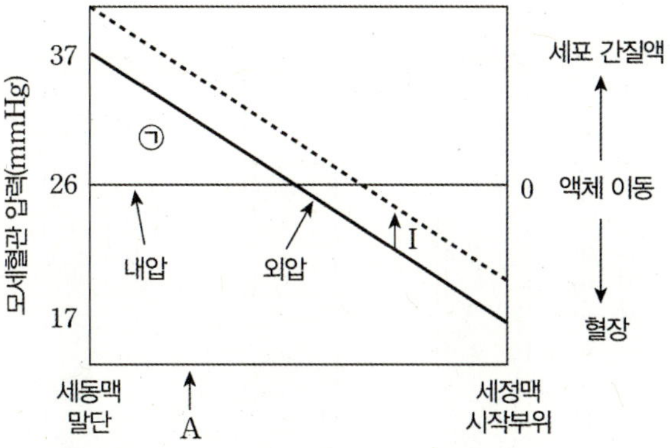

이에 대한 설명으로 옳은 것만을 〈보기〉에서 있는 대로 고른 것은?

보기

ㄱ. 간이 손상되면 ㉠ 면적이 증가하여 부종이 일어날 수 있다.
ㄴ. A 지점에서 조직액의 교질삼투압은 혈장을 조직액으로 이동시키는데 기여한다.
ㄷ. 소동맥의 이완은 외압 그래프가 I 방향으로 이동하게 하는 원인이 될 수 있다.

① ㄱ　② ㄴ　③ ㄱ, ㄴ
④ ㄴ, ㄷ　⑤ ㄱ, ㄴ, ㄷ

1 X 3 학습법

풀이 날짜	/	/	/
나의 답			

187 지식 중심

다음은 정상인과 생리적 상태에 변화가 있는 사람 A와 B에서 얻은 혈액을, 시험관에 넣고 원심분리를 각각 수행한 결과이다.

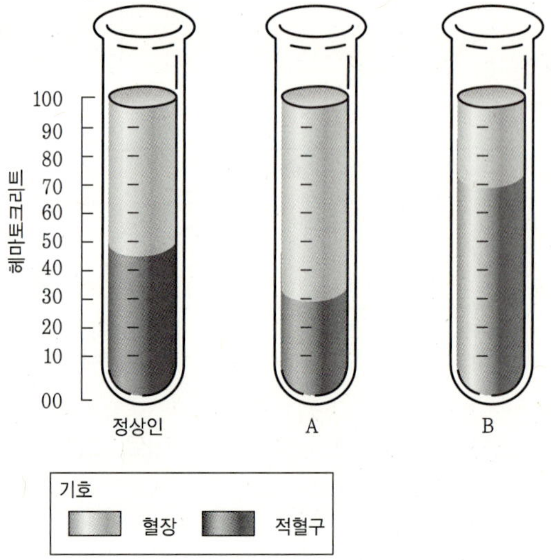

이에 대한 설명으로 옳은 것만을 〈보기〉에서 있는 대로 고른 것은?

보기

ㄱ. 세 사람(정상인, A, B)의 헤마토크리트(hematocrit)는 동일하다.
ㄴ. 혈액 A는 심하게 땀을 흘린 사람에게서 관찰될 수 있다.
ㄷ. 고산지대에 순화된 사람의 혈액을 원심분리하면, 혈액 B처럼 나타난다.

① ㄱ ② ㄷ ③ ㄱ, ㄴ
④ ㄱ, ㄷ ⑤ ㄱ, ㄴ, ㄷ

1 X 3 학습법

풀이 날짜	/	/	/
나의 답			

188 지식 중심

그림 (가)는 총경동맥을 일시적으로 폐색하였다가(막았다가) 다시 풀어줬을 때 평균동맥혈압의 변화를 조사하여 그래프로 나타낸 것이고, 그림 (나)는 박동원세포에서 발생하는 서로 다른 3가지 유형의 활동전위를 나타낸 것이다.

(가)

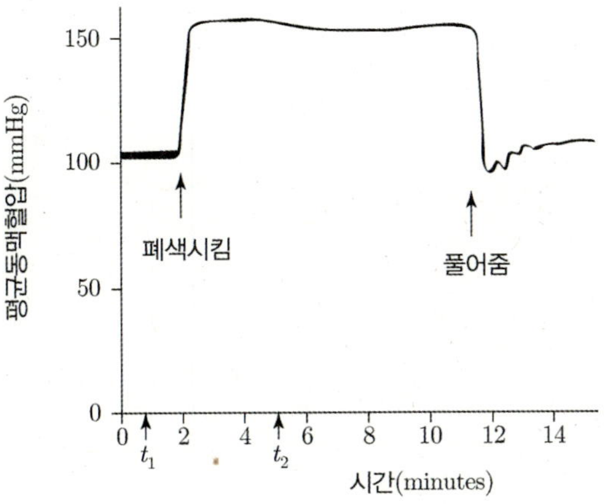

(나)

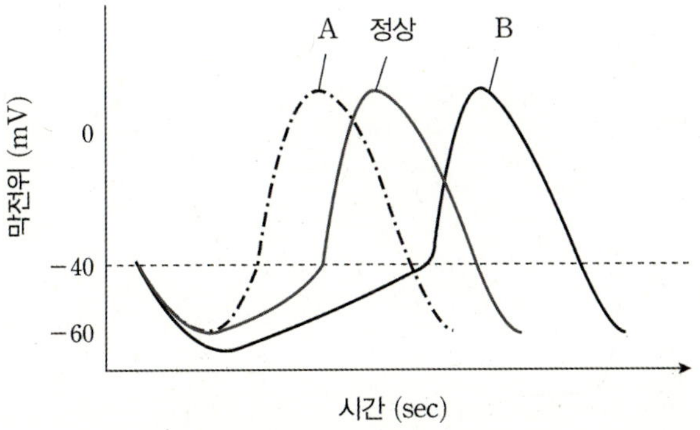

이에 대한 설명으로 옳은 것만을 〈보기〉에서 있는 대로 고른 것은?

보기

ㄱ. 경동맥동 혈압 수용기에서 활동전위 발생빈도는 t_1 시점이 t_2 시점보다 더 크다.

ㄴ. 총경동맥 폐색 직후 말초 순환계의 정맥과 소동맥의 혈관 저항은 폐색시키기 전보다 증가한다.

ㄷ. 정상 상태에서 경동맥을 폐색하면, (나)에서 그래프는 정상에서 B로 바뀐다.

① ㄱ ② ㄴ ③ ㄱ, ㄴ
④ ㄱ, ㄷ ⑤ ㄴ, ㄷ

III 동물생리학

1 X 3 학습법

풀이 날짜 / / /

나의 답

189 추론 중심

다음 그림 (가)는 약물 X를 처리했을 때 동방결절 심박조율기세포의 막전위 변화를 나타낸 것이고, 그림 (나)는 또 다른 약물 Y를 처리했을 때 심실근육의 막전위 변화를 나타낸 것이다.

(가)

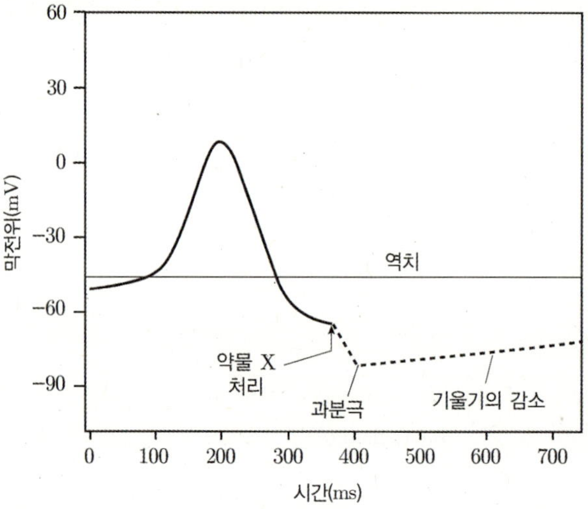

(나)

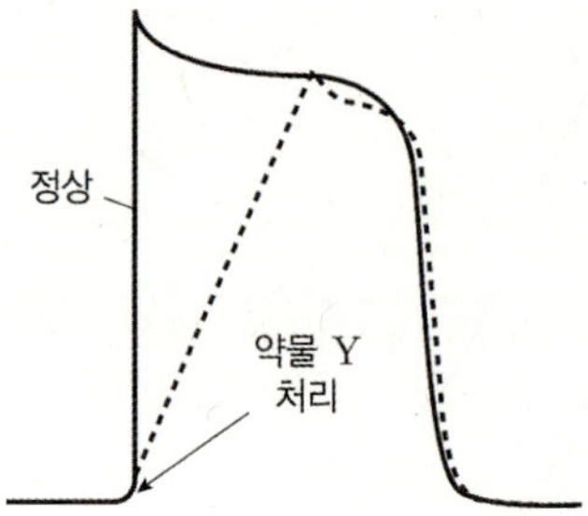

약물 X와 약물 Y의 작용을 바르게 나열한 것은?

	약물 X	약물 Y
①	Na^+ 통로 활성화	Ca^{2+} 통로 억제
②	Ca^{2+} 통로 활성화	Ca^{2+} 통로 억제
③	K^+ 통로 활성화	Na^+ 통로 억제
④	Ca^{2+} 통로 활성화	Na^+ 통로 억제
⑤	K^+ 통로 억제	Na^+ 통로 억제

1 X 3 학습법			
풀이 날짜	/	/	/
나의 답			

190 추론 중심

다음 그림은 좌심실 압력-용적 곡선(ventricular pressure-volume loop)의 2가지 유형 ((가), (나))의 변형을 나타낸 것이다. (단, 각 그래프에서 실선은 대조군(안정 상태의 정상인)에서 기록된 것이다.)

(가)

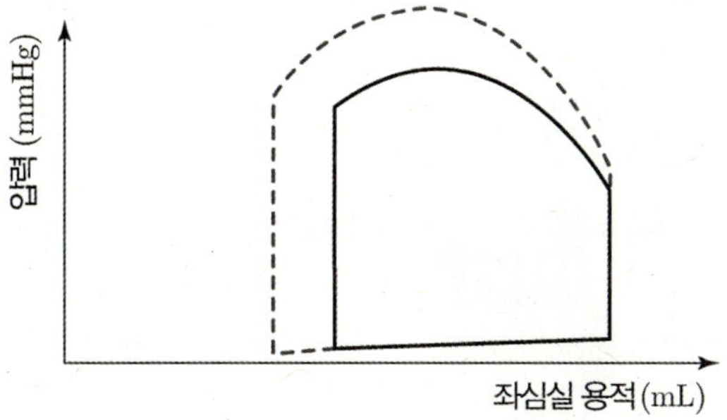

(나)

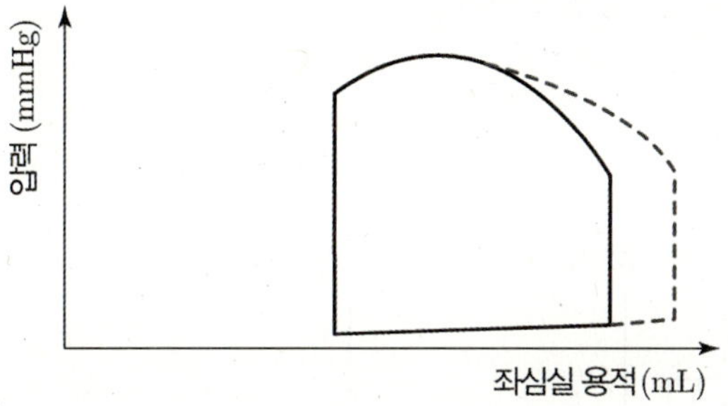

이에 대한 설명으로 옳은 것만을 〈보기〉에서 있는 대로 고른 것은?

보기

ㄱ. (가)는 심장에 에피네프린을 처리하면 관찰될 수 있고, (나)는 대동맥압이 증가된 경우에서 관찰될 수 있다.
ㄴ. 대조군과 비교했을 때, 1회 박출량은 (가)가 더 크고 (나)는 더 작다.
ㄷ. 수축기말 용적은 (가)가 대조군보다 더 작고, 이완기말 용적은 (나)가 대조군보다 더 크다.

① ㄱ ② ㄷ ③ ㄱ, ㄴ
④ ㄱ, ㄷ ⑤ ㄱ, ㄴ, ㄷ

1 X 3 학습법

풀이 날짜	/	/	/
나의 답			

191 추론 중심

다음 그래프는 서로 다른 두 상황[(가), (나)]에 놓여 있는 사람 X의 A부위 혈관벽에 존재하는 압력수용기에서 활동전위 발생 정도를 조사하여 그래프로 나타낸 것이다.

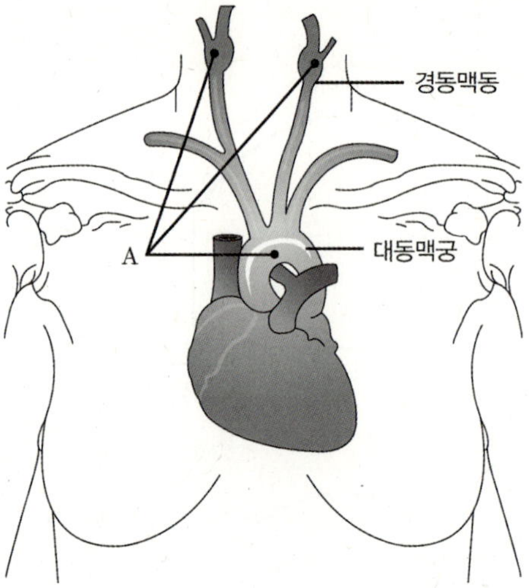

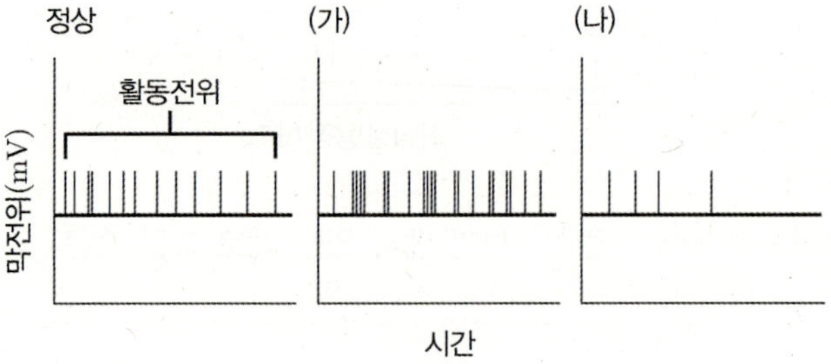

이에 대한 설명으로 옳은 것만을 〈보기〉에서 있는 대로 고른 것은?

보기

ㄱ. 사람 X의 혈압은 (가)보다 (나)에서 더 낮다.
ㄴ. 혈장 레닌의 분비는 (나)일 때보다 (가)일 때 더 크게 자극된다.
ㄷ. (나)일 때 보상작용으로 교감신경이 흥분되어 소장의 소동맥이 수축한다.

① ㄱ　② ㄷ　③ ㄱ, ㄴ
④ ㄱ, ㄷ　⑤ ㄴ, ㄷ

1 X 3 학습법

풀이 날짜	/	/	/
나의 답			

192 추론 중심

그림 (가)는 인체에서 발견되는 횡문근 X에 아세틸콜린을 첨가했을 때 나타나는 막전위 변화를 그래프로 나타낸 것이고, 그림 (나)는 2종류 유형의 아세틸콜린 수용체(Ⅰ, Ⅱ)가 작용하는 방식을 모식적으로 나타낸 것이다.

(가)

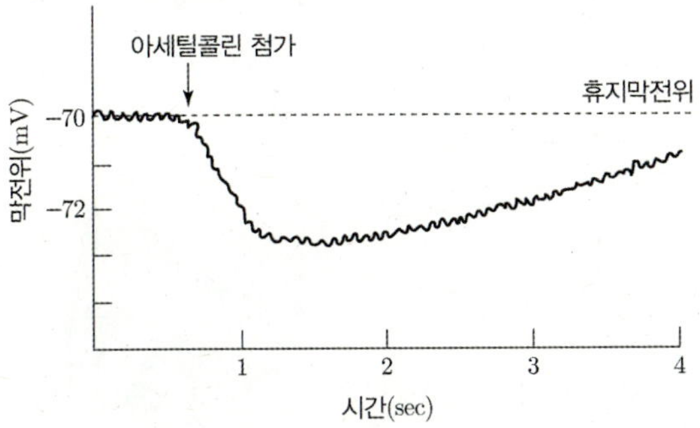

(나)

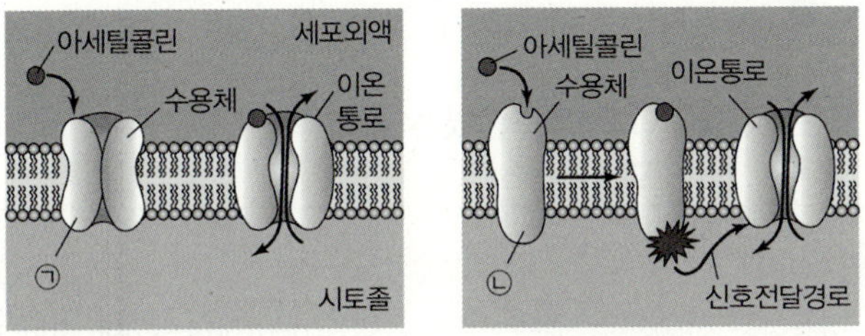

(Ⅰ)　　　(Ⅱ)

이에 대한 설명으로 옳은 것만을 〈보기〉에서 있는 대로 고른 것은?

보기

ㄱ. 횡문근 X에 존재하는 아세틸콜린 수용체는 ㉡이다.

ㄴ. (가)에서 아세틸콜린 처리 직후 나타나는 막전위 감소는 K^+의 유입을 통해서 일어난다.

ㄷ. 횡문근 X는 근육 수축에 필요한 Ca^{2+}을 세포외액과 소포체로부터 제공받는다.

① ㄱ　② ㄷ　③ ㄱ, ㄴ
④ ㄱ, ㄷ　⑤ ㄴ, ㄷ

Ⅲ 동물생리학

1 X 3 학습법

풀이 날짜	/	/	/
나의 답			

193 추론 중심

자율신경계는 심장의 기능을 조절한다. 그림은 심장의 기능 조절에 관련된 중추신경계와 자율신경계가 심장과 연결되어 있는 상태를 모식적으로 나타낸 것이다.

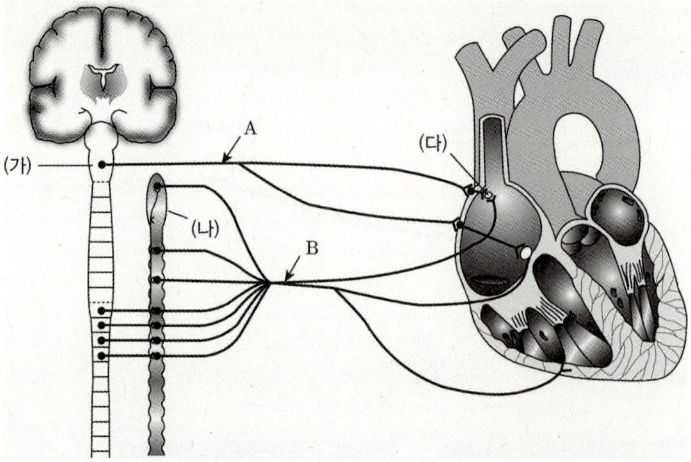

이에 대한 설명으로 옳은 것만을 〈보기〉에서 있는 대로 고른 것은?

보기

ㄱ. (가)는 연수이다.

ㄴ. (나)에서 작용하는 신경전달물질은 신경근육접합(neuromuscular junction)에서도 작용한다.

ㄷ. A가 흥분하면 (다)에 존재하는 세포의 K^+에 대한 투과도가 증가하고, B가 흥분하면 (다)에 존재하는 세포의 Ca^{2+}에 대한 투과도가 증가한다.

① ㄱ ② ㄴ ③ ㄱ, ㄴ
④ ㄱ, ㄷ ⑤ ㄱ, ㄴ, ㄷ

1 X 3 학습법

풀이 날짜	/	/	/
나의 답			

194 추론 중심

심박출량에 대한 자율신경계의 조절을 이해하기 위해 디니트로페놀(DNP)을 주입하여 말초혈관을 이완시켰다. 말초혈관이 이완된 상태에서 자율신경계의 작용이 정상적일 때와 자율신경계의 작용이 차단되었을 때의 심박출량과 동맥압 변화를 조사하여 다음과 같은 결과를 얻었다.

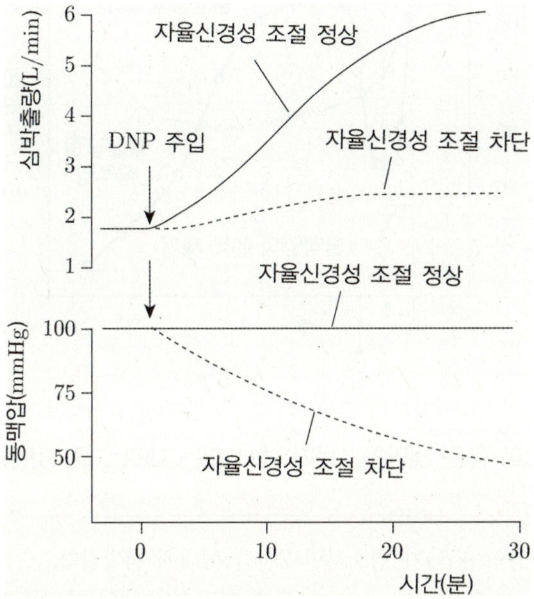

이에 대한 설명으로 옳은 것만을 〈보기〉에서 있는 대로 고른 것은?

보기

ㄱ. 디니트로페놀이 처리되면 교감신경계에 의해 심장박동수가 증가할 것이다.
ㄴ. 총 말초혈관 저항이 감소할 경우 자율신경이 작용하지 않으면 동맥압은 크게 감소한다.
ㄷ. 운동 시 교감신경의 흥분으로 동맥압은 증가하고, 근육에서의 혈관 저항은 감소한다.

① ㄱ　② ㄷ　③ ㄱ, ㄴ
④ ㄱ, ㄷ　⑤ ㄱ, ㄴ, ㄷ

III 동물생리학

1 X 3 학습법

풀이 날짜	/	/	/
나의 답			

195 추론 중심

그림은 30분에 걸쳐 혈액양의 약 45%가 제거되기 이전과 이후의 평균동맥혈압과 혈장교질삼투압 변화를 조사하여 그래프로 나타낸 것이다. (단, 혈장교질삼투압은 혈장단백질에 의하여 나타나는 삼투압을 의미한다.)

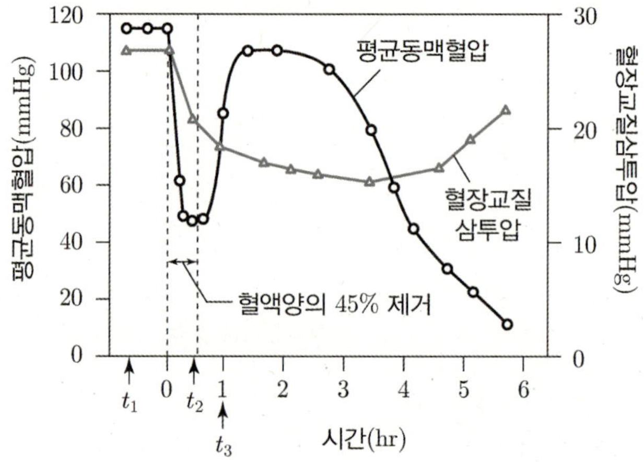

이에 대한 설명으로 옳은 것만을 〈보기〉에서 있는 대로 고른 것은?

보기

ㄱ. 혈액양의 45%가 감소하면 2시간 이내에 사망한다.

ㄴ. t_1일 때에 비해서 t_2일 때 동맥 압력수용기에서의 활동전위 발생빈도가 더 크다.

ㄷ. $\frac{\text{조직액에서 혈액으로 이동량}}{\text{혈액에서 조직액으로 이동량}}$ 값은 t_1일 때에 비해서 t_3일 때 더 크다.

① ㄱ　② ㄴ　③ ㄷ
④ ㄱ, ㄷ　⑤ ㄴ, ㄷ

1 X 3 학습법

풀이 날짜	/	/	/
나의 답			

196 지식 중심

식세포활성을 지닌 백혈구는 TLR(Toll-유사 수용체)을 통해 체내로 침투한 병원균의 특이적인 분자의 조각을 인식한다. 다음은 백혈구의 다양한 종류의 TLR이 각각 특이적인 리간드를 인식하여 염증반응을 일으키는 것을 모식적으로 나타낸 것이다.

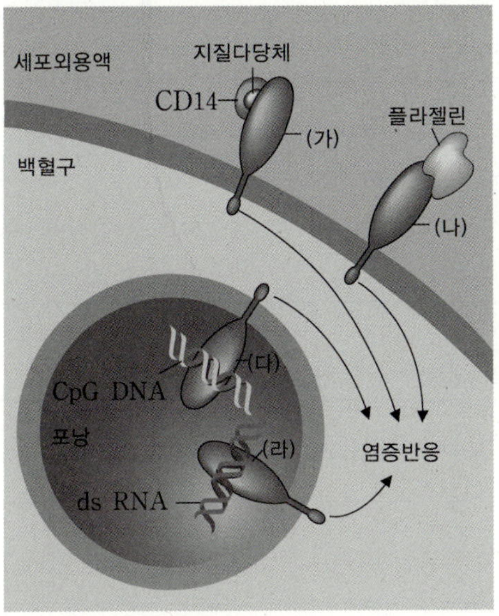

이에 대한 설명으로 옳은 것만을 〈보기〉에서 있는 대로 고른 것은? (단, (가)~(라)는 각각 다른 Toll-유사 수용체를 나타낸다.)

보기

ㄱ. TLR에 리간드가 결합하면 염증반응에 관여하는 유전자의 전사가 활발하게 일어날 것이다.
ㄴ. (가)는 TLR4, (라)는 TLR3이다.
ㄷ. (다)는 (나)에 비해 병원균의 내부물질을 인식하는 데 유리하다.

① ㄱ ② ㄴ ③ ㄱ, ㄴ
④ ㄴ, ㄷ ⑤ ㄱ, ㄴ, ㄷ

1 X 3 학습법

풀이 날짜	/	/	/
나의 답			

197 지식 중심

다음은 적혈구 용혈 현상에 대한 항체와 보체의 역할을 알아보기 위한 실험이다.

〈실험 과정〉

(가) 토끼의 적혈구를 얻는다.
(나) 사람의 보체와 토끼 적혈구에 대한 사람의 항체를 얻는다.
(다) (나)의 항체와 보체 중 일부를 56℃에서 30분간 열처리를 한다.
(라) 여러 조합으로 항체와 보체, 토끼의 적혈구를 반응시킨 후 적혈구의 용혈 여부를 측정한다.

〈실험 결과〉

항체		보체		용혈 여부
열처리 않음	열처리함	열처리 않음	열처리함	
+	−	−	−	용혈되지 않음
−	−	+	−	용혈되지 않음
+	−	+	−	용혈
−	+	+	−	용혈
+	−	−	+	용혈되지 않음
−	+	−	+	용혈되지 않음

(− : 반응에 첨가하지 않음, + : 반응에 첨가함)

이에 대한 설명으로 옳은 것만을 〈보기〉에서 있는 대로 고른 것은?

보기

ㄱ. 열처리한 보체는 활성을 잃는다.
ㄴ. 적혈구 표면에 결합한 보체를 항체가 인식하여 용혈시킨다.
ㄷ. 용혈 현상이 일어나기 위해서는 항체와 보체의 작용이 모두 필요하다.

① ㄱ ② ㄷ ③ ㄱ, ㄴ
④ ㄱ, ㄷ ⑤ ㄴ, ㄷ

1 X 3 학습법			
풀이 날짜	/	/	/
나의 답			

198 지식 중심

다음은 T 의존성항원인 항원 X에 대한 체액성 면역반응이 일어나는 과정을 나타낸 그림이다.

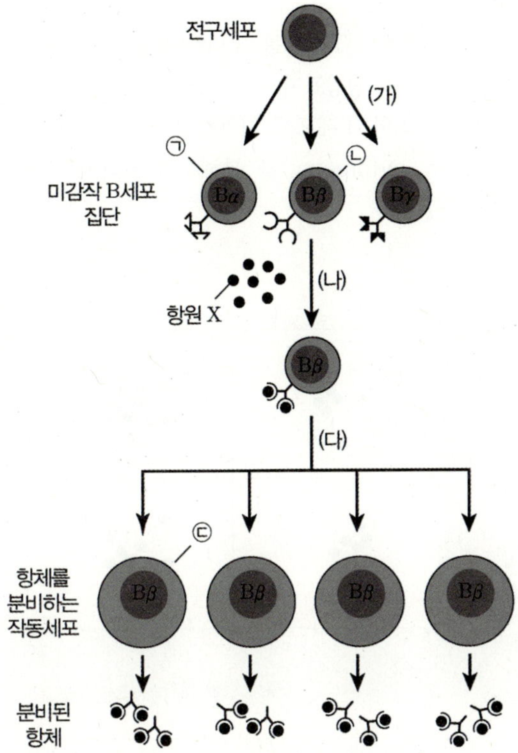

이에 대한 설명으로 옳지 <u>않은</u> 것은?

① 세포 ㉠과 세포 ㉡은 유전적으로 동일하지 않다.
② (가) 과정은 골수에서 일어난다.
③ (나) 과정은 림프절이나 비장에서 일어난다.
④ 세포 ㉡과 세포 ㉢은 유전적으로 동일하다.
⑤ (다) 과정에서 분비되는 항체는 IgG나 IgA, IgE가 될 수 있다.

1 X 3 학습법

풀이 날짜	/	/	/
나의 답			

199 지식 중심

다음은 T세포의 성숙과정과 그 종류에 대해서 알아보기 위한 실험이다.

〈실험 과정〉

(가) 생쥐의 특정 림프조직에서 T세포를 분리하였다.

(나) 항-CD4 항체는 붉은색 형광표지를 하고, 항-CD8 항체는 초록색 형광표지를 하여 (가)에서 분리한 T세포에 처리하였다.

(다) 유세포 분석법(flow cytometry)을 통해서 (나)의 T세포 형광정도를 분석하여 표로 나타내었다.

〈실험 결과〉

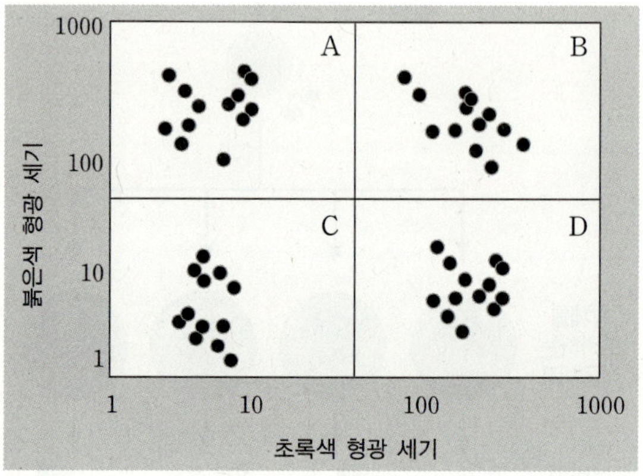

이에 대한 설명으로 옳은 것만을 〈보기〉에서 있는 대로 고른 것은?

보기

ㄱ. A 구역의 T세포들은 HIV의 주요 표적세포가 된다.
ㄴ. C 구역에 있는 세포들은 유전적으로 서로 다르다.
ㄷ. 세포를 사멸시킬 수 있는 T세포는 주로 D 구역에 존재한다.

① ㄱ ② ㄴ ③ ㄷ
④ ㄱ, ㄷ ⑤ ㄱ, ㄴ, ㄷ

1 X 3 학습법

풀이 날짜	/	/	/
나의 답			

200 지식 중심

다음은 세포 X가 항원을 제시(presenting)하는 과정을 모식적으로 나타낸 것이다.

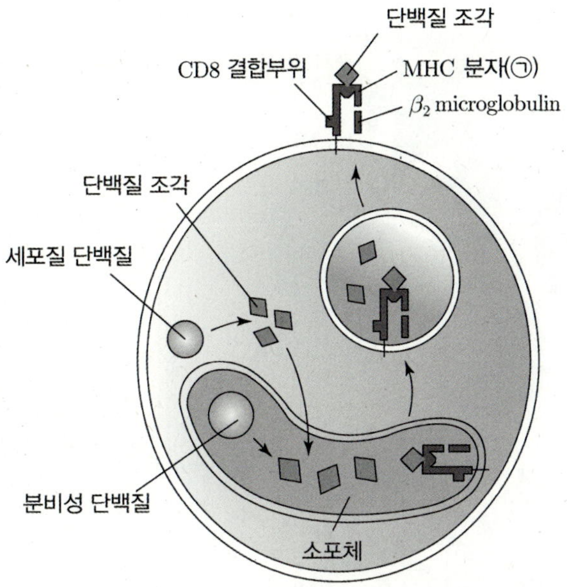

이에 대한 설명으로 옳은 것만을 〈보기〉에서 있는 대로 고른 것은?

보기

ㄱ. ㉠은 I 형 MHC 분자이다.
ㄴ. 성숙 적혈구는 세포 X가 될 수 있다.
ㄷ. 위 과정은 말초 림프조직에서만 일어난다.
ㄹ. 세포 X 표면의 단백질 조각은 흉선에서 성숙한 림프구에 의해 인식된다.

① ㄱ, ㄴ ② ㄱ, ㄹ ③ ㄴ, ㄷ
④ ㄷ, ㄹ ⑤ ㄱ, ㄷ, ㄹ

III 동물생리학

1 X 3 학습법			
풀이 날짜	/	/	/
나의 답			

201 지식 중심

다음은 미감작 T림프구(naive T lymphocyte)의 활성화를 나타낸 것이다.

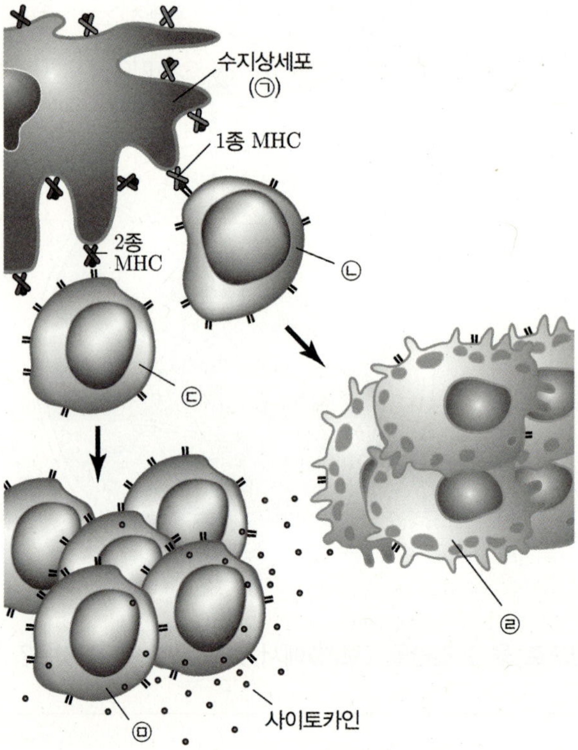

이에 대한 설명 중 옳은 것은?

① 세포 ㉠과 세포 ㉡은 동일한 T세포 수용체(TCR) 유전자를 가진다.
② 위의 현상은 병원균의 감염이 일어난 피부와 같은 상피조직에서 주로 일어난다.
③ ㉢은 세포막에 CD8 단백질을 가지고 있다.
④ ㉡과 ㉢은 세포막에 1종 MHC 유전자를 발현한다.
⑤ ㉣은 표적세포를 활성화시키고, ㉤은 표적세포를 죽인다.

1 X 3 학습법			
풀이 날짜	/	/	/
나의 답			

202 지식 중심

그림은 대식세포와 T_H세포의 상호작용을 나타낸 것이다.

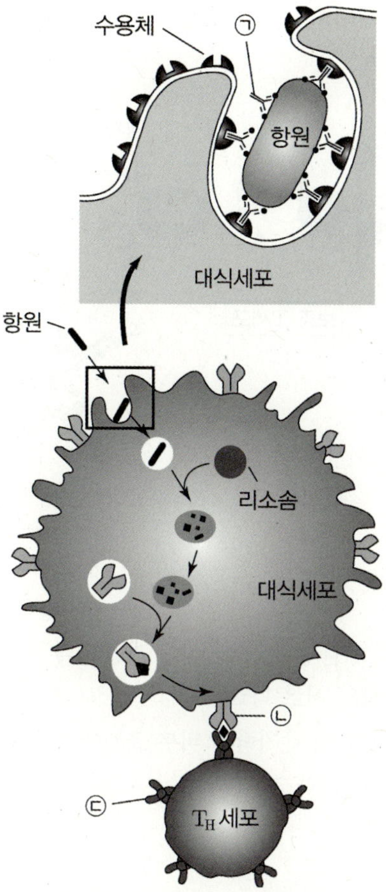

이에 대한 설명으로 옳은 것만을 〈보기〉에서 있는 대로 고른 것은?

보기

ㄱ. ㉠은 IgD이다.
ㄴ. ㉡은 Ⅱ형 MHC 분자이다.
ㄷ. ㉢은 단백질 항원의 3차 구조를 인식한다.

① ㄱ　② ㄴ　③ ㄱ, ㄴ
④ ㄱ, ㄷ　⑤ ㄴ, ㄷ

1 X 3 학습법

풀이 날짜	/	/	/
나의 답			

203 지식 중심

그림은 손가락이 칼에 베이는 상처로 인해 세균의 감염이 일어났을 때, 신체에서 방어 반응이 일어나는 과정을 모식적으로 나타낸 것이다.

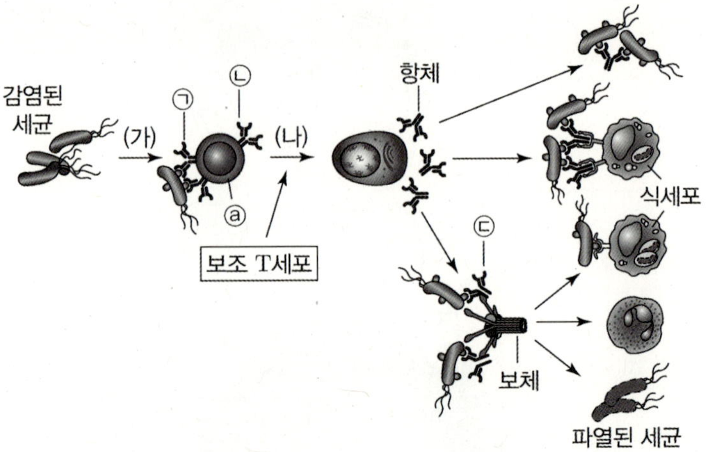

이에 대한 설명으로 옳은 것은?

① (가) 과정에서 항원은 항원제시세포에 의해 가공된 후 세포 ⓐ에 의해 인식된다.
② ㉠과 ㉡의 항원 특이성은 서로 다르다.
③ (가)와 (나) 과정은 상처 난 손가락의 피부 조직에서 일어난다.
④ 세포 ⓐ는 1종 MHC 분자와 2종 MHC 분자를 모두 발현하게 된다.
⑤ ㉢은 IgM이다.

1 X 3 학습법			
풀이 날짜	/	/	/
나의 답			

204 추론 중심

다음은 바이러스에 감염된 생쥐에서 분리한 비장세포의 특성을 이해하기 위해 수행한 실험이다.

〈실험 과정〉

(가) 다양한 유전자형의 생쥐에 LCM 바이러스(LCMV)를 각각 감염시켜 면역 반응을 유도하였다.

(나) 감염 1주일 후에 각 생쥐로부터 비장세포를 분리하였다.

(다) 각 비장세포가 LCMV-감염 ^{51}Cr-표지 표적세포들을 살해하는지를 조사하였다.

〈실험 결과〉

비장세포의 근원(LCMV가 감염된 생쥐)	LCMV-감염 ^{51}Cr-표지 표적세포			
	B10.D2 ($H\text{-}2^d$)	B10 ($H\text{-}2^b$)	B10.BR ($H\text{-}2^k$) (㉠)	(BALB/c × B10) F_1($H\text{-}2^{b/d}$)
B10.D2 ($H\text{-}2^d$)	+	−	−	+
B10 ($H\text{-}2^b$) (㉡)	−	+	−	+
BALB/c ($H\text{-}2^d$)	+	−	−	(A)
BALB/b ($H\text{-}2^b$)	(B)	+	−	+

(단, +는 표적세포를 살해했음을, −는 살해하지 않았음을 의미한다.)

이에 대한 설명으로 옳은 것만을 〈보기〉에서 있는 대로 고른 것은?

보기

ㄱ. A는 '+'이고, B는 '−'이다.

ㄴ. ㉠은 리소좀에서 가공된 펩티드 항원을 $H\text{-}2^k$ MHC 분자에 표지한 후 세포 표면에 제시한다.

ㄷ. ㉡의 비장에는 LCMV 유래 펩티드를 인식하는 $CD8^+$ T세포가 존재할 것이다.

① ㄱ　② ㄷ　③ ㄱ, ㄴ
④ ㄱ, ㄷ　⑤ ㄱ, ㄴ, ㄷ

1 X 3 학습법

풀이 날짜	/	/	/
나의 답			

205 추론 중심

다음은 종양에 대한 면역반응을 이해하기 위해 수행한 실험이다.

〈실험 과정〉

(가) 유전적으로 동일한 2마리의 생쥐(생쥐 X와 Y)를 준비한 후, 화학적 돌연변이원인 MCA(methylcholanthrene)를 각각 주사하여 종양을 각각 유도하였다.

(나) (가)의 각 생쥐에서 유도된 종양을 외과적으로 모두 제거하였다.

(다) 종양이 제거된 (나)의 각 생쥐에 (가)의 생쥐 X에서 형성된 종양(종양 A)에서 분리한 세포(종양 세포)를 각각 이식한 후, 이식한 종양이 증식하는지 조사하였다.

〈실험 결과〉

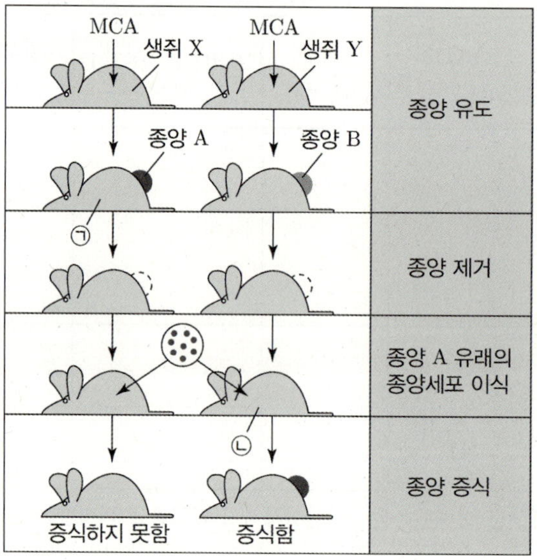

이에 대한 설명으로 옳은 것만을 〈보기〉에서 있는 대로 고른 것은?

보기

ㄱ. 생쥐 ㉠의 항원제시세포는 1종 MHC 분자에 종양항원을 제시한다.

ㄴ. 생쥐 ㉡은 종양 B의 종양항원에 대한 기억세포를 가지고 있지 않다.

ㄷ. 한 생쥐에서 화학적으로 유도된 종양에 대한 기억세포는 동일 발암원에 의해 다른 생쥐에서 유도된 다른 종양에 대해서 2차 면역반응을 일으키지 않는다.

① ㄱ　　② ㄴ　　③ ㄱ, ㄴ
④ ㄱ, ㄷ　　⑤ ㄴ, ㄷ

1 X 3 학습법			
풀이 날짜	/	/	/
나의 답			

206 추론 중심

그림 (가)는 사람 X의 말초 림프조직에서 발견되는 2종류의 세포(세포 A와 B)를 모식적으로 나타낸 것이고, 그림 (나)는 미감작B세포(naive B lymphocyte)가 IgG를 분비하는 형질세포로 분화되는 과정에서 항체(중쇄) 유전자에서 일어나는 재조합 및 발현 과정을 나타낸 것이다.

(가)

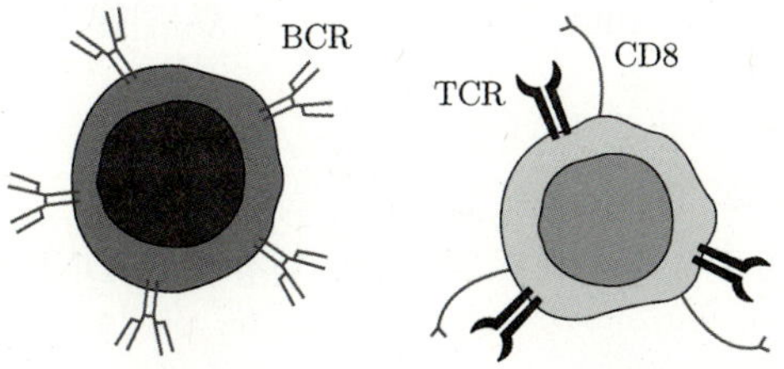

(나)

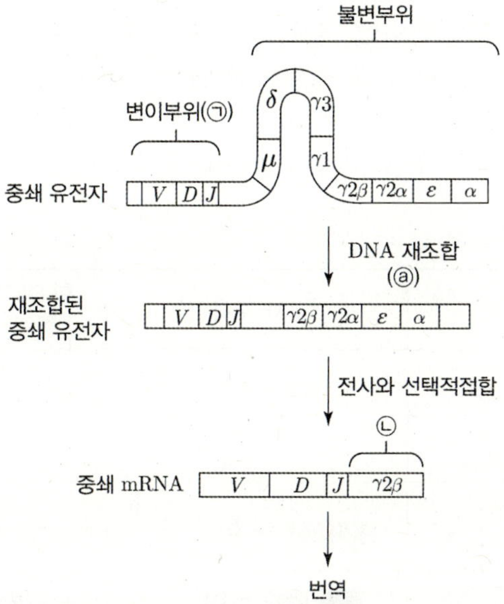

이에 대한 설명으로 옳은 것만을 〈보기〉에서 있는 대로 고른 것은?

보기

ㄱ. ㉠ 부위의 DNA 크기는 세포 A가 세포 B보다 더 작다.
ㄴ. ⓐ 과정은 골수에서 일어난다.
ㄷ. ㉡ 부위에서 막관통 영역이 번역된다.

① ㄱ ② ㄷ ③ ㄱ, ㄴ
④ ㄱ, ㄷ ⑤ ㄴ, ㄷ

1 X 3 학습법

풀이 날짜	/	/	/
나의 답			

207 추론 중심

다음은 생쥐의 면역반응 특성을 이해하기 위해 수행한 실험이다.

〈자료〉

- DNP(dinitrophenol)는 비단백질성의 작은 유기분자이다.
- BGG-DNP는 BGG(bovine gamma globulin) 단백질에 DNP가 공유결합된 것이고, OVA-DNP는 OVA(ovalbumin) 단백질에 DNP가 공유결합된 것이다.

〈실험 과정〉

(가) 혈통 X의 생쥐들을 준비한 후 4개의 그룹(Ⅰ~Ⅳ)으로 나누었다.

(나) 그룹 Ⅰ의 생쥐들에게는 DNP를 주사하고 2주 후에 혈청에 항-DNP 항체가 존재하는지 조사하였다.

(다) 그룹 Ⅱ의 생쥐들에게는 BGG-DNP를 주사하고 2주 후 혈청에 항-DNP 항체가 존재하는지 조사하였다.

(라) 그룹 Ⅲ의 생쥐들에게는 BGG-DNP를 주사하고 4주 후 BGG-DNP를 다시 주사하였다. 2주 후 혈청에 항-DNP 항체가 존재하는지 조사하였다.

(마) 그룹 Ⅳ의 생쥐들에게는 BGG-DNP를 주사하고 4주 후 OVA-DNP를 다시 주사하였다. 2주 후 혈청에 항-DNP 항체가 존재하는지 조사하였다.

〈실험 결과〉

그룹	1차 주사	2차 주사	항-DNP 항체
Ⅰ	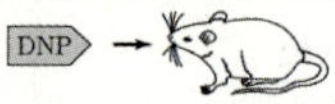		−
Ⅱ	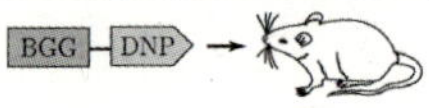		++
Ⅲ	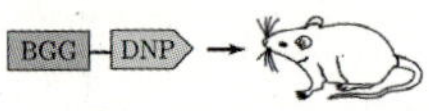	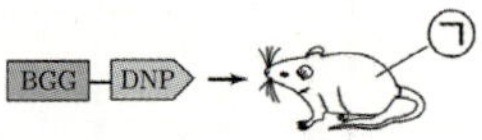	++++
Ⅳ	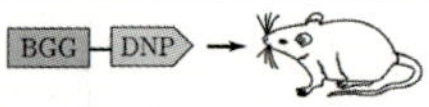	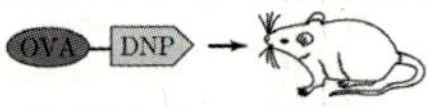	++(㉡)

(단, '−'는 항-DNP 항체가 없음을 의미하고, '+'의 수가 많을수록 더 높은 농도로 존재한다는 것을 의미한다.)

1 X 3 학습법

풀이 날짜	/	/	/
나의 답			

이에 대한 설명으로 옳은 것만을 〈보기〉에서 있는 대로 고른 것은? (단, 실험에 사용한 생쥐들은 면역계가 모두 정상이다.)

> **보기**
> ㄱ. DNP에 대한 항체가 만들어지기 위해서는 T세포의 작용이 필요하다.
> ㄴ. 그룹 Ⅳ에서 생산된 항-DNP 항체(㉡)는 2차 면역반응을 통해 생성된 것이다.
> ㄷ. 생쥐 ㉠은 BGG에 특이적인 CD4$^+$ T세포를 가지고 있다.

① ㄱ　② ㄷ　③ ㄱ, ㄴ
④ ㄱ, ㄷ　⑤ ㄴ, ㄷ

208 추론 중심

다음은 알러지(allergy)의 유발 특성에 대해 이해하기 위해 수행한 실험이다.

〈실험〉

- 비만세포에 다음과 같은 서로 다른 4가지의 처리(Ⅰ~Ⅳ)를 각각 가해준 후, 비만세포 내의 분비소낭이 세포막과 융합하는지의 여부를 확인하였다.

Ⅰ. 비만세포에 IgE를 다량 처리하여 IgE를 수용체에 결합시킴

Ⅱ. 수용체에 결합하고 있는 2개의 IgE를 교차결합으로 연결시킴

Ⅲ. IgE 수용체에 대한 항체(항-수용체 항체)를 처리하여 2개의 수용체에 동시에 결합하게 함

Ⅳ. 칼슘 아이오노포어(ionophore) 처리

(단, 칼슘 아이오노포어는 칼슘이온의 세포막 투과성을 증가시킨다.)

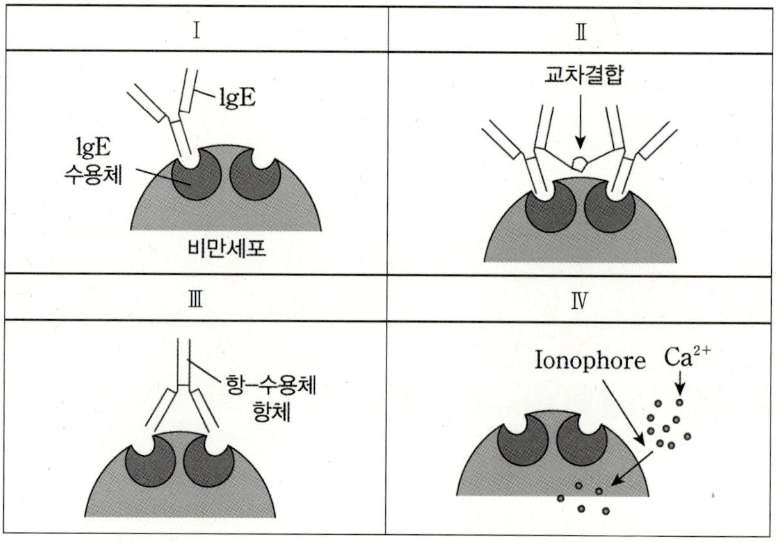

〈실험 결과〉

처리	분비소낭과 세포막의 융합
Ⅰ	−
Ⅱ	+++
Ⅲ	+++
Ⅳ	+++

(단, +는 융합이 일어났음을 의미하고, −는 융합이 일어나지 않았음을 의미한다. +의 개수가 더 많을수록 더 많은 융합이 일어난 것을 의미한다.)

1 X 3 학습법			
풀이 날짜	/	/	/
나의 답			

이에 대한 설명으로 옳은 것만을 〈보기〉에서 있는 대로 고른 것은?

보기

ㄱ. 비만세포에서 히스타민이 분비되기 위해서는 IgE 수용체의 이량체화가 필요하다.

ㄴ. 특정 항원수용기(epitope)가 한 개만 존재하는 항원(monovalent antigen)을 처리하면 히스타민 분비가 일어나지 않을 것이다.

ㄷ. 저칼슘혈증의 경우 비만세포에 의한 염증 반응이 저하될 수 있다.

① ㄱ ② ㄴ ③ ㄱ, ㄴ

④ ㄱ, ㄷ ⑤ ㄱ, ㄴ, ㄷ

209 추론 중심

다음 그림은 바이러스가 점막표면에 침투했을 때, 우리 몸에서 일어나는 여러 방어반응을 모식적으로 나타낸 것이다.

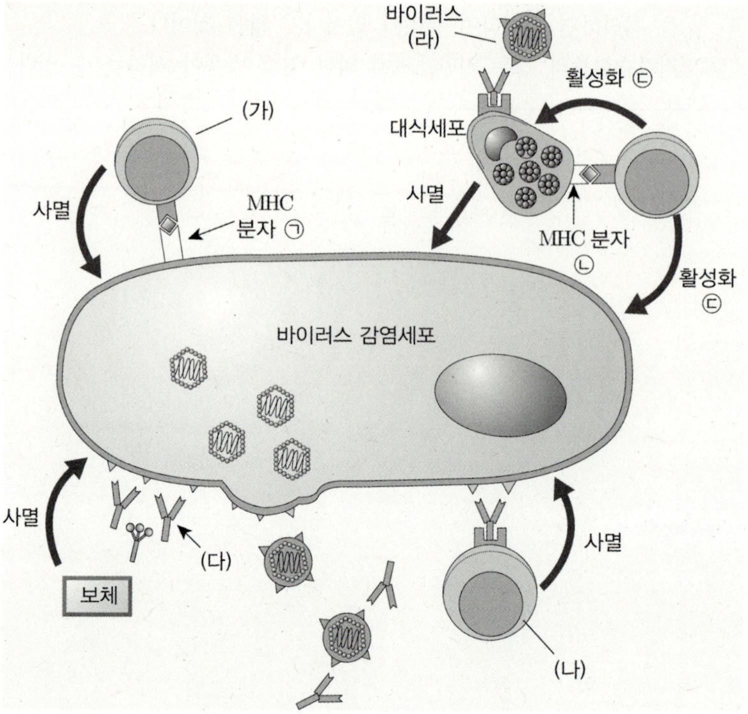

이에 대한 설명으로 옳지 않은 것은?

① (가)는 세포독성 T세포(CTL)이고, (나)는 자연살해(NK) 세포이다.
② ㉠는 1종 MHC 분자이고, ㉡는 2종 MHC 분자이다.
③ (다)의 예로 IgG와 IgE를 들 수 있다.
④ ㉢은 INFγ이다.
⑤ (라)유래의 펩티드는 리소솜에서 표지된다.

1 X 3 학습법

풀이 날짜	/	/	/
나의 답			

210 추론 중심

다음은 토끼 X를 이용하여 수행한 실험이다.

〈실험 과정〉

(가) 면역계가 정상인 토끼 X를 준비한 후, 3종류 혈통(A~C 혈통)의 토끼 중 어느 한 혈통의 피부 조직을 이식하였다.

(나) (가)에서 거부반응을 일으킨 토끼 X(㉠)에 3종류 혈통(A~C 혈통)의 토끼의 피부 조직을 이식을 각각 다시 하였다.

(다) 이식 후 2일, 6일, 10일이 각각 경과되었을 때 각 이식편의 생존 상태를 조사하였다.

〈실험 결과〉

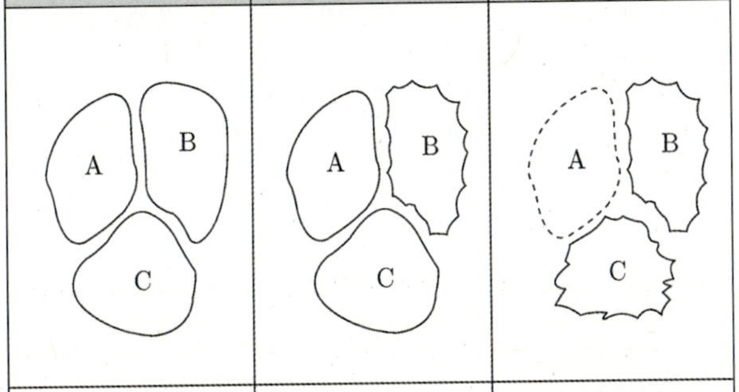

2일	6일	10일
A, B, C 모두 정상	B는 퇴화되며, A와 C는 정상	B는 탈락되며, C는 퇴화되며, A만 수여자와 결합하여 생존

이에 대한 설명으로 옳은 것만을 〈보기〉에서 있는 대로 고른 것은?

보기

ㄱ. 토끼 ㉠은 B 혈통 토끼의 피부조직에 대한 기억T세포를 가지고 있다.

ㄴ. 토끼 X의 MHC 유전자형은 A~C 혈통 중 A 혈통 토끼의 MHC 유전자형과 가장 유사하다.

ㄷ. 토끼 X에 이식된 동종이식편에 특이적인 미감작 림프구(naive lymphocyte)의 효과 세포(effector cell)로의 분화는 이식편 내부에서 일어난다.

① ㄱ ② ㄴ ③ ㄱ, ㄴ
④ ㄱ, ㄷ ⑤ ㄱ, ㄴ, ㄷ

1 X 3 학습법

풀이 날짜	/	/	/
나의 답			

Ⅲ 동물생리학

211 추론 중심

다음은 T세포와 관련된 조직이식에 대한 자료와 실험 및 결과이다.

〈자료〉

- 조직이식거부반응의 주원인은 MHC 분자 차이 때문이다.

〈실험 및 결과〉

- MHC^a 또는 $MHC^{a \times b}$를 갖는 공여자 생쥐의 조직을 MHC^a 또는 MHC^b 또는 $MHC^{a \times b}$를 갖는 수여자 생쥐의 몸에 이식한 후 조직이식거부 결과를 관찰한다.

	공여자 생쥐의 MHC형	수여자 생쥐의 MHC형	조직이식거부
(가)	a	a	×
(나)	a	b	○
(다)	a	a×b	㉠
(라)	a×b	a	○

(단, "O"은 이식거부가 일어났음을, "×"은 이식거부가 일어나지 않았음을 의미한다.)

이에 대한 설명으로 옳은 것만을 〈보기〉에서 있는 대로 고른 것은?

보기

ㄱ. ㉠은 ×이다.
ㄴ. (나)의 경우 공여자와 수여자 생쥐의 MHC를 제외한 다른 모든 유전자가 일치하면 조직이식거부가 일어나지 않을 수 있다.
ㄷ. (라)의 경우 수여자의 T세포가 이식된 조직의 MHC^b를 비자기로 인식하여 조직이식거부반응이 일어난다.

① ㄱ ② ㄷ ③ ㄱ, ㄴ
④ ㄱ, ㄷ ⑤ ㄴ, ㄷ

1 X 3 학습법			
풀이 날짜	/	/	/
나의 답			

212 추론 중심

그레이브스병(Graves' disease)과 같은 항체매개성 자가면역질환들은 태반을 통과하는 항체전달의 결과로 질병에 걸린 엄마들로부터 태어난 정상 유전자형의 신생아들에서 나타날 수 있다. 그림은 산모의 그레이브스병이 정상 유전자형의 신생아로 넘어가는 것을 모식적으로 나타내는 그림이다. (단, 그레이브스병은 갑상선자극호르몬 수용체에 대한 항체(TSH receptor antibody, TSHRAb)에 의하여 발생한다.)

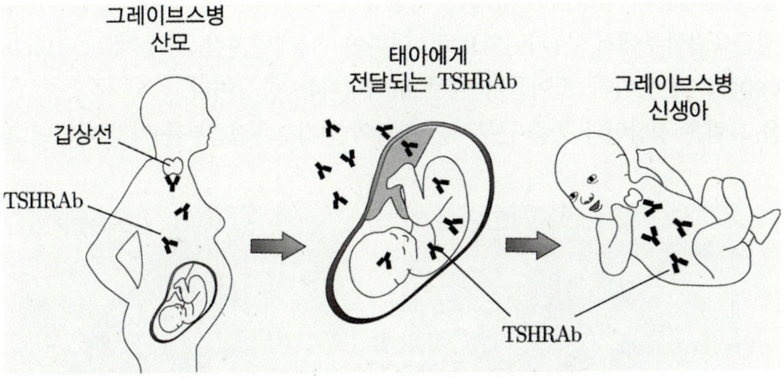

이에 대한 설명으로 옳은 것만을 〈보기〉에서 있는 대로 고른 것은?

> **보기**
> ㄱ. 갑상선자극호르몬 수용체에 대한 항체(TSHRAb)는 IgM형이다.
> ㄴ. 산모의 흉선과 골수에서는 갑상선호르몬 수용체(TSHR)를 특이적으로 인식하는 항원수용체를 가지는 미성숙림프구가 제거되지 못했다.
> ㄷ. 위의 그레이브스병 신생아는 갑상선자극호르몬(TSH)의 혈장 농도가 정상수준보다 낮게 계속 유지될 것이다.

① ㄱ ② ㄴ ③ ㄱ, ㄴ
④ ㄱ, ㄷ ⑤ ㄴ, ㄷ

1 X 3 학습법

풀이 날짜	/	/	/
나의 답			

213 추론 중심

다음은 중증 근무력증(myasthenia gravis) 환자와 관련한 자료이다.

〈자료〉

- 중증 근무력증은 신경근육접합부에 발생하는 질병 중 가장 흔하고 대표적인 질병이다.
- 중증 근무력증의 특징적인 증상은 변동성 근력 약화와 근육의 피로감인데, 이는 신경근육접합부에서 자가면역으로 인하여 아세틸콜린 수용체(acetylcholine receptor)의 숫자가 줄어들기 때문에 나타나는 증상이다.
- 다음 그림은 정상인과 중증 근무력증 환자의 신경근육접합부를 각각 나타낸 것이다.

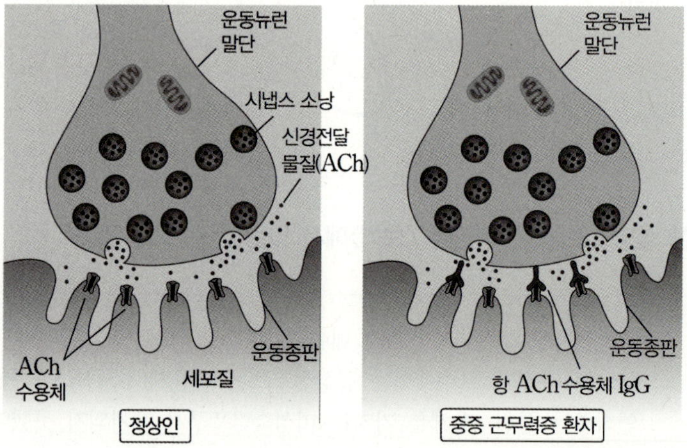

이에 대한 설명이나 추론으로 옳은 것만을 〈보기〉에서 있는 대로 고른 것은?

보기

ㄱ. 중증 근무력증 환자에서 분리한 혈청을 정상인의 근육세포추출물과 섞어 주면 면역침전(immunoprecipitation)이 일어날 수 있다.

ㄴ. 아세틸콜린에스터라아제(AChE)의 작용을 억제하는 약물을 투여하면 중증 근무력증을 완화시킬 수 있다.

ㄷ. 중증 근무력증 환자에서 혈청을 분리한 후 면역반응이 억제된 실험동물에 주사하면, 중증 근무력증과 유사한 증상이 나타날 수 있다.

① ㄱ ② ㄴ ③ ㄱ, ㄴ
④ ㄴ, ㄷ ⑤ ㄱ, ㄴ, ㄷ

1 X 3 학습법

풀이 날짜	/	/	/
나의 답			

214 지식 중심

다음은 동물 A와 B의 환경온도에 따른 상대적인 대사율의 변화를 나타낸 그래프이다.

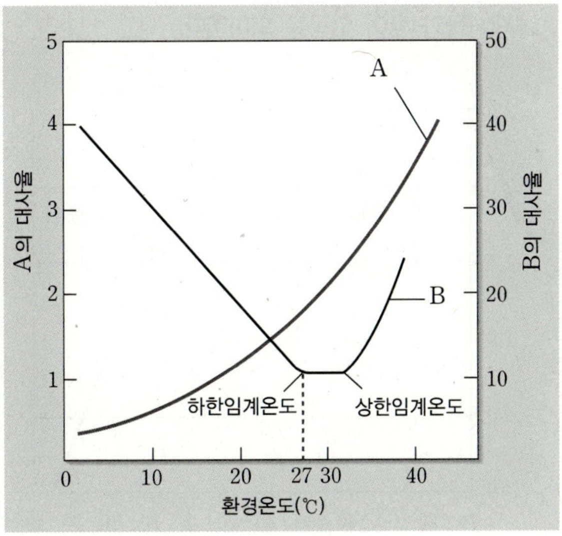

이에 대한 설명으로 옳은 것만을 <보기>에서 있는 대로 고른 것은?

보기

ㄱ. 동물 A가 동물 B보다 체온조절에 에너지를 적게 사용한다.
ㄴ. 30℃에 있던 동물 B를 26℃에 옮기면 체온이 하강한다.
ㄷ. B에 속하는 동물 중 추운 지방에 사는 동물은 더운 지방의 동물보다 몸통이 크고 몸의 말단이 작다.

① ㄱ ② ㄷ ③ ㄱ, ㄴ
④ ㄱ, ㄷ ⑤ ㄴ, ㄷ

III 동물생리학

1 X 3 학습법

풀이 날짜	/	/	/
나의 답			

215 지식 중심

그림은 몸무게가 비슷한 두 포유동물(A, B)을 대상으로 주변 환경의 온도를 변화시켰을 때 대사율(metabolic rate)의 변화를 조사하여 그래프로 나타낸 것이다. (단, 그래프에서 대사율 0은 기초대사율과 차이 없음을 의미한다.)

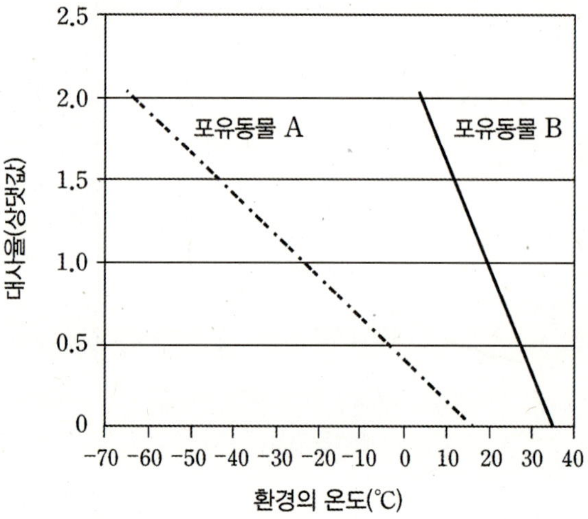

이에 대한 설명으로 옳은 것만을 〈보기〉에서 있는 대로 고른 것은?

보기

ㄱ. A는 항온동물(homeotherm)이고, B는 변온동물(poikilotherm)이다.
ㄴ. A가 B보다 더 많은 피하지방과 두꺼운 가죽을 가졌을 것이다.
ㄷ. 두 동물(A와 B)에게 있어 온도 감소에 따라 작용하는 역류열교환장치는 온도가 증가할수록 더 효율적으로 작용할 것이다.

① ㄱ　② ㄴ　③ ㄱ, ㄴ
④ ㄴ, ㄷ　⑤ ㄱ, ㄴ, ㄷ

1 X 3 학습법

풀이 날짜	/	/	/
나의 답			

216 지식 중심

다음 그림은 주변의 온도가 5℃ 혹은 25℃일 때, 동물 X의 시상하부의 온도 변화에 따른 대사율을 나타낸 그래프이다.

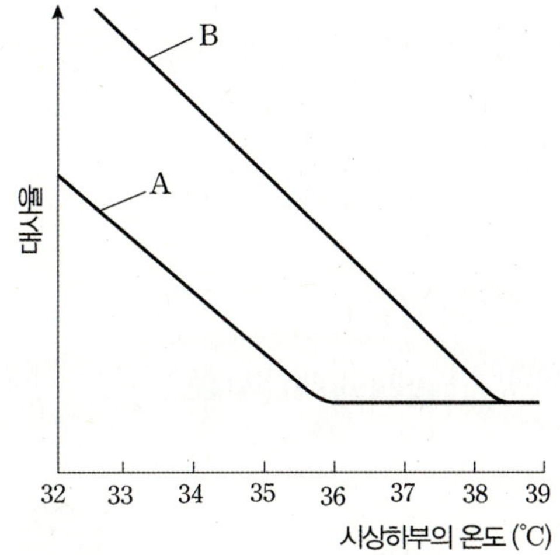

이에 대한 설명으로 옳은 것만을 〈보기〉에서 있는 대로 고른 것은?

보기
ㄱ. A와 B의 시상하부의 온도 설정점은 같다.
ㄴ. 동물 X는 외온성 동물이다.
ㄷ. 감염이 일어나면 A→B 변화가 일어났을 때와 같은 기작으로 발열이 일어난다.

① ㄱ ② ㄴ ③ ㄷ
④ ㄱ, ㄷ ⑤ ㄴ, ㄷ

III 동물생리학

1 X 3 학습법
풀이 날짜 / / /
나의 답

217 추론 중심

다음은 동물의 체온조절과 관련한 자료이다.

〈자료〉

- 주위 온도가 하위 임계 온도 아래로 떨어지면 내온 동물은 저장된 에너지원을 사용하여 많은 양의 열을 발생시켜 중심부 온도가 내려가는 것을 막는다.
- 다음은 갈색 지방조직의 열 발생 기작을 나타낸 모식도이다. 신호물질 (가)는 갈색 지방세포에서 단백질 (나)의 발현을 증가시킨다.

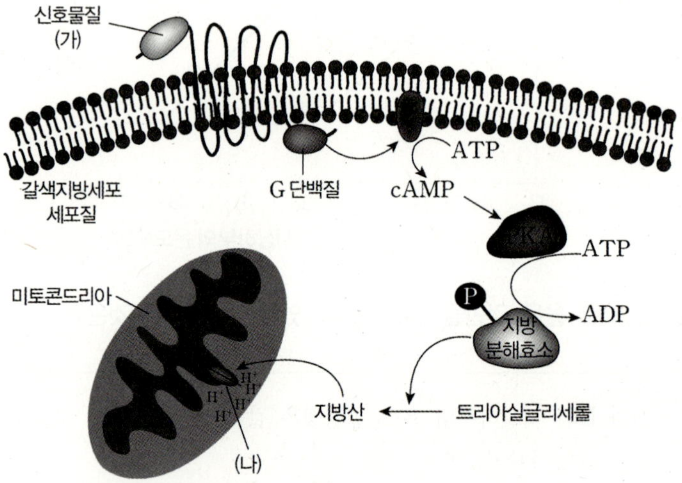

위 기작에 대한 설명이나 추론으로 옳은 것은?

보기

ㄱ. (가)는 아세틸콜린이다.
ㄴ. 갈색 지방은 대체로 포유류의 성장한 성체보다 생애 초기의 어린 개체에서 많이 발견된다.
ㄷ. (나)의 작용이 활발하면, 미토콘드리아 기질의 $\frac{[ATP]}{[ADP]}$ 비율이 증가한다.

① ㄱ　② ㄴ　③ ㄱ, ㄴ
④ ㄱ, ㄷ　⑤ ㄴ, ㄷ

1 X 3 학습법			
풀이 날짜	/	/	/
나의 답			

218 추론 중심

그림은 발열원과 해열제에 대한 반응으로 시상하부의 체온 기준값과 실제 중심 체온의 변화를 나타낸 것이다.

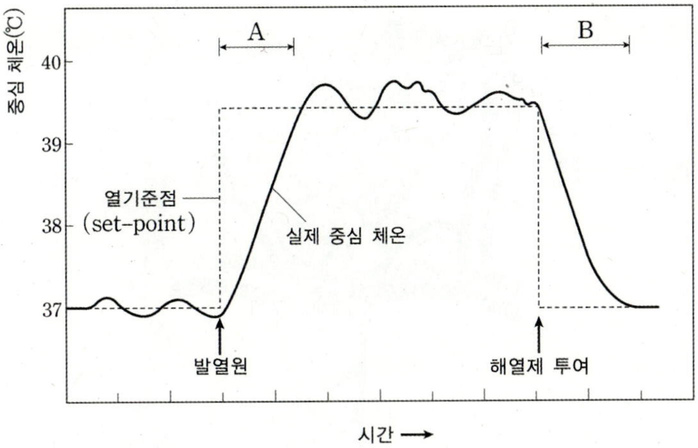

이에 대한 설명으로 옳은 것만을 〈보기〉에서 있는 대로 고른 것은?

보기
ㄱ. A 구간 동안 교감신경의 활성이 감소하여 피부혈관이 수축한다.
ㄴ. 발열원 투입 시, 시상하부는 정상 체온을 유지하도록 조절한다.
ㄷ. B 구간 동안 발한 현상이 일어난다.

① ㄱ ② ㄷ ③ ㄱ, ㄴ
④ ㄱ, ㄷ ⑤ ㄴ, ㄷ

1 X 3 학습법
풀이 날짜 / / /
나의 답

219 지식 중심

그림은 사람의 신장 네프론의 구조를 나타낸 것이다.

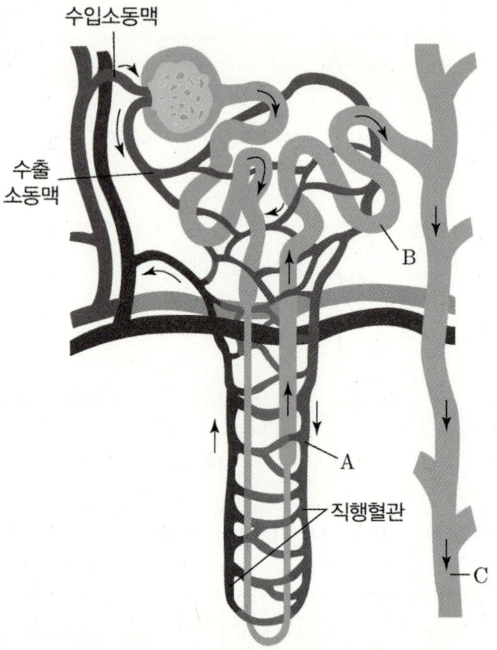

이에 대한 설명으로 옳은 것만을 〈보기〉에서 있는 대로 고른 것은?

보기

ㄱ. A는 수질로 내려갈수록 내부 혈액의 오스몰 농도가 높아진다.
ㄴ. B 부위에서 내강액과 간질액의 오스몰 농도는 같다.
ㄷ. 혈장의 오스몰 농도가 낮을 때보다 높을 때, C 부위에 들어 있는 용액의 오스몰 농도가 더 높다.

① ㄱ　② ㄴ　③ ㄷ
④ ㄱ, ㄴ　⑤ ㄱ, ㄷ

1 X 3 학습법

풀이 날짜	/	/	/
나의 답			

220 지식 중심

다음은 사구체여과율(GFR)에 대한 자료이다.

- 신장에서의 사구체여과율에 영향을 주는 인자에는 사구체 혈압, 보먼주머니 정수압, 혈장 교질삼투압 등이 있다.
- 사람 X의 심박출량은 5,000 mL/분이다.
- 그림은 사람 X의 수입소동맥 저항변화에 따른 사구체여과율과 신혈류량의 변화를 그래프로 나타낸 것이다.

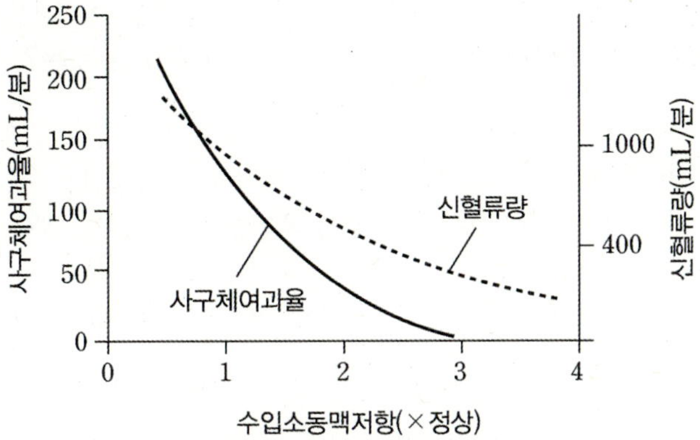

이에 대한 설명으로 옳은 것만을 〈보기〉에서 있는 대로 고른 것은? (단, 엔도텔린(endothelin)은 혈관수축인자이다.)

보기

ㄱ. 수입소동맥에 엔도텔린을 처리하면 사구체여과율은 감소한다.
ㄴ. 수입소동맥저항이 정상보다 3배 증가하면, 사구체여과율은 정상보다 3배 감소한다.
ㄷ. 심박출량의 약 20%가 신장으로 보내진다.

① ㄱ ② ㄷ ③ ㄱ, ㄴ
④ ㄱ, ㄷ ⑤ ㄴ, ㄷ

1 X 3 학습법			
풀이 날짜	/	/	/
나의 답			

III 동물생리학

221 지식 중심

표는 어떤 사람에서 포도당의 혈장농도가 서로 다를 때(A~D) 포도당의 여과량 및 배설량을 조사하여 표로 정리한 것이다.

	혈장농도(mg/100mL)	여과량(mg/min)	배설량(mg/min)
A	80	100	0
B	100	125	0
C	200	250	0
D	400	500	125

이에 대한 설명으로 옳은 것만을 〈보기〉에서 있는 대로 고른 것은?

보기

ㄱ. 사구체여과율은 125 mL/min로 일정하다.
ㄴ. 신장에서 단위시간당 재흡수되는 포도당의 양은 B일 때와 C일 때 서로 다르다.
ㄷ. 사구체여과율이 증가하면 포도당의 이론적 신장 역치는 감소한다.

① ㄱ ② ㄴ ③ ㄱ, ㄴ
④ ㄱ, ㄷ ⑤ ㄱ, ㄴ, ㄷ

1 X 3 학습법

풀이 날짜	/	/	/
나의 답			

222 지식 중심

그림은 호르몬 X의 분비 자극과 표적기관을 나타낸 것이다. (단, ㉠~㉢은 ↑(증가)나 ↓(감소) 중 어느 하나이다.)

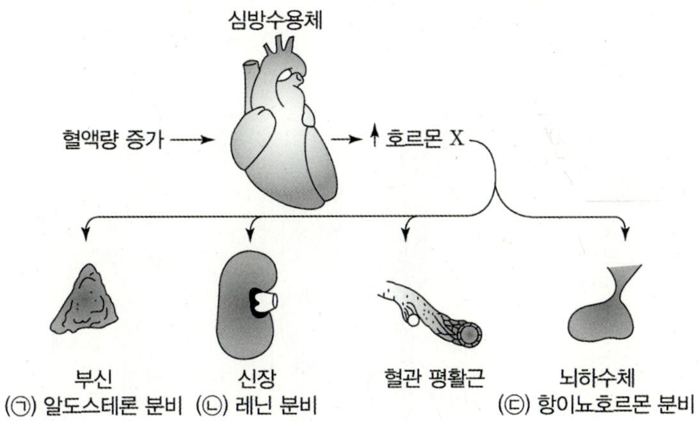

이에 대한 설명으로 옳은 것만을 〈보기〉에서 있는 대로 고른 것은?

보기

ㄱ. 호르몬 X는 심방 수용체가 정상보다 더 신장될 때 분비가 증가한다.
ㄴ. ㉠, ㉡, ㉢은 모두 '↓'이다.
ㄷ. 호르몬 X가 혈관 평활근에 작용하면 혈관 직경은 작아진다.

① ㄱ　② ㄴ　③ ㄱ, ㄴ
④ ㄱ, ㄷ　⑤ ㄴ, ㄷ

III 동물생리학

1 X 3 학습법

풀이 날짜	/	/	/
나의 답			

223 지식 중심

그림은 혈장의 삼투 농도가 정상 수준과 매우 다를 때 그에 따른 보상 작용의 결과로서 나타나는 세뇨관과 집합관에서의 여과액 삼투 농도를 모식적으로 나타낸 것이다. (단, 단위는 mOsm/L이며, 세포관 바깥쪽에 표시한 수치는 신장 피질과 수질의 삼투 농도이다.)

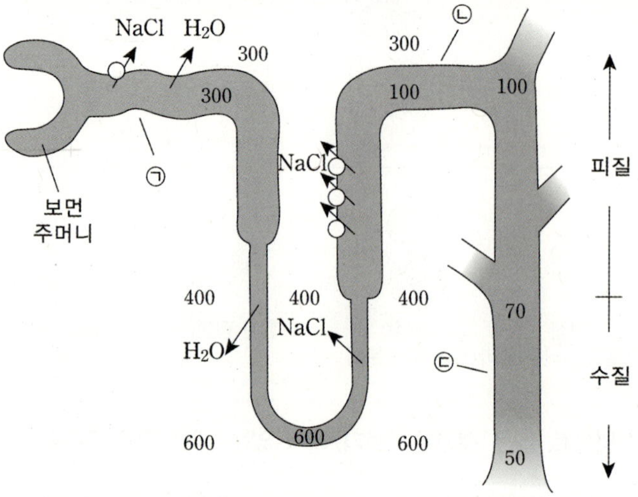

이에 대한 설명으로 옳은 것만을 〈보기〉에서 있는 대로 고른 것은?

보기

ㄱ. ㉠ 부위의 물의 투과성은 크지만 ㉡ 부위의 물의 투과성은 크지 않다.
ㄴ. 보상 작용의 결과로 정상 수준보다 다량의 희석된 소변을 배설하게 된다.
ㄷ. ㉡ 부위와 ㉢ 부위에서는 Na^+가 능동수송으로 활발히 재흡수된다.

① ㄱ　② ㄱ, ㄴ　③ ㄱ, ㄷ
④ ㄴ, ㄷ　⑤ ㄱ, ㄴ, ㄷ

1 X 3 학습법

풀이 날짜	/	/	/
나의 답			

224 지식 중심

다음은 사람의 혈장에서 ADH(항이뇨호르몬)의 수준이 정상적일 때(가), 정상 수준보다 매우 높을 때(나), 정상보다 매우 낮을 때(다) 신장의 GFR(사구체여과율), 소변량, 소변의 삼투농도 등을 조사하여 표로 정리해 놓은 것이다. (단, 혈장의 ADH 수준 이외의 생리조건은 (가)~(다)에서 모두 동일하다.)

	GFR (mL/분)	여과된 물이 재흡수된 정도(%)	소변량 (L/일)	소변의 삼투농도 (mOsm/L)	수분 손실량 또는 획득량 (L/일)
(가)	125	98.7	2.4	290	-
(나)	125	99.7	0.5	1400	1.9 획득
(다)	125	87.1	23.3	30	㉠ 손실

이에 대한 설명으로 옳은 것만을 〈보기〉에서 있는 대로 고른 것은?

보기

ㄱ. ㉠은 약 21 L/일이다.

ㄴ. ADH의 혈장 수준이 매우 높을 때, 사구체에서 여과된 전체 수분 중 대부분이 집합관과 원위세뇨관에서 재흡수되어 매우 진한 소변을 배설하게 된다.

ㄷ. 혈장의 ADH의 수준이 정상일 때 집합관과 원위세뇨관에서 재흡수되는 수분의 양은 전체 여과액의 약 30% 정도이다.

① ㄱ ② ㄴ ③ ㄷ
④ ㄱ, ㄴ ⑤ ㄴ, ㄷ

III 동물생리학

1 X 3 학습법

풀이 날짜	/	/	/
나의 답			

225 추론 중심

픽 원리(Fick principle)**에 따르면 장기로 들어가는 물질의 양은, 물질이 장기에서 새로 합성되거나 파괴되지 않는다면, 장기에서 나오는 물질의 양과 동일하다.**

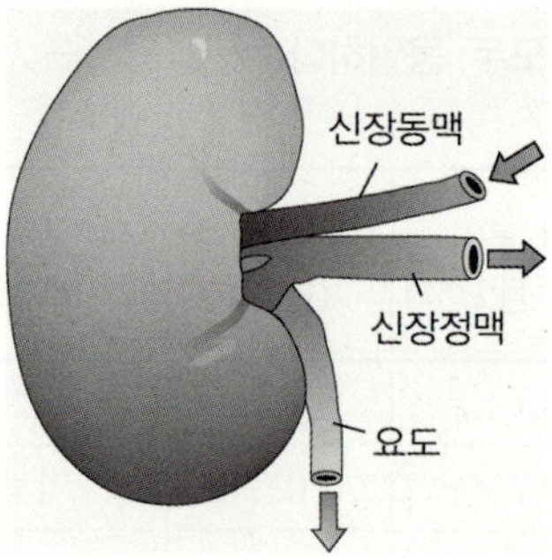

유기인산인 PAH(para-aminohippuric acid)**는 다음과 같은 특징을 가지고 있다.**

- 신장에서 대사되지도 합성되지도 않는다.
- 신장혈장류량을 변화시키지 않는다.
- 신장은 여과와 배설 두 과정에 의해 신장 동맥혈액에서 PAH 모두를 제거한다.
- 신장 이외의 장기는 PAH를 제거하지 않으므로 신장 동맥의 PAH 농도는 다른 말초혈관의 PAH 농도와 같다.

소변량이 1 mL/min **인 남성 A의 말초 정맥의 혈장** PAH **농도가** 1 mg/100 mL**이고 소변** PAH **농도가** 600 mg/100 mL**이라고 할 때, 남성 A의 신장혈장류량**(renal plasma flow, RPF)**은?**

① 300 mL/min ② 500 mL/min ③ 550 mL/min
④ 600 mL/min ⑤ 650 mL/min

1 X 3 학습법			
풀이 날짜	/	/	/
나의 답			

226 추론 중심

다음은 신장에서 여과된 여과액이 네프론의 근위세뇨관을 지나면서 각 물질의 농도 변화를 상대적으로 나타낸 그래프이다.

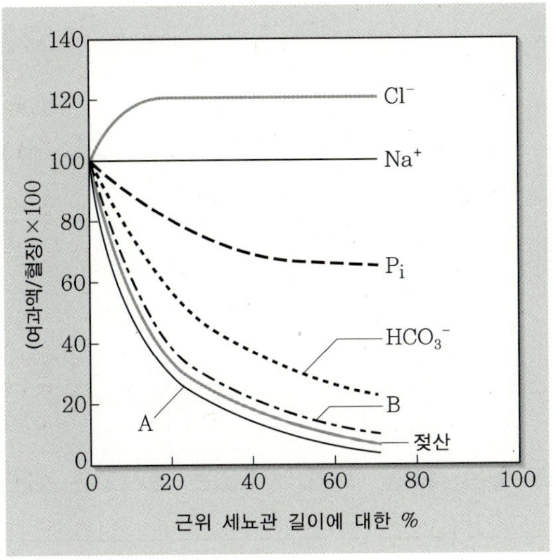

근위세뇨관에서의 소변 생성과 물질 교환에 대한 다음 설명 중 옳지 않은 것은?

① 포도당은 A와 같은 그래프 양상을 보인다.

② 나트륨 이온은 재흡수가 일어나지 않는다.

③ 탄산수소 이온(HCO_3^-)의 재흡수 과정에 세포 수송 단백질이 관여한다.

④ 사구체에서 여과된 물질의 농도는 혈장과 거의 비슷하다.

⑤ 근위세뇨관에서 분비되는 물질인 크레아틴은 염소 이온의 농도보다 더 농축된다.

1 X 3 학습법			
풀이 날짜	/	/	/
나의 답			

227 추론 중심

다음은 A 환자의 포도당의 여과, 재흡수, 배설량에 관한 그래프이다. A 환자의 혈장 포도당 농도는 4 mg/ml이다.

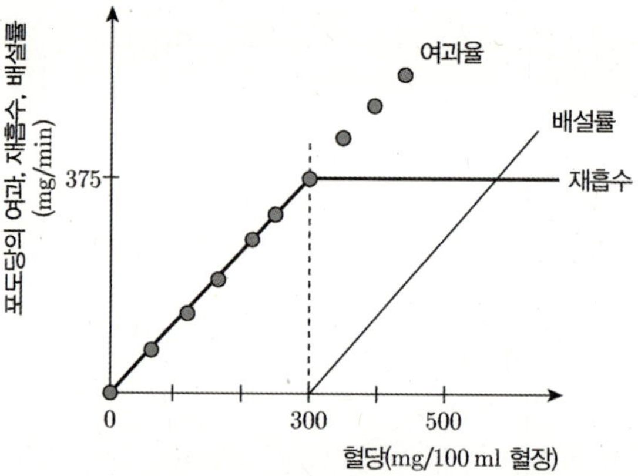

이에 대한 설명으로 옳은 것만을 〈보기〉에서 있는 대로 고른 것은?

보기

ㄱ. A 환자의 사구체여과율이 120 ml/min이라면 하루 동안 배설되는 포도당의 양은 151.2 g이다.

ㄴ. A 환자는 혈당이 증가할수록 포도당 제거율이 사구체여과율과 비슷해진다.

ㄷ. 혈당 농도가 정상임에도 불구하고 오줌에서 당이 검출된다면 유전적으로 원위세뇨관의 포도당 운반체가 충분치 않기 때문이다.

① ㄱ ② ㄴ ③ ㄷ
④ ㄱ, ㄴ ⑤ ㄱ, ㄴ, ㄷ

1 X 3 학습법			
풀이 날짜	/	/	/
나의 답			

228 추론 중심

신장청소율(renal clearance, C)은 단위시간당 신장에서 완전히 제거되는 물질을 포함하는 혈장의 양을 의미한다. 약산(AH)인 물질 X와 약염기(BH^{+})인 물질 Y는 사구체에서 보먼주머니로 여과되는 물질이다. 그림은 이들의 신장청소율을 소변 pH에 따라 조사하여 그래프로 나타낸 것이다. (단, GFR은 사구체여과율을 의미한다.)

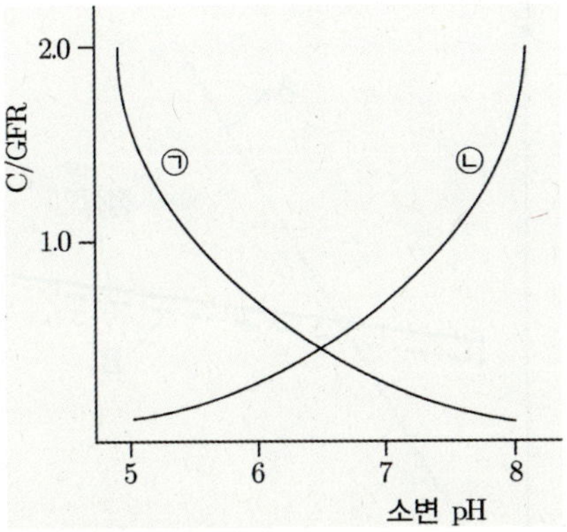

이에 대한 설명으로 옳은 것만을 〈보기〉에서 있는 대로 고른 것은?

보기

ㄱ. ㉠은 물질 X이고, ㉡은 물질 Y이다.
ㄴ. ㉠은 신장 세뇨관에서 분비된다.
ㄷ. 소변의 pH가 낮을 때는 비이온화형(AH)이 이온화형(A^{-})보다 여과가 더 잘된다.

① ㄱ ② ㄴ ③ ㄱ, ㄴ
④ ㄱ, ㄷ ⑤ ㄴ, ㄷ

1 X 3 학습법

풀이 날짜	/	/	/
나의 답			

229 추론 중심

그림은 정상인과 내분비 계통에서 이상이 있는 2명의 환자를 대상으로 나트륨 섭취량에 따른 혈장 나트륨 농도 변화를 조사하여 그래프로 나타낸 것이다. (단, 환자 A와 B는 ADH 역할에 이상이 있는 환자나 알도스테론의 역할에 이상이 있는 환자 중 어느 하나이다.)

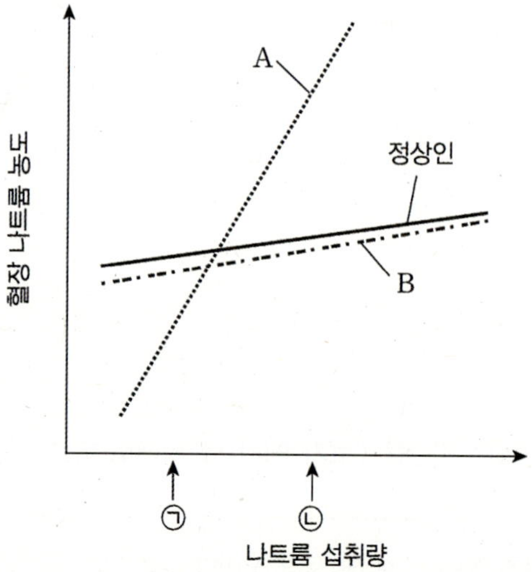

이에 대한 설명으로 옳은 것만을 〈보기〉에서 있는 대로 고른 것은?

보기
ㄱ. A는 ADH 역할에 이상이 있는 환자이다.
ㄴ. 정상인의 경우 나트륨 섭취량이 ㉠일 때보다 ㉡일 때 소변량이 더 많다.
ㄷ. B는 나트륨 섭취량이 증가하면 ADH 분비가 증가한다.

① ㄱ ② ㄱ, ㄴ ③ ㄱ, ㄷ
④ ㄴ, ㄷ ⑤ ㄱ, ㄴ, ㄷ

1 X 3 학습법

풀이 날짜	/	/	/
나의 답			

230 추론 중심

다음 그림은 비호흡성 원인에 의해 산-염기 균형이 변동되었을 때 그에 대한 보상작용으로 콩팥단위(nephron)에 존재하는 세포 X에서 일어나는 작용을 나타낸 것이다.

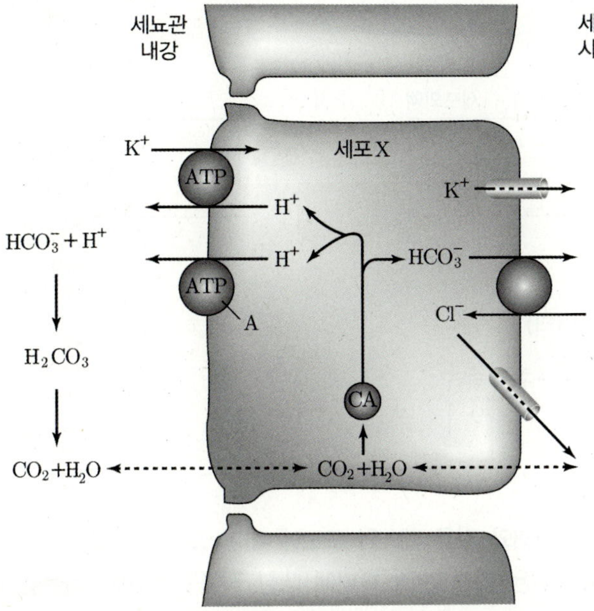

이에 대한 설명으로 옳은 것만을 〈보기〉에서 있는 대로 고른 것은?

보기

ㄱ. 세포 X는 주로 근위세뇨관에서 발견된다.
ㄴ. A의 활성은 정상인보다 페닐케톤뇨증(PKU) 환자에서 더 높다.
ㄷ. 세포 X의 작용이 활발히 일어나게 되면, 심장근세포의 휴지막전위가 정상일 때보다 역치에 더 가까워지게 된다.

① ㄱ　② ㄷ　③ ㄱ, ㄴ
④ ㄱ, ㄷ　⑤ ㄴ, ㄷ

III 동물생리학

1 X 3 학습법
풀이 날짜 / / /
나의 답

231 추론 중심

(나)~(라)는 체액의 균형이 깨질 경우 나타날 수 있는 다양한 체액 조성의 변화를 도표로 나타낸 것이다. 도표의 x축은 세포내액과 세포외액의 부피를, y축은 오스몰 농도를 나타내고 있다. (가)와 (나)~(라)의 점선은 정상 상태를 나타낸다.

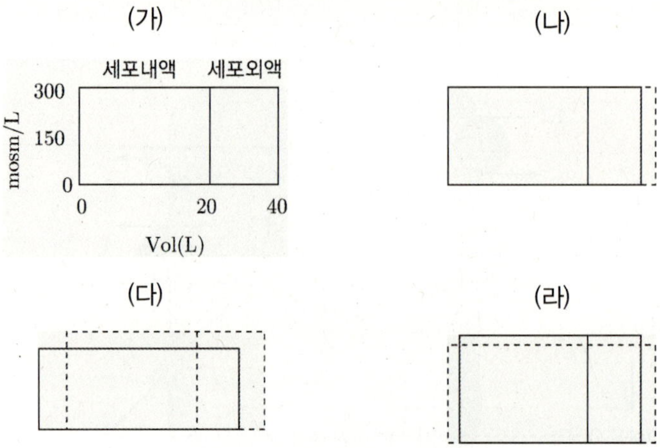

체내 혈액의 조성이 아래와 같을 때, 위 도표에 대한 설명으로 옳지 <u>않은</u> 것은? (단, 헤마토크릿(hematocrit)은 혈액 전체 부피에 대한 적혈구 부피의 비율을 나타낸다.)

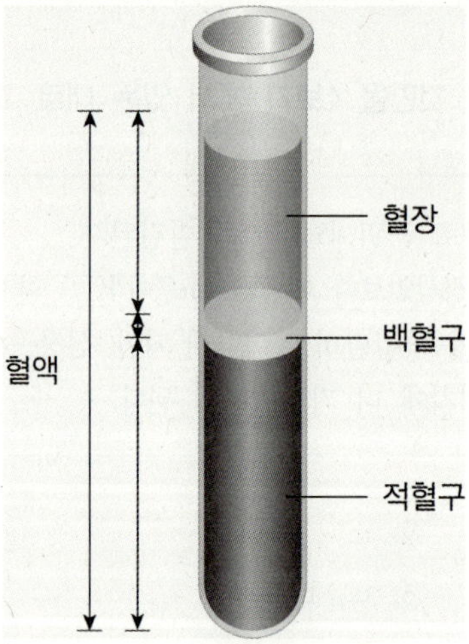

① 소장 상피세포의 CFTR(Cl^- 채널)이 과활성화되는 경우 (나)와 같은 형태로 된다.
② 출혈이 일어나면 (나)와 같은 현상이 나타날 것이다.
③ 알도스테론 분비가 부족하면 (다)와 같은 증상이 나타날 것이다.
④ (다)의 경우 혈장 단백질 농도가 감소하게 된다.
⑤ 사막형탈수가 일어나면 (라)와 같이 된다.

1 X 3 학습법			
풀이 날짜	/	/	/
나의 답			

232 지식 중심

다음은 G 단백질-결합 수용체(G protein-coupled receptor)가 관여하는 신호전달 과정의 일부를 모식적으로 나타낸 것이다. 세포막의 G 단백질은 G 단백질-결합 수용체와 상호작용하면 α 소단위체와 $\beta\gamma$ 복합체로 분리되면서 다음 단계로 신호를 전달한다.

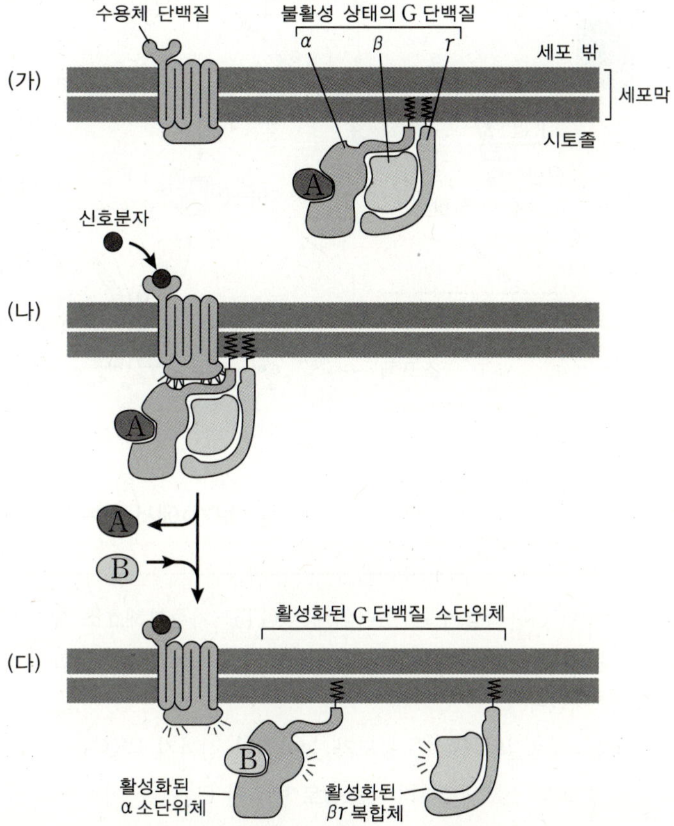

위 자료에 대한 설명이나 추론으로 옳은 것만을 〈보기〉에서 있는 대로 고른 것은? (단, A와 B는 뉴클레오타이드이다.)

보기

ㄱ. A의 분자량이 B의 분자량보다 더 크다.
ㄴ. G 단백질에서 분리된 α 소단위체는 아데닐산 고리화효소(adenylyl cyclase)를 활성화시켜 PKA(protein kinase A)가 활성화되게 할 수 있다.
ㄷ. α 소단위체에 결합되어 있던 B가 A로 다시 교체되면서 α 소단위체와 $\beta\gamma$ 복합체의 재결합이 일어난다.

① ㄱ ② ㄴ ③ ㄱ, ㄴ
④ ㄱ, ㄷ ⑤ ㄴ, ㄷ

1 X 3 학습법
풀이 날짜	/	/	/
나의 답			

III 동물생리학

233 지식 중심

다음은 세포 간 신호전달 경로 중 하나인 이노시톨인지질 경로의 모식도이다.

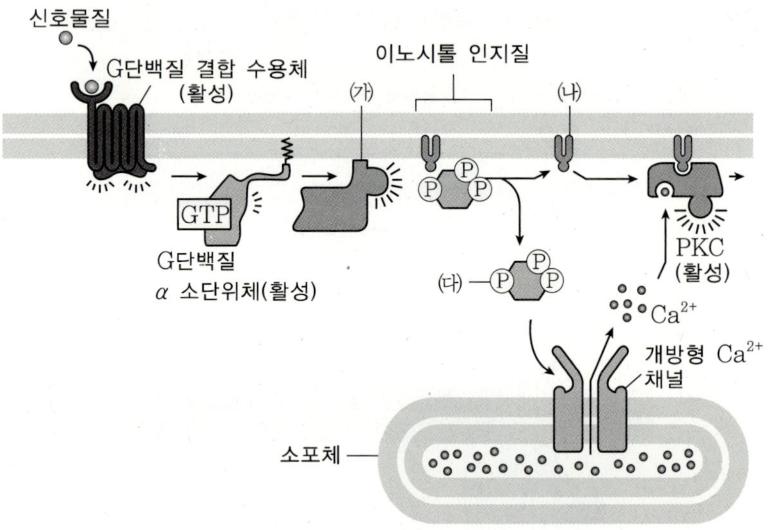

위의 신호 전달 경로에 대한 설명으로 옳은 것만을 〈보기〉에서 있는 대로 고른 것은?

보기

ㄱ. 정상적인 G단백질의 α 소단위체는 GTP 가수분해효소 활성을 갖는다.
ㄴ. (가)는 이노시톨 인지질의 글리세롤과 이노시톨 사이의 결합을 끊는 작용을 촉매한다.
ㄷ. (나)는 세포질의 Ca^{2+} 농도가 높아지기 전까지 PKC를 억제한다.
ㄹ. (다)에 의해 소포체로부터 세포질로 방출된 Ca^{2+}은 이후 2차 신호전달자로서 작용한다.

① ㄱ, ㄴ ② ㄴ, ㄷ ③ ㄱ, ㄴ, ㄹ
④ ㄱ, ㄷ, ㄹ ⑤ ㄴ, ㄷ, ㄹ

1 X 3 학습법

풀이 날짜	/	/	/
나의 답			

234 지식 중심

그림은 상피세포 성장인자(EGF)가 표적세포에 작용하는 것을 모식적으로 나타낸 것이다.

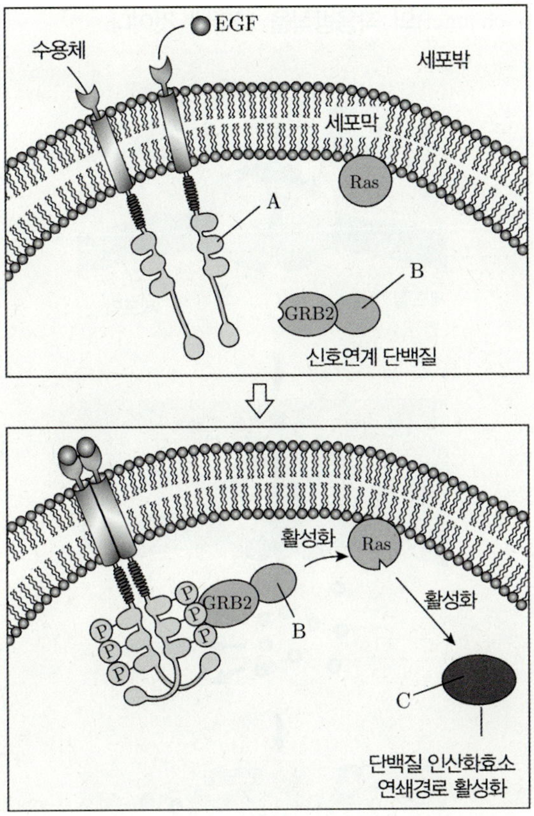

이에 대한 설명으로 옳은 것만을 〈보기〉에서 있는 대로 고른 것은?

보기
ㄱ. A는 티로신 잔기이다.
ㄴ. B는 GTP가수분해 활성화 단백질(GAP)로서 기능한다.
ㄷ. C는 세린/트레오닌 카나아제이다.

① ㄱ　② ㄴ　③ ㄱ, ㄴ
④ ㄱ, ㄷ　⑤ ㄴ, ㄷ

Ⅲ 동물생리학

1 X 3 학습법
풀이 날짜 / / /
나의 답

235 지식 중심

어떤 신호분자는 세포막에 위치하고 있는 수용체 단백질에 결합한다. 세포막에 존재하는 수용체 단백질은 3가지 유형으로 나눌 수 있는데, 그림은 이온통로 수용체(ligand-gated ion channel)의 작용방식을 나타낸 것이다.

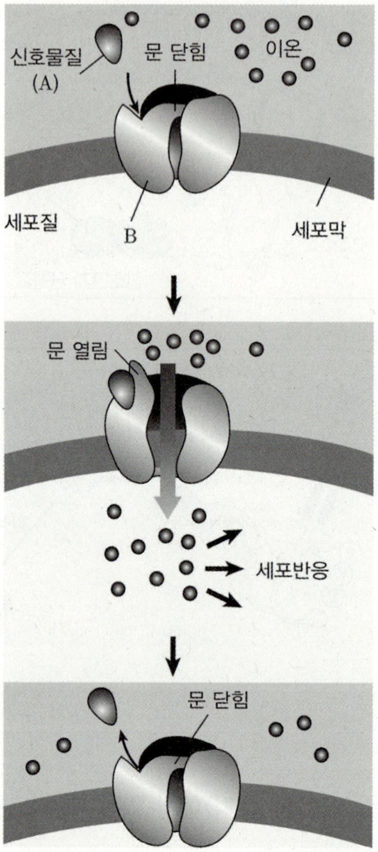

이에 대한 설명으로 옳은 것만을 〈보기〉에서 있는 대로 고른 것은?

보기

ㄱ. A는 물에 잘 용해된다.
ㄴ. B는 조면소포체에서 합성된다.
ㄷ. B는 축삭의 세포막에 존재하여 활동전위를 생성하는 역할을 한다.

① ㄱ　　② ㄴ　　③ ㄱ, ㄴ
④ ㄱ, ㄷ　　⑤ ㄴ, ㄷ

1 X 3 학습법

풀이 날짜	/	/	/
나의 답			

236 지식 중심

다음은 초파리 눈의 발생과 관련한 자료이다.

〈자료〉

- 초파리의 겹눈(compound eye)에는 8종류의 광수용기 세포(R1~R8)가 존재하는데, 발생 과정에서 최초에 형성된 R8 세포의 유도로 가장 나중에 R7 세포가 형성된다.
- 다음은 R8 세포가 인근 미분화 전구 세포를 R7 세포로 분화되도록 유도하는 과정을 나타낸 것이다.

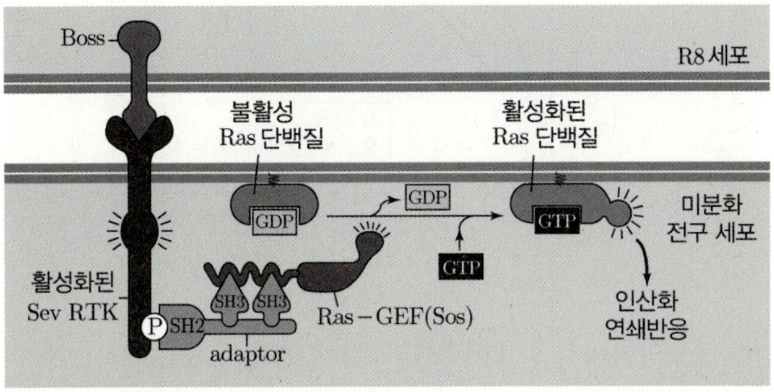

- 다음은 여러 돌연변이의 특징을 나타낸 것이다.
  (Ⅰ) *Sev* 돌연변이 : 타이로신 인산화효소 수용체(RTK)를 생산할 수 없는 돌연변이
  (Ⅱ) *Ras* 돌연변이 : GTP 가수분해 능력을 상실한 Ras 단백질을 암호화하는 돌연변이
  (Ⅲ) *Raf* 돌연변이 : MAP 인산화효소 인산화효소 인산화효소 (MAPKKK, Raf)를 생산할 수 없는 돌연변이
  (Ⅳ) *Sos* 돌연변이 : 항상 활성을 띠는 Ras-GEF(guanine nucleotide exchange factor)를 암호화하는 돌연변이

다음 보기의 여러 조건에 있는 미분화 전구 세포가 Boss의 자극이 있었을 때 R7 세포로 분화유도될 수 있는 경우를 〈보기〉에서 있는 대로 고른 것은? (단, 문제에서 제시한 조건 이외의 다른 상황은 고려하지 않는다.)

보기

ㄱ. *Sev* 돌연변이 + *Sos* 돌연변이
ㄴ. *Ras* 돌연변이 + *Raf* 돌연변이
ㄷ. *Sev* 돌연변이 + *Sos* 돌연변이 + *Ras* 돌연변이

① ㄱ ② ㄴ ③ ㄷ
④ ㄱ, ㄷ ⑤ ㄱ, ㄴ, ㄷ

1 X 3 학습법

풀이 날짜	/	/	/
나의 답			

III 동물생리학

237 추론 중심

리간드 Y는 동물세포 Z의 세포막에 존재하는 수용체 X에 결합하여 특정 반응을 유도한다. 다음은 수용체 X에 대한 리간드 Y의 작용제(효능제, agonist)인 약물 A나 B를 동물세포 Z에 서로 다른 농도로 처리했을 때 수용체 X와 결합한 정도를 각각 조사하여 그래프로 나타낸 것이다.

(가) 리간드-수용체 결합 곡선

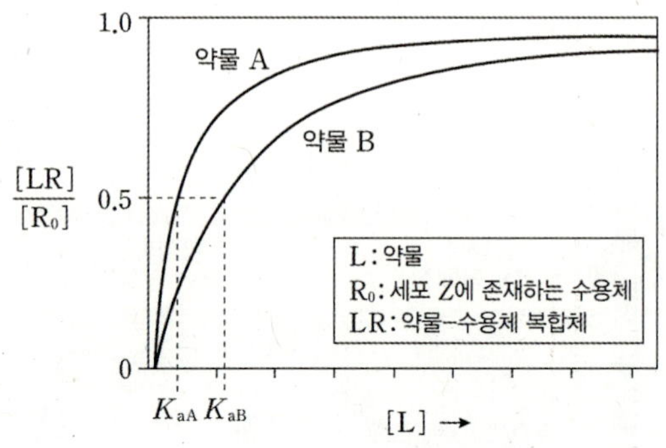

(나) 리간드 농도의 상용로그 값에 대한 수용체 결합 곡선

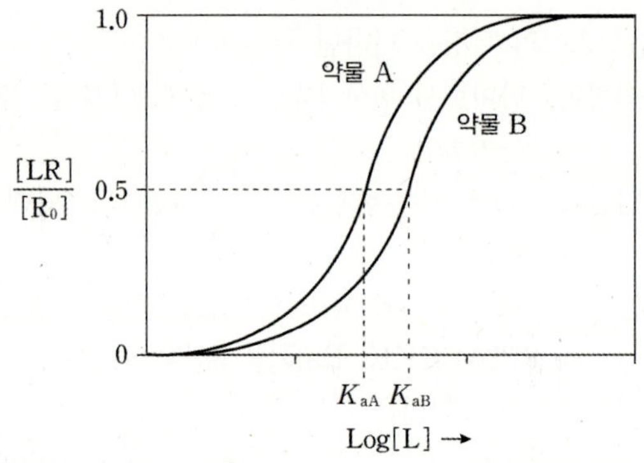

이에 대한 설명으로 옳은 것만을 〈보기〉에서 있는 대로 고른 것은? (단, 효능은 약물이 표적세포에서 낼 수 있는 최대 효과를 의미한다.)

보기

ㄱ. 약물 A와 약물 B의 효능은 동일하다.
ㄴ. 약물 A가 약물 B보다 수용체에 대한 친화도가 더 작다.
ㄷ. 약물 A가 수용체 X에 결합하면 수용체 X의 약물 A에 대한 친화도가 증가한다.

① ㄱ ② ㄴ ③ ㄷ
④ ㄱ, ㄷ ⑤ ㄱ, ㄴ, ㄷ

1 X 3 학습법

풀이 날짜	/	/	/
나의 답			

238 추론 중심

다음은 성장인자 신호전달 과정을 증명하기 위해 수행한 실험이다.

〈실험 과정〉

(가) Ras 유전자에 YFP(노란색 형광 단백질) 유전자를 융합한 후 세포에 주입하여 과다발현시켰다.

(나) 이 세포에 [GTP-붉은색 형광물질] 복합체를 주입시켰다.

(다) 위 실험 과정에서 준비된 세포에 476 nm의 빛을 쪼인 상태에서 성장인자를 처리한 후, 617 nm의 형광을 측정하였다. (단, YFP는 476 nm의 빛을 흡수하면 528 nm의 형광을 나타내고, 붉은색 형광물질은 528 nm의 빛을 흡수하면 617 nm의 형광을 방출한다.)

〈실험 결과〉

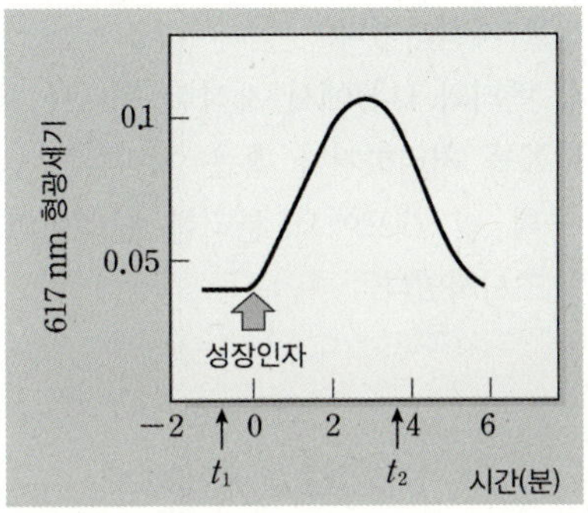

위 실험 결과에 대한 설명으로 옳은 것만을 〈보기〉에서 있는 대로 고른 것은?

보기

ㄱ. 세포에 성장인자를 처리하면 Ras 단백질은 GTP와 결합한다.
ㄴ. Ras 단백질의 GTPase 활성은 t_1 시점이 t_2 시점보다 낮다.
ㄷ. 528 nm의 형광세기는 성장인자를 처리하기 전보다 처리한 후에 더 크다.

① ㄱ ② ㄷ ③ ㄱ, ㄴ
④ ㄱ, ㄷ ⑤ ㄴ, ㄷ

Ⅲ 동물생리학

1 X 3 학습법

풀이 날짜	/	/	/
나의 답			

239 추론 중심

다음은 새롭게 발견된 스테로이드 호르몬 X의 수용체 Y의 특성을 이해하기 위해 수행한 실험이다.

〈자료〉

- 수용체 Y는 4개의 영역(DNA 결합 영역, 전사활성 영역, hsp90 결합 영역, 수용체 도메인)으로 구성되어 있다.

〈실험 과정〉

(가) 수용체 Y의 4개 영역 모두 혹은 일부만 녹색형광단백질(GFP, green fluorescence protein)과 융합된 형태로 발현될 수 있도록 다양한 재조합 벡터를 제작하였다.

(나) 수용체 Y에 의해 발현이 촉진되는 유전자의 프로모터를 lacZ 유전자와 연결시킨 재조합 벡터를 제작하였다.

(다) (가)에서 제작한 각 벡터와 (나)에서 제작한 벡터를 세포에 함께 도입한 후, 스테로이드 호르몬 X를 처리하거나 혹은 처리하지 않았을 때 녹색 형광이 나타나는 세포의 구획 및 세포에서 분리한 단백질의 β-갈락토시다아제(β-gal) 활성을 각각 조사하였다.

<실험 결과>

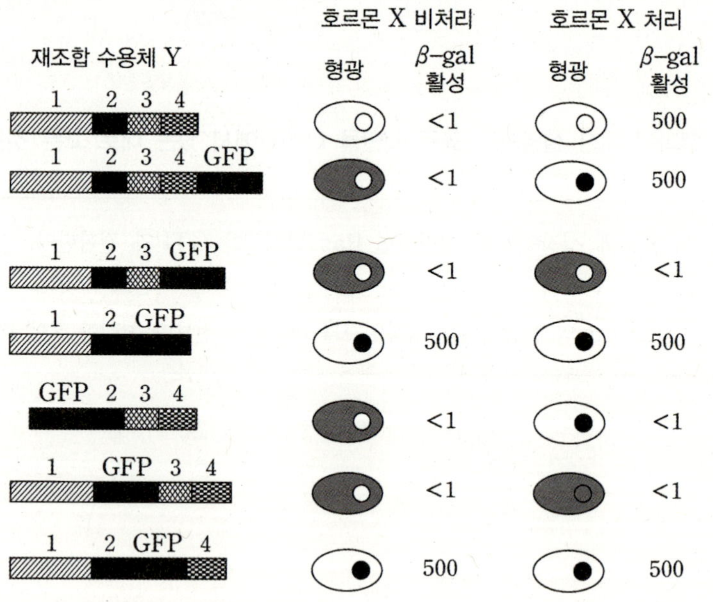

1 X 3 학습법

풀이 날짜	/	/	/
나의 답			

이에 대한 설명으로 옳은 것만을 〈보기〉에서 있는 대로 고른 것은?

보기

ㄱ. 전사활성 영역은 1이다.
ㄴ. DNA 결합 영역이 없는 재조합 수용체 Y는 호르몬 X를 처리하더라도 핵으로 이동하지 못할 것이다.
ㄷ. hsp90이 존재하지 않는 세포에 정상 수용체 Y를 발현시키면, 수용체 Y는 주로 핵에서만 발견될 것이다.

① ㄱ　② ㄷ　③ ㄱ, ㄴ
④ ㄱ, ㄷ　⑤ ㄱ, ㄴ, ㄷ

240 추론 중심

다음은 세포막에 있는 어느 수용체의 특성을 알아보기 위한 실험 과정과 결과이다.

〈실험 과정〉

- 수용체 돌연변이체 제작

  이 수용체의 유전자를 조작하여 다음과 같은 특성을 갖는 수용체 돌연변이체를 얻었다.

  1) 수용체 1은 정상 수용체로 단백질 키나아제 활성 부위와 인산화가 되는 부위를 갖고 있다.
  2) 수용체 2는 키나아제 활성 부위에 돌연변이가 일어나 키나아제 활성 부위는 없으나 인산화 부위는 갖고 있다.
  3) 수용체 3은 키나아제 활성 부위를 갖고 있으나 인산화 부위가 없다.

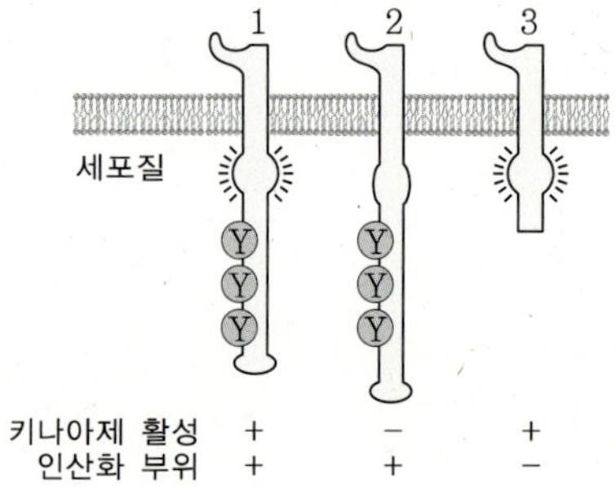

- 돌연변이체의 발현 및 인산화

  1) 세포에 위의 돌연변이체 유전자를 단독 또는 여러 조합으로 주입하여 발현시켰다.
  2) 세포를 터뜨린 후 수용체에 대한 리간드와 방사능을 띠는 ATP를 가하여 반응시켰다.
  3) 수용체를 면역침전시킨 후 전기영동법으로 분리하였다.
  4) 이 수용체에 대한 항체를 이용하여 웨스턴 블롯팅으로 수용체의 발현을 조사하였다.
  5) 자기방사법으로 수용체의 인산화를 조사하였다.

〈실험 결과〉

(가) 수용체 단백질 발현(웨스턴 블롯팅)

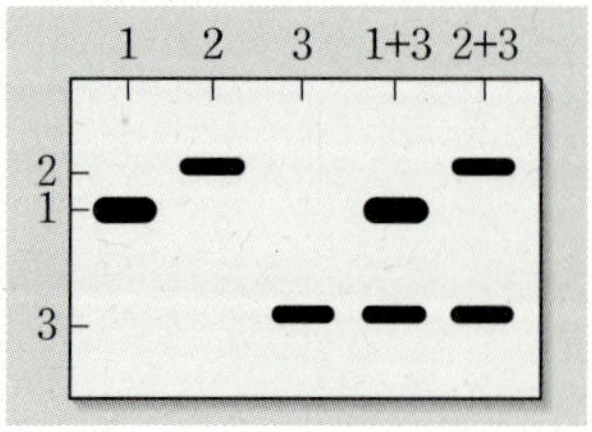

(나) 수용체 단백질 인산화(자기방사법)

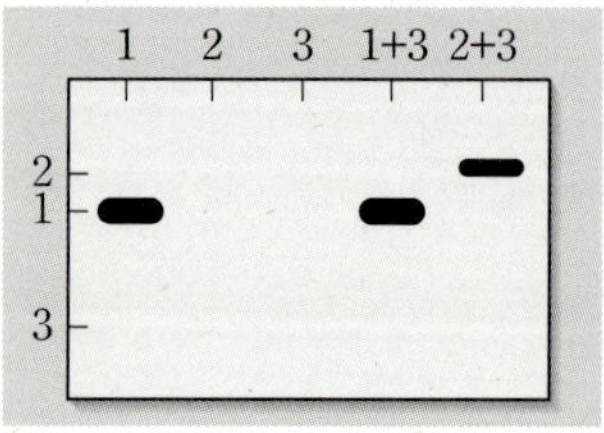

1 X 3 학습법

풀이 날짜 / / /

나의 답

이에 대한 설명으로 옳은 것만을 〈보기〉에서 있는 대로 고른 것은?

보기

ㄱ. 수용체 1은 자가인산화가 가능하다.
ㄴ. 수용체를 면역침전 시킬 때 이용한 항체는 수용체의 인산화 부위에 특이적인 항체를 사용하였다.
ㄷ. 수용체 2와 3이 함께 발현될 때 수용체 3에 의해 수용체 2의 인산화가 일어난다.

① ㄱ ② ㄷ ③ ㄱ, ㄴ
④ ㄱ, ㄷ ⑤ ㄱ, ㄴ, ㄷ

241 추론 중심

다음은 대장균의 화학주성(chemotaxis) 수용체를 동정하기 위해 수행한 실험이다.

〈자료〉

- 대장균은 편모운동을 이용해 양성 화학주성 반응을 일으킨다.
- 대장균에서 4종류의 화학주성 수용체(RⅠ~RⅣ)가 발견되었는데, 이들 수용체는 서로 다른 4종류의 화학주성물질(5탄당, 2종류 아미노산[아스파르트산, 세린], 디펩티드[Pro-Gly]) 중 하나에만 양성 화학주성 반응을 일으킨다.

〈실험 과정〉

(가) 4종류의 화학주성 수용체가 모두 정상(야생형)이거나 어느 한 수용체만 결손된 3종류 돌연변이체 혹은 어느 두 수용체가 동시에 결손된 2종류 돌연변이체(M1~M5 중 어느 하나)를 각각 얻었다.

(나) 5탄당 용액이 채워져 있는 모세관을, (가)에서 준비한 5종류의 균주 중 어느 하나가 들어 있는 완충 용액에 각각 담가 놓았다.

(다) 5분이 경과한 후, 각 모세관으로 들어온 세균수를 조사하였다.

(라) 나머지 3종류의 화학주성물질(2종류 아미노산[아스파르트산, 세린], 디펩티드[Pro-Gly])을 이용하여 (나)~(다) 실험을 동일하게 수행하였다. 대조구는 4종류의 화학주성물질이 모두 들어 있지 않은 용액으로 채워진 모세관을 이용하여 실험을 동일하게 수행하였다.

〈실험 결과〉

균주		모세관으로 들어온 세균 수 (×1,000)				
종류	온전한 수용체	대조구	리보오스	아스파르트산	세린	디펩티드
야생형	RⅠ, RⅡ, RⅢ, RⅣ	0.6	92	102 (㉠)	65	7.4
M1	RⅠ, RⅡ, RⅣ	0.8	58	0.7	54	4.7
M2	RⅡ, RⅣ	0.5	63	0.8	37	0.6
M3	RⅡ, RⅢ, RⅣ	0.6	82	72	68	0.7
M4	RⅠ, RⅢ, RⅣ	0.7	80	85	0.8	8.2
M5	RⅠ, RⅢ	0.6	? (㉡)	?	? (㉢)	?

1 X 3 학습법

풀이 날짜	/	/	/
나의 답			

이에 대한 설명으로 옳은 것만을 〈보기〉에서 있는 대로 고른 것은?

보기

ㄱ. RⅡ는 세린에 대한 양성 화학주성반응을 일으키는 수용체이다.
ㄴ. ㉠에 존재하는 대장균의 대부분은 아스파르트산에 반응하여 ATP를 직접적으로 소모하는 편모운동을 이용하여 모세관으로 들어갔다.
ㄷ. ㉡과 ㉢은 모두 1보다 작은 값이다.

① ㄱ ② ㄷ ③ ㄱ, ㄴ
④ ㄱ, ㄷ ⑤ ㄱ, ㄴ, ㄷ

242 추론 중심

다음은 생쥐에서 단백질 Y의 특성을 이해하기 위하여 수행한 실험이다.

〈실험 과정〉

(가) 생쥐에 신호물질 X를 처리한 후, 뇌조직 시료를 채취하였다.

(나) 세포 파쇄액(lysis buffer)을 넣고 균질기(homogenizer)를 이용하여 파쇄하여 균등질을 얻었다.

(다) 균등질에 항-단백질 Y 항체를 넣고 저온실에서 2시간 정도 흔들면서 배양하였다.

(라) 단백질 A(항체에 비특이적으로 결합하는 단백질)가 결합된 구슬(bead)을 첨가하고 섞어준 후, 원심분리하여 침전시켰다.

(마) 침전물의 단백질을 전기영동으로 분리한 후, 항-단백질 Y 항체 혹은 항-인산화 티로신 항체를 이용하여 웨스턴 블롯팅을 수행하였다.

〈실험 결과〉

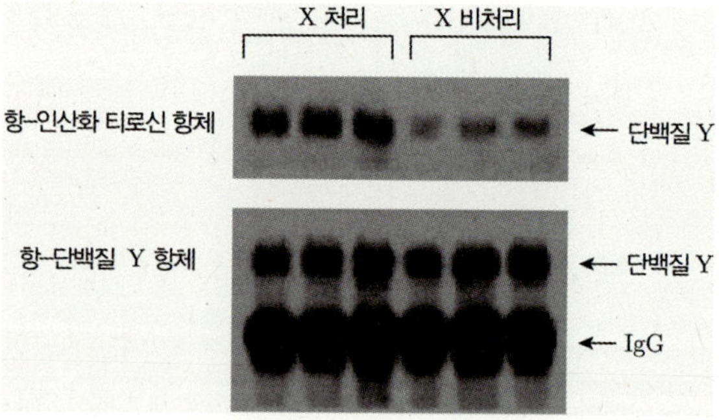

이에 대한 설명으로 옳은 것만을 〈보기〉에서 있는 대로 고른 것은?

보기

ㄱ. 단백질 Y는 신호물질 X의 자극이 없더라도 인산화될 수 있다.

ㄴ. (다) 과정에서 항-단백질 Y 항체 대신에 항-인산화 티로신 항체를 이용하더라도, 동일한 실험 결과를 얻을 것이다.

ㄷ. 신호물질 X는 생쥐 뇌조직에서 단백질 Y의 합성을 유도한다.

① ㄱ ② ㄴ ③ ㄷ
④ ㄱ, ㄴ ⑤ ㄴ, ㄷ

1 X 3 학습법

풀이 날짜	/	/	/
나의 답			

243 지식 중심

그림은 부신에 존재하는 2종류의 내분비세포(A, B)에서 호르몬의 분비와 수송, 표적세포에 작용하는 방식을 모식적으로 나타낸 것이다.

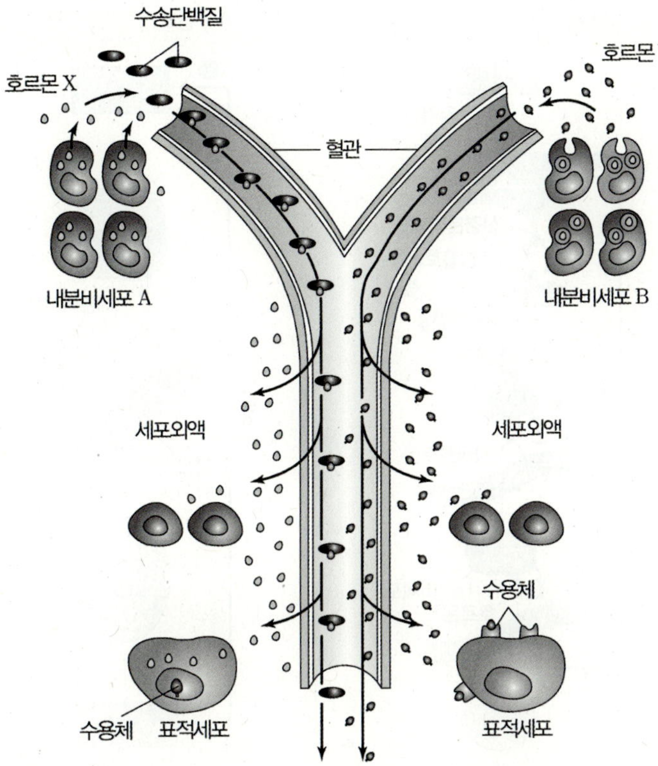

이에 대한 설명으로 옳은 것만을 〈보기〉에서 있는 대로 고른 것은?

보기

ㄱ. 호르몬 X와 Y는 분비세포가 합성하여 세포 내에 저장해 놓는다.
ㄴ. 내분비세포 B에서 분비되는 호르몬은 신경전달물질로서의 기능도 한다.
ㄷ. 뇌(brain)는 호르몬 X와 Y의 분비를 모두 자극할 수 있다.

① ㄴ　② ㄷ　③ ㄱ, ㄴ
④ ㄱ, ㄷ　⑤ ㄴ, ㄷ

III 동물생리학

1 X 3 학습법

풀이 날짜	/	/	/
나의 답			

244 지식 중심

그림은 호르몬이 표적세포에 작용하는 경로의 두 가지 예((가) 경로, (나) 경로)를 나타낸 것이다.

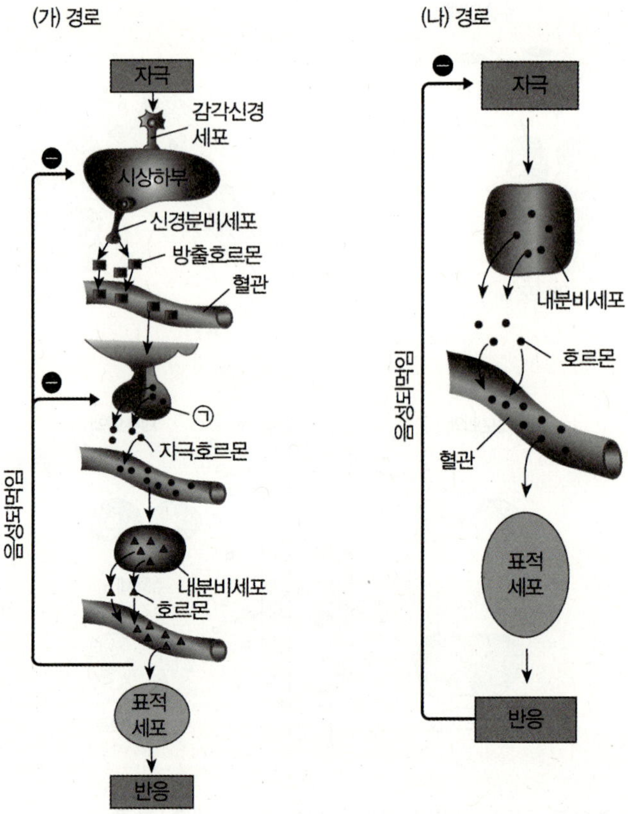

이에 대한 설명으로 옳은 것만을 〈보기〉에서 있는 대로 고른 것은?

보기

ㄱ. 혈중 포도당 농도 감소로 인한 글루카곤의 작용은 (나) 경로를 통해 이루어진다.
ㄴ. 코티졸은 (가)와 같은 경로를 가진다.
ㄷ. ㉠에 종양이 생겨 2차 과다분비 현상이 발생할 경우, 시상하부에서 분비되는 호르몬의 농도는 높아진다.

① ㄱ ② ㄴ ③ ㄷ
④ ㄱ, ㄴ ⑤ ㄴ, ㄷ

1 X 3 학습법

풀이 날짜	/	/	/
나의 답			

245 지식 중심

다음은 호르몬 X의 분비 조절을 모식적으로 나타낸 그림이다.

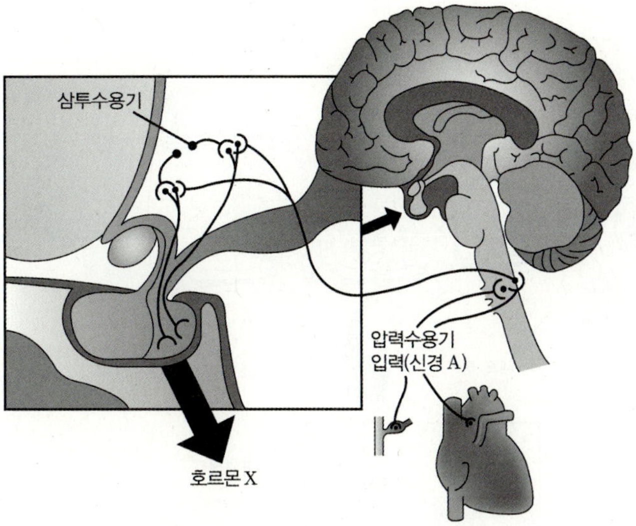

이에 대한 설명으로 옳은 것만을 <보기>에서 있는 대로 고른 것은?

보기
ㄱ. 신경 A의 활성이 증가하면 호르몬 X의 분비가 촉진된다.
ㄴ. 호르몬 X의 혈장 수준이 증가하면 혈액의 양은 증가한다.
ㄷ. 알코올은 호르몬 X의 분비를 억제한다.

① ㄱ ② ㄴ ③ ㄱ, ㄴ
④ ㄱ, ㄷ ⑤ ㄴ, ㄷ

Ⅲ 동물생리학

1 X 3 학습법
풀이 날짜	/	/	/
나의 답			

246 지식 중심

다음은 하버스계(Harversian system)의 단면 (가)와 뼈의 형성, 분해과정을 나타낸 모식도 (나)이다.

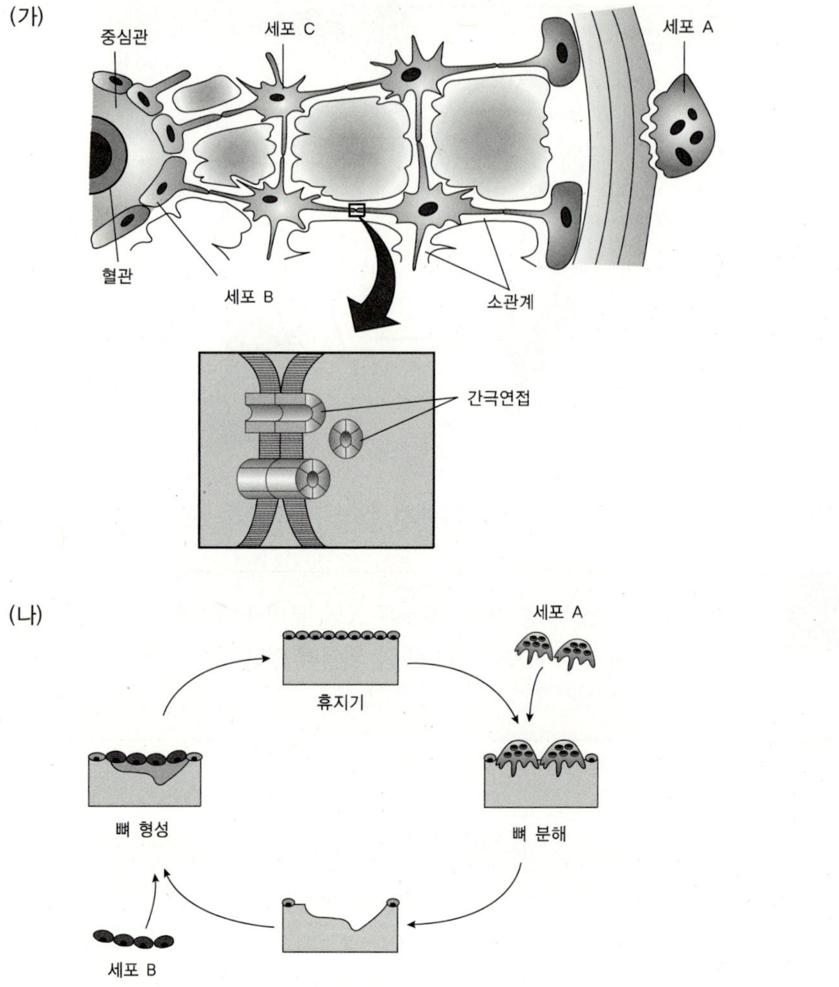

이에 대한 설명으로 옳은 것만을 〈보기〉에서 있는 대로 고른 것은?

보기

ㄱ. 콜라겐을 합성하고 기질에 칼슘, 마그네슘 등의 무기질을 침착시키는 능력을 갖고 있는 세포는 A이다.

ㄴ. 세포 B와 C 사이에서는 전기적시냅스를 통해 세포 B에서 발생한 활동전위가 세포 C로 직접 전달된다.

ㄷ. 칼시토닌은 세포 B에 작용하여 혈액 내의 칼슘농도를 감소시킨다.

① ㄱ ② ㄷ ③ ㄱ, ㄷ
④ ㄴ, ㄷ ⑤ ㄱ, ㄴ, ㄷ

1 X 3 학습법			
풀이 날짜	/	/	/
나의 답			

247 지식 중심

그림은 사람의 뼈에 존재하는 세포에 의해 혈장의 칼슘 이온의 농도가 조절되는 기작을 나타낸 것이다.

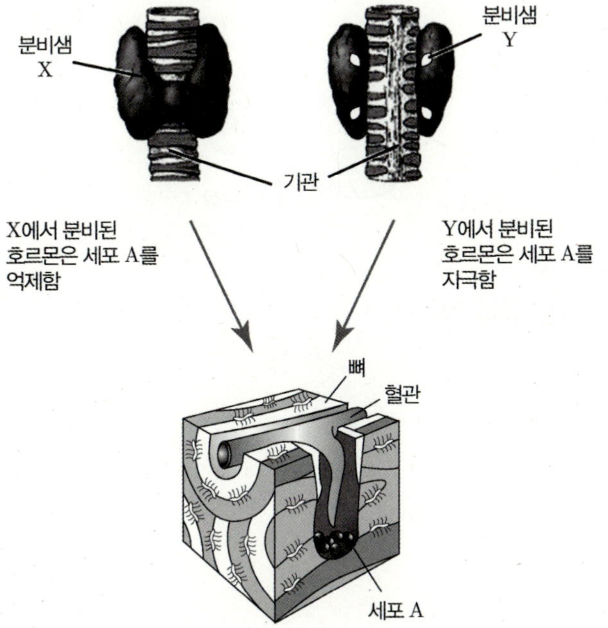

이에 대한 설명으로 옳은 것만을 〈보기〉에서 있는 대로 고른 것은?

보기

ㄱ. 신장에서 Ca^{2+}과 인산기의 배설은, X에서 분비된 호르몬에 의해서는 촉진되고 Y에서 분비된 호르몬에 의해서는 억제된다.
ㄴ. 혈장 Ca^{2+} 농도가 정상 수준보다 낮아지면, 세포 A의 작용이 촉진된다.
ㄷ. 세포 A는 결합 조직세포이다.

① ㄱ ② ㄴ ③ ㄱ, ㄴ
④ ㄱ, ㄷ ⑤ ㄴ, ㄷ

III 동물생리학

1 X 3 학습법

풀이 날짜	/	/	/
나의 답			

248 지식 중심

그림은 사람에서 호르몬 D가 분비되는 과정을 모식적으로 나타낸 것이다.

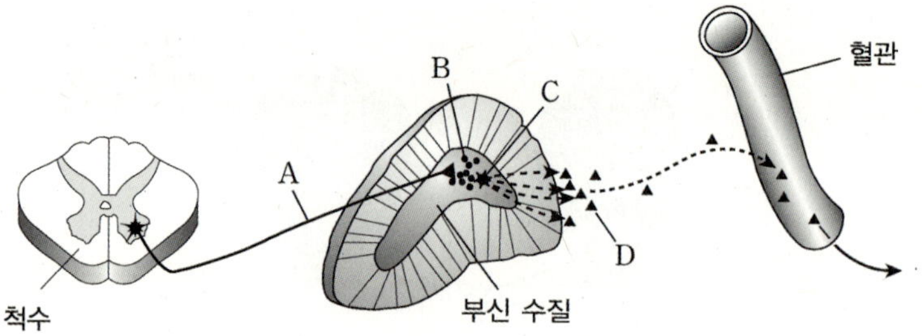

이에 대한 설명으로 옳은 것은?

① A는 체성 신경계에 속한다.
② B는 노르에피네프린이다.
③ C는 상피세포이다.
④ D는 장기 스트레스시 분비된다.
⑤ D는 티로신에서 유래된다.

1 X 3 학습법

풀이 날짜	/	/	/
나의 답			

249 지식 중심

다음은 이자에서 분비되는 두 가지 호르몬(X, Y)이 간의 글리코겐 합성과 분해에 미치는 영향을 나타낸 것이다.

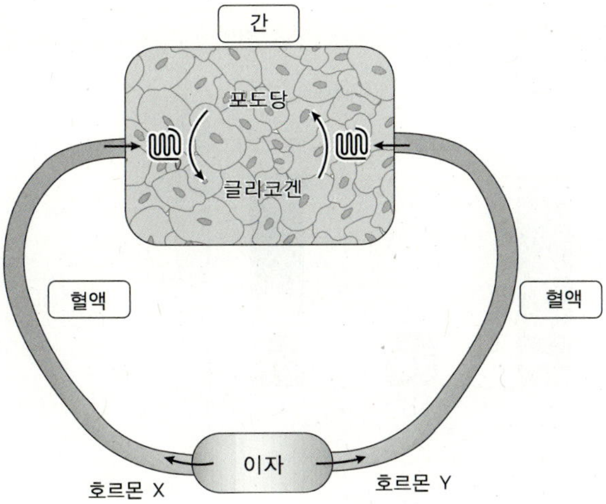

이에 대한 설명으로 옳은 것만을 〈보기〉에서 있는 대로 고른 것은?

보기

ㄱ. 혈중 세크레틴 농도는 호르몬 X의 혈중 농도가 높을 때보다 낮을 때에 더 높다.
ㄴ. 호르몬 Y가 지방세포를 자극하면 지방질 가수분해효소(lipase)의 작용이 촉진된다.
ㄷ. 교감신경계의 흥분은 호르몬 X의 분비를 촉진하고, 호르몬 Y의 분비는 억제한다.

① ㄱ ② ㄴ ③ ㄷ
④ ㄱ, ㄴ ⑤ ㄴ, ㄷ

III 동물생리학

1 X 3 학습법

풀이 날짜	/	/	/
나의 답			

250 추론 중심

그림은 당뇨 질환으로 의심되는 환자들의 혈당량 및 혈청 내 인슐린 농도를 나타낸 그래프이다. (단, 공복 시 혈당량이 80~120 mg/dL이면 정상이다.)

(가) 공복 시 혈중 포도당 농도

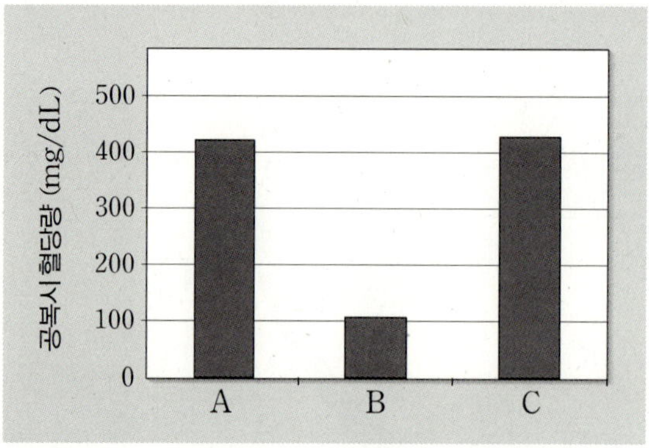

(나) 당 섭취 후 혈청 내 인슐린 농도

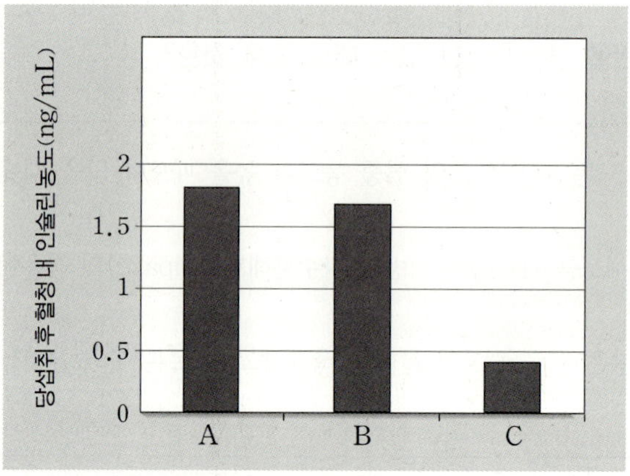

이에 대한 설명으로 옳은 것만을 〈보기〉에서 있는 대로 고른 것은?

보기

ㄱ. 소아보다는 성인에서 주로 발견되는 당뇨병 환자는 A와 같은 결과가 나타날 것이다.

ㄴ. 이자의 랑게르한스섬에 존재하는 β세포가 제거되면 A, C환자와 같은 결과가 나타날 것이다.

ㄷ. 비정상적인 인슐린 수용체가 생성되는 쥐의 혈당량과 혈청 내 인슐린 농도는 A와 같은 경향을 보일 것이다.

① ㄱ ② ㄷ ③ ㄱ, ㄴ
④ ㄱ, ㄷ ⑤ ㄱ, ㄴ, ㄷ

1 X 3 학습법

풀이 날짜	/	/	/
나의 답			

251 추론 중심

다음은 성인을 대상으로 정상인과 뇌하수체 이상으로 호르몬의 분비가 정상적이지 못한 사람들(그룹 A, 그룹 B)의 혈장 인슐린-유사 성장인자 I(IGF-I)의 수준을 조사하여 그래프로 나타낸 것이다. (단, 그룹 A와 B 사람들은 뇌하수체를 제외한 신체의 다른 부위 기능은 정상이다.)

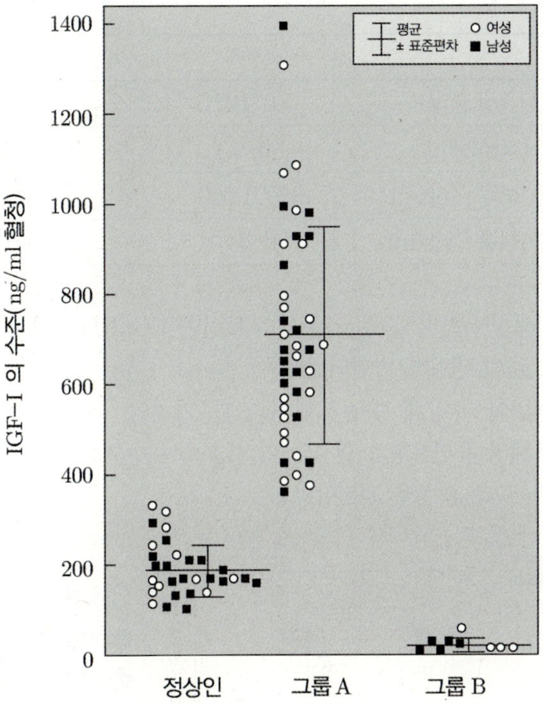

이에 대한 설명으로 옳은 것만을 〈보기〉에서 있는 대로 고른 것은?

보기

ㄱ. 그룹 A의 사람들의 평균 키는 그룹 B에 속해있는 사람들의 평균 키보다 크다.

ㄴ. IGF-I은 성장호르몬의 자극에 의해 간에서 분비된다.

ㄷ. 치료하지 않으면 그룹 B에 속해 있는 사람들은 당뇨병 증상을 보일 가능성이 있다.

① ㄱ ② ㄴ ③ ㄱ, ㄴ
④ ㄱ, ㄷ ⑤ ㄱ, ㄴ, ㄷ

1 X 3 학습법

풀이 날짜	/	/	/
나의 답			

252 추론 중심

생식샘저하증(hypogonadism)은 여러 가지 원인으로 나타날 수 있다. 다음은 GnRH 수용체 돌연변이에 대한 자료이다.

〈자료〉

• 다음은 생식에 관여하는 여러 호르몬의 정상치(성인)를 나타낸 것이다.

	남성	여성 (중간 주기 단계)
LH (mU/ml)	1.0~10.5	0.83~15.5
FSH (mU/ml)	1.5~9.7	1.3~9.5
테스토스테론 (ng/dl)	300~1,000	20~80
에스트라디올 (pg/ml)	6~44	15~115

• GnRH에 대해 반응하지 못하는 2종류의 돌연변이 GnRH 수용체[Ala(171)Thr, Gln(106)Arg] 유전자가 발견되었다.

• 다음은 돌연변이 수용체 유전자가 발견된 가계의 구성원(성인)을 대상으로 GnRH 수용체의 유전자형과 혈장의 여러 호르몬 수준을 조사한 결과이다. (단, □은 남성을, ○은 여성을 의미한다.)

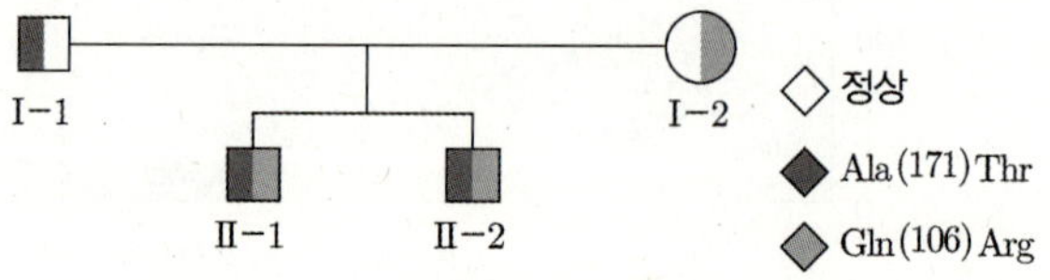

	Ⅰ-1	Ⅰ-2	Ⅱ-1	Ⅱ-2
LH (mU/ml)	1.1	2.4	0.3	0.1
FSH (mU/ml)	3.2	6.3	1.4	0.3
테스토스테론 (ng/dl)	385	31	26	58
에스트라디올 (pg/ml)	35	15	11	18

이에 대한 설명으로 옳은 것만을 〈보기〉에서 있는 대로 고른 것은?

보기

ㄱ. Ⅱ-2는 사춘기가 되어도 남성의 2차 성징이 나타나지 않는다.
ㄴ. 정상 수용체 대립유전자는 돌연변이 수용체[Ala(171)Thr] 대립유전자에 대해 우성으로 작용한다.
ㄷ. Ⅱ-1에 GnRH를 투여하면 정상적인 생식샘기능을 회복시킬 수 있다.

① ㄱ　② ㄴ　③ ㄷ
④ ㄱ, ㄴ　⑤ ㄱ, ㄴ, ㄷ

1 X 3 학습법

풀이 날짜	/	/	/
나의 답			

253 추론 중심

다음은 아민 호르몬 분비가 적절하게 조절되지 못하는 남성 환자 X에 관련한 자료이다. (단, 이 남성의 시상하부는 정상이며, 아민 호르몬 분비에 영향을 주는 약물을 섭취하지 않았다.)

〈자료〉

환자 X의 증상

- 추위에 견디기 힘들어 하고 땀이 거의 없으며, 무기력하고 수면 시간이 매우 길다.
- 쉽게 피로하고 과도한 체중을 보인다.
- 혈중 TSH 농도가 정상치보다 매우 낮다.

다음은 사람의 어느 내분비샘의 구조이다.

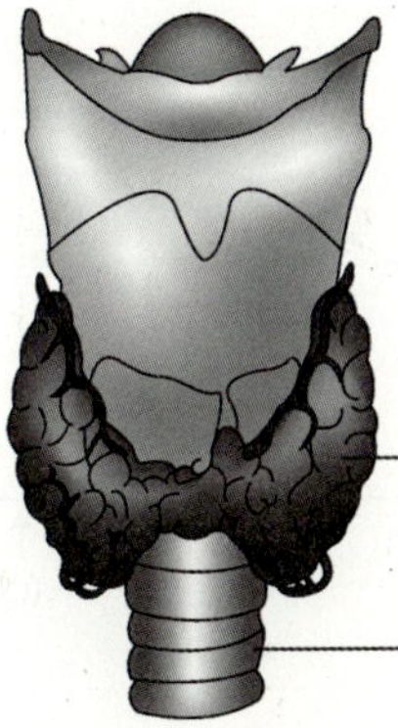

이에 대한 설명으로 옳은 것만을 〈보기〉에서 있는 대로 고른 것은?

보기

ㄱ. 환자 X는 A에 손상(염증)이 있을 가능성이 크다.
ㄴ. 환자 X는 갑상선종의 증상이 관찰될 것이다.
ㄷ. 환자 X에게 갑상선자극호르몬(TSH)을 정맥주사하면, 증상이 완화될 수 있을 것이다.

① ㄱ ② ㄷ ③ ㄱ, ㄴ
④ ㄱ, ㄷ ⑤ ㄴ, ㄷ

III 동물생리학

1 X 3 학습법

풀이 날짜	/	/	/
나의 답			

254 추론 중심

그림은 혈장에 포도당을 일정 기간 동안 지속적으로 주입하였을 때 혈장 인슐린 농도 변화를 그래프로 나타낸 것이다. 인슐린은 반감기가 5～8분정도로 혈중에서 빠르게 제거된다.

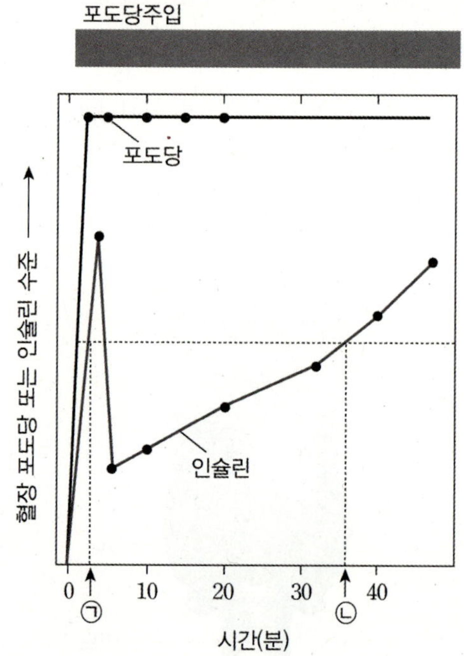

이에 대한 설명으로 옳은 것만을 〈보기〉에서 있는 대로 고른 것은?

보기

ㄱ. 이자 베타세포에 ^{14}C-류신을 주입하고 혈장에 포도당을 주입하면, 혈장 인슐린의 방사성 활성은 ㉠ 시기와 ㉡ 시기에서 동일할 것이다.

ㄴ. 이자는 베타세포 내의 $\frac{[ATP]}{[ADP]}$ 값이 높을 때가 낮을 때보다 더 많은 인슐린을 분비할 것이다.

ㄷ. 간(liver) 세포의 글리코겐 합성효소의 활성은 포도당 주입 후 약 10분이 경과되었을 때가 약 30분이 경과되었을 때보다 더 낮다.

① ㄴ　② ㄷ　③ ㄱ, ㄷ　④ ㄴ, ㄷ　⑤ ㄱ, ㄴ, ㄷ

1 X 3 학습법			
풀이 날짜	/	/	/
나의 답			

255 추론 중심

다음은 지방세포에 대한 인슐린의 작용기전을 조사한 실험이다.

〈실험 Ⅰ〉

- 인슐린을 처리한 지방세포와 처리하지 않은 지방세포에서의 포도당 농도에 따른 포도당 흡수율을 조사하였다.

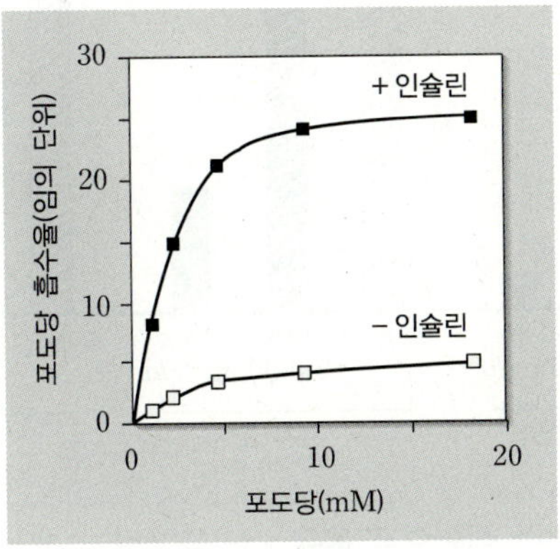

〈실험 Ⅱ〉

- 인슐린을 처리한 지방세포와 처리하지 않은 지방세포 모두에 ^{3}H-cytochalasin B를 처리하고 자외선을 쪼인 후, 원형질막이나 내막계막의 방사성 정도를 측정하였다.

	^{3}H-cytochalasin B 결합(cpm/mg단백질)	
	인슐린 비처리	인슐린 처리
원형질막	80	4070
내막계막	4880	890

* ^{3}H-cytochalasin B를 처리하고 자외선을 쪼이면 ^{3}H-cytochalasin B가 포도당 수송체에 결합한다.

이에 대한 설명으로 옳은 것만을 〈보기〉에서 있는 대로 고른 것은?

보기

ㄱ. 인슐린은 지방세포에서 포도당 수송체의 세포막 삽입을 촉진한다.
ㄴ. 인슐린 처리에 의한 지방세포막 포도당 수송체 양의 증가는 번역의 증가로 일어난 것이다.
ㄷ. Ⅰ형 당뇨병 환자의 지방세포로 <실험 Ⅱ>를 진행해도, 측정된 방사성 정도는 차이가 없을 것이다.

① ㄱ ② ㄷ ③ ㄱ, ㄴ
④ ㄱ, ㄷ ⑤ ㄴ, ㄷ

1 X 3 학습법			
풀이 날짜	/	/	/
나의 답			

Ⅲ 동물생리학

256 추론 중심

다음은 정상인과 부신피질 호르몬의 분비에 이상이 있는 여성 환자 X와 Y의 소변 내 평소(투여 전) 코티졸 수준과, 이들에게 합성 글루코코르티코이드인 덱사메타손(dexamethason, Dex)을 각각 투여(2 mg/day 또는 8 mg/day)한 이후의 소변의 코티졸 수준을 조사하여 그래프로 나타낸 것이다.

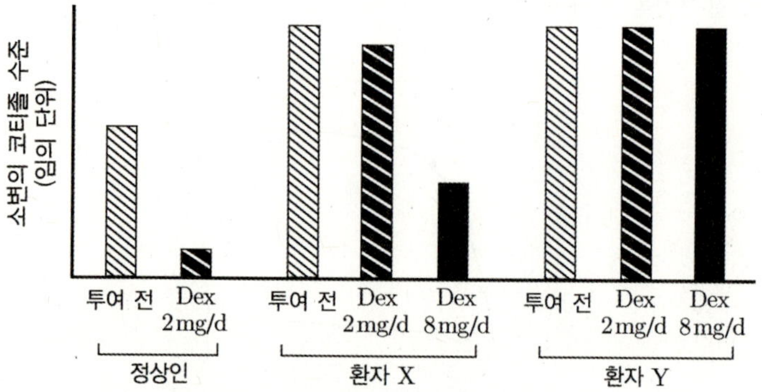

환자 X와 Y의 증상에 대한 설명으로 옳은 것만을 〈보기〉에서 있는 대로 고른 것은?

보기

ㄱ. 환자 X와 Y는 고혈당 증세를 보였을 것이다.
ㄴ. 환자 X의 혈장 안드로겐 수준은 정상이다.
ㄷ. 덱사메타손 투여 전 환자 Y의 혈장 ACTH 수준은 정상인보다 낮았을 것이다.

① ㄱ ② ㄷ ③ ㄱ, ㄴ
④ ㄱ, ㄷ ⑤ ㄴ, ㄷ

1 X 3 학습법

풀이 날짜	/	/	/
나의 답			

257 추론 중심

다음은 스테로이드 호르몬 분비가 적절하게 조절되지 못하는 남성 환자 X에 관련된 자료이다. (단, 이 남성의 시상하부는 정상이며, 스테로이드 호르몬 분비에 영향을 주는 약물을 섭취하지 않았다.)

〈자료〉

- 환자 X의 증상
  - 고혈당 증상을 보이며, 근육이 소실되어 팔과 다리가 많이 가늘어져 있다.
  - 식욕 증가와 그로 인한 과식으로 인해 몸통과 얼굴에 여분의 지방이 많이 축적되어 있다.
  - 혈중 ACTH의 농도가 정상치보다 높다.
- 그림은 사람의 어느 내분비샘의 구조이다.

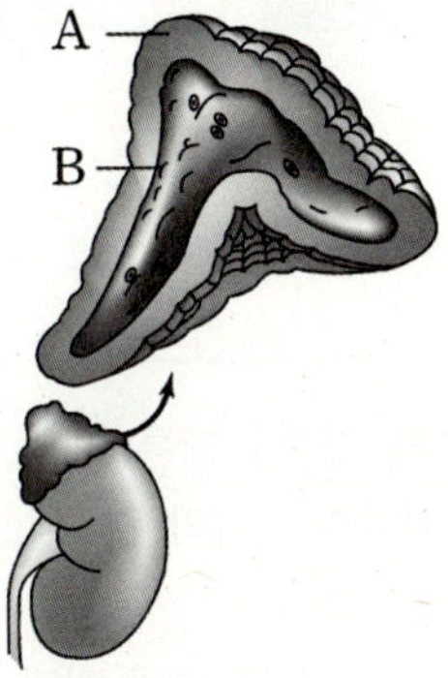

이에 대한 설명으로 옳은 것은?

① 환자 X는 A에 종양이 발생했을 가능성이 크다.
② 환자 X의 혈중 글루코코르티코이드의 농도는 정상치보다 낮을 것이다.
③ 다량의 덱사메타손(dexamethasone)을 투여하면, 환자 X의 혈중 ACTH의 농도는 낮아질 수 있다.
④ 환자 X의 혈중 CRH 농도는 정상치보다 높을 것이다.
⑤ B에서 분비되는 호르몬은 아미노산 트립토판으로부터 합성된다.

III 동물생리학

1 X 3 학습법			
풀이 날짜	/	/	/
나의 답			

258 지식 중심

그림은 신경세포에 서로 다른 세기의 자극을 일정 시간 동안 가했을 때 막전위 변화를 각각 조사하여 그래프로 나타낸 것이다.

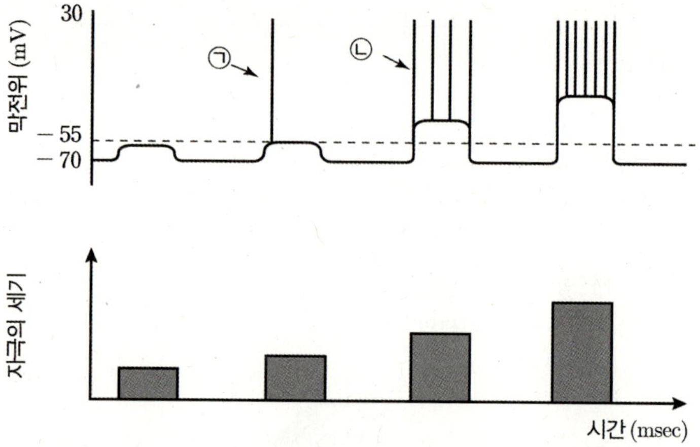

이에 대한 설명으로 옳은 것만을 <보기>에서 있는 대로 고른 것은?

보기

ㄱ. ㉠의 발생은 실무율의 원리를 따른다.
ㄴ. 활동전위 발생 시, 열려진 전압의존성 Na^+ 통로의 최대 개수는 ㉠보다 ㉡에서 더 많다.
ㄷ. ㉠과 ㉡은 전압-개폐성 이온통로에 의해 생성된다.

① ㄱ ② ㄷ ③ ㄱ, ㄴ
④ ㄱ, ㄷ ⑤ ㄴ, ㄷ

1 X 3 학습법
풀이 날짜 / / /
나의 답

259 지식 중심

그림은 인공 뇌척수액에 담겨있는 신경세포 A에서 활동전위가 발생하는 동안 세포막의 이온 X와 이온 Y의 전도도(conductance) 변화를 조사하여 그래프로 나타낸 것이다. (단, 이온 X와 이온 Y는 양이온이고, 이온 ㉠과 이온 ㉡은 이온 X나 이온 Y 중 어느 하나에 각각 해당한다.)

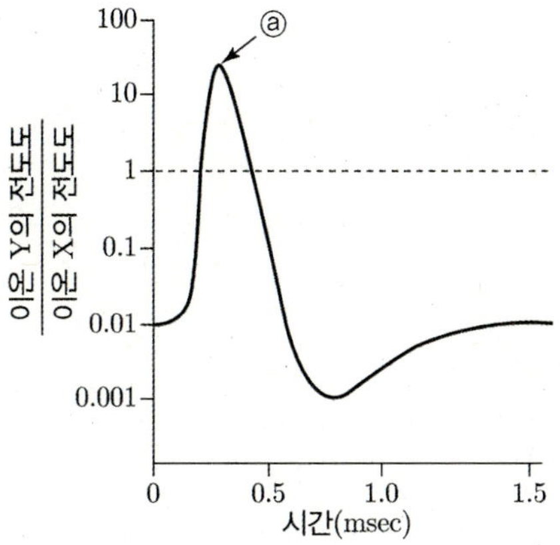

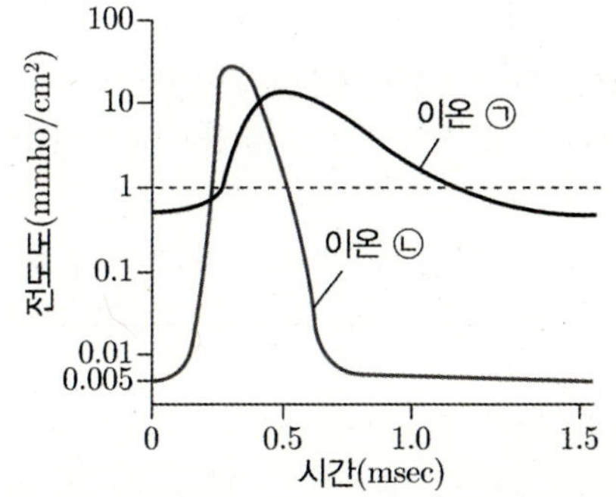

이에 대한 설명으로 옳은 것만을 〈보기〉에서 있는 대로 고른 것은?

보기

ㄱ. 이온 ㉠은 이온 Y이다.
ㄴ. 활동전위 상승기에서 이온 ㉡은 신경세포 A의 내부로 급격하게 유입된다.
ㄷ. 인공 뇌척수액의 이온 Y의 농도가 낮아지면 ⓐ 부위(정점)의 높이는 더 낮아지게 된다.

① ㄴ ② ㄷ ③ ㄱ, ㄴ
④ ㄱ, ㄷ ⑤ ㄴ, ㄷ

1 X 3 학습법
풀이 날짜 / / /
나의 답

III 동물생리학

260 지식 중심

그림은 2곳의 랑비에르 결절(nodes of Ranvier)이 포함되어 있는 말초신경계 축삭에서 신경신호가 이동할 때 소요되는 시간을 조사하여 그래프로 나타낸 것이다.

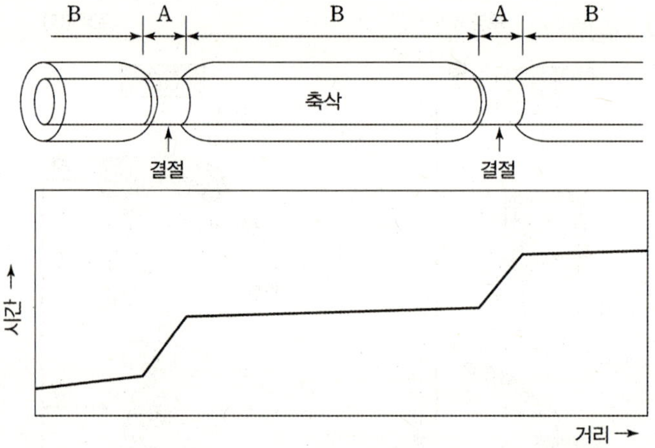

이에 대한 설명으로 옳은 것만을 〈보기〉에서 있는 대로 고른 것은?

보기

ㄱ. ㉠은 희소돌기세포(oligodendrocyte)이다.

ㄴ. 신경신호의 전도 속도는 A 부위를 통과할 때가 B 부위를 통과할 때보다 더 크다.

ㄷ. 전압개폐성 이온통로는 B 부위보다 A 부위에 더 높은 밀도로 존재한다.

① ㄱ ② ㄴ ③ ㄷ
④ ㄱ, ㄷ ⑤ ㄴ, ㄷ

1 X 3 학습법

풀이 날짜	/	/	/
나의 답			

261 지식 중심

다음 그림 (가)는 화학적 시냅스를 이루고 있는 오징어의 2개의 신경세포 중 시냅스전 신경세포를 자극하였을 때 시냅스전 신경세포 축삭말단에서의 막전위 변화와 Ca^{2+}의 전류를 조사하여 그래프로 나타낸 것이고, (나)는 시냅스후 신경세포에서의 막전위(활동전위 및 시냅스후 전위)와 시냅스후 전류(postsynaptic current)를 조사하여 그래프로 나타낸 것이다.

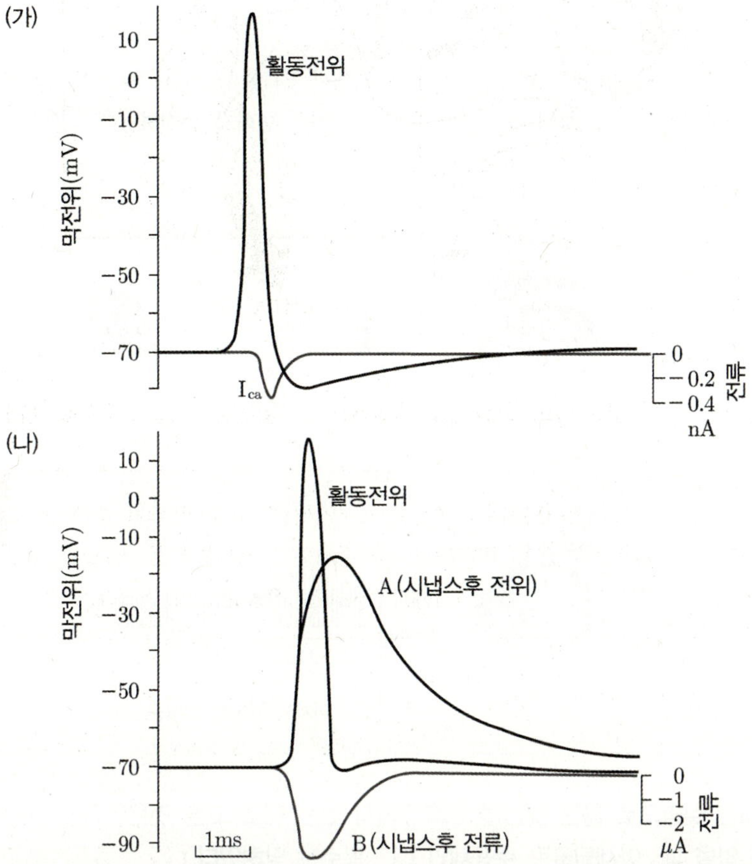

이에 대한 설명으로 옳은 것만을 〈보기〉에서 있는 대로 고른 것은?

보기

ㄱ. I_{Ca}는 전압의존성 이온통로에 의해 나타난다.
ㄴ. 시냅스전 신경세포에 더 강한 자극을 주면 시냅스후 세포에서 발생하는 A의 크기는 더 커진다.
ㄷ. 시냅스후 세포막에서 양이온의 유출이 일어나면, B가 나타날 수 있다.

① ㄱ ② ㄴ ③ ㄷ
④ ㄱ, ㄴ ⑤ ㄱ, ㄴ, ㄷ

III 동물생리학

1 X 3 학습법
풀이 날짜 / / /
나의 답

262 지식 중심

다음은 세포막에 Cl^- 통로만 갖는 달팽이의 신경세포 X를 이용하여 수행한 실험이다.

〈실험 과정〉

(가) 달팽이의 신경세포 X를 준비하여 2개의 그룹으로 나누어 배양하였다.

(나) 세포외액과 이온 조성이 유사한 정상 배양액(Cl^-과 SO_4^{2-} 존재)에서 배양 중인 신경세포 X에 아세틸콜린을 10^{-5} M로 처리한 후, 세포막 전위 변화를 측정하였다.

(다) 신경세포 X가 배양 중인 정상 배양액에서 Cl^-를 제거한 후(SO_4^{2-}는 존재), 아세틸콜린을 10^{-5} M로 처리하고 세포막 전위 변화를 측정하였다.

〈실험 결과〉

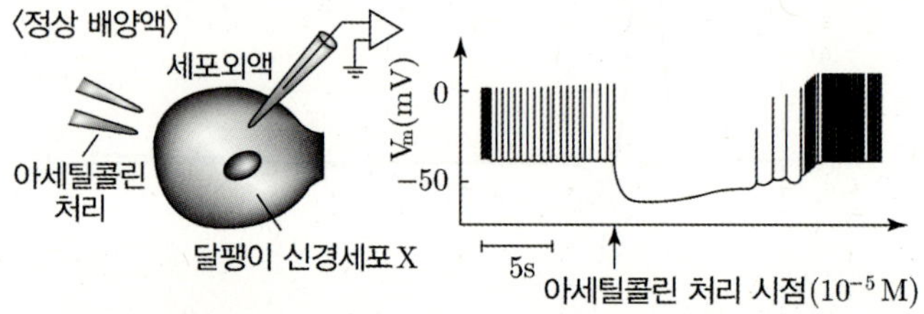

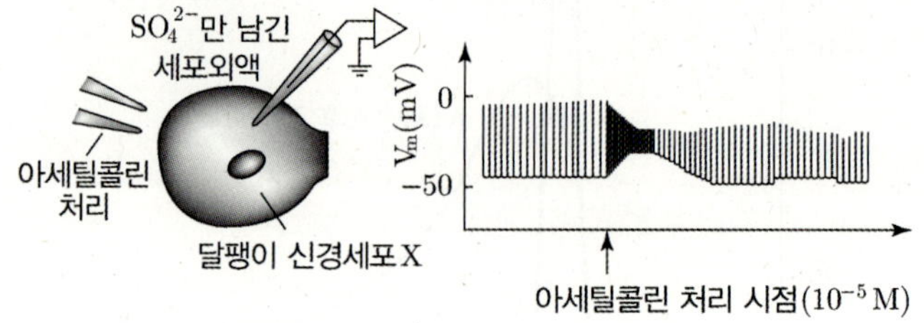

이에 대한 설명으로 옳은 것만을 〈보기〉에서 있는 대로 고른 것은? (단, 아세틸콜린 자극이 없을 때, 아세틸콜린 수용체인 Cl^- 통로는 닫혀있다.)

보기

ㄱ. 달팽이의 신체에서 아세틸콜린은 신경세포 X에 대하여 억제성 신경전달 물질로 작용한다.

ㄴ. 신경세포 X에 존재하는 Cl^- 통로는 리간드 의존성 이온통로이다.

ㄷ. 실험 과정 (다)에서 Cl^-는 신경세포 X 내부에서 외부로 유출되었다.

① ㄱ　② ㄷ　③ ㄱ, ㄴ
④ ㄴ, ㄷ　⑤ ㄱ, ㄴ, ㄷ

1 X 3 학습법

풀이 날짜	/	/	/
나의 답			

263 지식 중심

그림 (가)는 4종류의 신경세포(A～D) 사이에서의 시냅스를 나타낸 그림이고, 그림 (나)는 3종류의 신경세포(A, B, D)의 축삭에 각각 또는 동시에 자극 X를 주고난 후 신경세포 C의 ㉡ 부위(축삭언덕)에서의 막전위 변화를 조사하여 그래프로 나타낸 것이다.

(가)

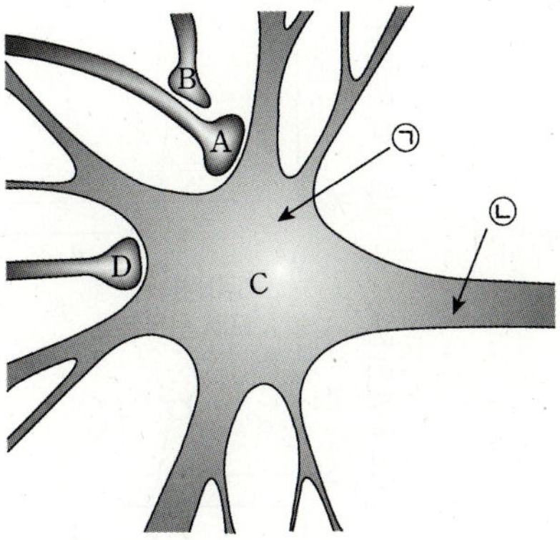

(나)

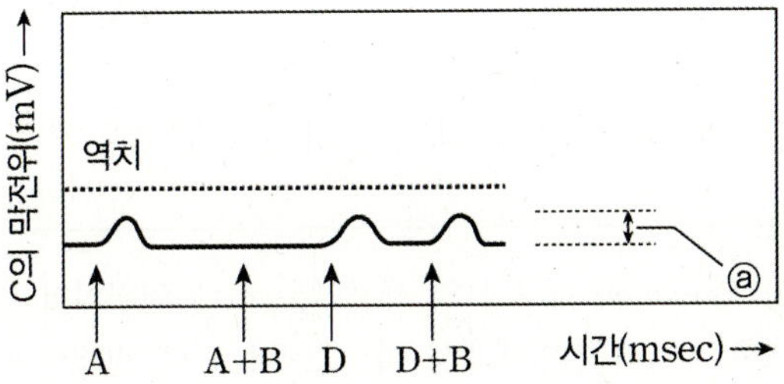

이에 대한 설명으로 옳지 않은 것은?

① A, B, D의 축삭에 동시에 자극 X를 가하면, C의 ㉡ 부위에서는 활동전위가 발생하지 않는다.

② A의 축삭에 짧은 시간 간격을 두고 연속해서 자극 X를 3번 가하면, ㉠ 부위에서 활동전위가 발생한다.

③ 신경세포 B의 흥분은 신경세포 A의 축삭말단에서 분비되는 신경전달물질의 양을 감소시킨다.

④ D는 C와 흥분성 시냅스를 맺고 있다.

⑤ D의 축삭에 짧은 시간 간격을 두고 연속해서 자극 X를 2번 가하면, C의 ㉡ 부위에서 발생한 막전위의 크기는 ⓐ보다 크다.

III 동물생리학

1 X 3 학습법

풀이 날짜	/	/	/
나의 답			

264 지식 중심

그림 (가)는 동물세포에서 관찰되는 두 세포(세포 A, B) 간의 시냅스를 나타낸 것이고, (나)는 세포 A(신경세포)의 축삭을 자극한 후 시간의 경과에 따른 세포 A와 B의 막전위 변화를 전극을 이용하여 조사하고 그래프로 나타낸 것이다.

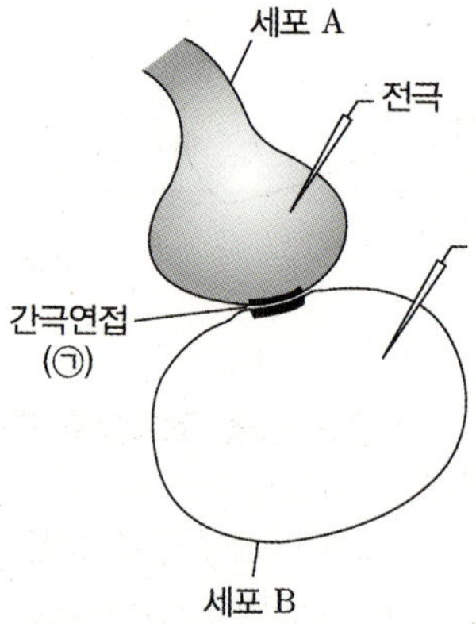

(가)

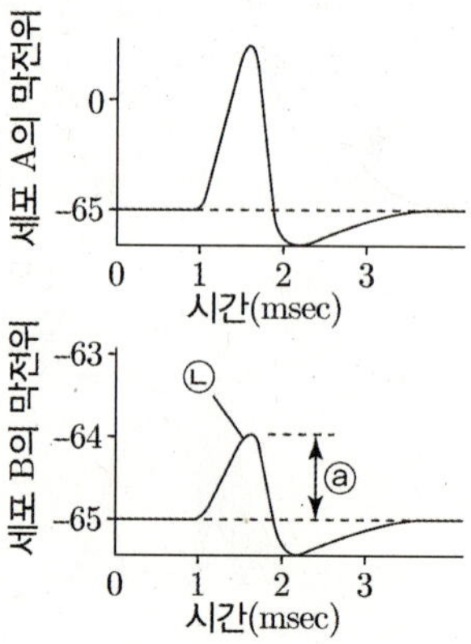

(나)

이에 대한 설명으로 옳은 것만을 〈보기〉에서 있는 대로 고른 것은?

보기

ㄱ. ㉠ 구조에서 세포 A와 세포 B의 세포막은 서로 연결되어 있지 않다.
ㄴ. ㉡는 시냅스후 세포의 전압개폐성 이온통로에 의해 발생하였다.
ㄷ. ㉠ 구조와 동일한 방식으로 세포 B와 시냅스를 맺고 있는 다른 신경 세포를 세포 A와 동시에 자극했을 경우, ⓐ의 크기는 작아질 수 있다.

① ㄱ ② ㄴ ③ ㄱ, ㄴ
④ ㄱ, ㄷ ⑤ ㄴ, ㄷ

1 X 3 학습법

풀이 날짜	/	/	/
나의 답			

265 추론 중심

다음은 혈장 K^+ 수준이 정상과 다른 조건[(가), (나)]에서 골격근의 휴지전위를 조사하여 그래프로 나타낸 것이다.

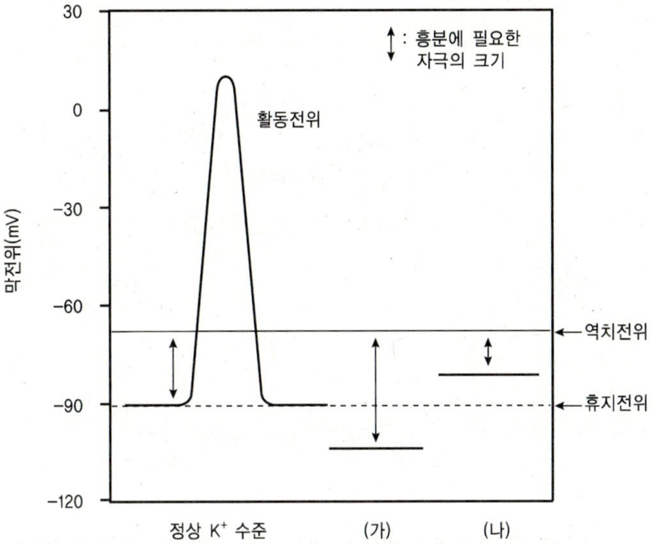

이에 대한 설명으로 옳은 것만을 〈보기〉에서 있는 대로 고른 것은? (단, 안정 상태에서 신경세포의 휴지전위는 −70mV이다.)

보기

ㄱ. 대사성산증(metabolic acidosis) 환자에서는 (가)와 같은 현상이 나타난다.
ㄴ. 이뇨제(안지오텐신전환효소 억제제, ACE inhibitor)를 처리하면, (나)와 같은 현상이 나타난다.
ㄷ. 안정 상태에서 세포막의 "K^+ 전도도 / Na^+ 전도도"값은 신경세포보다 골격근세포가 더 크다.

① ㄱ ② ㄴ ③ ㄱ, ㄴ
④ ㄱ, ㄷ ⑤ ㄴ, ㄷ

1 X 3 학습법			
풀이 날짜	/	/	/
나의 답			

266 추론 중심

다음은 뇌척수액에 담겨 있는 신경세포의 막전위를 서로 다르게 고정했을 때 발생하는 양이온 X의 전류(I_X)를 조사하여 그래프로 나타낸 것이다. (단, 양이온 X가 세포 내부로 유입되면 내향성 전류가 발생하고 유출되면 외향성 전류가 발생한다.)

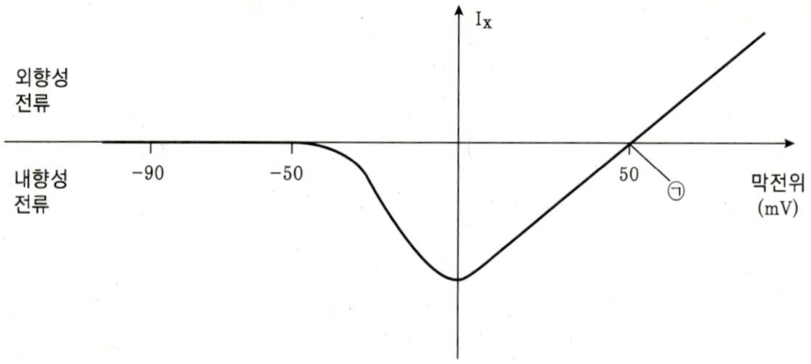

이에 대한 설명으로 옳은 것만을 〈보기〉에서 있는 대로 고른 것은?

보기

ㄱ. 전압-의존성 X 통로의 역치 전위는 약 -45 mV이다.
ㄴ. ㉠은 양이온 X의 평형전위이다.
ㄷ. 막전위를 0 mV로 고정하였을 때보다 30 mV로 고정하였을 때가 더 적은 전압-의존성 X 통로가 열린다.

① ㄱ ② ㄴ ③ ㄷ
④ ㄱ, ㄴ ⑤ ㄱ, ㄴ, ㄷ

1 X 3 학습법

풀이 날짜	/	/	/
나의 답			

267 추론 중심

그림 (A)는 오징어의 거대축삭의 막전위를 56 mV로 고정하였을 때 시간의 경과에 따른 세포막 전류의 변화를 측정하여 그래프로 나타낸 것이고, 그림 (B)는 서로 다른 2종류의 이온통로 저해제(tetraethylammonium, tetradotoxin)를 각각 주입하고 막전위를 고정하였을 때 시간의 경과에 따른 전류의 변화를 그래프로 나타낸 것이다. (단, “in”은 내향성 전류를 의미하고, “out”은 외향성 전류를 의미한다.)

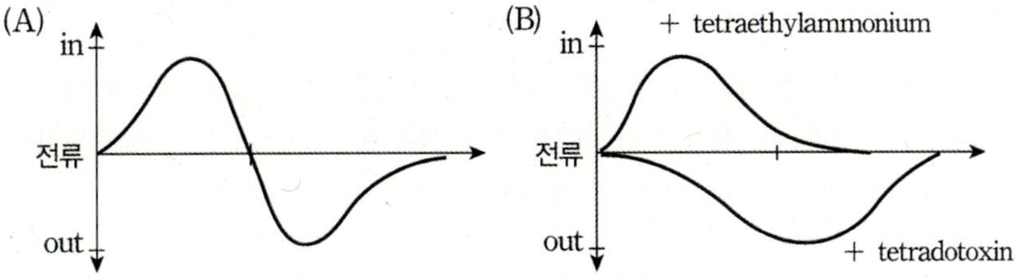

이에 대한 설명으로 옳은 것만을 〈보기〉에서 있는 대로 고른 것은?

보기

ㄱ. Tetraethylammonium을 처리하면 활동전위는 매우 느리게 재분극 될 것이다.

ㄴ. Tetradotoxin은 Na^{+}의 전도도를 감소시킨다.

ㄷ. 거대축삭에 역치 이상의 자극이 가해졌을 때 tetradotoxin에 의해 저해되는 이온통로는 tetraethylammonium에 의하여 저해되는 이온통로보다 느리게 열린다.

① ㄱ　② ㄴ　③ ㄱ, ㄴ
④ ㄱ, ㄷ　⑤ ㄱ, ㄴ, ㄷ

III 동물생리학

1 X 3 학습법

풀이 날짜	/	/	/
나의 답			

268 추론 중심

다음은 이온통로 X의 특성을 이해하기 위해 수행한 실험이다.

〈자료〉

- 이온통로 X는 K^+ 통로이다.
- 세포막 고정법(patch clamp) 방법을 이용하면 이온 통로 하나의 기능 상태를 연구할 수 있다.

〈실험 과정〉

(가) 전형적인 신경세포 Y의 세포막에 유리 미세전극을 부착(이 때 부착된 세포막에는 한 개의 이온통로 X만 존재하게 하였음)시킨 후, 음압을 가해 밀착시키고 잡아당겨 세포막 조각 일부만을 떼어냈다.

(나) 미세전극의 반대편에 금속선을 삽입한 후, 세포막 조각의 막전위를 −80 mV로부터 −40 mV로 변화시켜 일정 시간 동안 계속 유지되게 하면서, 막 조각 내의 이온통로 X에 의한 전류(I_K)를 조사하였다. (단, 세포막 조각 안팎의 K^+ 농도는 생체와 동일하게 해주었다.)

(다) (가)~(나)의 실험을 준비한 신경세포막의 다른 위치에 존재하는 이온통로 X들을 대상으로 충분히 많은 횟수로 반복적으로 수행한 후, 각각의 결과를 합산하였다.

〈실험 결과〉

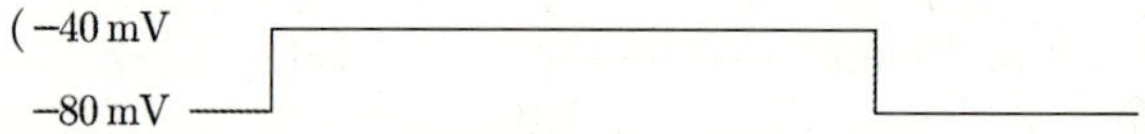

(Ⅱ) 단일 이온통로 X에 의한 전류

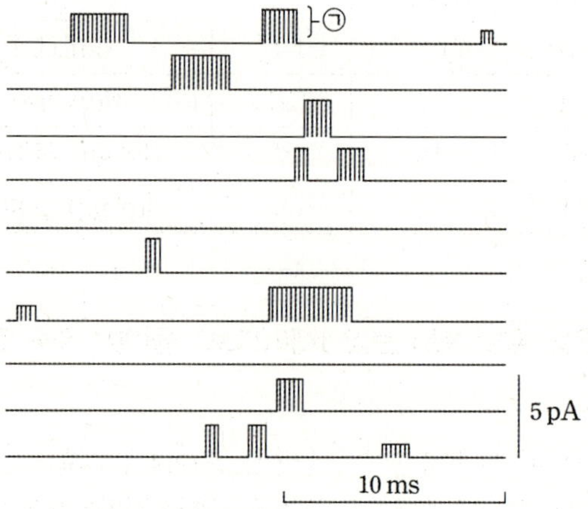

(Ⅲ) 많은 시도로부터 얻어진 전류 반응들의 합산

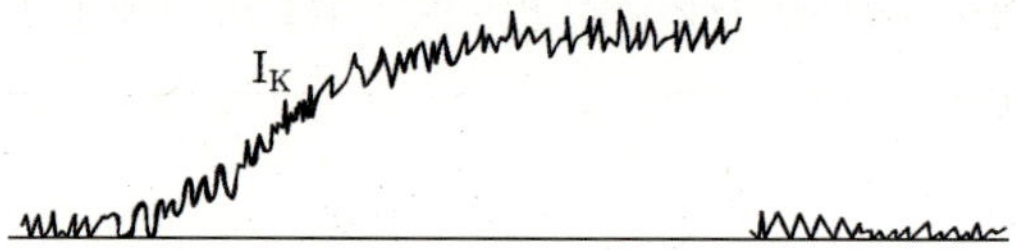

1 X 3 학습법

풀이 날짜	/	/	/
나의 답			

이에 대한 설명으로 옳은 것만을 〈보기〉에서 있는 대로 고른 것은?

보기
ㄱ. 세포막의 단위면적당 이온통로 X의 수는 수상돌기보다 축삭언덕이 더 높다. ㄴ. ㉠은 외향성 전류이다. ㄷ. 막전위를 역치 이상으로 계속 고정하면 이온통로 X는 불활성화되어 다시 열리지 못한다.

① ㄱ　　② ㄴ　　③ ㄱ, ㄴ

④ ㄱ, ㄷ　　⑤ ㄴ, ㄷ

269 추론 중심

다음은 어느 흥분성 세포(세포 Y)를 이용하여 수행한 실험이다.

〈실험 과정〉

(가) 세포 Y 세포막의 특정 부위 X에 역치 이상의 자극(S_1)을 주고 약 2 msec 시간이 지난 후, 동일 부위에 다시 역치 이상의 자극(S_2)을 주었을 때 나타나는 막전위 변화를 조사하였다.

(나) (가)와 동일 부위에 역치 이상의 자극(S_1)을 주고 약 2.5 msec 시간이 지난 후, 동일 부위에 다시 역치 이상의 자극(S_3)을 주었을 때 나타나는 막전위 변화를 조사하였다.

(다) (가)와 동일 부위에 역치 이상의 자극(S_1)을 주고 약 4 msec 시간이 지난 후, 동일 부위에 다시 역치 이상의 자극(S_4)을 주었을 때 나타나는 막전위 변화를 조사하였다.

〈실험 결과〉

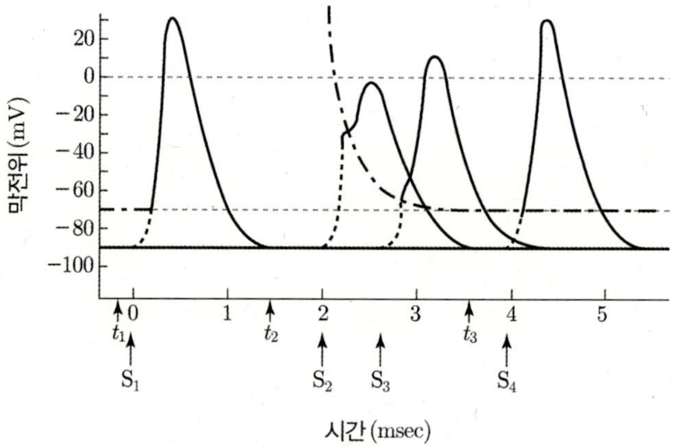

(단, 그림에서 "▬·▬·▬·" 그래프는 각 시점에서 부위 X에서 활동전위를 발생시키기 위해 필요한 전위의 크기(역치)를 나타낸 것이다.)

이에 대한 설명으로 옳은 것만을 〈보기〉에서 있는 대로 고른 것은?

보기

ㄱ. t_2시점에 부위 X에 존재하는 대부분의 전압-의존성 Na^+ 통로의 불활성화문은 닫혀있다.

ㄴ. 전압-의존성 K^+ 통로 활성 정도는 t_1 시점이 t_3 시점(S_3의 자극을 있었을 때)에 비해 더 작다.

ㄷ. 세포 Y는 초당 약 500번의 빈도로 활동전위를 발생할 수 있다.

① ㄱ ② ㄴ ③ ㄱ, ㄴ
④ ㄱ, ㄷ ⑤ ㄱ, ㄴ, ㄷ

1 X 3 학습법

풀이 날짜	/	/	/
나의 답			

270 추론 중심

다음은 신경세포 A에서 분비된 신경전달물질이 신경세포 B에서 일으키는 반응을 모식적으로 나타낸 것이다. (단, 신경세포 A의 자극이 있기 전에는 신경세포 B 세포막의 칼륨통로는 열려 있다.)

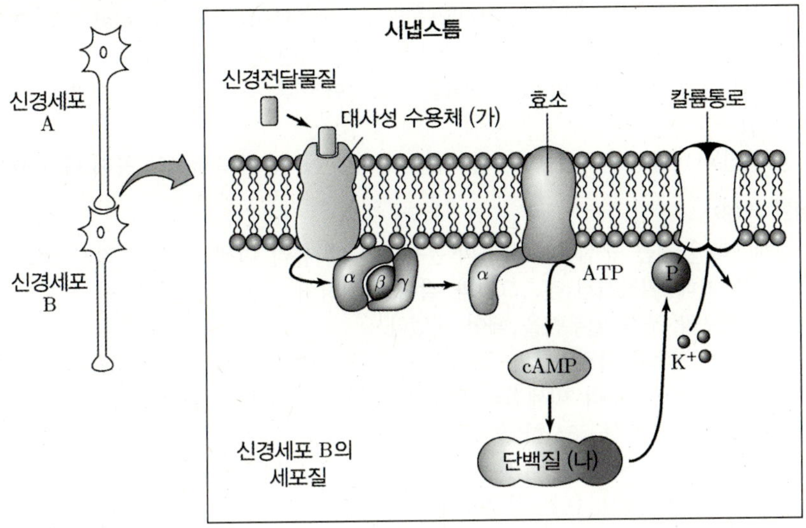

이에 대한 설명으로 옳은 것만을 〈보기〉에서 있는 대로 고른 것은?

보기

ㄱ. 신경세포 A와 B는 흥분성 시냅스를 맺고 있다.
ㄴ. (가)의 바로 인근 세포막 부위에는 전압-의존성 Na^+ 통로가 많이 존재한다.
ㄷ. 단백질 (나)는 단백질인산화효소 C이다.

① ㄱ ② ㄴ ③ ㄱ, ㄴ
④ ㄱ, ㄷ ⑤ ㄱ, ㄴ, ㄷ

Ⅲ 동물생리학

1 X 3 학습법

풀이 날짜	/	/	/
나의 답			

271 추론 중심

다음은 근섬유에서 종판전위(end plate potential)의 생성 원리를 이해하기 위해 수행한 실험이다. (단, 골격근 근섬유의 휴지막전위는 −90 mV이다.)

〈자료〉

- 운동뉴런 말단에서 분비된 신경전달물질은 운동종판(motor end plate)에 존재하는 이온통로를 열리게 하여 종판전위를 생성시킨다.
- 세포막 고정법(patch clamp) 방법을 이용하면 이온 통로의 기능 상태를 연구할 수 있다.
- 음의 전류(내향성 전류)는 양이온의 순유입이나 음이온의 순유출을 통해 나타난다.

〈실험 과정〉

(가) 개구리 골격근 근섬유의 세포막(운동종판)에 유리 미세전극을 부착시키고 음압을 가해 밀착시킨 후, 그림과 같이 잡아당겨 이온통로가 하나만 포함되도록 세포막 조각 일부만을 떼어 내었다.

(나) 세포막 조각의 막전위를 −70 mV로 고정시킨 상태에서, 100 n*M*의 아세틸콜린(ACh)을 유리 미세전극 외부의 용액에 첨가해주었을 때 막 조각을 통해 흐르는 전류를 조사하였다.

(다) (나)에서 고정해주는 막전위를 −50 mV나 0 mV, 혹은 +50 mV, 혹은 +70 mV로 올린 상태에서, (나) 과정을 반복하였다.

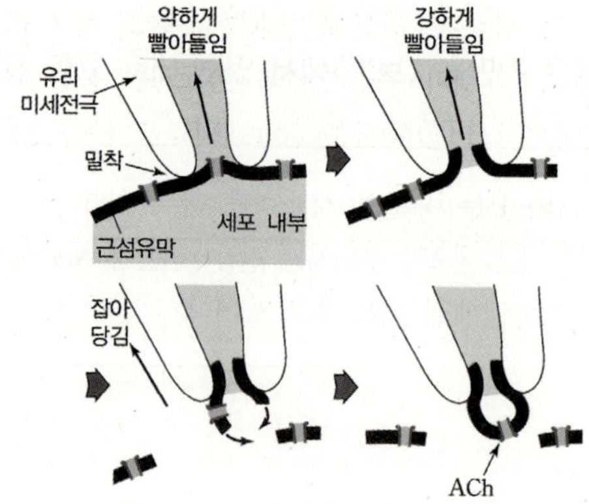

〈실험 결과〉

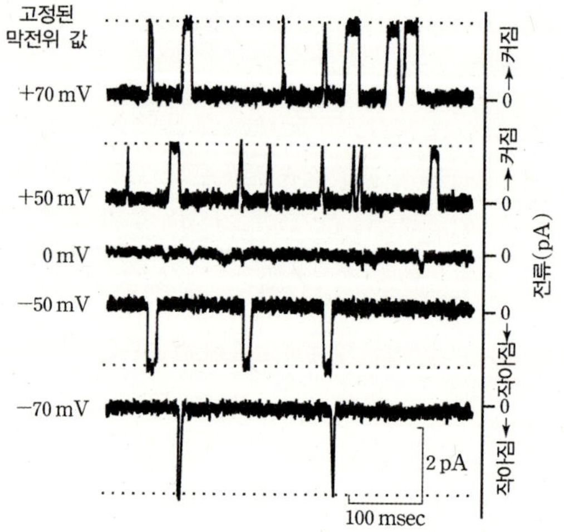

1 X 3 학습법			
풀이 날짜	/	/	/
나의 답			

이에 대한 설명으로 옳은 것만을 〈보기〉에서 있는 대로 고른 것은?

보기

ㄱ. 막전위를 +30 mV로 고정시키고 ACh 자극을 주면, 세포막 조각의 이온통로를 통해 유입되는 Na^+의 양이 유출되는 K^+의 양보다 더 작다.

ㄴ. 막전위를 0 mV에 고정하면, ACh 자극이 있더라도 운동종판의 이온통로는 열리지 않는다.

ㄷ. (나)에서 ACh을 유리 미세전극 외부가 아니라 내부 용액에 첨가하더라도 유사한 결과를 얻을 수 있다.

① ㄱ ② ㄴ ③ ㄷ

④ ㄱ, ㄴ ⑤ ㄱ, ㄴ, ㄷ

272 지식 중심

그림은 대뇌의 단면 일부를 모식적으로 나타낸 것이다.

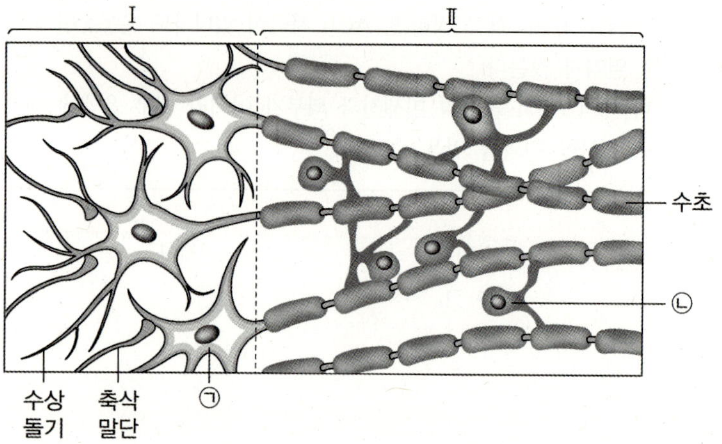

이에 대한 설명으로 옳은 것만을 〈보기〉에서 있는 대로 고른 것은?

보기

ㄱ. Ⅰ은 백색질(white matter)이고, Ⅱ는 회백질(gray matter)이다.
ㄴ. 세포 ㉡은 슈반세포이다.
ㄷ. 염기성 염색약으로 염색(니슬 염색)을 하면 세포 ㉠의 핵 주위 세포질이 세포 ㉡의 핵 주위 세포질보다 더 잘 염색된다.

① ㄱ　② ㄴ　③ ㄷ　④ ㄱ, ㄷ　⑤ ㄴ, ㄷ

1 X 3 학습법

풀이 날짜	/	/	/
나의 답			

273 지식 중심

다음은 중추신경계의 뇌에 분포되어 있는 모세혈관 내의 성분과 조직액(뇌척수액) 간의 물질교환을 모식적으로 나타낸 것이다.

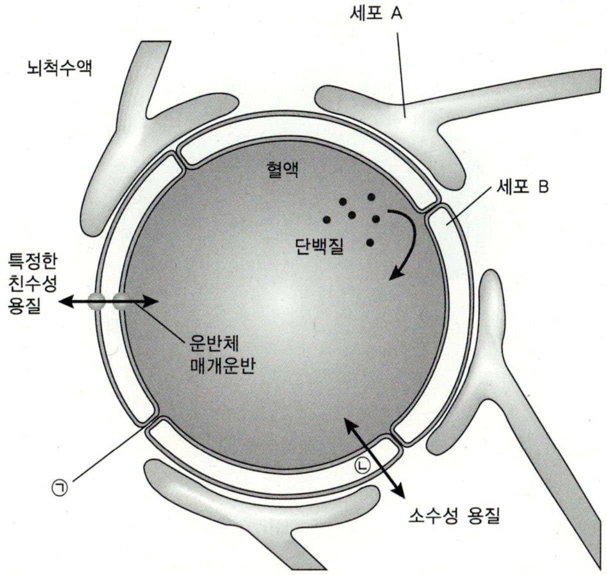

이에 대한 설명으로 옳은 것만을 〈보기〉에서 있는 대로 고른 것은?

보기

ㄱ. 세포 A는 줄기세포로 작용하여 새로운 신경세포와 신경교세포의 형성에 기여한다.
ㄴ. ㉠에 존재하는 틈을 통해 포도당이 주변 조직액으로 확산될 수 있다.
ㄷ. 백혈구가 세포외배출작용으로 분비한 발열인자는 ㉡ 방식으로 이동하여 체온조절 중추의 설정점을 높인다.

① ㄱ ② ㄴ ③ ㄷ
④ ㄱ, ㄷ ⑤ ㄱ, ㄴ, ㄷ

III 동물생리학

1 X 3 학습법			
풀이 날짜	/	/	/
나의 답			

274 지식 중심

그림은 언어의 이해와 구사와 관련된 사람의 좌반구 대뇌 피질을 그 기능에 따라 구분하여 나타낸 모식도이다.

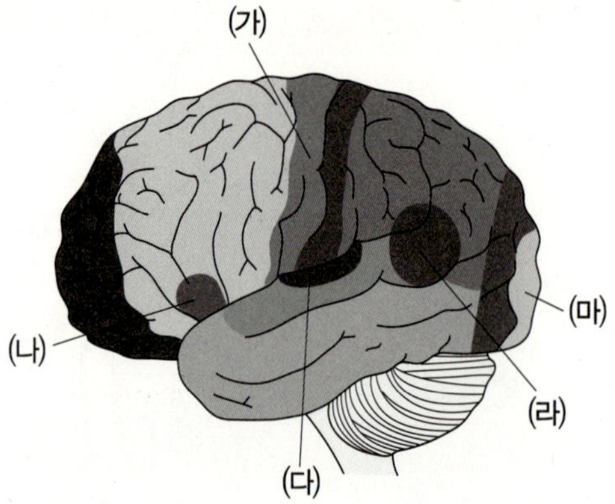

이에 대한 설명으로 옳은 것은?

① 책을 소리 내어 읽는 과정에서 (가) 영역이 사용되지 않는다.
② (나) 영역이 손상되면 들은 언어를 이해할 수 없다.
③ (다) 영역은 베르니케 영역이다.
④ (마) 영역에서는 오른쪽 눈으로 들어온 시각 정보만 해석된다.
⑤ 눈으로 본 단어를 말하는 과정에서 (라) 영역이 사용된다.

1 X 3 학습법			
풀이 날짜	/	/	/
나의 답			

275 지식 중심

다음은 읽고 말할 때와 듣고 말하는 때 뇌에서의 처리 과정을 나타낸 그림이다.

(a) 쓰여 있는 단어를 말하기

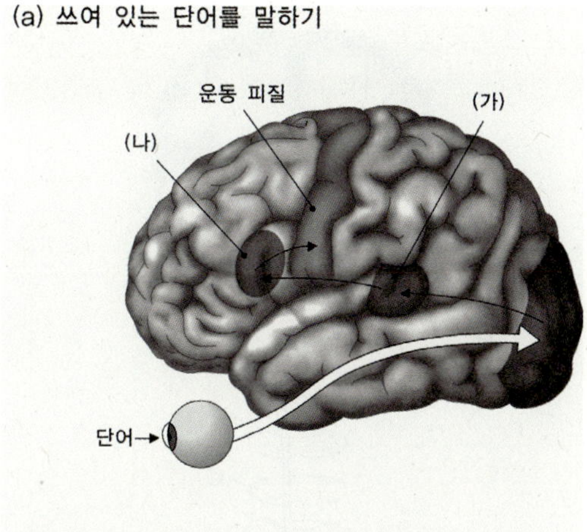

(b) 들은 단어를 말하기

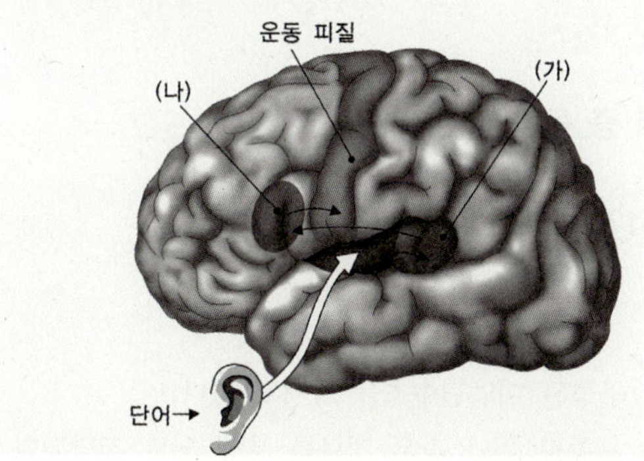

이에 대한 설명으로 옳은 것만을 〈보기〉에서 있는 대로 고른 것은?

보기

ㄱ. (가) 영역이 손상되면 말하는 데에는 문제가 없지만, 말을 이해할 수 없다.
ㄴ. (가)와 (나)는 모두 좌반구 피질에 위치한다.
ㄷ. (나) 영역이 손상된 사람은 들은 단어의 의미를 잘 알 수 없다.
ㄹ. 의미가 없는 단어를 들을 때에는 (b)와 같은 과정이 일어나지 않는다.

① ㄱ, ㄴ ② ㄱ, ㄹ ③ ㄴ, ㄷ
④ ㄱ, ㄴ, ㄹ ⑤ ㄱ, ㄷ, ㄹ

III 동물생리학

1 X 3 학습법			
풀이 날짜	/	/	/
나의 답			

276 추론 중심

다음은 체감각신호(촉각신호)를 전달하는 감각경로를 나타낸 것이다.

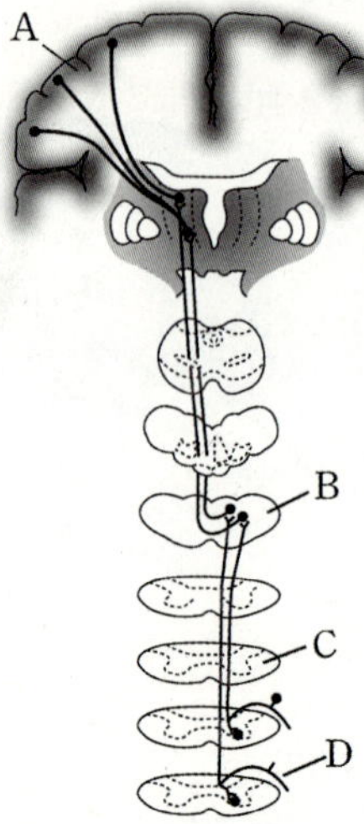

이에 대한 설명으로 중 옳지 않은 것은?

① A는 전뇌 두정엽의 회백질이다.
② B는 연수이다.
③ C는 척수이다.
④ D는 슈반세포로 구성된 미엘린수초를 가지고 있다.
⑤ 손가락에 가해진 통증도 위와 같은 경로를 통해 뇌로 전달된다.

1 X 3 학습법			
풀이 날짜	/	/	/
나의 답			

277 추론 중심

그림은 해마에서 나타나는 장기상승작용(LTP, long-term potentiation) 현상이 일어나게 하는 기작을 모식적으로 나타낸 그림이다.

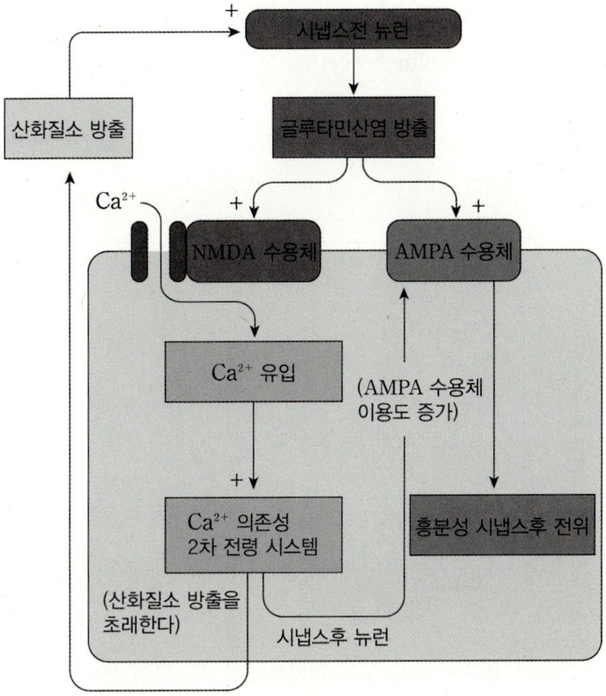

장기상승작용을 억제하는 처리를 〈보기〉에서 있는 대로 고른 것은?

보기

ㄱ. 시냅스후 뉴런에 EDTA를 처리한다.
ㄴ. 시냅스후 뉴런의 축삭말단에 세포외방출작용을 저해하는 약물을 처리한다.
ㄷ. 시냅스전 뉴런의 축삭말단에 전압개폐성 Ca^{2+} 통로 저해제를 처리한다.

① ㄱ　② ㄷ　③ ㄱ, ㄷ　④ ㄴ, ㄷ　⑤ ㄱ, ㄴ, ㄷ

III 동물생리학

1 X 3 학습법
풀이 날짜 / / /
나의 답

278 추론 중심

다음은 신경전달물질의 작용에 영향을 주는 약물 X와 Y에 대한 자료이다.

〈자료〉

- 약물 X와 Y는 무스카린 아세틸콜린 수용체 (muscarine acethylcholine receptor)에 대해 동일한 효과를 주는 약물이다.
- 다음은 약물 X가 들어 있는 점안액(0.5% 용액)을 제로 시간과 30분에 각각 한 방울씩 눈에 떨어뜨렸을 때 시간의 경과에 따른 동공의 크기 변화를 조사하여 그래프로 나타낸 것이다.

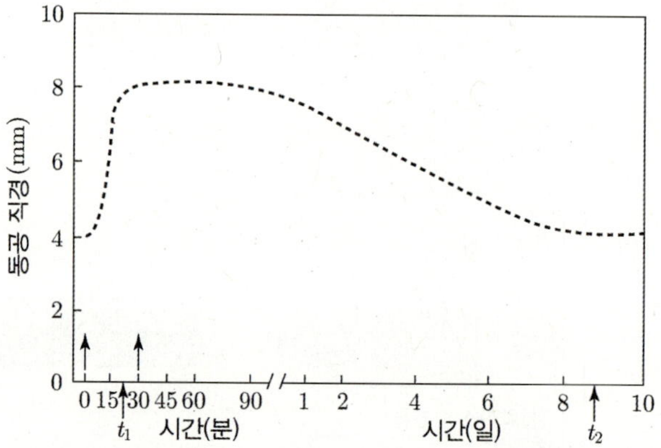

- 다음은 서로 다른 용량의 약물 Y를 피하주사한 후, 침의 분비 속도의 변화 정도와 심박동율의 변화 정도를 각각 조사하여 그래프로 나타낸 것이다.

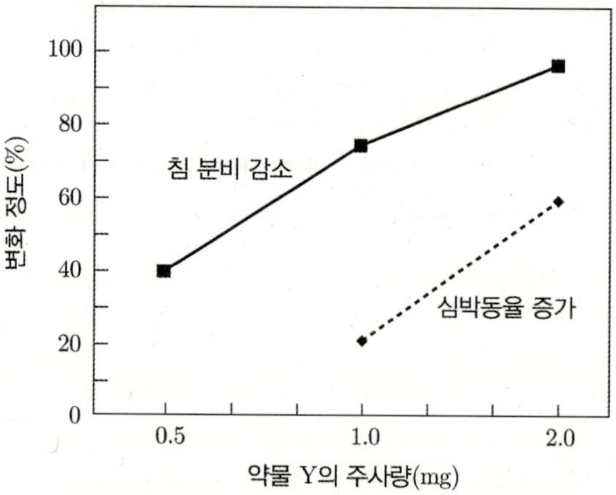

1 X 3 학습법

풀이 날짜	/	/	/
나의 답			

이에 대한 설명으로 옳은 것만을 〈보기〉에서 있는 대로 고른 것은?

보기

ㄱ. 약물 Y는 무스카린 아세틸콜린 수용체의 작용을 억제한다.

ㄴ. 눈의 섬모체근(모양체근, ciliary muscle) 장력의 크기는 $t_1 < t_2$이다.

ㄷ. 약물 Y의 피하주사량을 1 mg에서 2 mg으로 증가시켰을 때, 심박동율이 침 분비 속도보다 더 예민하게 반응한다.

① ㄱ　② ㄴ　③ ㄱ, ㄴ

④ ㄴ, ㄷ　⑤ ㄱ, ㄴ, ㄷ

279 추론 중심

다음은 위장관의 기능을 조절하는 자율신경계를 모식적으로 나타낸 것이다.

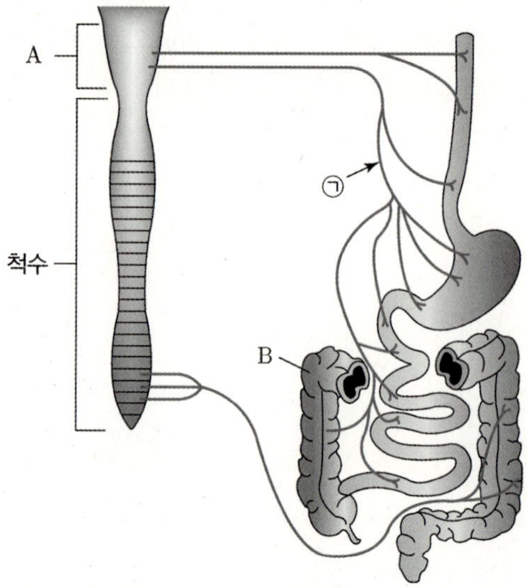

이에 대한 설명으로 옳은 것만을 〈보기〉에서 있는 대로 고른 것은?

보기

ㄱ. A는 연수이며 ㉠은 미주신경이다.
ㄴ. ㉠을 자극하면 위의 주세포에서 트립시노겐의 분비가 증가한다.
ㄷ. 섭취한 음식물 중 대부분의 수분은 B에서 흡수된다.

① ㄱ　② ㄴ　③ ㄱ, ㄴ
④ ㄱ, ㄷ　⑤ ㄴ, ㄷ

1 X 3 학습법			
풀이 날짜	/	/	/
나의 답			

280 추론 중심

다음은 망치로 무릎을 때렸을 때 나타나는 여러 뉴런에서의 막전위 변화를 미세전극을 이용하여 기록하는 그림과, 자극 후 감각뉴런에서 나타나는 막전위 변화를 조사하여 그래프로 나타낸 것이다.

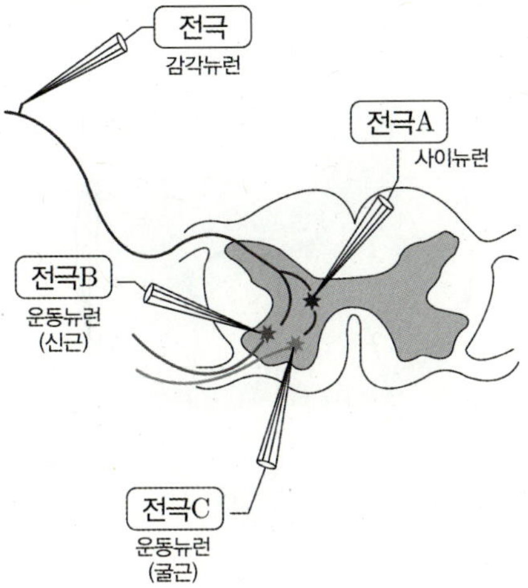

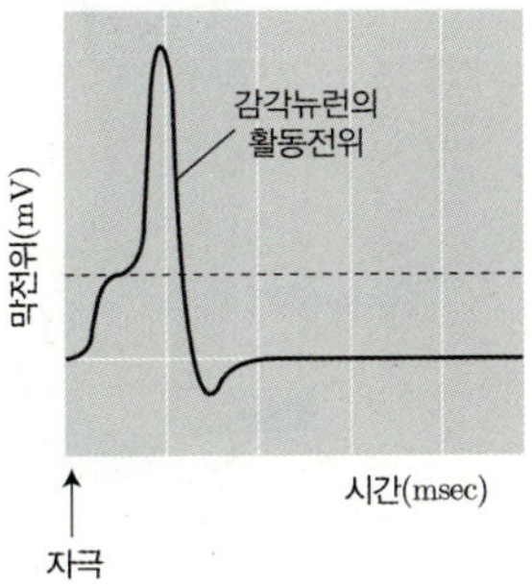

다음 중 사이뉴런이나 운동뉴런에 설치한 전극 A, B, C에서 측정한 막전위 변화를 바르게 나타낸 것은?

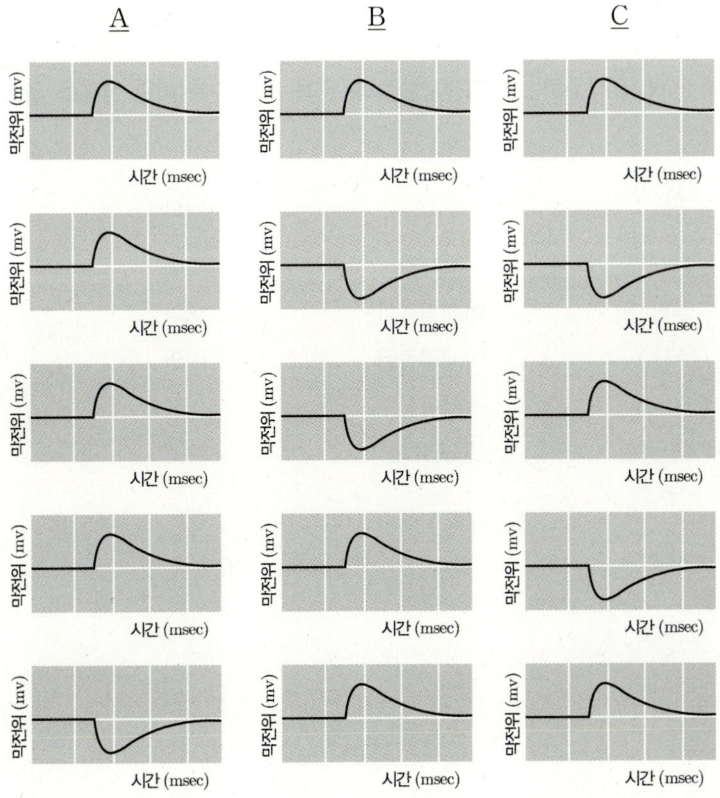

①
②
③
④
⑤

1 X 3 학습법
풀이 날짜 / / /
나의 답

281 추론 중심

그림은 오른발로 압핀을 밟았을 때 척수를 통해 일어나는 반사 활동을 모식도로 나타낸 것이다.

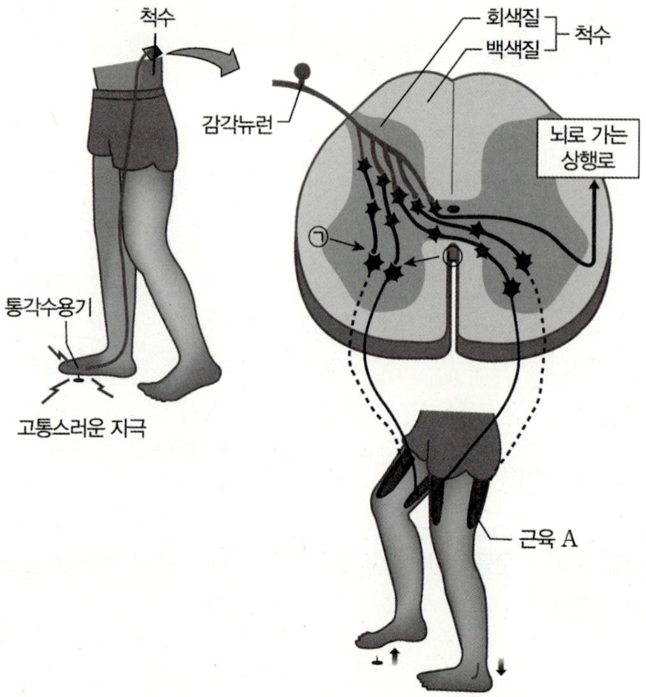

다음 중 ㉠과 ㉡에서 작용하는 신경전달물질과, 근육 A의 수축/이완 상태를 올바르게 연결한 것은?

	㉠	㉡	A
①	글리신	글루탐산	수축
②	글루탐산	아세틸콜린	이완
③	GABA	아세틸콜린	이완
④	GABA	글리신	이완
⑤	아세틸콜린	GABA	수축

1 X 3 학습법

풀이 날짜	/	/	/
나의 답			

282 지식 중심

다음은 2가지 유형의 감각수용기(sensory receptor)에 대한 모식도이다.

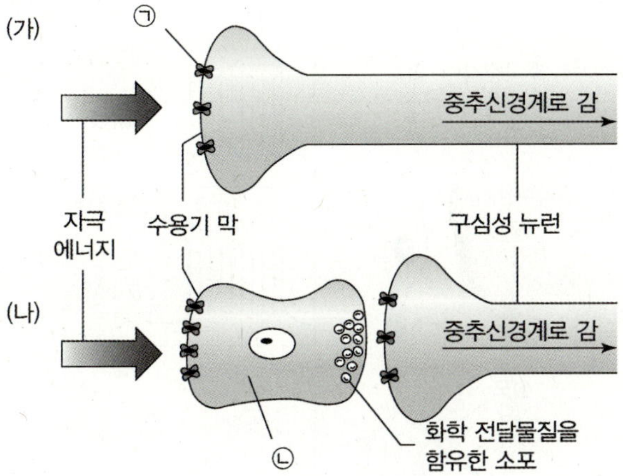

이에 대한 설명으로 옳은 것만을 〈보기〉에서 있는 대로 고른 것은?

보기

ㄱ. 단백질 ㉠에 의해 활동전위가 발생한다.
ㄴ. 근육방추(muscle spindle)는 (가) 형태의 감각수용기이다.
ㄷ. 자극을 받으면 세포 ㉡에서 활동전위가 발생하여 구심성 뉴런에 화학전달물질을 분비한다.

① ㄱ ② ㄴ ③ ㄱ, ㄴ
④ ㄱ, ㄷ ⑤ ㄴ, ㄷ

III 동물생리학

1 X 3 학습법			
풀이 날짜	/	/	/
나의 답			

283 지식 중심

그림은 특정 후각물질의 자극에 의해 나타나는 후각수용기세포의 막전위 변화를 모식적으로 나타낸 그림이다.

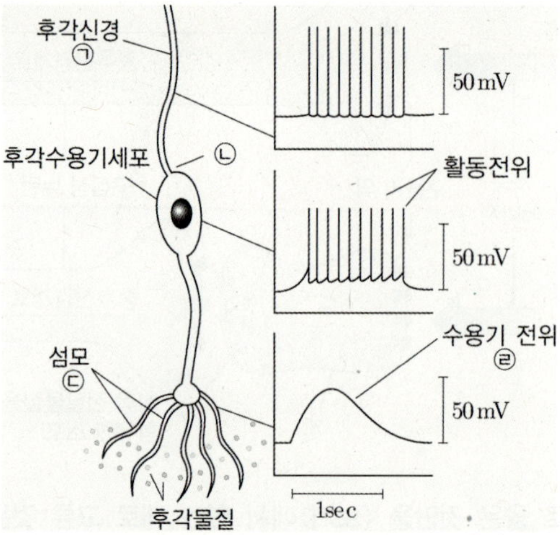

후각수용기세포와 관련한 다음 설명 중 옳은 것은?

① ㉠은 척수에 존재하는 사이뉴런과 시냅스를 맺는다.
② ㉡에서 최초의 활동전위가 발생한다.
③ ㉢에는 한 종류의 수용기 단백질만 발현되어 있다.
④ ㉣은 특정 후각물질 한 종류에 의해서만 발생한다.
⑤ 후각수용기세포는 상피세포이다.

1 X 3 학습법

풀이 날짜	/	/	/
나의 답			

284 지식 중심

다음 그림은 미뢰의 구조를 나타낸 것이다.

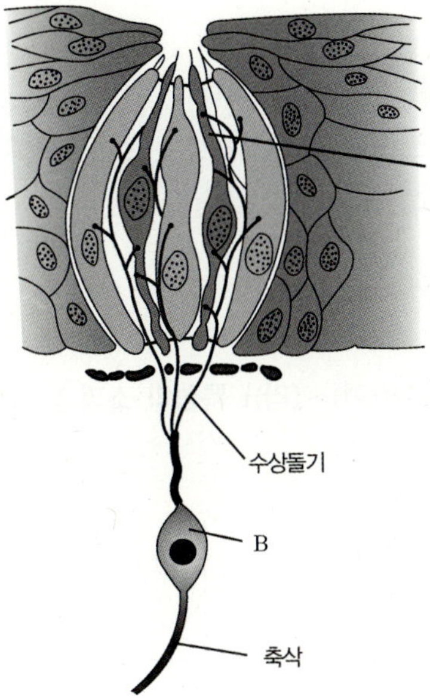

이에 대한 설명으로 옳은 것만을 <보기>에서 있는 대로 고른 것은?

보기

ㄱ. A는 미각수용기이고 상피세포에 해당한다.
ㄴ. A는 미각수용기이며, 세포막에는 짠맛, 신맛, 단맛, 쓴맛, 매운맛 미각물질에 대한 수용체가 존재할 수 있다.
ㄷ. B는 구심성(afferent) 신경으로서 감각정보를 뇌로 전달한다.

① ㄱ ② ㄷ ③ ㄱ, ㄴ
④ ㄱ, ㄷ ⑤ ㄴ, ㄷ

III 동물생리학

1 X 3 학습법

풀이 날짜	/	/	/
나의 답			

285 지식중심

다음 그림은 풀어 놓은 달팽이관 내부의 구조를 나타낸 것이다.

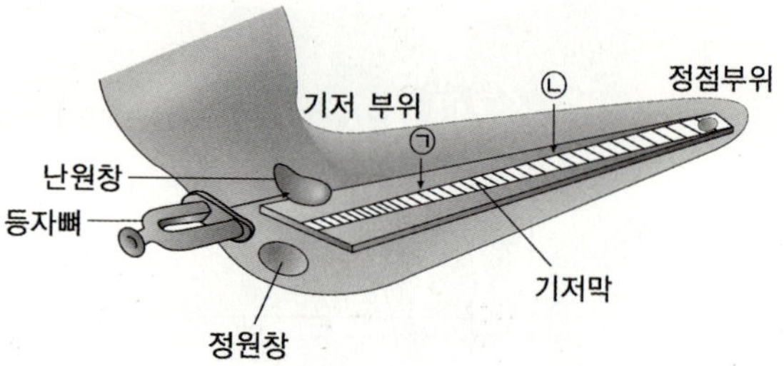

아래와 같은 서로 다른 4종류((가)~(라)) 특성의 소리를 각각 들려주었다.

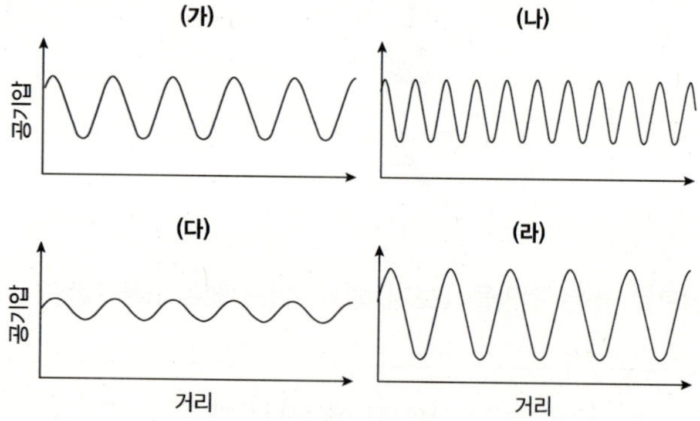

다음 중 기저막의 변화를 정리해 놓은 다음 표에서 A와 B, C에 들어갈 단어를 가장 잘 연결해 놓은 것은?

	(가)	(나)	(다)	(라)
휘어지는 위치	ⓒ	ⓐ	A	
*휘어진 정도	B			C

*휘어진 정도 : 큼, 중간, 작음

	A	B	C
①	ⓐ	큼	큼
②	ⓐ	큼	작음
③	ⓐ	중간	큼
④	ⓒ	작음	중간
⑤	ⓒ	중간	큼

1 X 3 학습법

풀이날짜	/	/	/
나의 답			

286 지식 중심

수정체의 모양은 근육 A가 소대섬유(걸이인대, suspensory ligament)에 가하는 장력을 변화시킴으로써 조절한다. 다음은 근육 A에 의한 수정체 모양 조절을 나타낸 것이다.

(가)

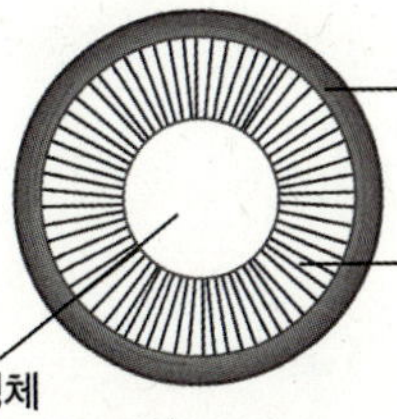

(나)

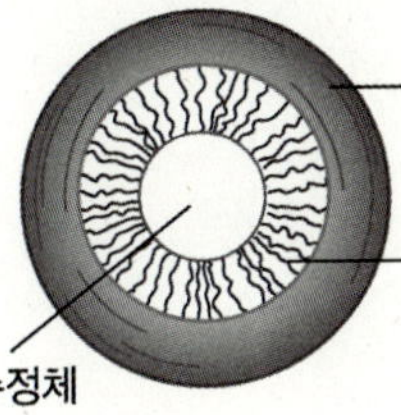

이에 대한 설명으로 옳은 것만을 〈보기〉에서 있는 대로 고른 것은?

보기

ㄱ. 부교감신경계는 근육 A의 수축을 자극한다.
ㄴ. (가)에서보다 (나)에서 수정체의 굴절률이 더 크다.
ㄷ. 수정체의 탄력을 잃은 노안은 오목렌즈로 교정하면 가까운 사물을 선명하게 볼 수 있다.

① ㄱ ② ㄴ ③ ㄱ, ㄴ
④ ㄱ, ㄷ ⑤ ㄱ, ㄴ, ㄷ

1 X 3 학습법

풀이 날짜	/	/	/
나의 답			

287 지식 중심

그림 (가)는 간상체를 모식적으로 나타낸 것이고, 그림 (나)는 암상태에 있던 간상체에 약한 빛이나 강한 빛을 잠시 동안만 비춰준 이후 일어나는 막전위 변화를 조사하여 그래프로 나타낸 것이다.

(가)

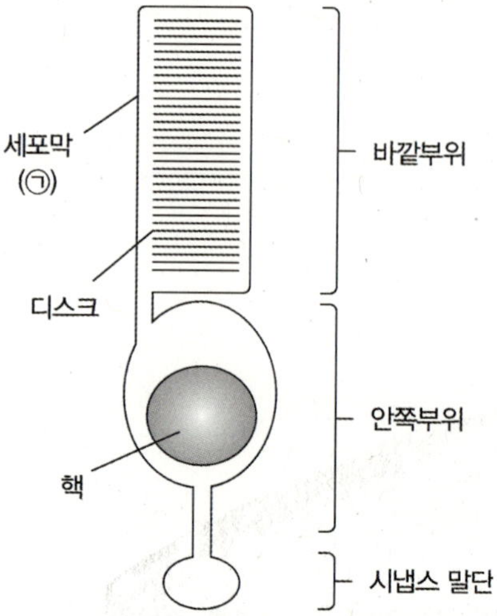

(나)

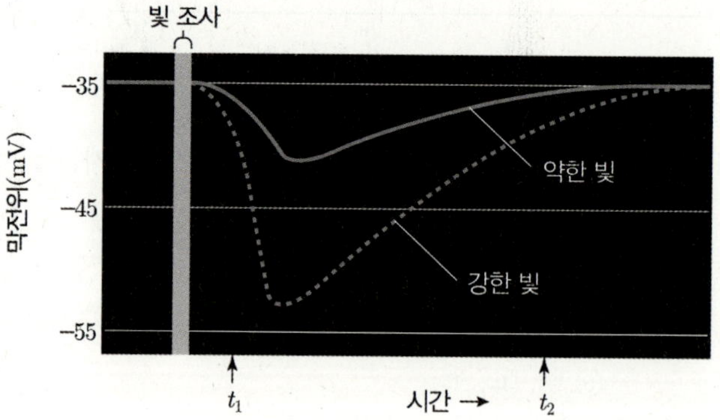

이에 대한 설명으로 옳은 것만을 〈보기〉에서 있는 대로 고른 것은?

보기

ㄱ. (가)에서 로돕신은 주로 ㉠ 부위에 존재한다.

ㄴ. (나)에서 간상체의 $\frac{[11-시스\ 레티날]}{[전-트랜스\ 레티날]}$ 값은 약한 빛을 비춘 직후보다 강한 빛을 비춘 직후가 더 작다.

ㄷ. (나)에서 강한 빛을 주었을 때, 간상체의 G 단백질 활성은 t_1일 때가 t_2일 때보다 더 높다.

① ㄴ ② ㄷ ③ ㄱ, ㄴ
④ ㄱ, ㄷ ⑤ ㄴ, ㄷ

1 X 3 학습법

풀이 날짜	/	/	/
나의 답			

288 추론 중심

다음은 수용기 A와 B에 일정 시간 동안 지속적인 자극을 가하였을 때 수용기전위와 감각뉴런의 활동전위 양상을 조사하여 그래프로 나타낸 것이다.

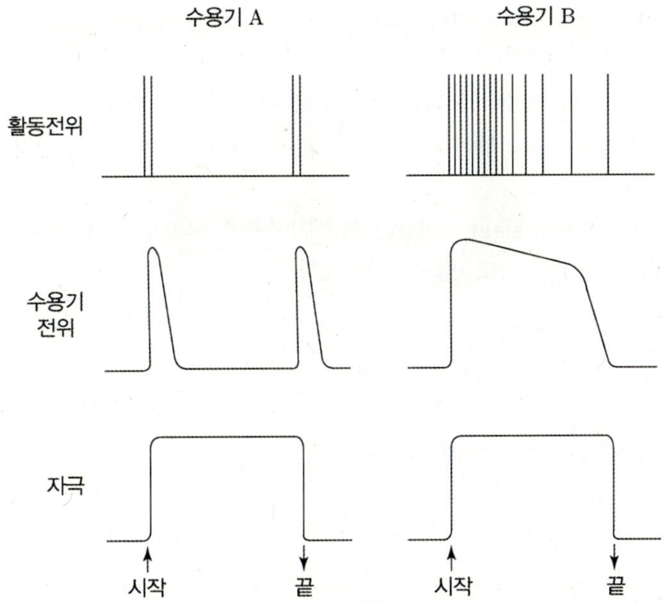

이에 대한 설명으로 옳은 것만을 〈보기〉에서 있는 대로 고른 것은?

보기

ㄱ. 수용기 A가 수용기 B보다 더 빨리 적응한다.

ㄴ. 고유감각수용기는 지속되는 자극에 대하여 수용기 A와 같은 반응을 보인다.

ㄷ. 지속되는 자극에 의해 수용체막에 존재하는 Na^+ 통로가 불활성화되면 수용체 A에서 보이는 적응이 일어난다.

① ㄱ　　② ㄷ　　③ ㄱ, ㄴ

④ ㄱ, ㄷ　　⑤ ㄴ, ㄷ

1 X 3 학습법

풀이 날짜	/	/	/
나의 답			

289 추론 중심

다음은 미뢰(taste bud)의 세포를 이용하여 수행한 실험이다.

〈실험 과정〉

(가) 혀에 존재하는 미뢰(taste bud)의 세포 1~4를 분리하였다.

(나) 쓴맛을 내는 물질인 Denatonium chloride를 각 세포의 배양액에 처리한 후, Fura-2를 이용하여 세포 내의 칼슘 농도를 각각 측정하였다.

(다) 쥐의 미뢰에서 분리하여 배양 중인 세포 X를 Ca^{2+}이 들어 있지 않은 배지로 옮겼다.

(라) EGTA와 Denatonium chloride를 배양액에 순차적으로 각각 처리한 후, 세포 X 내의 칼슘 이온 농도 변화를 조사하였다.

〈실험 결과〉

(나)

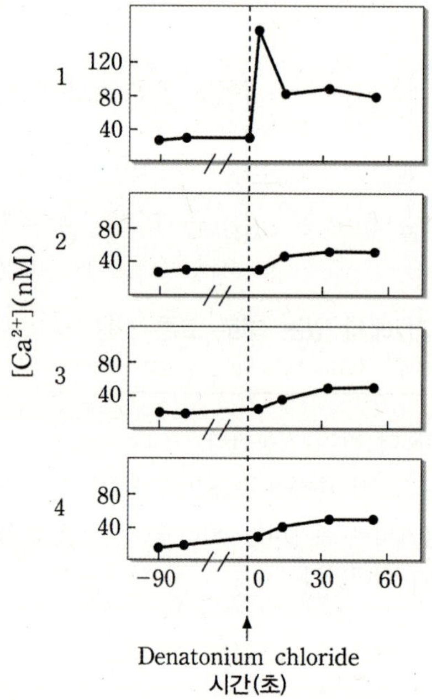

(라)

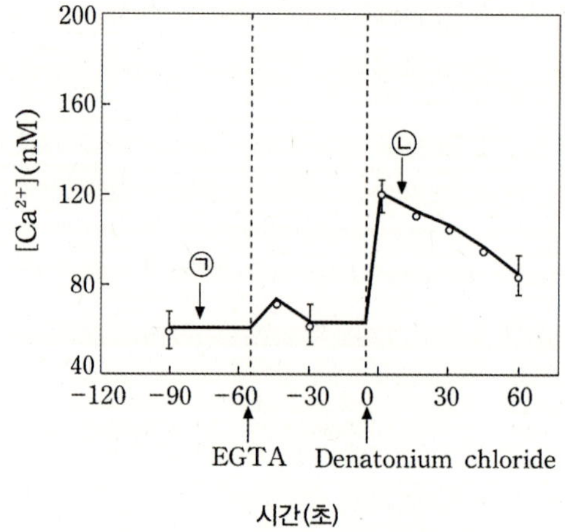

1 X 3 학습법			
풀이 날짜	/	/	/
나의 답			

이에 대한 설명으로 옳은 것만을 〈보기〉에서 있는 대로 고른 것은?

보기

ㄱ. (가)에서 분리한 세포 1~4는 쓴맛 수용기 세포이다.

ㄴ. ㉠ 시점보다 ㉡ 시점에 미각 수용기 세포질 내 IP_3의 농도가 더 높다.

ㄷ. 세포 X는 Denatonium chloride의 자극으로 세포 외부에서 유입된 Ca^{2+}으로 인해 신경전달물질을 분비하게 될 것이다.

① ㄴ ② ㄷ ③ ㄱ, ㄴ
④ ㄴ, ㄷ ⑤ ㄱ, ㄴ, ㄷ

290 추론 중심

그림은 피부의 4가지 감각수용기의 형태와 각 감각수용기의 수용장(receptive field)의 형태 및 동일한 크기의 자극에 따른 활동전위의 빈도를 나타내고 있다.

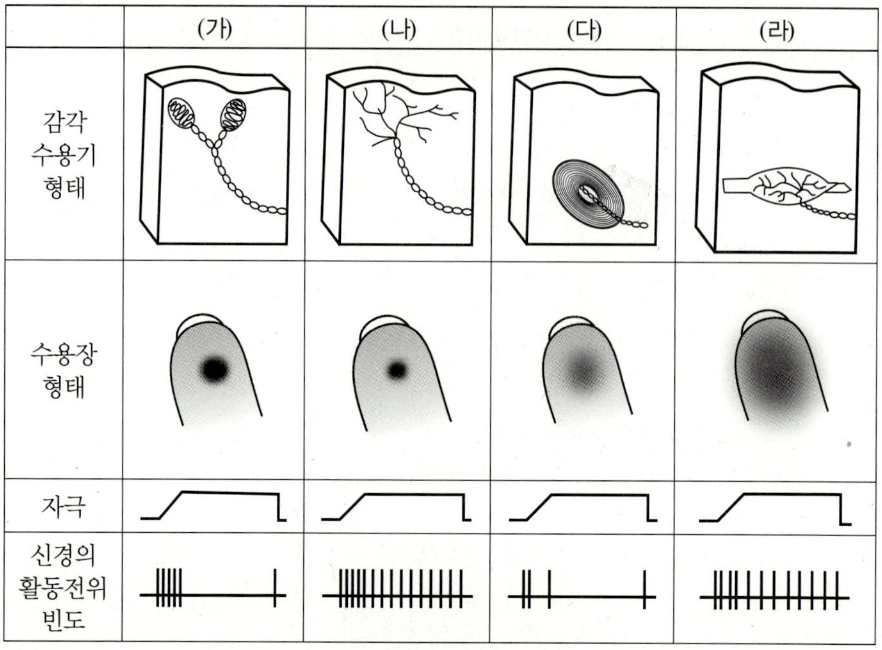

이에 대한 설명으로 옳은 것만을 〈보기〉에서 있는 대로 고른 것은?

보기

ㄱ. (가)~(라)의 감각수용기는 모두 기계수용기이다.
ㄴ. (가)와 (다)에 동일한 크기의 자극을 지속적으로 줄 때, 나중에는 자극의 존재를 느낄 수 없을 것이다.
ㄷ. (나)는 (라)에 비해 같은 자극에 대해 더욱 민감할 것이다.

① ㄱ ② ㄱ, ㄴ ③ ㄱ, ㄷ
④ ㄴ, ㄷ ⑤ ㄱ, ㄴ, ㄷ

1 X 3 학습법

풀이 날짜	/	/	/
나의 답			

291 추론 중심

그림 (가)는 내이(inner ear) 평형감각기관에서 볼 수 있는 세포들이다. 그림 (나)는 내림프가 흐르지 않을 때(A)와 내림프가 왼쪽에서 오른쪽으로 흐를 때(B), 내림프가 오른쪽에서 왼쪽으로 흐를 때(C)의 세포(ㄴ)의 축삭에서 막전위를 각각 측정한 것이다.

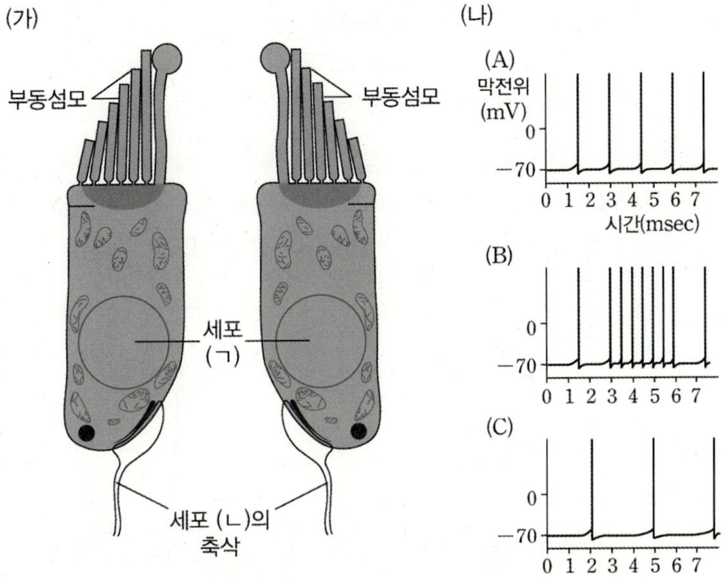

이에 대한 설명으로 옳은 것만을 〈보기〉에서 있는 대로 고른 것은?

보기

ㄱ. (나)의 막전위를 발생하게 한 (가)의 세포(ㄱ)은 왼쪽에 있는 세포이다.
ㄴ. 내림프가 흐르지 않을 때 세포(ㄱ)은 신경전달물질을 분비하지 않는다.
ㄷ. 세포(ㄱ)의 섬모에는 이온통로가 존재하여 차등성전위를 만들어낸다.
ㄹ. 세포(ㄴ)의 핵(nucleus)은 중추신경계에 위치한다.

① ㄱ, ㄴ ② ㄱ, ㄷ ③ ㄴ, ㄷ
④ ㄷ, ㄹ ⑤ ㄱ, ㄷ, ㄹ

III 동물생리학

1 X 3 학습법
풀이 날짜 / / /
나의 답

292 추론 중심

그림은 망막 신경절세포의 중심 내(중심흥분성, on-center) 수용장을 나타낸 것이다.

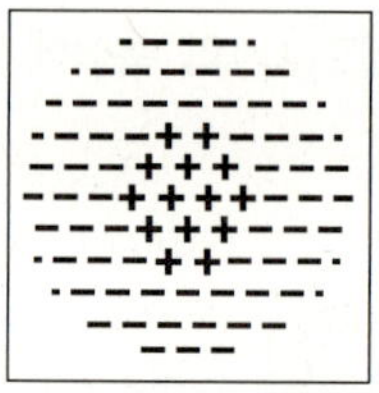

다음 그래프에서 A 지점은 중심 내 수용장 전체에 빛을 비춰주었을 때의 신경절 세포에서의 활동전위 발생 빈도를 나타낸 것이고, B 지점은 중심 내 수용장 전체에 빛을 비춰주지 않았을 때의 신경절세포에서의 활동전위 발생 빈도를 나타낸 것이다.

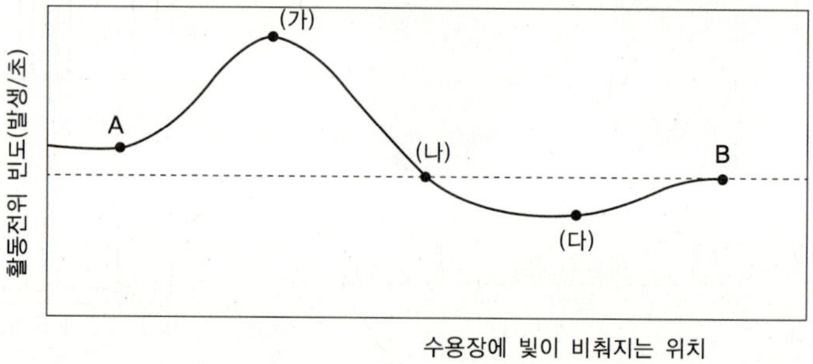

다음 중 신경절세포에서 (가), (나), (다) 수준의 활동전위 발생 빈도를 발생시키는 빛 자극을 올바르게 연결한 것은? (단, 그림에서 밝은 영역은 빛을 비춰준 영역이고, 어두운 영역은 빛을 비추지 않은 영역이다.)

1 X 3 학습법

풀이 날짜	/	/	/
나의 답			

	(가)	(나)	(다)
①	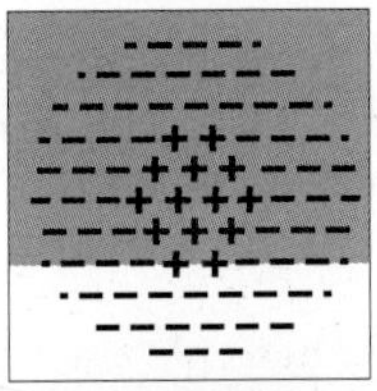	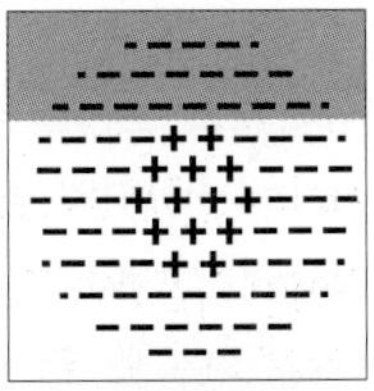	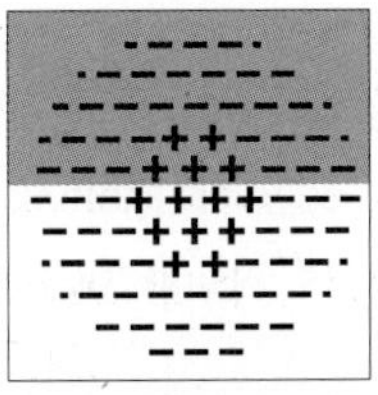
②	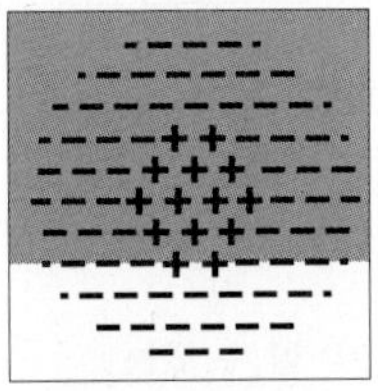	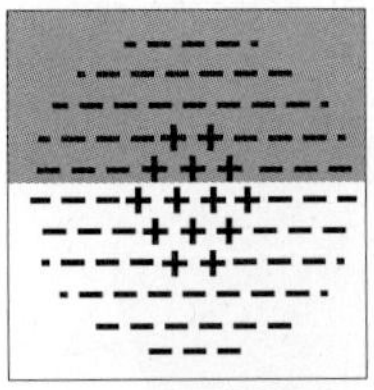	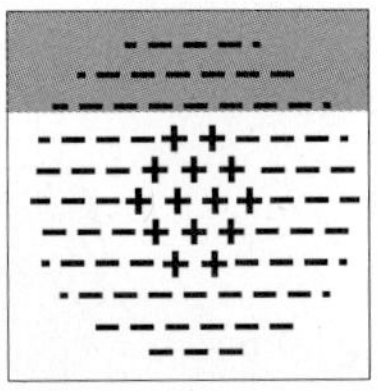
③	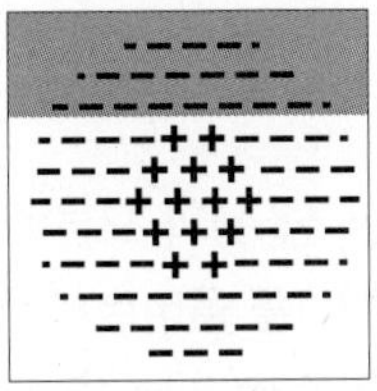	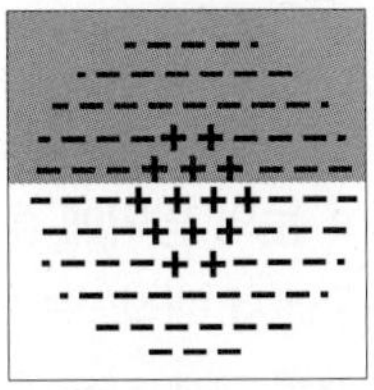	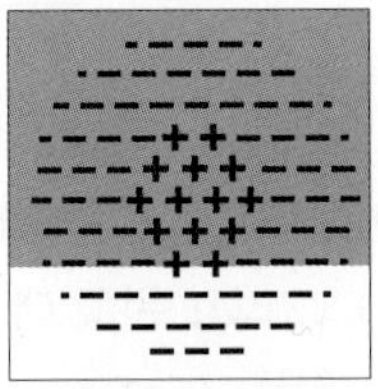
④	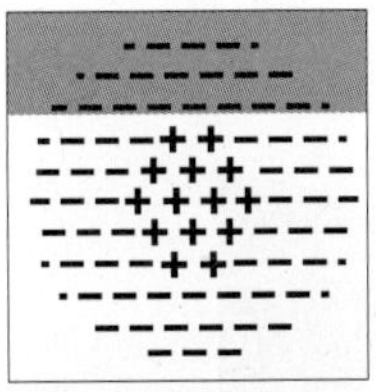	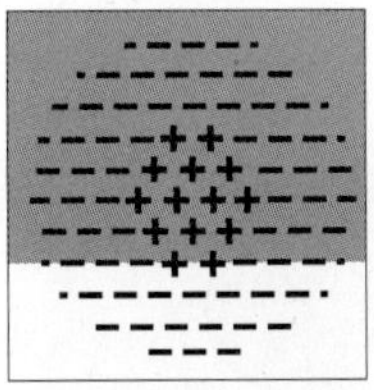	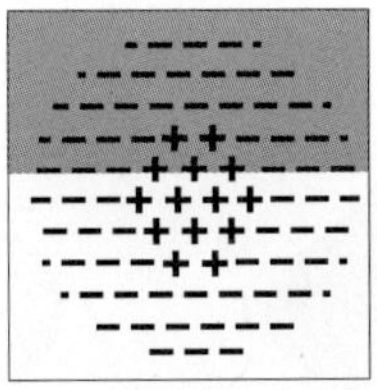
⑤	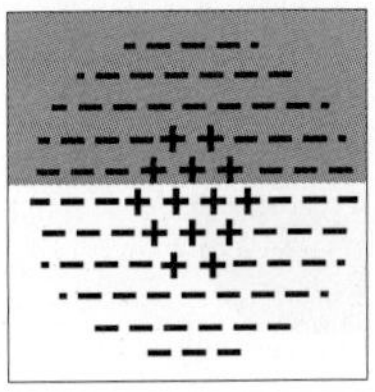	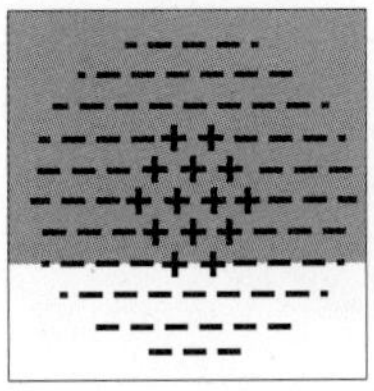	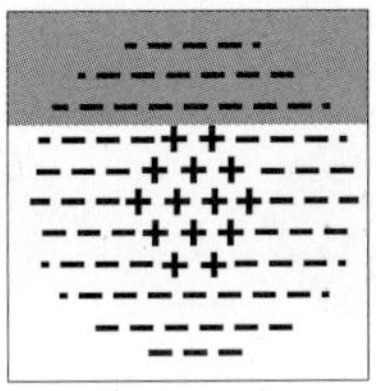

293 추론 중심

다음 그림은 사람의 눈이 전방에 존재하는 “F”라는 글자를 똑바르게 주시하고 있을 때, 두 눈이 모두 볼 수 있는 시야(binocular visual field)와 한 쪽 눈만 볼 수 있는 시야(monocular portion of visual field)를 나타낸 것이다.

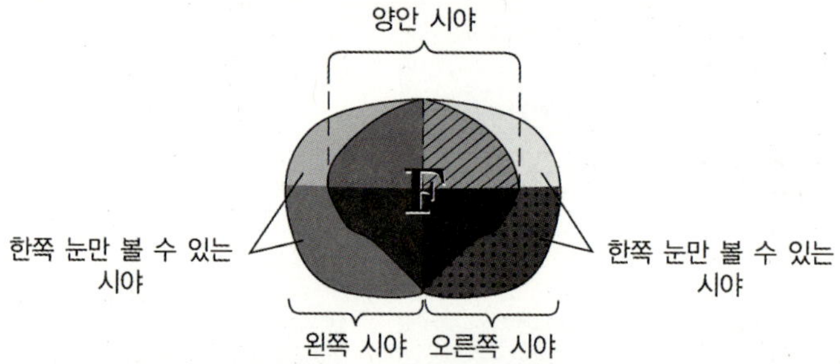

다음 중 안구의 뒷면에서 관찰했을 때 왼쪽 눈의 망막에 투사된 상(A)과 오른쪽 눈의 망막에 투사된 상(B), 그리고 왼쪽 대뇌반구에서 해석되는 시야(C)를 올바르게 연결한 것은? (S(superior): 위쪽, I(inferior): 아래쪽, T(temporal): 귀쪽, N(nasal): 코쪽)

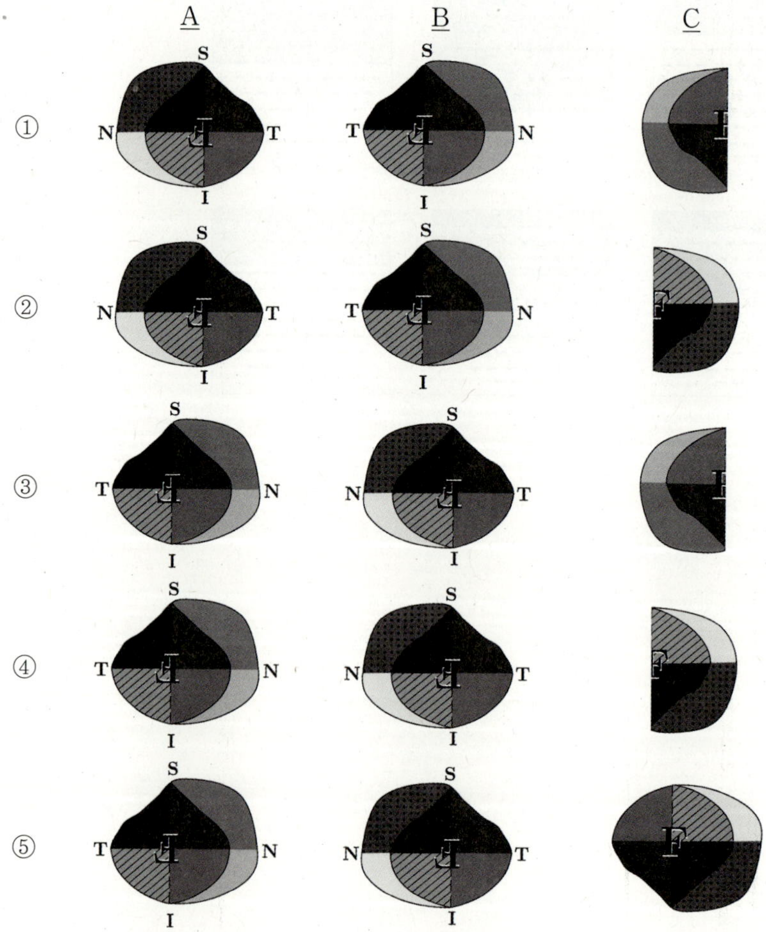

1 X 3 학습법

풀이 날짜	/	/	/
나의 답			

294 필수 이해

그림 (가)는 골격근(넓적다리 근육)의 근섬유와 운동신경세포 간의 시냅스를 나타낸 것이고, 그림 (나)는 운동신경세포가 자극되었을 때 근섬유에서 일어나는 현상을 모식적으로 나타낸 것이다. (단, 그림에서 화살표는 활동전위의 진행방향을 나타낸 것이다.)

(가)

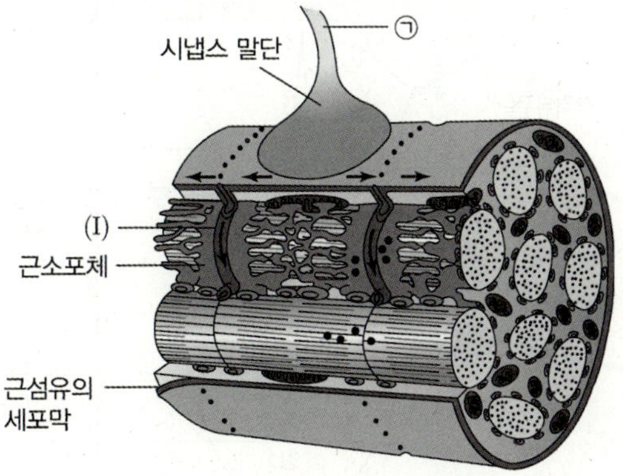

(나)

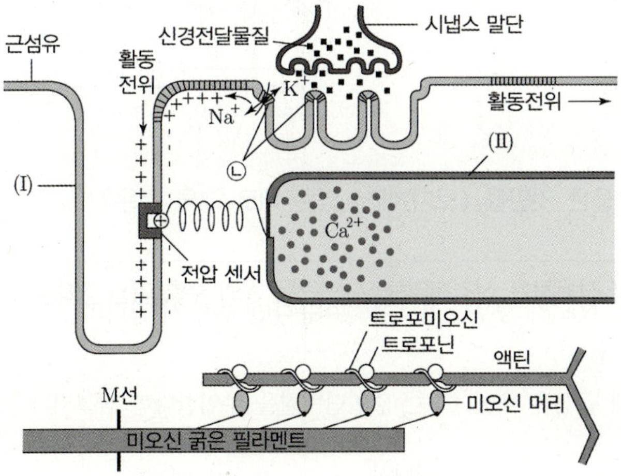

이에 대한 설명으로 옳은 것은?

① 그림 (가)의 시냅스 말단 내부의 [Ca^{2+}]는 운동뉴런 자극 직후보다 직전이 더 높다.
② (Ⅰ)의 막에는 전압개폐성 K^+ 통로가 존재한다.
③ ㉠의 세포체는 척수 인근에 존재하는 신경절에 존재한다.
④ (Ⅱ)에는 H^+-ATP 가수분해효소(ATPase)가 존재한다.
⑤ 운동신경세포의 자극 후, ㉡을 통해 유입되는 Na^+의 수와 유출되는 K^+의 수는 동일하다.

1 X 3 학습법			
풀이 날짜	/	/	/
나의 답			

295 지식중심

다음은 신경근접합부에 연결된 운동뉴런에 단일 자극을 주었을 때 시간의 경과에 따른 운동뉴런 축삭말단의 막전압 변화와 근섬유막의 막전압 변화, 그리고 근섬유에서 발생한 장력의 변화를 측정하여 그래프로 나타낸 것이다.

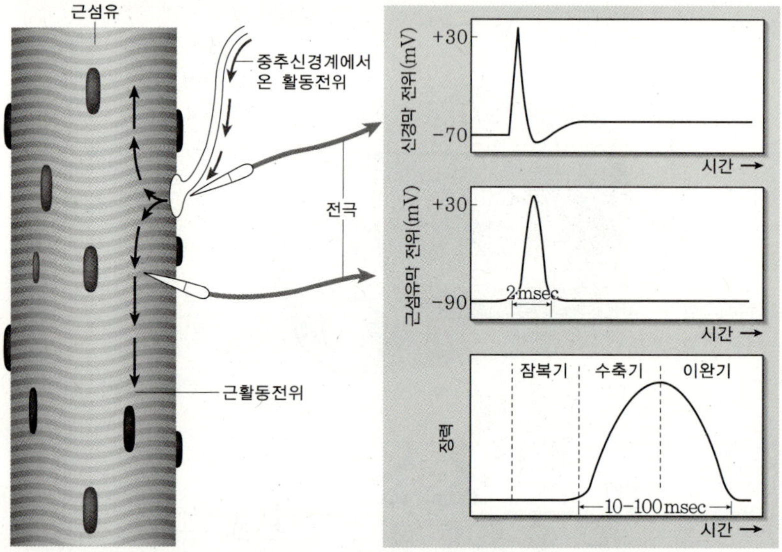

이에 대한 설명으로 옳은 것만을 〈보기〉에서 있는 대로 고른 것은?

보기

ㄱ. 근세포를 Na^+가 풍부한 용액에 넣어둔다면 수축 시 장력의 크기는 감소할 것이다.

ㄴ. 잠복기에 근섬유 내에 Ca^{2+} 결합단백질을 주입한다면 잠복기가 길어질 것이다.

ㄷ. 운동뉴런에 자극을 주고 10 msec가 지난 후 다시 동일 크기의 단일 자극을 운동뉴런에 주면, 근섬유에서는 더 커다란 장력이 발생한다.

ㄹ. 운동신경에서 발생한 활동전위와 근섬유에서 발생한 활동전위 사이의 시간차는 신경근접합부에서의 시냅스가 전기적 시냅스임을 의미한다.

① ㄱ, ㄴ ② ㄱ, ㄷ ③ ㄱ, ㄹ
④ ㄴ, ㄷ ⑤ ㄷ, ㄹ

1 X 3 학습법			
풀이 날짜	/	/	/
나의 답			

296 지식 중심

다음은 사람에서 관찰되는 서로 다른 2가지 유형의 근육(X, Y)을 모식적으로 나타낸 그림과 각각의 특성을 조사한 표이다.

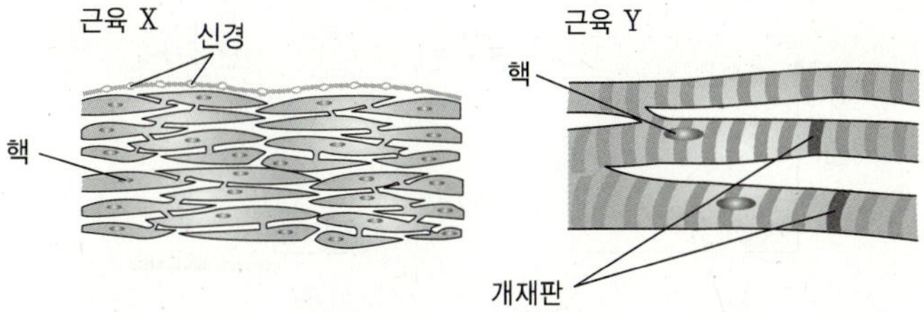

	근육 X	근육 Y
연결된 뉴런	A	
근절의 유무	없음	있음
Ca^{2+} 결합단백질		B
세포당 핵의 수	1개	1개
간극연접		C

다음 중 A와 B, C에 들어갈 내용으로 가장 적절한 것은?

	A	B	C
①	자율뉴런	트로포닌	있음
②	운동뉴런	트로포닌	있음
③	자율뉴런	트로포미오신	있음
④	운동뉴런	트로포닌	없음
⑤	자율뉴런	트로포미오신	없음

Ⅲ 동물생리학

1 X 3 학습법
풀이 날짜 / / /
나의 답

297 추론 중심

그림은 골격근 X에서 서로 다른 빈도로 활동전위가 발생하게 하였을 때, 골격근 X에서 발생되는 장력의 크기를 조사하여 그래프로 나타낸 것이다.

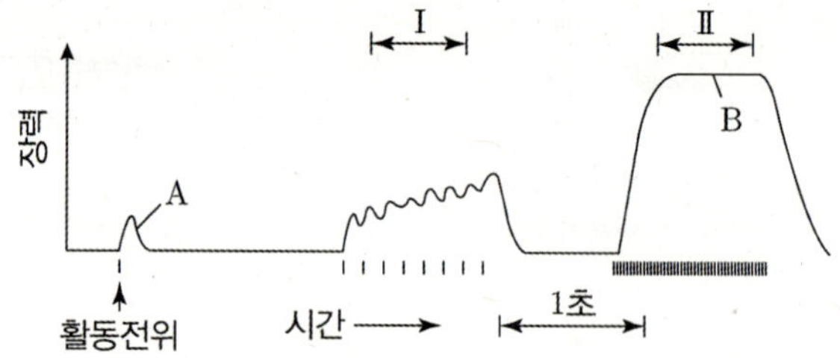

이에 대한 설명으로 옳은 것만을 〈보기〉에서 있는 대로 고른 것은?

보기

ㄱ. 단일 활동전위는 골격근 X 근섬유의 소포체에서 연축(twitch)을 일으키기에 충분한 Ca^{2+}을 방출하게 한다.

ㄴ. 근섬유 세포기질(cytosol)의 평균 [Ca^{2+}]는 Ⅰ 시기보다 Ⅱ 시기가 더 높다.

ㄷ. 일반적인 신체의 움직임에서 나타나는 수축은 B 형태의 수축보다는 A 형태의 수축이다.

① ㄱ ② ㄴ ③ ㄷ
④ ㄱ, ㄴ ⑤ ㄱ, ㄴ, ㄷ

1 X 3 학습법

풀이 날짜	/	/	/
나의 답			

298 추론 중심

그림은 3종류 유형의 골격근 근섬유((가)~(다))를 대상으로 단일 자극(화살표)을 주었을 때 발생하는 장력의 변화를 조사하거나(A), 최대 반응을 나타내는 자극을 반복적으로 계속 60분 동안 주었을 때 3종류 유형의 골격근 근섬유((가)~(다))에 발생하는 장력의 변화를 조사하여(B) 그래프로 나타낸 것이다.

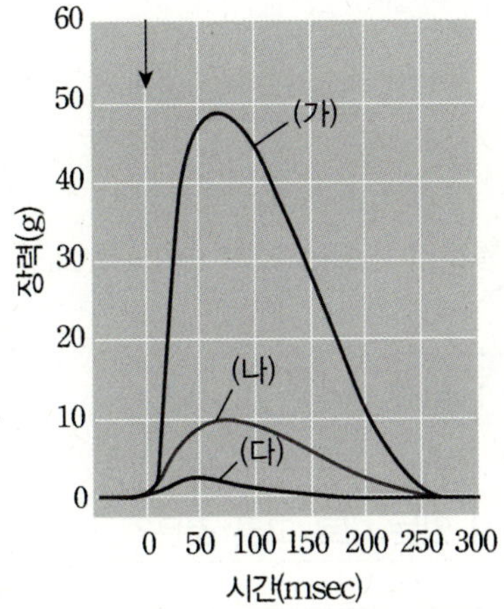

(A)

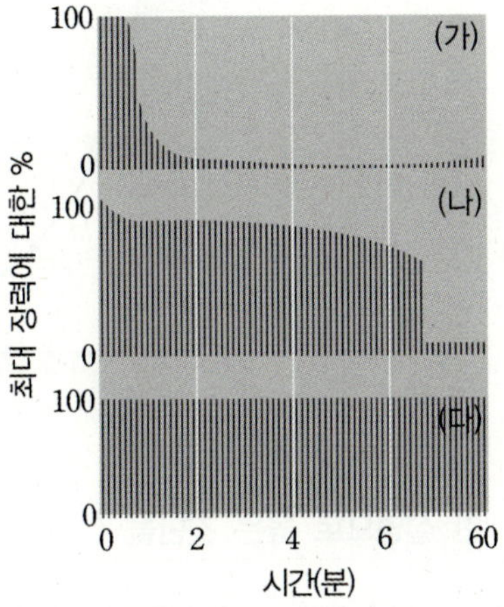

(B)

이에 대한 설명으로 옳지 않은 것은?

① (가) 근육이 글리코겐 함량이 가장 많다.
② (다) 근육은 피로 내성근으로 지속적 운동에 적합하다.
③ (가) 근육은 운동을 통해 (다) 근육으로 전환이 가능하다.
④ (다) 근육은 미오글로빈이 풍부한 적색근이다.
⑤ 역도 같은 운동은 (가) 근육이 주로 작용하는 운동이므로 지속적으로 진행하기 어렵다.

III 동물생리학

1 X 3 학습법

풀이 날짜	/	/	/
나의 답			

299 추론 중심

그림은 골격근 X에 각기 다른 부하를 가한 상태에서 근육에 단일 자극을 가하였을 때의 단축 속도(근육이 짧아진 거리를 시간으로 나누어서 얻음)를 조사하여 나타낸 것이다.

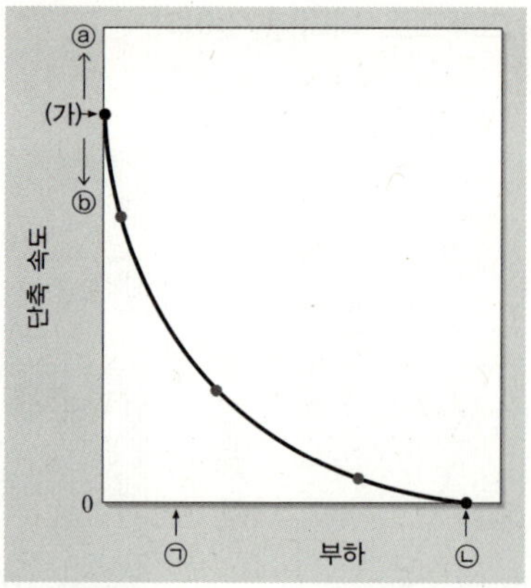

이에 대한 설명으로 옳은 것만을 〈보기〉에서 있는 대로 고른 것은?

보기

ㄱ. 부하가 ㉠일 때는 등력성(isotonic) 수축이 일어난다.
ㄴ. 골격근 X에 단일 자극을 가했을 때 발생하는 최대 장력은 부하 ㉡보다 크다.
ㄷ. 만일 골격근 X의 빠른 연축 섬유의 비율이 더 높았다면, (가) 지점은 ⓑ 방향보다는 ⓐ 방향으로 이동했을 것이다.

① ㄱ ② ㄱ, ㄴ ③ ㄱ, ㄷ
④ ㄴ, ㄷ ⑤ ㄱ, ㄴ, ㄷ

1 X 3 학습법

풀이 날짜	/	/	/
나의 답			

300 추론 중심

그림은 가로무늬근인 (가)와 (나)가 수축할 때 막전위와 장력의 변화를 나타낸 그림이다.

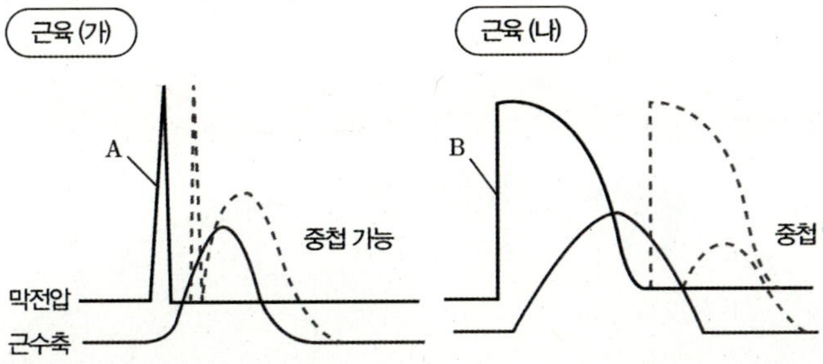

이에 대한 설명으로 옳지 않은 것은?

① A가 발생 시 막전압의 상승은 Na^+의 유입에 의해 일어난다.
② 근육 (가)는 강축이 일어날 수 있지만, 근육 (나)는 강축이 일어날 수 없다.
③ 근육 (가)는 수축에 필요한 Ca^{2+}을 세포 외부로부터 제공받는다.
④ 근육 (나)를 구성하는 세포들은 간극연접으로 서로 연결되어 있다.
⑤ 근육 (나)는 Ca^{2+} 결합단백질로 트로포닌을 가진다.

III 동물생리학

1 X 3 학습법

풀이 날짜	/	/	/
나의 답			

301 추론 중심

다음은 근육세포 X의 수축과 이완의 조절을 모식적으로 나타낸 그림이다.

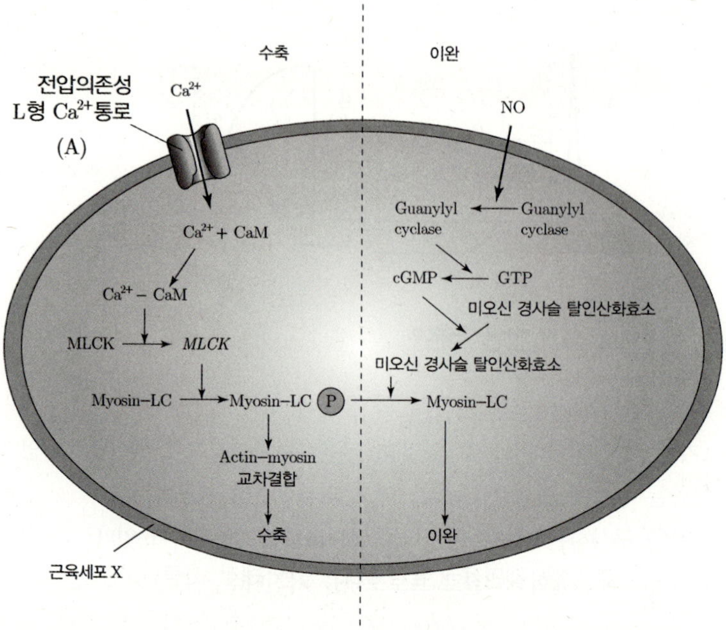

이에 대한 설명으로 옳은 것만을 〈보기〉에서 있는 대로 고른 것은?

보기

ㄱ. NO 합성효소(NO synthase)가 결핍되면, 고혈압이 유발될 수 있다.

ㄴ. 근육세포 X의 수축에 필요한 Ca^{2+}은 세포 외부와 세포 내부에서 모두 기원된다.

ㄷ. A의 차단제(antagonist)는 심장 박동수와 심실 수축력의 감소를 일으킬 수 있다.

① ㄱ ② ㄴ ③ ㄷ
④ ㄱ, ㄷ ⑤ ㄱ, ㄴ, ㄷ

1 X 3 학습법

풀이 날짜	/	/	/
나의 답			

MEMO

PART IV
생식과 발생

302 지식 중심

다음은 남성 성호르몬의 분비 조절 과정을 모식적으로 나타낸 그림이다. (단, '↑'은 호르몬 분비의 증가를 의미한다.)

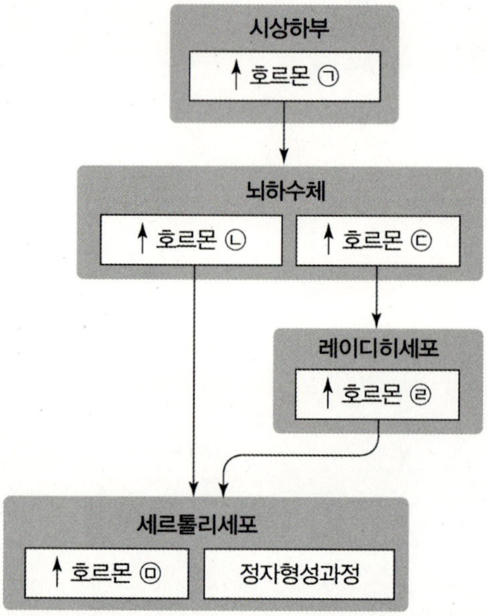

이에 대한 설명으로 옳은 것은?

① 호르몬 ㉠은 상피세포에서 분비된다.
② 여성에서 호르몬 ㉡은 여포를 파열시켜 배란을 유도한다.
③ 호르몬 ㉢은 뇌하수체 후엽에서 분비된다.
④ 호르몬 ㉣의 전구체는 아미노산 티로신이다.
⑤ 호르몬 ㉤의 표적세포는 뇌하수체 전엽에 존재한다.

1 X 3 학습법

풀이 날짜	/	/	/
나의 답			

303 지식 중심

다음 그림 (가)는 여성 생식의 호르몬 조절을 나타낸 것이고, 그림 (나)는 생식주기 동안 난소에서 나타나는 변화이다.

(가)

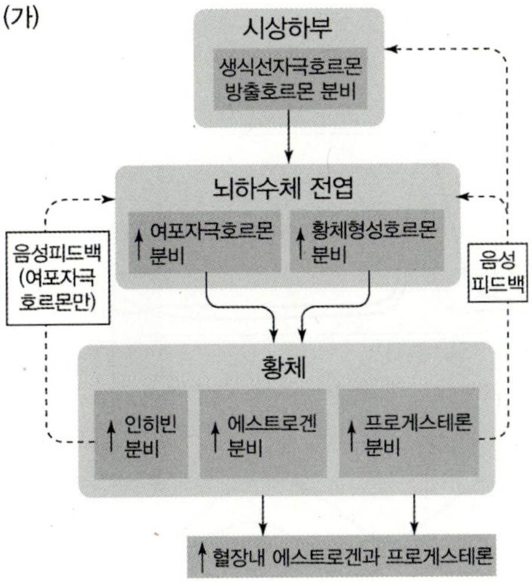

(나)

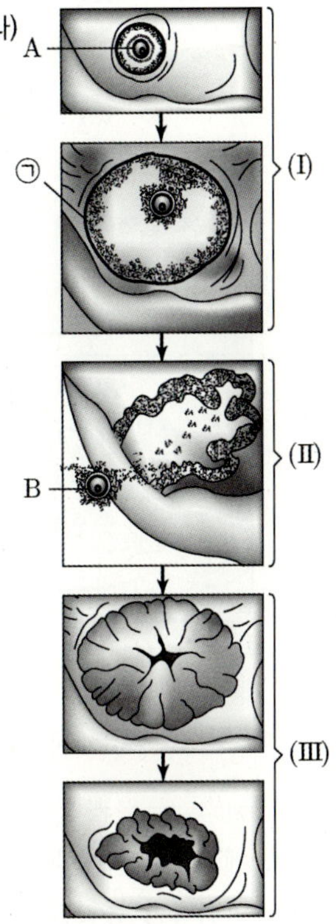

이에 대한 설명으로 옳은 것만을 〈보기〉에서 있는 대로 고른 것은?

보기

ㄱ. 그림 (가)와 같은 조절은 (Ⅱ) 시기에 일어난다.
ㄴ. 세포 A는 세포 B에 비해 상대적인 DNA양이 4배이다.
ㄷ. ㉠은 안드로겐과 에스트로겐을 생산할 수 있다.

① ㄴ ② ㄷ ③ ㄱ, ㄷ
④ ㄴ, ㄷ ⑤ ㄱ, ㄴ, ㄷ

1 X 3 학습법

풀이 날짜	/	/	/
나의 답			

304 지식 중심

시상하부로부터 분비되는 생식샘 자극 호르몬 방출 호르몬(GnRH)과 뇌하수체 전엽에서 분비되는 생식선 자극 호르몬과 난소에서 분비되는 호르몬들은 피드백 작용을 통해 여성의 생식주기를 조절한다. 다음은 여성의 생식주기를 그림으로 나타낸 것이다.

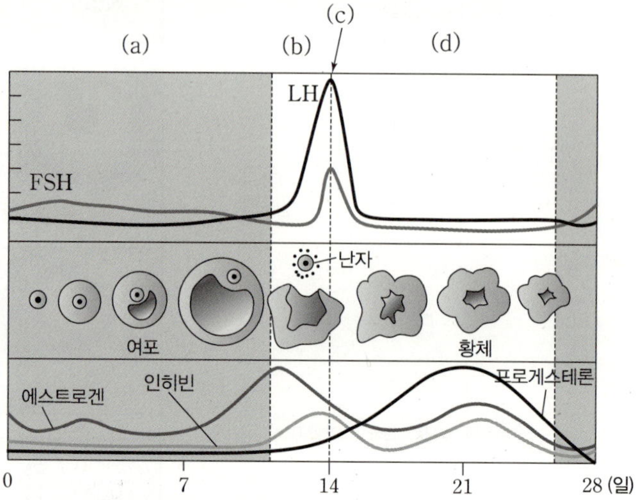

이에 대한 설명으로 옳은 것만을 〈보기〉에서 있는 대로 고른 것은?

보기

ㄱ. 에스트로겐은 생식선 자극 호르몬에 대한 지속적인 음성 피드백 효과를 발휘하여 동일한 생식주기 동안 추가적인 여포의 발달을 억제한다.
ㄴ. (b) 시기에 인히빈이 분비되지 않는다면 동일한 생식주기 내에 새로운 여포가 발달을 시작할 가능성이 높아진다.
ㄷ. (c) 시기에는 감수분열을 마친 난자가 배란되고 여포가 황체로 변형된다.

① ㄱ ② ㄴ ③ ㄱ, ㄴ
④ ㄴ, ㄷ ⑤ ㄱ, ㄴ, ㄷ

1 X 3 학습법

풀이 날짜	/	/	/
나의 답			

305 지식 중심

다음 그림은 여성의 생식기관에서 난모세포의 성숙과 수정, 착상까지의 과정을 나타낸 것이다.

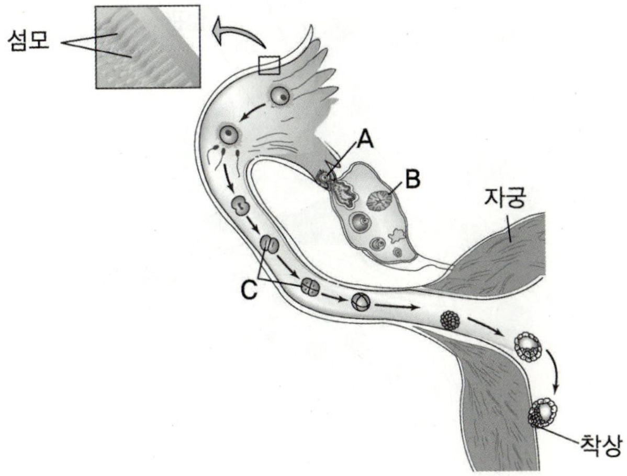

이에 대한 설명으로 옳은 것만을 〈보기〉에서 있는 대로 고른 것은?

보기

ㄱ. A에는 3개의 극체가 붙어 있다.
ㄴ. B에서 프로게스테론이 분비된다.
ㄷ. C에 존재하는 세포를 인위적으로 분리하면 유전적으로 동일한 쌍둥이를 얻을 수 있다.

① ㄴ ② ㄷ ③ ㄱ, ㄷ
④ ㄴ, ㄷ ⑤ ㄱ, ㄴ, ㄷ

IV 생식과 발생

1 X 3 학습법

풀이 날짜	/	/	/
나의 답			

306 추론 중심

그림은 성인의 정소 내부의 모습을 모식적으로 나타낸 것이다.

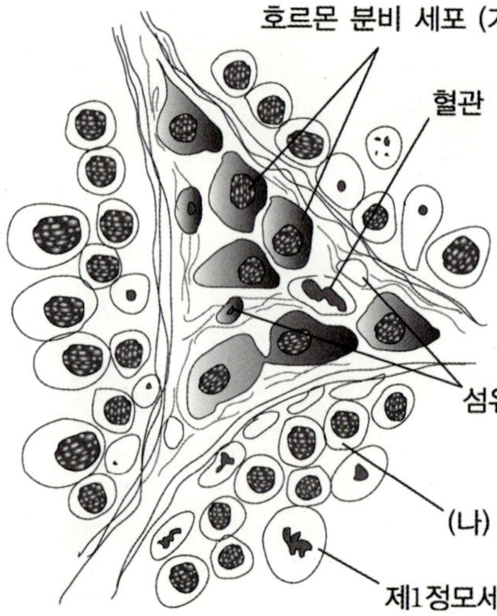

이에 대한 설명으로 옳은 것만을 〈보기〉에서 있는 대로 고른 것은?

보기

ㄱ. (가)는 세포막에 LH 수용체를 가지고 있다.
ㄴ. (가)에서 분비되는 호르몬은 분비 자극을 받기 전에 미리 합성되어 세포 내에 저장된다.
ㄷ. (나)는 텔로머라아제 활성이 있다.

① ㄱ　② ㄱ, ㄴ　③ ㄱ, ㄷ
④ ㄴ, ㄷ　⑤ ㄱ, ㄴ, ㄷ

1 X 3 학습법

풀이 날짜	/	/	/
나의 답			

307 추론 중심

다음 그래프는 여성이 임신한 이후 호르몬의 변화를 나타낸 것이다.

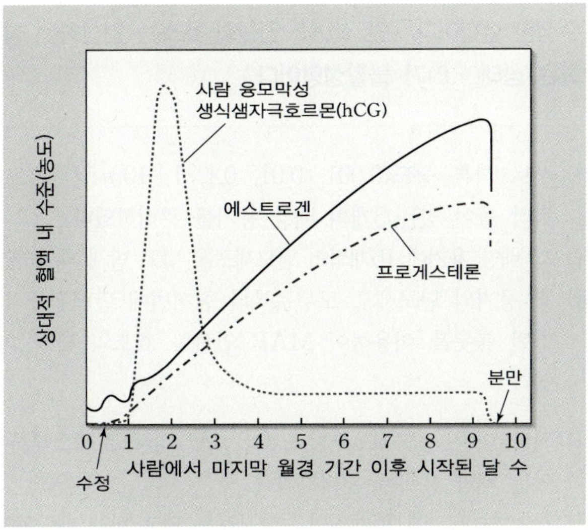

이에 대한 설명으로 옳은 것만을 <보기>에서 있는 대로 고른 것은?

보기

ㄱ. 배란된 난자가 수정되면 에스트로겐, 프로게스테론 양이 증가하므로 난소 주기는 억제된다.
ㄴ. 임신 기간 동안 hCG 농도는 계속 유지된다.
ㄷ. 수정 후 약 1주일 정도 지나면 배아가 에스트로겐의 작용으로 자궁에 착상되기 시작한다.
ㄹ. 분만 직전까지 에스트로겐, 프로게스테론 농도는 계속 증가하므로 황체는 계속 유지될 것이다.

① ㄱ　② ㄱ, ㄴ　③ ㄴ, ㄷ
④ ㄴ, ㄹ　⑤ ㄱ, ㄷ, ㄹ

IV 생식과 발생

1 X 3 학습법

풀이 날짜	/	/	/
나의 답			

308 추론 중심

개구리 난모세포(Oocyte)의 성숙을 위해서는 프로게스테론에 의하여 MAP 인산화 효소 연쇄 경로가 활성화되어야 한다. 다음은 프로게스테론에 의한 난모세포 활성화에 대한 이해를 위하여 수행한 실험이다. (단, MAP 인산화 효소는 인산화된 상태(+P)가 활성형이고, 탈인산화된 상태(−P)가 불활성형이다.)

〈실험 1〉 (가) 서로 다른 농도(0.001, 0.01, 0.1, 1, 10 μM)의 프로게스테론이 각각 들어 있는 5개의 배양 용기를 준비하였다.

(나) 각 배양 용기에 16개씩의 난모세포를 넣고 밤새 배양하였다.

(다) 각 용기의 난모세포 모두로부터 한꺼번에 단백질을 분리한 후, 웨스턴 블롯을 이용하여 MAP 인산화 효소의 활성 여부를 확인하였다.

〈실험 2〉 (가) 서로 다른 농도(0.03, 0.1, 0.3 μM)의 프로게스테론이 각각 들어 있는 배양 용기를 준비하였다.

(나) 각 배양 용기에 16개씩의 난모세포를 넣고 밤새 배양하였다.

(다) 각 용기의 난모세포 각각으로부터 개별적으로 단백질을 분리한 후, 웨스턴 블롯을 이용하여 MAP 인산화 효소의 활성 여부를 확인하였다.

〈실험 결과〉

〈실험 1〉 1번 레인과 2번 레인은 불활성형 MAP 인산화 효소(−)와 활성형 MAP 인산화 효소(+)를 각각 포함한다.

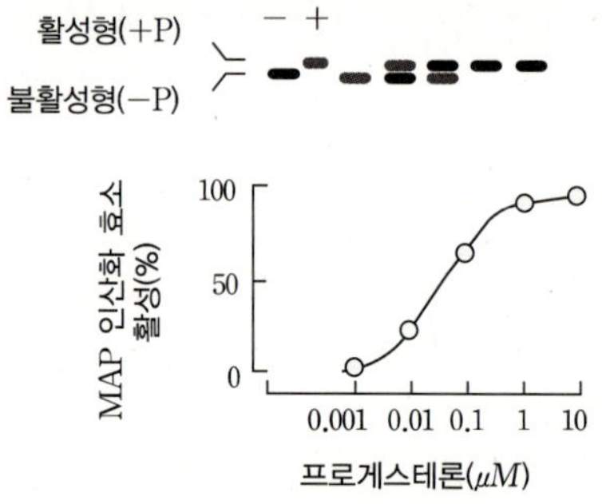

〈실험 2〉

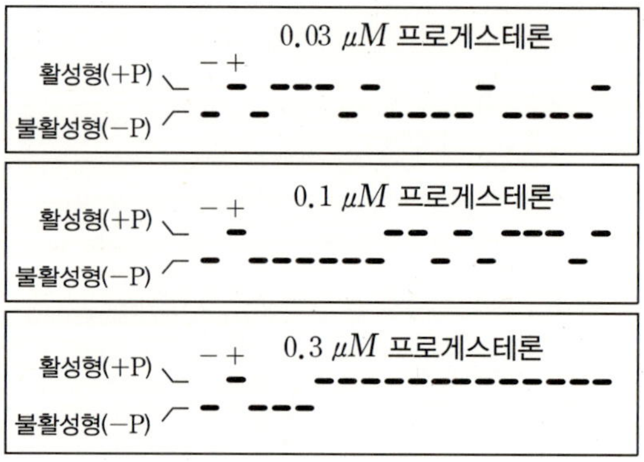

1 X 3 학습법			
풀이 날짜	/	/	/
나의 답			

이에 대한 설명으로 옳은 것만을 〈보기〉에서 있는 대로 고른 것은?

보기

ㄱ. 0.03 μM의 프로게스테론 처리가 난모세포의 성숙을 유도할 수 있다.
ㄴ. 프로게스테론은 개구리 난모세포(Oocyte)에서 호르몬-수용체 복합체를 형성한 후 유전자 발현을 촉진한다.
ㄷ. 약 0.05 μM의 프로게스테론을 처리하면, 대부분의 난모세포는 가지고 있는 MAP 인산화 효소의 절반 정도만 활성화되고 나머지 절반은 불활성화 상태로 존재한다.

① ㄱ　② ㄴ　③ ㄱ, ㄴ
④ ㄱ, ㄷ　⑤ ㄱ, ㄴ, ㄷ

309 추론 중심

그림은 사람에서 출산 전후에 3가지 호르몬(에스트로겐, 프로게스테론, 프로락틴(젖분비 자극 호르몬))의 혈장 농도를 조사하여 그래프로 나타낸 것이다.

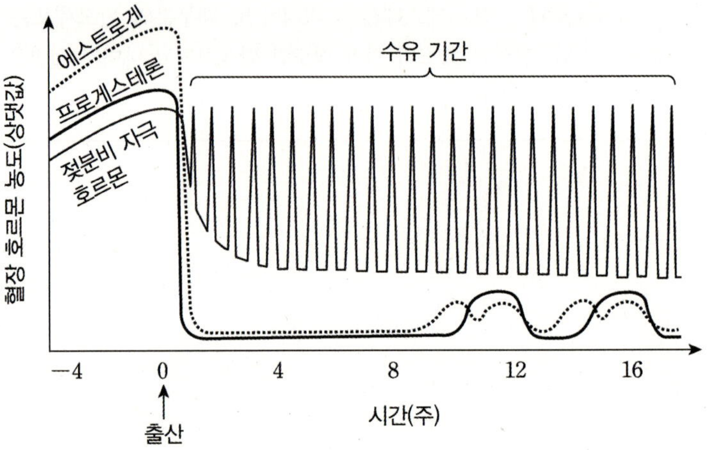

이에 대한 설명으로 옳은 것은?

① 수유 기간 동안(출산 후 4개월 까지)에는 임신이 일어나지 않는다.
② 출산 직후 에스트로겐과 프로게스테론은 프로락틴의 분비를 촉진한다.
③ 출산 후 2개월 동안 월경이 일어나지 않는다.
④ 프로락틴은 출산 전에는 분비되지 않다가 출산 후부터 분비되기 시작한다.
⑤ 혈중 에스트로겐과 프로게스테론이 고농도로 존재할 때 배란이 촉진된다.

1 X 3 학습법			
풀이 날짜	/	/	/
나의 답			

310 지식 중심

다음은 수정 과정에 대한 자료이다.

- 그림은 성게에서 서로 다른 두 종(*S. purpuratus*과 *S. tranciscanus*)으로부터 얻은 정자로부터 단백질 X를 각각 분리한 후, 두 종(*S. purpuratus*과 *S. tranciscanus*)에서 얻어 적절한 처리를 한 난자(㉠)와 함께 각각 배양했을 때 난자가 응집하는지 여부를 나타낸 것이다.

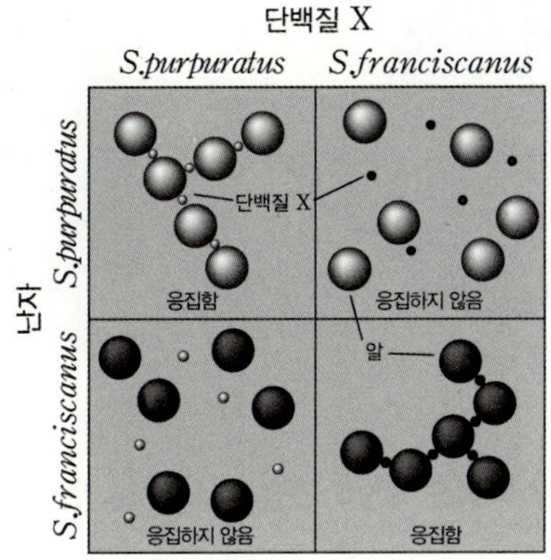

- 그림은 생쥐 난자의 투명대로부터 분리한 4종류의 당단백질(ZP-1, ZP-2, ZP-3, 탄수화물 부분이 제거된 ZP-3)을 각각 처리해준 정자에 난자를 넣어주었을 때, 정자가 난자에 부착하는 정도를 조사하여 그래프로 나타낸 것이다.

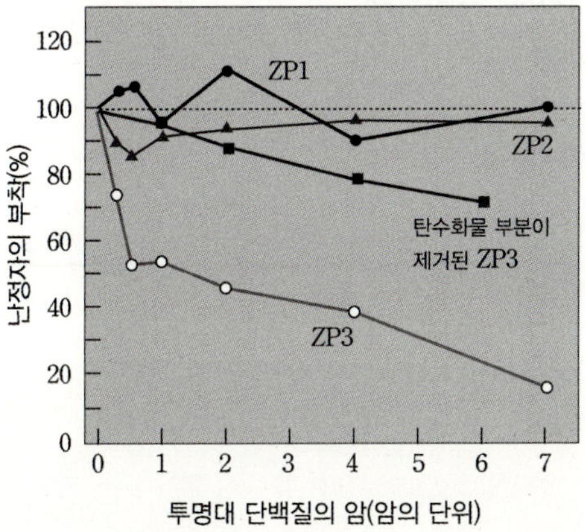

이에 대한 설명으로 옳은 것만을 〈보기〉에서 있는 대로 고른 것은?

보기

ㄱ. ㉠은 젤리층을 가지고 있다.
ㄴ. 단백질 X는 성게에서 정자와 난자 사이에서 종특이적인 인식이 일어나게 한다.
ㄷ. 생쥐 정자는 난자 투명대에 존재하는 ZP-3의 탄수화물을 통해 난자에 부착한다.

① ㄱ　　② ㄴ　　③ ㄷ
④ ㄱ, ㄴ　　⑤ ㄴ, ㄷ

IV 생식과 발생

1 X 3 학습법			
풀이 날짜	/	/	/
나의 답			

311 지식 중심

그림 (가)와 (나)는 서로 다른 2종류의 동물(양서류 혹은 포유류)에서 볼 수 있는 난할 유형을 나타낸 것이다.

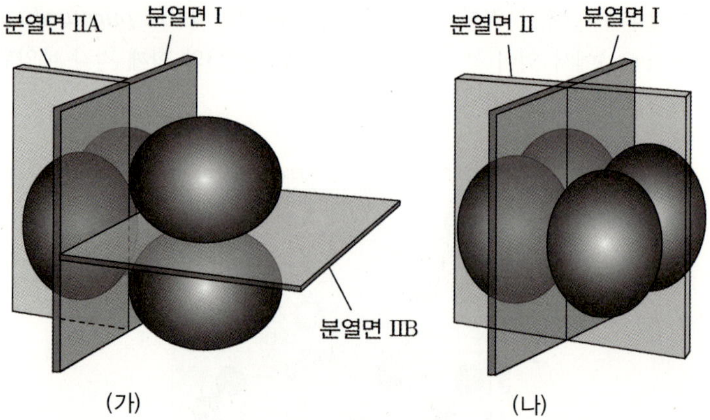

(가) 유형의 난할을 보이는 동물의 발생 과정에서 나타나는 특징만을 〈보기〉에서 있는 대로 고른 것은?

보기

ㄱ. 양막을 가지는 난자
ㄴ. 양막을 가지지 않는 난자
ㄷ. 완전 난할
ㄹ. 불완전한 난할
ㅁ. 원구배순부 형성
ㅂ. 헨센결절 형성

① ㄱ, ㄷ, ㅁ　② ㄱ, ㄷ, ㅂ　③ ㄱ, ㄹ, ㅂ
④ ㄴ, ㄷ, ㅁ　⑤ ㄴ, ㄷ, ㅂ

1 X 3 학습법

풀이 날짜	/	/	/
나의 답			

312 지식 중심

그림은 양서류의 일종인 제노푸스(*Xenopus*)의 신경관 형성 과정을 나타낸 것이다.

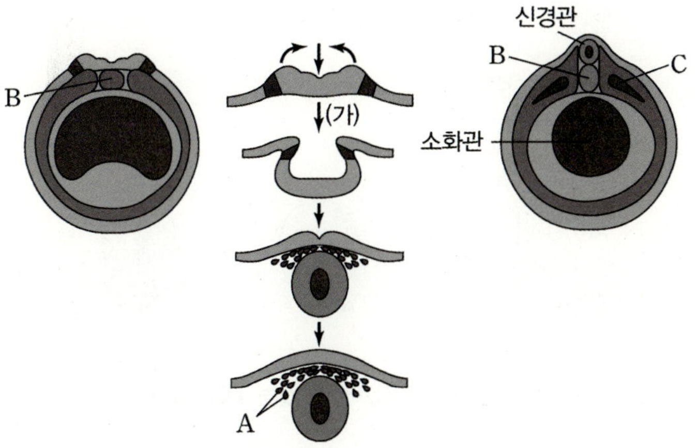

이에 대한 다음 설명 중 옳지 않은 것은?

① (가) 과정에서 액틴 미세섬유와 미오신 단백질의 상호작용이 필요하다.
② A의 일부는 말초신경계 감각뉴런을 형성한다.
③ B와 C는 중배엽성 조직이다.
④ B는 척추(vertebra)로 발달한다.
⑤ C의 일부는 늑골을 형성한다.

1 X 3 학습법			
풀이 날짜	/	/	/
나의 답			

313 지식 중심

그림은 조류의 낭배 형성 과정을 나타낸 것이다.

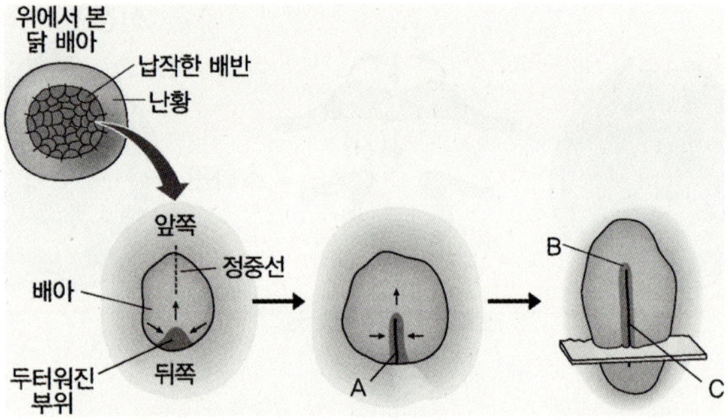

이에 대한 설명으로 옳은 것만을 〈보기〉에서 있는 대로 고른 것은?

보기
ㄱ. A 구조 형성 시 수렴확장이 일어난다.
ㄴ. B 부위를 통해 함입된 세포는 척삭이 된다.
ㄷ. C 부위를 통해서 함입된 세포는 중배엽과 내배엽을 형성한다.

① ㄱ　② ㄴ　③ ㄱ, ㄴ
④ ㄱ, ㄷ　⑤ ㄱ, ㄴ, ㄷ

1 X 3 학습법

풀이 날짜	/	/	/
나의 답			

314 지식 중심

다음은 기관형성 과정 중에 있는 닭의 배아와 개구리의 배아를 비교한 그림이다.

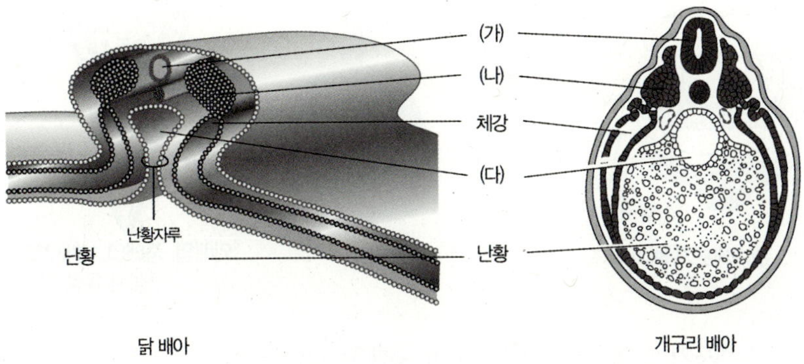

이에 대한 설명으로 옳은 것만을 <보기>에서 있는 대로 고른 것은?

보기

ㄱ. (가)에서 척수와 뇌가 형성된다.
ㄴ. (나)에서 중심축 골격과 팔다리에 붙어 있는 근육을 형성한다.
ㄷ. (다)는 낭배형성과정 시 함입하여 이동하던 내배엽층의 세포들에 의해 형성된 공간이다.

① ㄱ　② ㄴ　③ ㄱ, ㄴ
④ ㄱ, ㄷ　⑤ ㄱ, ㄴ, ㄷ

1 X 3 학습법
풀이 날짜 / / /
나의 답

315 지식 중심

그림은 성게의 64-세포기 배아가 유생으로 발생하는 과정을 나타낸 것이다.

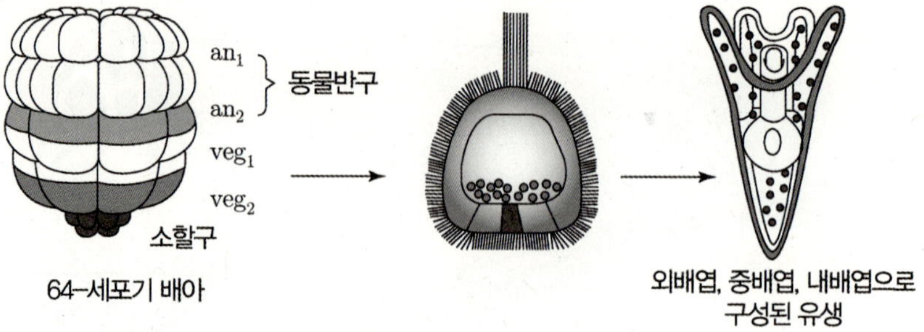

다음은 64-세포기 성게 배아를 이용하여 수행한 실험이다.

〈실험 과정〉

(가) 성게 64-세포기 배아를 수평으로 절단하여 식물반구를 제거한 후, 동물반구만으로 발생을 진행시켰다.

(나) 성게 64-세포기 배아에서 동물반구와 소할구만을 각각 분리한 후, 동물반구와 소할구만을 재조합하여 발생을 진행시켰다.

〈실험 결과〉

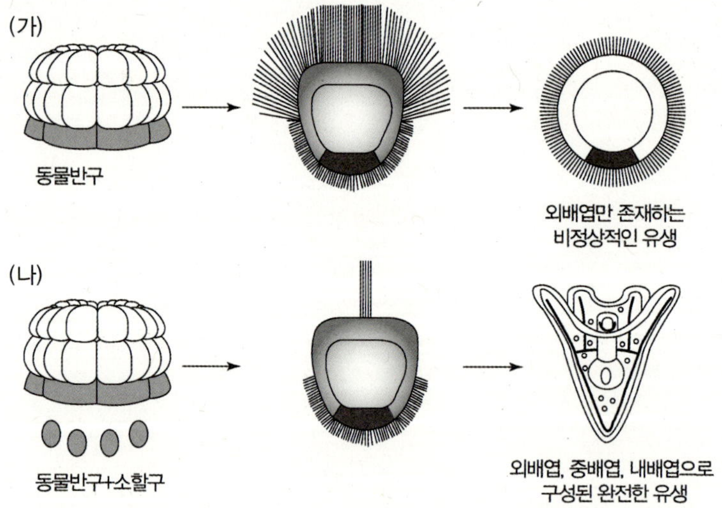

1 X 3 학습법

풀이 날짜	/	/	/
나의 답			

이에 대한 설명으로 옳은 것만을 〈보기〉에서 있는 대로 고른 것은?

보기

ㄱ. 성게의 난자에서 세포질 결정인자(cytoplasmic determinant)는 식물극 쪽 세포질에 존재한다.

ㄴ. 동물반구의 세포는 운명이 자동적으로 결정된다.

ㄷ. 64-세포기 배아를 수직으로 절단하여 얻은 2개의 반구는, 유전적으로 동일한 2개의 완전한 유생으로 발달할 것이다.

① ㄱ　② ㄷ　③ ㄱ, ㄴ

④ ㄱ, ㄷ　⑤ ㄴ, ㄷ

316 지식중심

다음은 개구리 난자가 수정 후 세포질이 재배열되고 난할을 진행하여 초기 배아를 형성하는 과정을 모식적으로 나타낸 그림이다.

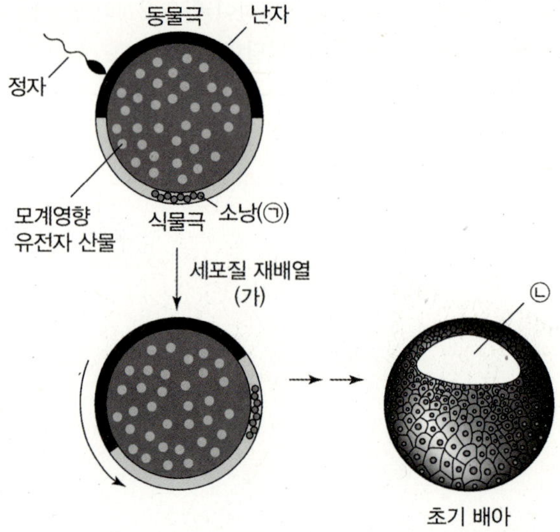

이에 대한 설명으로 옳은 것만을 〈보기〉에서 있는 대로 고른 것은?

보기

ㄱ. ㉠에는 β-카테닌이 들어 있다.
ㄴ. 콜히친(colchicine)을 처리한 개구리 난자가 수정되면, (가) 과정이 일어나지 못한다.
ㄷ. ㉡은 장차 창자의 내강이 된다.

① ㄱ ② ㄴ ③ ㄱ, ㄴ
④ ㄴ, ㄷ ⑤ ㄱ, ㄴ, ㄷ

1 X 3 학습법

풀이 날짜	/	/	/
나의 답			

317 추론 중심

다음은 발생 중인 포유류의 배아에서 몸통 신경릉세포(neural crest cell)가 이동하는 2가지 경로인 배쪽(복부) 경로와 측면 경로를 나타낸 그림이다.

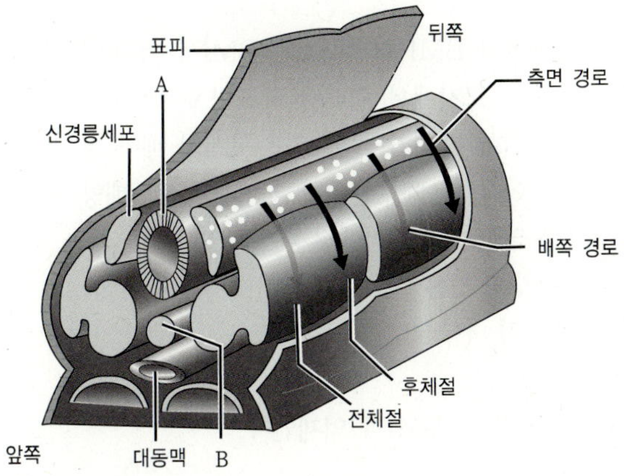

이에 대한 설명으로 옳은 것만을 〈보기〉에서 있는 대로 고른 것은?

보기

ㄱ. 세포 표면의 N-캐드히린(N-cadherin) 발현은 신경릉세포보다 A에 있는 세포가 더 높다.
ㄴ. 피부의 색소세포(멜라닌세포)는 측면 경로로 이동하는 세포에서 형성된다.
ㄷ. B로부터 갈비뼈가 형성된다.

① ㄱ ② ㄴ ③ ㄷ
④ ㄱ, ㄴ ⑤ ㄱ, ㄴ, ㄷ

IV 생식과 발생

1 X 3 학습법

풀이 날짜	/	/	/
나의 답			

318 추론 중심

다음은 양서류의 배아를 이용하여 수행한 실험이다.

〈실험 과정〉

(가) 양서류 초기 낭배에서 BMP4 단백질과 BMP4 억제인자를 각각 분리하였다.

(나) 양서류 포배 동물극 모자에서 외배엽 세포만을 분리하였다.

(다) 분리한 세포를 동일한 배지가 들어 있는 4개의 배양 용기에 각각 나누어 넣은 후, 아래와 같이 (가)에서 분리한 첨가물을 각 배양 용기에 각각 추가적으로 넣어주고 동일한 배양조건에서 배양하였다.

(Ⅰ) 대조군: 첨가물 없음

(Ⅱ) BMP4 단백질

(Ⅲ) BMP4 억제인자

(Ⅳ) BMP4 단백질 + BMP4 억제인자

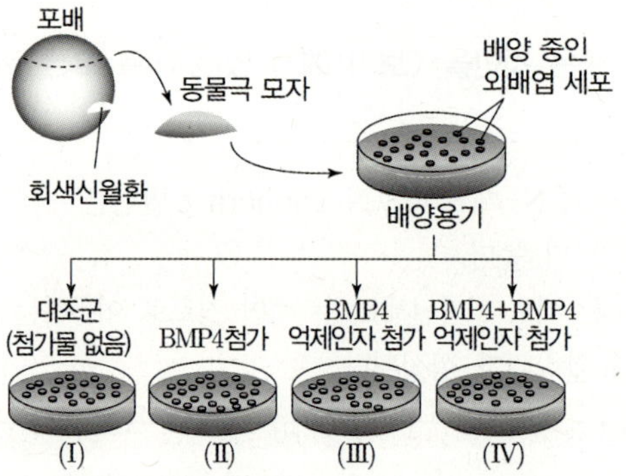

(라) 일정 시간 배양 후, 각 배양세포에서 mRNA를 추출하여 전기영동으로 각각 분리하였다.

(마) 분리한 mRNA를 NC 여과지로 블롯팅 한 후, 혼성화 탐침으로 NCAM cDNA와 케라틴 단백질 cDNA, 대조군 전령의 cDNA를 이용하여 노던 혼성화(northern hybridization)를 각각 수행하였다. (단, NCAM은 신경세포들 간의 부착에만 관여하는 신경단백질이고, 케라틴은 상피세포들 간의 부착연접에 관여한다.)

〈실험 결과〉

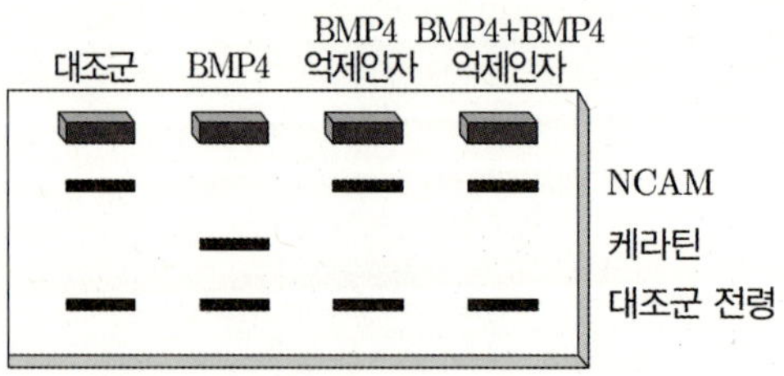

1 X 3 학습법

풀이 날짜	/	/	/
나의 답			

이에 대한 설명으로 옳은 것만을 〈보기〉에서 있는 대로 고른 것은?

보기

ㄱ. BMP4는 표피 유도인자이다.
ㄴ. 동물극 모자에 존재하는 외배엽 세포의 예정된 운명은 표피(피부)이다.
ㄷ. '대조군 전령'으로는 신경세포에서 특이적으로 발현되는 유전자의 mRNA를 이용한다.

① ㄱ ② ㄴ ③ ㄱ, ㄴ
④ ㄱ, ㄷ ⑤ ㄴ, ㄷ

319 추론 중심

발생중인 양서류의 배아에서 신경관은 앞쪽에서 뒤쪽방향으로 각 부위에서 서로 다른 등쪽 구조(평균체, 뇌, 척수 등)로 발생한다. 다음은 양서류인 영원(*Triturus*)을 이용하여 수행한 실험이다.

〈실험 과정〉

(가) 영원의 후기 낭배에서 원장의 지붕(천장)을 앞쪽에서 뒤쪽으로 순차적으로 4개의 조각으로 떼어내었다.

(나) 각 조각을 초기 낭배의 포배강에 각각 이식하였다.

(다) 발생이 진행되었을 때, 각 원장의 지붕 조각이 어떤 등쪽 구조를 형성하는지 확인하였다.

〈실험 결과〉

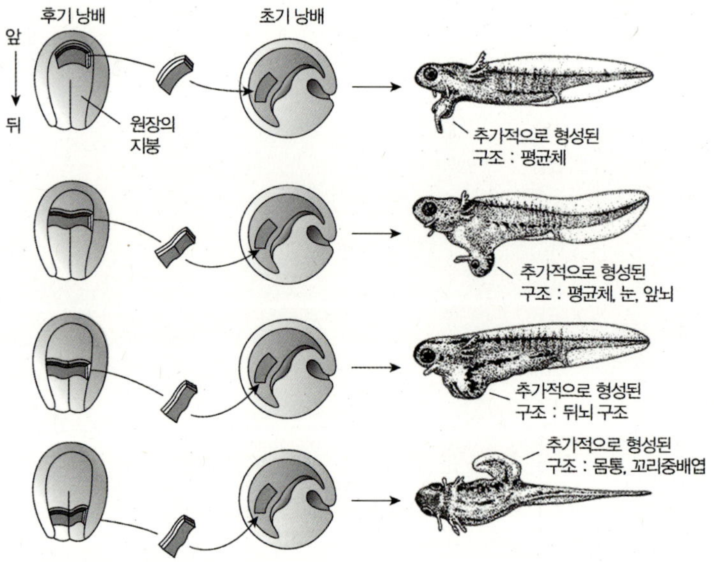

이에 대한 설명으로 옳은 것만을 〈보기〉에서 있는 대로 고른 것은?

보기

ㄱ. 원구상순부위를 통해 먼저 함입되어 들어가는 세포들이 머리를 형성하게 하고 나중에 함입되어 들어간 세포들은 척수를 형성하게 한다.

ㄴ. 이식된 원장 지붕 조각에 포함되어 있는 외배엽이 서로 다른 등쪽 구조를 형성하도록 유도하였다.

ㄷ. 초기 낭배의 등쪽 입술조직을 떼어내어 다른 초기 낭배의 복부가 될 부위로 이식한다면, 추가적으로 모든 등쪽 구조가 형성될 것이다.

① ㄱ ② ㄷ ③ ㄱ, ㄷ
④ ㄴ, ㄷ ⑤ ㄱ, ㄴ, ㄷ

1 X 3 학습법			
풀이 날짜	/	/	/
나의 답			

320 추론 중심

발생 중인 제노프스의 배아 신경관의 앞쪽 부위에서는 뇌가 형성되고, 뒤쪽 부위에서는 척수가 형성된다. Wnt계열의 국소 분비인자는 신경관 뒤쪽화와 관련된 주된 인자이다. 다음 그림 (가)는 양서류의 Frizzled 수용체와 Frzb의 구조를 비교해 놓은 것이고, 그림 (나)는 Wnt와 Frizzled 수용체, Frzb의 상호작용을 나타낸 그림이다.

(가)

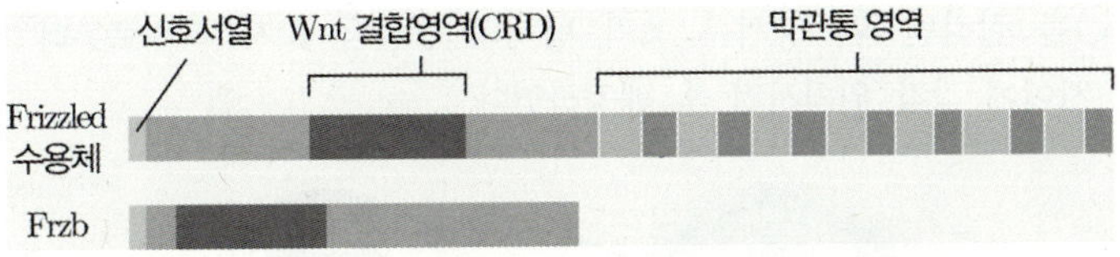

(나)

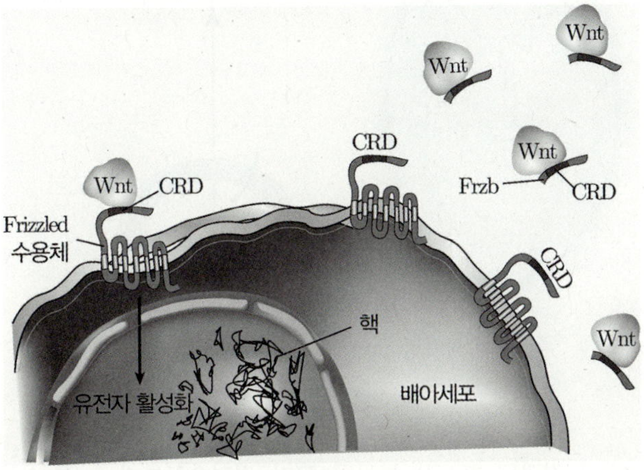

이에 대한 설명으로 옳은 것만을 <보기>에서 있는 대로 고른 것은?

보기
ㄱ. Frzb 단백질은 형태형성물질 Wnt의 신호를 억제한다.
ㄴ. 뇌가 될 신경관 부위에서는 Frizzled 수용체는 발현되지 않는다.
ㄷ. 뇌 발달을 유도하는 전사인자는 Frzb 유전자의 발현을 촉진할 것이다.

① ㄱ ② ㄴ ③ ㄷ
④ ㄱ, ㄴ ⑤ ㄱ, ㄷ

IV 생식과 발생

1 X 3 학습법
풀이 날짜	/	/	/
나의 답			

321 추론 중심

다음은 신경관의 유도를 이해하기 위하여 조류의 배아와 양서류 배아를 이용하여 수행한 실험이다.

〈실험 과정〉

(가) 원조(primitive-streak) 단계의 조류 배아의 서로 다른 상배엽(epiblast) 부위(a~c)를 잘라낸 후, 양서류 초기 낭배의 동물극 모자 부위로부터 잘라낸 절편 사이에 각각 위치시킨 후 배양하였다.

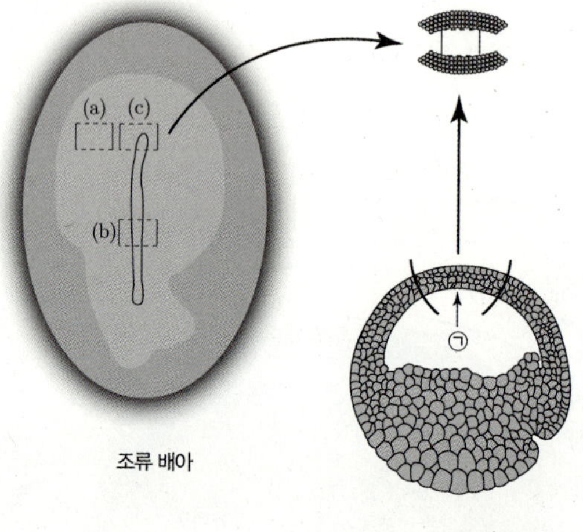

(나) 어느 정도 시간이 경과된 후, 각 동물극 모자 절편으로부터 mRNA를 각각 분리하여 전기영동을 수행하였다. 대조구(d)로는 정상적으로 신경조직으로 유도되고 있는 양서류 배아부위에서 분리한 mRNA를 이용하였다.

(다) 겔(gel)상의 mRNA를 나일론 막으로 블롯팅 한 후, 신경계의 세포에서만 발현되는 유전자(N-CAM, NF-3)를 혼성화 탐침으로 이용하여 노던블롯팅을 수행하였다. (단, EF-1α는 모든 세포에서 공통으로 발현되는 전사인자이다.)

〈실험 결과〉

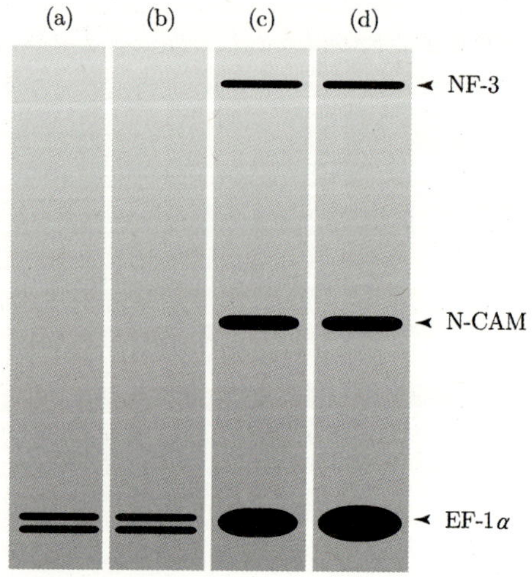

1 X 3 학습법
풀이 날짜
나의 답

이에 대한 설명으로 옳지 않은 것은?

① 양서류 초기 낭배의 ㉠ 부위는 신경관을 형성할 수 있는 잠재력을 가지고 있다.
② 신경계 유도신호는 척추동물에서 진화적으로 보존되어 있다.
③ (b) 지역에서 함몰되어 들어가는 세포 중 일부는 신경관으로 분화한다.
④ (c)에서 분비되는 단백질은 배쪽(ventral) 중배엽의 발생을 유도하는 형태발생물질을 억제한다.
⑤ (c) 지역을 통해 함몰되어 들어가는 세포의 일부는 척삭이 된다.

322 추론 중심

다음은 포유류에서 체절(smite)의 분화와 관련한 자료이다.

- 포유류는 발생 과정에서 중배엽의 응축에 의해 체절이 형성되는데, 발생이 진행되면 체절은 피부근육분절(dermomyotome)과 뼈분절(sclerotome)로 분화한다.
- 그림은 발생 단계가 서로 다른 포유류 배아(제1기 체절 배아, 제3기 체절 배아)에서 체절을 인위적으로 회전시키고 발생을 진행시켰을 때, 체절에서 분화된 구조를 확인하는 실험 과정과 결과를 요약해놓은 것이다.

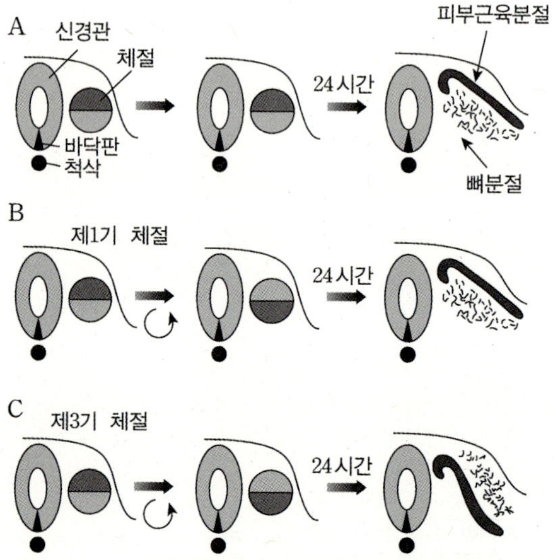

- 그림은 특정 발생 단계의 포유류 배아(㉠)에서 분리한 척삭(notochord)을 동일 발생 단계의 다른 포유류 배아의 신경관과 체절 사이에 이식한 후 발생을 진행시키거나(B) 이식했다가 다시 제거하고 발생을 진행시켰을 때(C), 체절에서 분화된 구조를 확인하는 실험 과정과 결과를 요약해놓은 것이다.

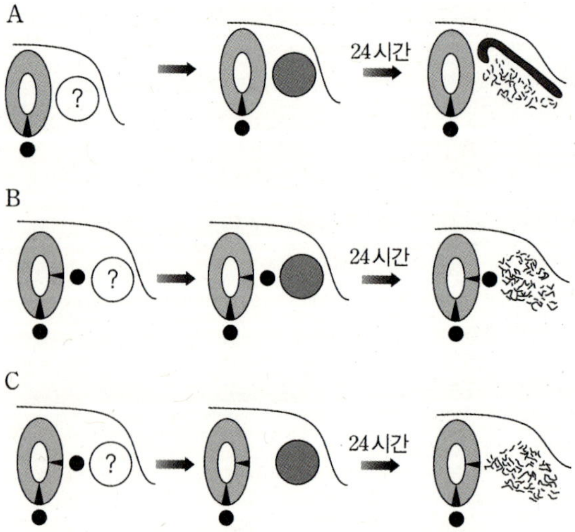

1 X 3 학습법			
풀이 날짜	/	/	/
나의 답			

이에 대한 설명으로 옳은 것만을 〈보기〉에서 있는 대로 고른 것은? (단, 특정 발생 단계의 포유류 배아(㉠)는 제1기 체절 배아나 제3기 체절 배아 중 어느 하나이다.)

보기

ㄱ. 척삭은 체절의 분화를 조절한다.
ㄴ. 바닥판은 체절의 분화를 유도하기 위해 유도인자를 분비할 것이다.
ㄷ. ㉠은 3기 체절 배아이다.
ㄹ. 중배엽 유래 세포들의 유도로 외배엽 유래 세포들에서 뼈가 분화한다.

① ㄱ, ㄴ　② ㄱ, ㄷ　③ ㄴ, ㄷ
④ ㄱ, ㄴ, ㄹ　⑤ ㄴ, ㄷ, ㄹ

323 추론 중심

다음은 유전적으로 서로 다른 생쥐 A와 생쥐 B의 8세포기 할구를 서로 섞어 생쥐 C를 만드는 과정이다. (단, 생쥐 A와 B는 모두 성염색체로 X와 Y 염색체를 갖고, 돌연변이는 없다.)

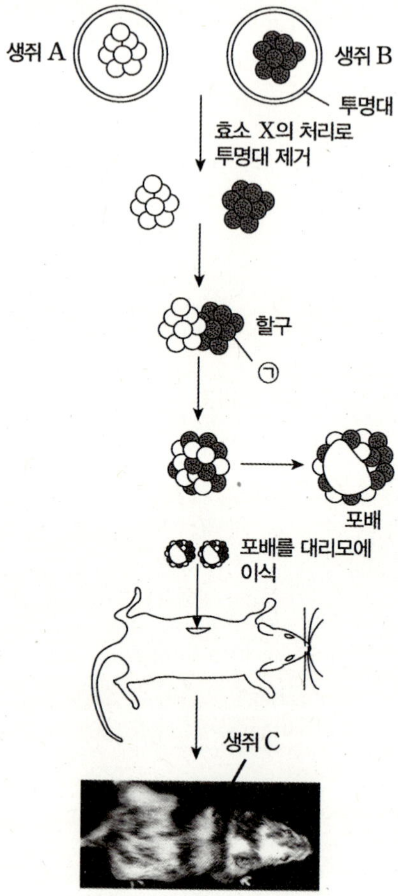

이에 대한 설명으로 옳은 것만을 〈보기〉에서 있는 대로 고른 것은?

보기

ㄱ. 효소 X는 지질가수분해효소이다.
ㄴ. ㉠은 피부세포뿐만 아니라 근육세포로도 분화할 수 있다.
ㄷ. 생쥐 C는 유전적으로 서로 다른 2종류의 정원세포를 가지고 있으므로, 자연적으로 출생한 생쥐보다 더 다양한 종류의 정자를 생산할 수 있다.

① ㄴ ② ㄷ ③ ㄱ, ㄷ
④ ㄴ, ㄷ ⑤ ㄱ, ㄴ, ㄷ

1 X 3 학습법

풀이 날짜	/	/	/
나의 답			

324 추론 중심

그림은 양서류(제노프스)의 꼬리 형성 시기(신경배)의 2종류 유형의 단면 모습(측면 모습, 등쪽 모습)을 나타낸 그림이다.

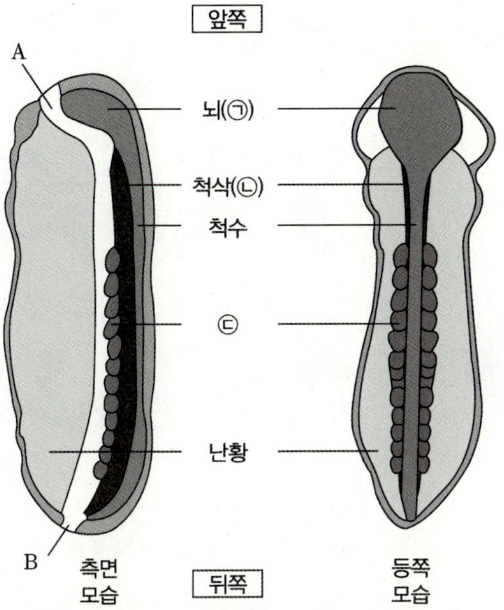

이에 대한 설명으로 옳은 것만을 〈보기〉에서 있는 대로 고른 것은?

보기

ㄱ. ㉠과 ㉡은 중배엽으로부터 형성된다.
ㄴ. A와 B 중에서 낭배형성과정이 진행하는 동안 최초로 세포들의 함입이 일어난 지점은 A이다.
ㄷ. ㉢에서 척추와 늑간근이 형성된다.

① ㄱ　② ㄴ　③ ㄷ
④ ㄱ, ㄷ　⑤ ㄴ, ㄷ

IV 생식과 발생

1 X 3 학습법
풀이 날짜 / / /
나의 답

325 추론 중심

그림은 닭 배아의 사지 발달과정에서 정단 외배엽 융기(apical ectodermal ridge, AER)와 간충직의 역할을 나타낸 것이다.

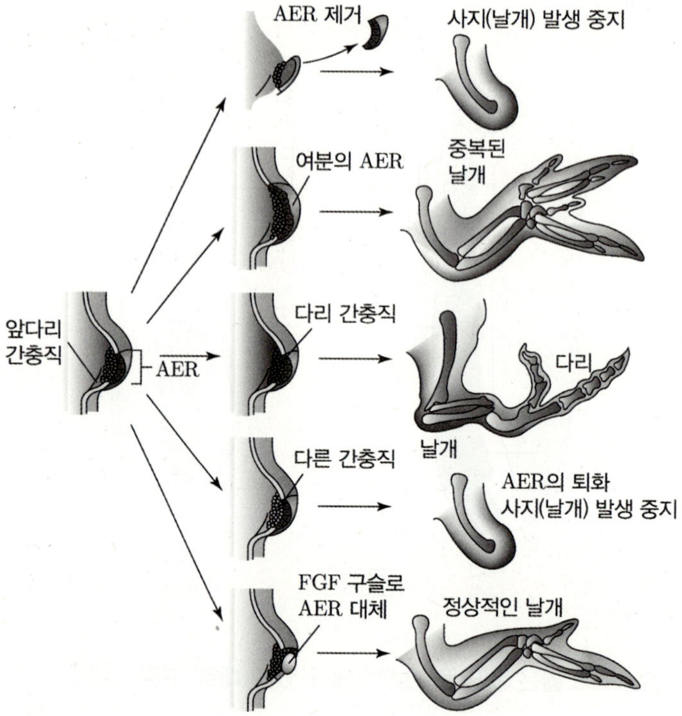

이에 대한 설명으로 옳지 않은 것은?

① AER이 사지 발달에 필요하다.
② 간충직이 AER을 유도하고 지속시킨다.
③ 사지 간충직은 중배엽성 조직이다.
④ 형성될 사지의 종류는 AER이 결정한다.
⑤ AER은 FGF를 분비하여 사지 간충직을 계속 유지시킨다.

1 X 3 학습법			
풀이 날짜	/	/	/
나의 답			

326 추론 중심

그림 (가)는 형질전환 초파리를 만들기 위해 제작한 벡터의 모식도이고, 그림 (나)는 정상 초파리(A)와 형질전환 초파리(B, C) 배아에서 초기 생식세포 특이적인 단백질을 면역조직화학법으로 조사한 결과를 나타낸 사진이다.

(가) *oskar* 유전자의 3′ 말단에 비코이드(*bicoid*) 유전자의 3′ 비번역부위(3′ UTR)를 연결한 재조합한 벡터를 제작하였다.

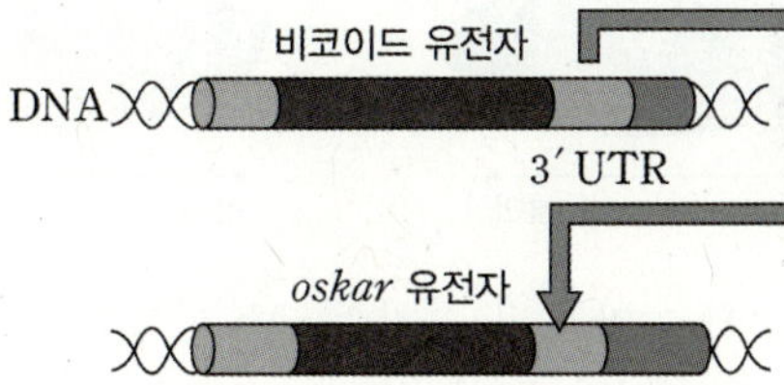

(나) 아래 사진에서 배아의 왼쪽이 앞쪽(anterior)이며 진하게 염색된 부분이 초기 생식세포 특이적인 단백질이 발현된 위치이다.

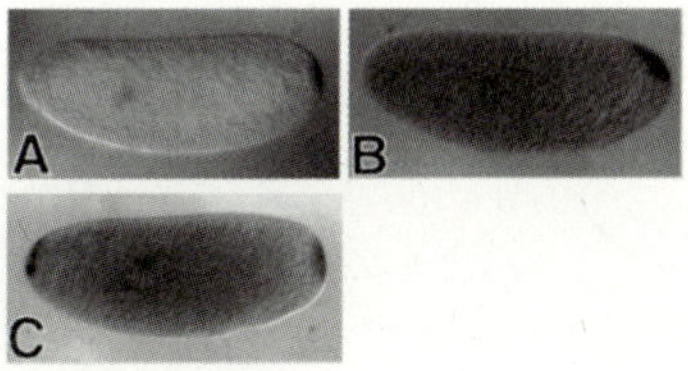

A : 정상초파리의 배아
B : *oskar* 유전자 과발현 벡터를 이용하여 형질전환 시킨 초파리 배아
C : (가)의 재조합 벡터를 이용하여 형질전환 시킨 초파리 배아

이에 대한 설명으로 옳은 것만을 〈보기〉에서 있는 대로 고른 것은?

보기

ㄱ. Oskar는 생식세포 형성에 필요한 단백질과 mRNA를 뒤쪽 극에 분포시키는 기능을 할 것이다.
ㄴ. 비코이드 유전자가 배아의 특정 위치에서만 발현되도록 하는데 있어 중요한 부위는 3′ 비번역부위(3′ UTR)이다.
ㄷ. B와 C의 성체는 정상적인 알을 낳을 수 있을 것이다.

① ㄱ　② ㄴ　③ ㄷ
④ ㄱ, ㄴ　⑤ ㄱ, ㄴ, ㄷ

1 X 3 학습법
풀이 날짜 / / /
나의 답

327 추론 중심

다음은 *bicoid* 유전자가 초파리의 발생에 미치는 영향을 나타낸 모식도이다.

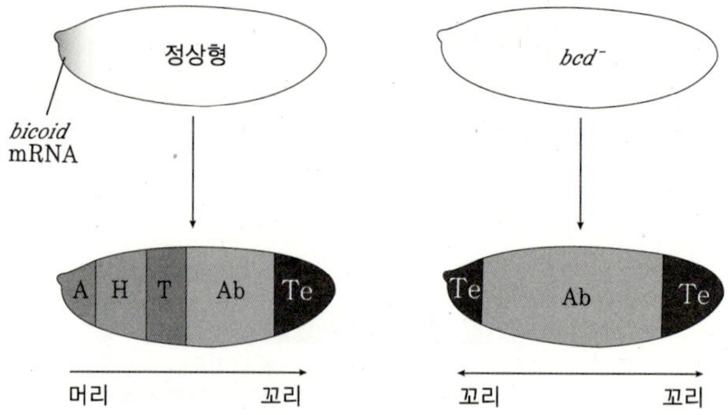

(A : 머리 끝, H : 머리, T : 가슴, Ab : 복부, Te : 꼬리마디)

***bicoid* 결핍 배아(*bcd*⁻)의 앞쪽 끝이나 중간 부위에 *bicoid* mRNA를 주입하는 실험과 정상 초파리 배아의 뒤쪽 끝에 *bicoid* mRNA를 주입하는 실험을 진행하였다.**

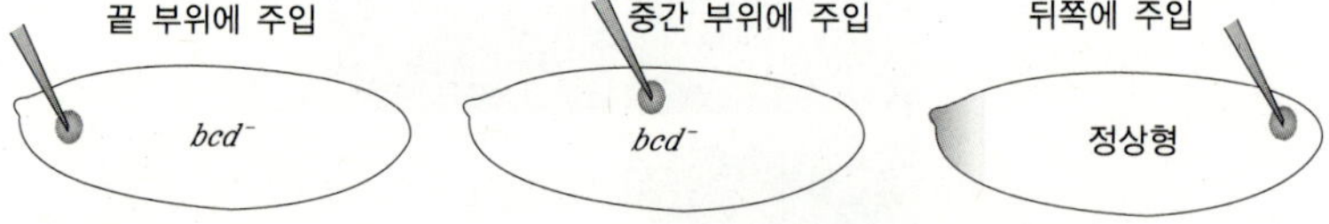

다음 중 돌연변이형과 정상 배아에 *bicoid* mRNA를 주입했을 때 발생되는 형태를 바르게 고른 것은?

	돌연변이의 앞쪽 끝 부위에 주입 시	돌연변이의 중간 부위에 주입 시	정상 배아의 뒤쪽에 주입 시

① 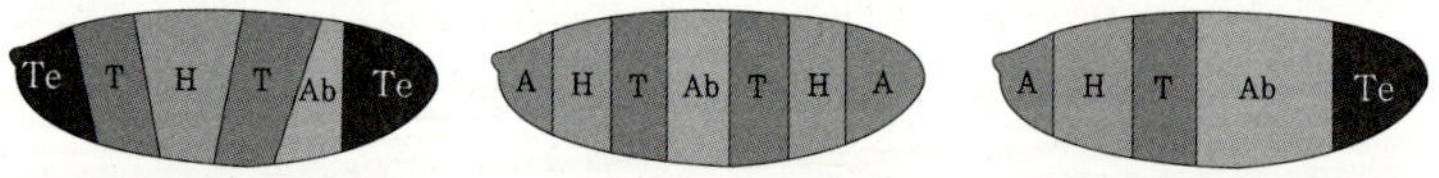

② 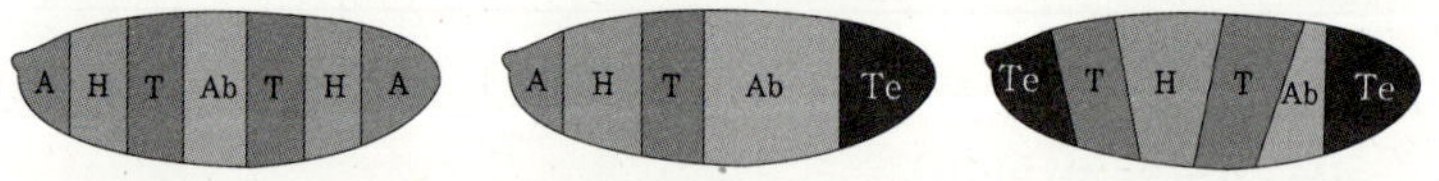

③ 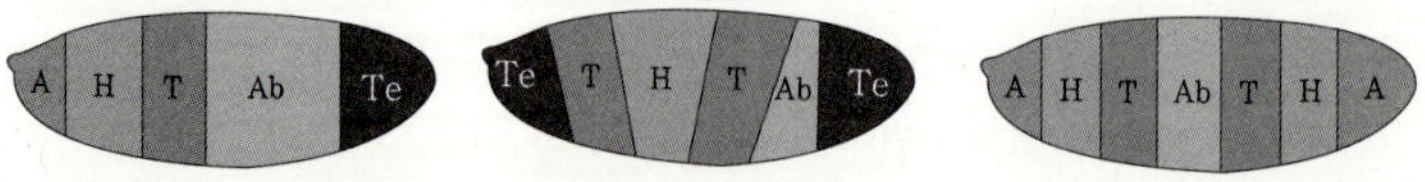

④ 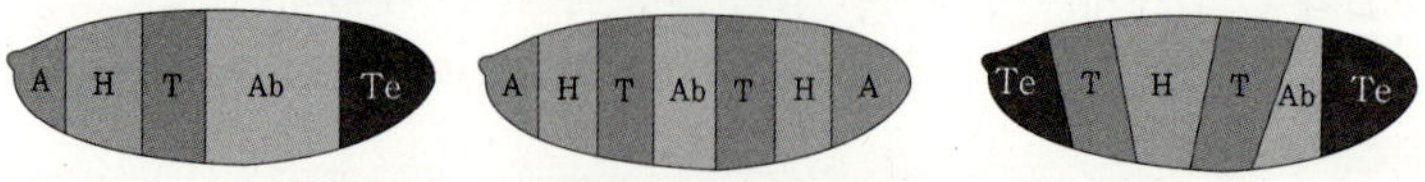

⑤ 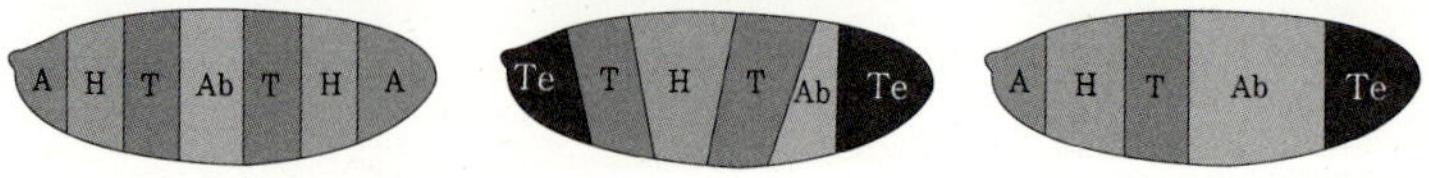

1 X 3 학습법

풀이 날짜	/	/	/
나의 답			

MEMO

PART V

일반생물학 실험

328 지식 중심

다음은 세포의 수를 세는 과정을 묘사한 것이다. 세포가 들어 있는 용액 10 mL의 일부를 10배 희석한 후 이 중 10 μL를 트리판 블루(trypan blue) 용액과 1:1로 섞어준다. 이 중 10 μL를 혈구 계수기(hemocytometer)에 넣고 격자 안에 들어 있는 세포의 수를 세었다. 단, 평균적으로 격자 한 칸에 50개의 세포가 존재하고, 이 중 트리판 블루(trypan blue)에 의해 염색된 세포는 10개이다.

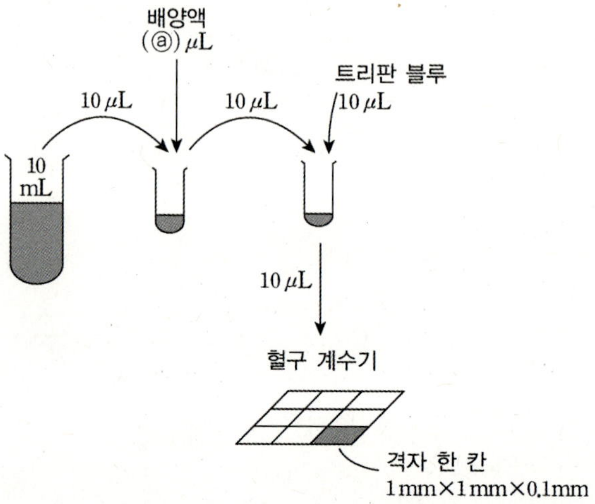

이에 대한 설명으로 옳은 것만을 〈보기〉에서 있는 대로 고른 것은?

보기

ㄱ. ⓐ는 90이다.
ㄴ. 트리판 블루(trypan blue)는 살아 있는 세포만 염색한다.
ㄷ. 처음 용액(10 mL)에 들어 있는 살아 있는 세포의 총 수는 약 4×10^7 개이다.

① ㄱ ② ㄷ ③ ㄱ, ㄴ
④ ㄱ, ㄷ ⑤ ㄱ, ㄴ, ㄷ

1 X 3 학습법

풀이 날짜	/	/	/
나의 답			

329 추론 중심

다음은 식물세포의 세포소기관에 대한 연구를 하기 위해 수행한 세포분획 실험이다.

〈실험 과정〉

(가) 식물의 잎 조직을 파쇄하여 세포벽과 핵이 제거된 균등질(homogenate)을 얻었다.

(나) 평형밀도 원심분리(equilibrium density centrifugation)를 수행하기 위해 원심분리용 튜브에 16~48%까지 설탕 농도기울기를 형성하였다.

(다) (가)에서 얻은 균등질을 (나)에서 준비한 원심분리용 튜브 상단에 올려놓은 후, 40,000 rpm으로 2시간 동안 원심분리 하였다.

(라) 원심분리 튜브의 바닥에 구멍을 뚫어 기울기 분획을 순차적으로 얻었다.

(마) (라)에서 얻은 각 분획을 대상으로 3가지 효소(cellulose synthase, NADH-Cyt *c* reductase, pyrophosphatase)의 활성을 조사하였다.

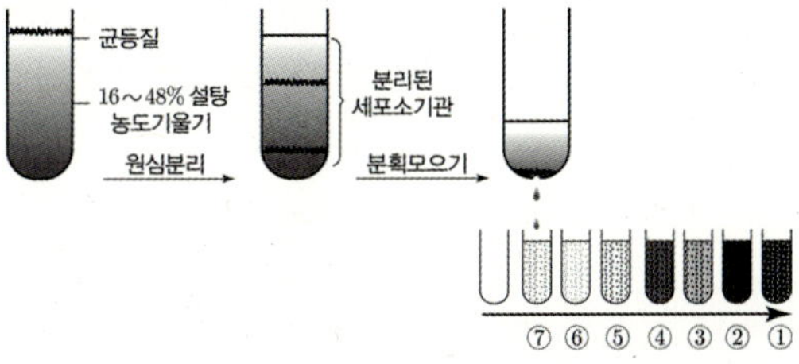

〈실험 결과〉

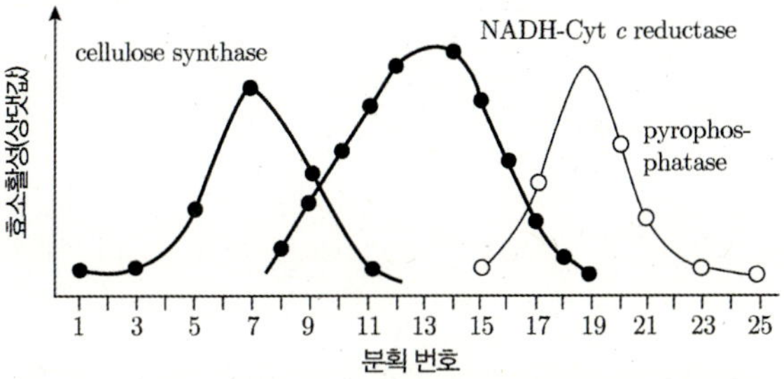

V 일반생물학 실험

1 X 3 학습법			
풀이 날짜	/	/	/
나의 답			

이에 대한 설명으로 옳은 것만을 〈보기〉에서 있는 대로 고른 것은? (단, NADH-Cyt *c* reductase**는 소포체에 존재하고,** pyrophosphatase**는 액포에 존재한다.**)

보기

ㄱ. Cellulose synthase를 가지는 분획이 pyrophosphatase를 가지는 분획보다 밀도가 더 크다.

ㄴ. 세포막에 존재하는 H^+-ATPase는 7번 분획보다는 13번 분획에서 검출될 가능성이 더 크다.

ㄷ. (다) 과정의 원심분리를 2시간 보다 더 긴 시간 동안 수행하면, 3가지 효소의 활성은 모두 1번 분획에서 나타날 것이다.

① ㄱ　② ㄴ　③ ㄱ, ㄴ
④ ㄱ, ㄷ　⑤ ㄱ, ㄴ, ㄷ

330 지식 중심

다음은 6종류의 단백질(aldolase, catalase, ferritin, thyroglobulin, blue dextran, 단백질 X)을 Sephacryl S300 컬럼(column)을 이용한 크로마토그래피 실험법으로 분리한 결과이다.

	분자량(Da)	용출부피(elution volume, cm^3)
Aldolase	158,000	22.5
Catalase	210,000	21.4
Ferritin	444,000	18.2
Thyroglobulin	669,000	16.4
Blue dextran	2,000,000	13.6
단백질 X	?	15.4

이에 대한 설명으로 옳은 것만을 〈보기〉에서 있는 대로 고른 것은?

보기

ㄱ. Aldolase는 ferritin보다 컬럼(column)에 더 오래 머무른다.
ㄴ. 단백질 X의 분자량은 thyroglobulin의 분자량보다 더 크다.
ㄷ. 더 큰 단백질일수록 컬럼(column)을 통과하기가 더 어렵다.

① ㄱ ② ㄱ, ㄴ ③ ㄱ, ㄷ
④ ㄴ, ㄷ ⑤ ㄱ, ㄴ, ㄷ

V 일반생물학 실험

1 X 3 학습법

풀이 날짜	/	/	/
나의 답			

331 지식 중심

다음은 유전자조절염기서열 5′ − GGGCCC − 3′ / 3′ − CCCGGG − 5′에 결합하는 단백질 Y를 분리하는 실험이다.

〈실험 과정〉

(가) 세포 X에서 수용성 단백질을 분리한 후, 완충용액 A에 현탁한다.

(나) (가)에서 준비한 단백질 현탁액을, 세포 X의 염색체 DNA 절편들이 결합되어 있는 충진제(resin)로 충진되어 있는 컬럼에 통과시킨다.

(다) 완충용액 B를 이용하여 컬럼에 결합되어 있던 단백질들을 용출시킨다.

(라) (다)에서 얻은 용출용액을 5′ − GGGCCC − 3′ / 3′ − CCCGGG − 5′ 서열이 결합되어 있는 컬럼을 통과시킨다.

(마) 완충용액 C를 이용하여 컬럼에 결합되어 있던 단백질 Y를 용출시킨다.

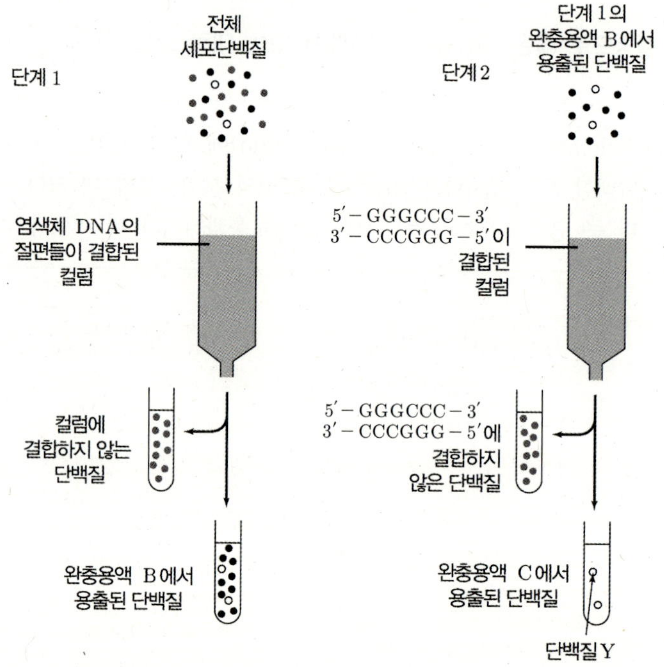

다음 중 실험에서 사용한 각 완충용액의 염 농도를 가장 잘 연결해 놓은 것은?

	높음	중간	낮음
①	A	B	C
②	A	C	B
③	B	A	C
④	C	A	B
⑤	C	B	A

1 X 3 학습법
풀이 날짜 / / /
나의 답

332 지식 중심

다음은 식물 조직에서 분리한 단백질 추출물에 존재하는 단백질 X를 확인하기 위한 실험 과정을 나타낸 것이다.

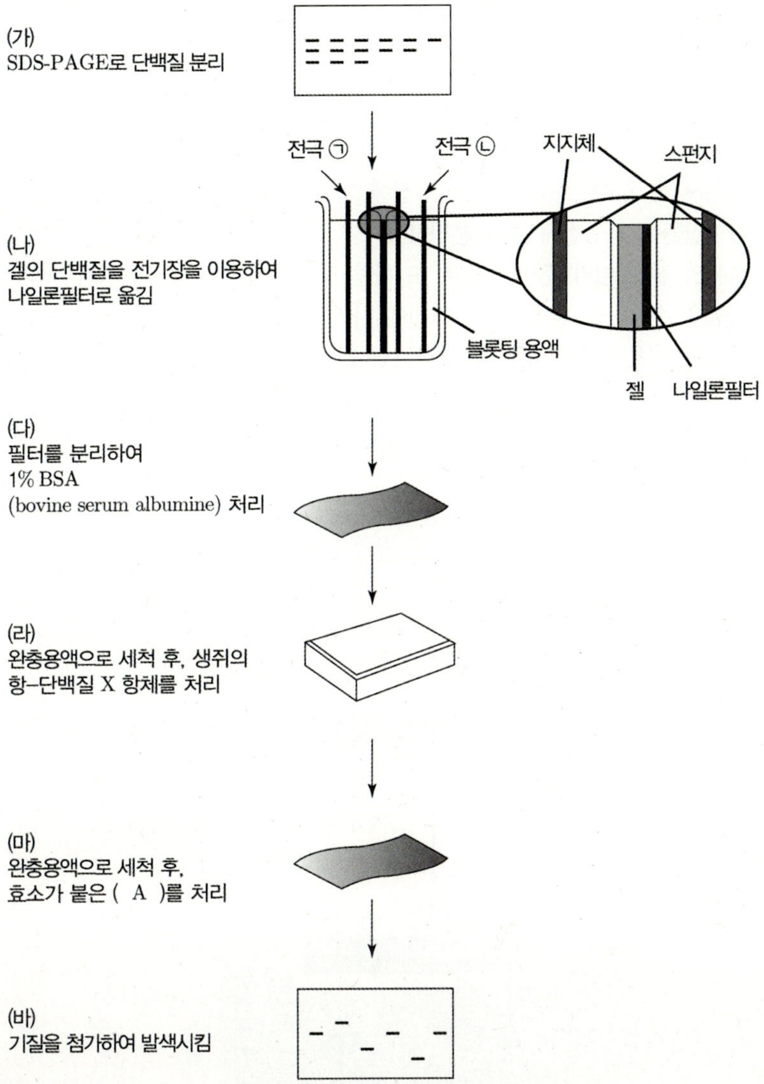
(가)
SDS-PAGE로 단백질 분리
전극 ㉠
전극 ㉡
지지체
스펀지
(나)
겔의 단백질을 전기장을 이용하여
나일론필터로 옮김
블롯팅 용액
젤
나일론필터
(다)
필터를 분리하여
1% BSA
(bovine serum albumine) 처리
(라)
완충용액으로 세척 후, 생쥐의
항-단백질 X 항체를 처리
(마)
완충용액으로 세척 후,
효소가 붙은 (A)를 처리
(바)
기질을 첨가하여 발색시킴

이에 대한 설명으로 옳은 것만을 <보기>에서 있는 대로 고른 것은?

보기

ㄱ. ㉠에는 음극을 ㉡에는 양극을 연결한다.
ㄴ. (다) 과정에서 1% BSA를 처리하는 과정을 생략하면 1차 항체가 단백질 X에 결합할 수 없다.
ㄷ. (A)로 토끼의 항-생쥐 면역글로불린을 쓸 수 있다.

① ㄱ　② ㄴ　③ ㄷ
④ ㄱ, ㄴ　⑤ ㄱ, ㄷ

V 일반생물학 실험

1 X 3 학습법

풀이 날짜	/	/	/
나의 답			

333 지식 중심

다음은 두 종류 단백질(단백질 A, B)의 특성을 이해하기 위해 수행한 이차원 전기영동 (2-dimensional electrophoresis, 2-DE) 실험이다.

〈실험 과정〉

(가) 세포로부터 단백질 A와 단백질 B를 각각 순수분리한 후, 동일한 양을 섞어 주었다.

(나) (가)의 단백질 혼합액을 pH 3에서 10까지 pH 기울기가 형성되어 있는 미리 준비해 놓은 겔(IPG strip) 상에 첨가(loading)한 후, 전압을 가해주어 단백질들을 등전점에 따라 분리하였다.

(다) (나)의 겔을 미리 준비해 놓은 또 다른 겔의 상단 부위에 올려놓은 후, 전기영동을 수행하여 단백질들을 크기에 따라 분리하였다.

(라) 색소를 이용하여 염색한 후 관찰하였다.

〈실험 결과〉

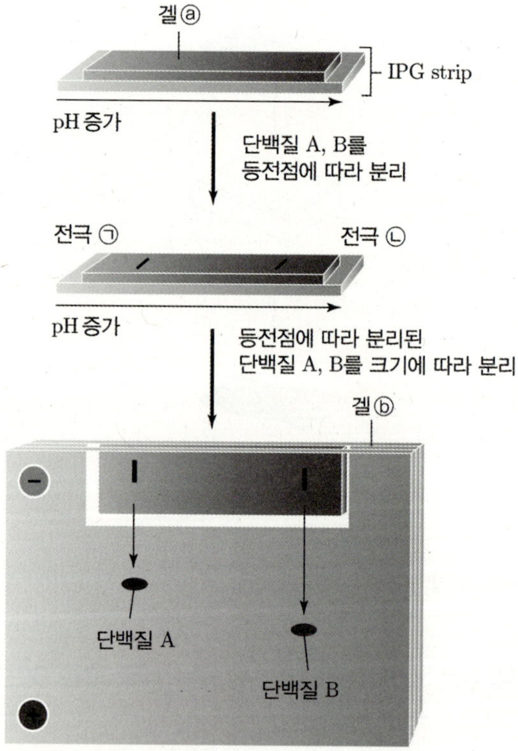

1 X 3 학습법

풀이 날짜	/	/	/
나의 답			

이에 대한 설명으로 옳은 것만을 〈보기〉에서 있는 대로 고른 것은?

보기

ㄱ. 단백질 A의 분자량이 단백질 B의 분자량보다 더 크다.
ㄴ. 전극 ㉠에는 음극을, 전극 ㉡에는 양극을 연결한다.
ㄷ. SDS 함량은 겔 ⓐ가 겔 ⓑ보다 더 높다.

① ㄱ ② ㄴ ③ ㄱ, ㄴ
④ ㄱ, ㄷ ⑤ ㄱ, ㄴ, ㄷ

334 추론 중심

그림은 3종류 인지질(포스파티딜콜린[PC], 포스파티딜세린[PS], 포스파티딜에탄올아민 [PE])의 구조를 나타낸 것이다.

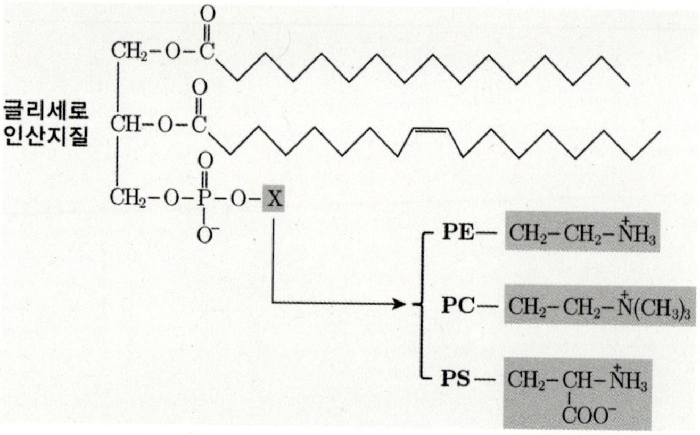

이들 막지질 분석을 위해 다음과 같은 실험을 수행하였다.

〈실험〉

(가) 세포 X를 파쇄한 후, 적절한 용매를 이용하여 막지질만 녹인 후 분별깔대기를 이용하여 추출하였다.

(나) (가)에서 추출한 추출물을 박층크로마토그래피(TLC)를 이용해 분리하기 위해, 극성 화합물로 도포되어 있는 유리판의 하단 부위의 시작점에 스팟팅(spotting)하였다.

(다) (나)에서 준비된 유리판의 하단부 가장자리를 전개용매(클로로포름, 메탄올 및 물로 구성)에 담그어 시료를 전개시켰다.

(라) 일정 시간이 지난 후 분리된 각 막지질을 동정하여 콜레스테롤과 PC, PS, PE를 확인하였다.

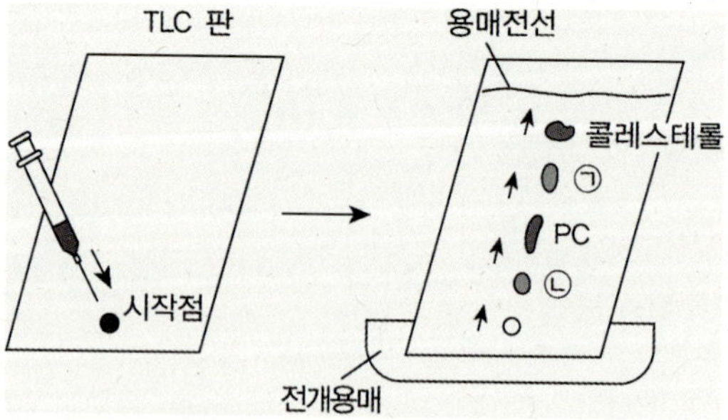

1 X 3 학습법

풀이 날짜	/	/	/
나의 답			

이에 대한 설명으로 옳은 것만을 〈보기〉에서 있는 대로 고른 것은?

보기

ㄱ. 세포 X는 식물세포이다.
ㄴ. ㉠은 PE이고, ㉡은 PS이다.
ㄷ. (가) 과정의 유기용매로는 물과 같은 극성 용매를 주로 이용한다.

① ㄱ　　② ㄴ　　③ ㄱ, ㄴ
④ ㄴ, ㄷ　　⑤ ㄱ, ㄴ, ㄷ

335 추론 중심

(가)는 pH 변화에 따른 단백질 X와 Y의 순전하를 나타낸 것이고, (나)는 셀룰로오스 기질에 서로 다른 작용기가 결합되어 있는 4종류(Ⅰ ~ Ⅳ) 이온 교환체(ion exchanger)의 특성을 정리해놓은 표이다.

(가)

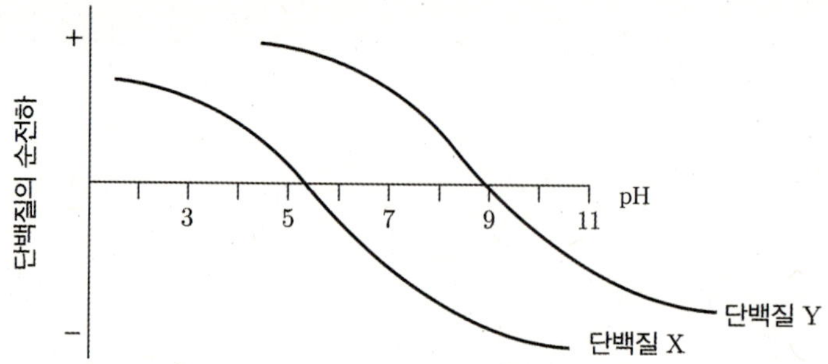

(나)

이온 교환체	구조	작용기	(+) 전하를 띠는 pH 범위	(−) 전하를 띠는 pH 범위
Ⅰ	●—$R-CH_2-N^+(CH_3)_2-CH_3Cl^-$	Q	전체	없음
Ⅱ	●—$R-C_2H_4N^+(C_2H_5)_2HCl^-$	DEAE	≤8.5	없음
Ⅲ	●—$O-C_4H_8-S(=O)_2-O^-Na^+$	S	없음	>4
Ⅳ	●—$O-CH_2COO^-Na^+$	CM	없음	전체

이에 대한 설명으로 옳은 것만을 〈보기〉에서 있는 대로 고른 것은? (단, 단백질 X와 Y가 포함된 수용성 단백질 추출물 Z(pH 7.2)는 배양 중인 동물 세포로부터 얻었다.)

보기

ㄱ. 단백질 X의 등전점은 단백질 Y의 등전점보다 작다.
ㄴ. 추출물 Z로부터 단백질 X만 분리하는 이온교환 크로마토그래피 실험에 이온 교환체 Ⅰ과 Ⅱ를 모두 사용할 수 있다.
ㄷ. 이온 교환체 Ⅱ을 양이온교환 크로마토그래피에 이용하기 위해서는 단백질 완충용액의 pH는 8.5 이하로 이용해야 한다.

① ㄱ ② ㄴ ③ ㄷ
④ ㄱ, ㄴ ⑤ ㄱ, ㄷ

1 X 3 학습법

풀이 날짜 / / /

나의 답

336 추론 중심

다음은 아래와 같은 간단한 펩티드의 아미노산 조성을 분석하는 실험이다.

Ala-Gly-Asp-Phe-Arg-Gly

〈실험 과정〉

(가) 펩티드를 110℃의 6N HCl에서 24시간 처리하였다.

(나) 강산성 작용기를 가지는 폴리스티렌(polystyrene) 수지가 채워져 있는 컬럼(column)에 넣었다.

(다) pH와 염도가 서로 다른 용출용액 Ⅰ, Ⅱ, Ⅲ을 순차적으로 넣어가며 아미노산들을 컬럼에서 용출시켰다.

Ⅰ: 시트르산 나트륨 용액, pH 3.25

Ⅱ: 시트르산 나트륨 용액, pH 4.25

Ⅲ: 시트르산 나트륨 용액, pH 5.28

(라) 각 용출 분획의 아미노산의 양은 닌히드린(ninhydrin)과 반응시킨 후 흡광도를 측정하여 결정하였다.

〈실험 결과〉

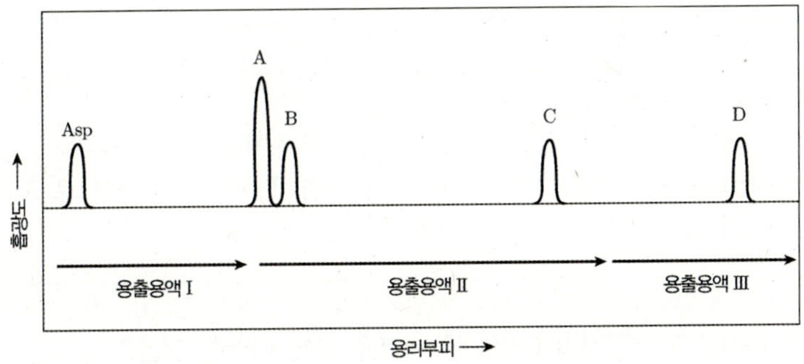

이에 대한 설명으로 옳은 것만을 〈보기〉에서 있는 대로 고른 것은?

보기

ㄱ. 용출용액 Ⅰ보다 Ⅲ의 시트르산나트륨의 농도가 더 높다.

ㄴ. 글리신(Gly)은 C에 존재하고, 아르기닌(Arg)은 D에 존재한다.

ㄷ. (라)에서 흡광도는 260 nm 파장의 빛에서 측정한다.

① ㄱ ② ㄴ ③ ㄱ, ㄴ

④ ㄱ, ㄷ ⑤ ㄱ, ㄴ, ㄷ

1 X 3 학습법

풀이 날짜	/	/	/
나의 답			

V 일반생물학 실험

337 추론 중심

다음은 펩티드 호르몬인 엔케팔린의 아미노산 서열을 결정하는 과정이다.

〈자료〉

- FDNB는 펩티드의 N 말단에만 결합하며, 펩신은 Phe, Trp, Tyr의 N 말단을 절단한다.

〈실험 과정〉

(가) 엔케팔린을 110℃에서 6M HCl을 처리하여 완전히 가수분해 시킨 후 Gly, Leu, Phe, Tyr의 비율을 조사하였다.
(나) FDNB를 엔케팔린에 처리한 후 완전히 가수분해하여 크로마토그래피를 수행한 후 Tyr과 FDNB의 결합 유무를 조사하였다.
(다) 펩신을 엔케팔린에 처리한 후 크로마토그래피를 수행한 후 검출된 펩티드의 종류를 조사하였다.

〈실험 결과〉

(가) Gly, Leu, Phe, Tyr의 비율

	Gly	Leu	Phe	Tyr
비율	2	1	1	1

(나) 모든 Tyr에 FDNB가 결합되어 있다. 자유로운 상태의 Tyr은 발견되지 않았다.
(다) Phe과 Leu로 구성된 디펩티드(dipeptide)와 Tyr과 Gly을 1:2로 포함하는 트리펩티드(tripeptide)가 발견되었다.

위 실험을 근거로 엔케팔린의 아미노산 서열을 옳게 나열한 것은?

① N－Tyr－Gly－Gly－Phe－Leu－C
② N－Phe－Leu－Tyr－Gly－Gly－C
③ N－Tyr－Gly－Gly－Leu－Phe－C
④ N－Gly－Gly－Tyr－Phe－Leu－C
⑤ N－Tyr－Gly－Phe－Phe－Leu－C

1 X 3 학습법

풀이 날짜	/	/	/
나의 답			

338 추론 중심

다음은 식물 조직을 이용하여 수행한 실험이다.

〈실험 과정〉

(가) 식물 조직을 액체 질소와 막자사발을 이용하여 마쇄시킨 후, 용해용액(lysis buffer)을 넣고 잘 혼합해 주었다.

(나) 원심분리를 수행하여 상층액만을 새로운 튜브로 옮긴 후, 동일 부피의 40% TCA(trichloroacetic acid) 용액을 첨가하여 단백질을 침전시켰다.

(다) 원심분리를 이용하여 얻은 침전물에 가용화용액(solubilization buffer)을 넣고 가용화시켰다.

(라) 분리한 단백질을 정량하기 위해 BSA(소 혈청 알부민)를 이용하여 다음과 같이 5종류(㉠~㉤)의 표준 용액을 준비하였다.

	㉠	㉡	㉢	㉣	㉤
BSA(1 mg/mL)	0 μL	5 μL	10 μL	15 μL	20 μL
완충용액	50 μL	45 μL	40 μL	35 μL	30 μL

(마) (다)에서 분리한 단백질 용액 5 μL에 완충용액 95 μL를 넣고 섞어주었다.

(바) (마)에서 준비한 단백질 시료 50 μL와 (라)에서 준비한 각 표준 용액을 시험관에 넣은 후, 950 μL Bradford 시약을 각각 넣고 10분 동안 반응시켰다.

(사) (바)의 반응물의 흡광도를 595 nm 파장의 빛을 이용하여 각각 측정하였다.

〈실험 결과〉

시험관	식물 조직의 단백질 시료	㉠	㉡	㉢	㉣	㉤
흡광도	0.3	0.2	0.4	0.6	0.8	1.0

(다)의 가용화용액에 가용화된 단백질 용액의 농도로 옳은 것은?

① 50 μg/mL ② 100 μg/mL ③ 500 μg/mL
④ 1,000 μg/mL ⑤ 5,000 μg/mL

V 일반생물학 실험

1 X 3 학습법			
풀이 날짜	/	/	/
나의 답			

339 지식 중심

그림은 그람 염색 과정 동안에 세균 A와 B가 염색된 것을 나타낸 것이다.

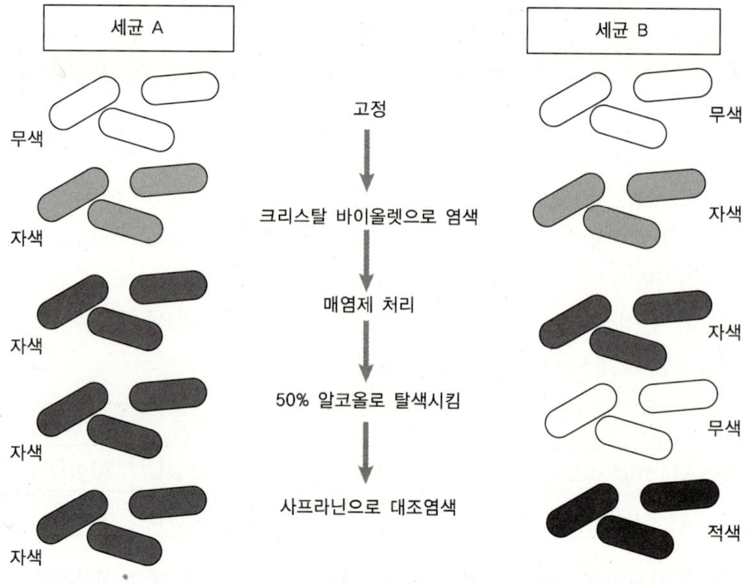

이에 대한 설명으로 옳은 것만을 〈보기〉에서 있는 대로 고른 것은?

보기

ㄱ. 세균 A가 세균 B보다 펩티도글리칸 층이 더 두껍다.
ㄴ. 크리스탈 바이올렛은 세균 A에서 핵을 주로 염색한다.
ㄷ. 모든 염색이 끝난 후, 형광현미경을 이용하여 염색 결과를 확인한다.

① ㄱ ② ㄱ, ㄴ ③ ㄱ, ㄷ
④ ㄴ, ㄷ ⑤ ㄱ, ㄴ, ㄷ

1 X 3 학습법			
풀이 날짜	/	/	/
나의 답			

340 지식 중심

다음은 엠피실린 저항성 유전자로 형질전환된 대장균을 선별하기 위한 LB (Luria-Bertani) 고체 배지(LB plate)를 만드는 과정이다.

〈실험 과정〉

(가) 1.5리터(L) 용량의 삼각플라스크를 준비한 후, deionized H_2O 700 ml, 10 g의 트립톤(tryptone), 효모 5 g의 추출물(yeast extract), 10 g의 NaCl을 넣는다.

(나) 잘 흔들어 주어 넣은 내용물을 모두 녹인 후, 5 N NaOH를 조금씩 첨가하면서 pH를 7.0으로 맞춘다.

(다) 1.5% 용액이 되도록 한천(agar)을 넣어준 후(㉠), 부피가 1리터가 되도록 deionized H_2O를 첨가한다.

(라) 알루미늄 호일로 플라스크 입구를 잘 밀봉한 후, 15 psi(1.05 kg/cm^2)의 압력 하에서 20분간 가압멸균(㉡)한다.

(마) 50~60℃로 식힌 후(㉢), 적절한 부피(㉣)의 엠피실린(ampicillin) Stock 용액(50 mg/ml)(㉤)을 넣어준다.

※ 엠피실린의 사용 농도는 25 μg/ml이다.

(바) 90 mm 배양접시에 30~35 ml을 부어준 후, 식히며 굳힌다.

이에 대한 설명으로 옳은 것은?

① ㉠에서 넣어주는 양은 1.5 g이다.

② ㉡ 과정에서 간균의 내생포자는 사멸하지 않는다.

③ 필요한 경우 ㉠ 과정은 ㉢ 과정 이후로 옮겨서 진행할 수 있다.

④ ㉣은 500 μL이다.

⑤ ㉤은 미리 제조하여 가압멸균법으로 멸균한 것을 이용한다.

V 일반생물학 실험

1 X 3 학습법

풀이 날짜	/	/	/
나의 답			

341 추론 중심

다음은 배양액 X에 존재하는 서로 다른 유전자형의 대장균 균주를 분리하기 위해 수행한 실험이다.

〈실험 과정〉

(가) 세균이 성장하기 위해 필요한 무기염류와 포도당, 비타민 등 성장에 필요한 최소한의 성분만 들어 있는 배지 A와, 배지 A에 아미노산 히스티딘이 첨가되어 있는 배지 B를 준비하였다.

(나) 배양액 X(50 ml)를 배지 B를 이용하여 다음과 같이 희석하였다.

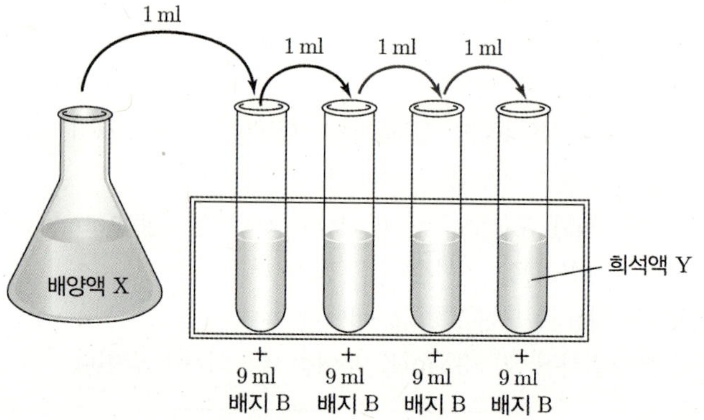

(다) (나)에서 준비한 희석액 Y 100 μL를 (가)에서 준비한 배지 B(고체 배지)에 도말하였다.

(라) 37℃에서 밤새 배양한 후, 형성된 콜로니를 배지 A(고체 배지)로 복제판 제작하여 형성된 콜로니를 확인하였다.

〈실험 결과〉

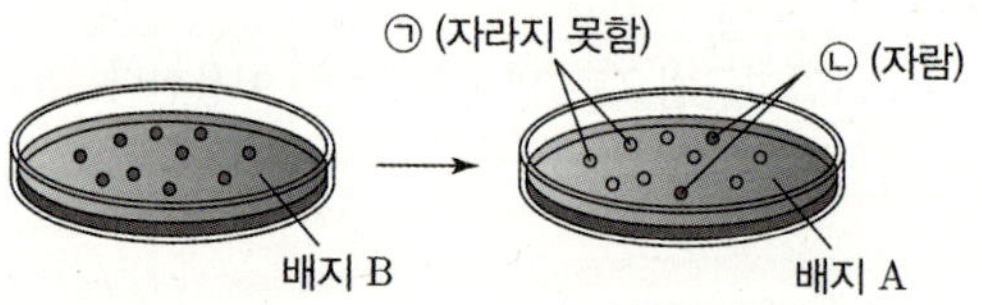

이에 대한 설명으로 옳은 것만을 〈보기〉에서 있는 대로 고른 것은?

보기

ㄱ. 균주 ㉠의 유전자형은 *his*$^-$이고, 균주 ㉡의 유전자형은 *his*$^+$이다.

ㄴ. (가)의 배지 A에는 보통 효모 추출물(yeast extract)을 넣어준다.

ㄷ. 배양액 X의 대장균 농도는 약 10^5 개/ml이다.

① ㄱ ② ㄴ ③ ㄱ, ㄴ
④ ㄱ, ㄷ ⑤ ㄱ, ㄴ, ㄷ

1 X 3 학습법

풀이 날짜	/	/	/
나의 답			

342 지식 중심

다음은 구강세포로부터 DNA를 분리하는 과정이다.

〈실험 과정〉

(가) 식염수로 입안을 충분히 헹구어 튜브에 넣고 원심분리 하여 세포만 침전시킨다.

(나) 침전물에 세포용해 완충액과 단백질가수분해효소 K를 넣고 하룻밤 동안 처리한다.

(다) 같은 용량의 페놀/클로로포름/이소아밀알콜(25 : 24 : 1)을 넣고 섞어준 후, 원심분리 한다.

(라) 상등액만 새로운 튜브로 옮긴 후, 같은 용량의 클로로포름/이소아밀알콜(24:1)을 넣어 섞어주고 원심분리 한다.

(마) 상등액만 새로운 튜브로 옮긴 후, $\frac{1}{10}$ 용량의 3 M NaOAc와 2배 용량의 에탄올을 첨가한다.

(바) −70℃ 초저온 냉동고에 20분 정도 보관한 후, 원심분리 하여 DNA 침전물을 얻는다.

(사) DNA 침전물을 세척한 후, 50 μl의 완충액에 용해시킨다.

이에 대한 설명으로 옳은 것만을 〈보기〉에서 있는 대로 고른 것은?

보기

ㄱ. 세포용해 완충액에는 일반적으로 계면활성제가 다량 들어 있다.

ㄴ. (라) 과정의 클로로포름/이소아밀알콜(24 : 1)은 단백질을 변성시키기 위해 사용한다.

ㄷ. (마)~(사)는 RNA는 제거하고 DNA만을 순수하게 얻기 위해 수행하는 과정이다.

① ㄱ ② ㄴ ③ ㄱ, ㄴ
④ ㄱ, ㄷ ⑤ ㄱ, ㄴ, ㄷ

V 일반생물학 실험

1 X 3 학습법

풀이 날짜	/	/	/
나의 답			

343 지식 중심

다음은 동물 조직 A와 B에서 유전체 DNA(genomic DNA)를 분리하여 순도와 양을 측정하는 실험이다.

〈실험 과정〉

(가) 동일한 무게의 조직 A와 조직 B로부터 유전체 DNA를 분리하였다.

(나) 분리한 DNA에 완충용액을 첨가하여 각각 50 μl의 용액을 만들었다.

(다) 조직 A에서 분리한 DNA 용액 8 μl를 192 μl의 완충용액에 넣어 희석시켰고, 조직 B에서 분리한 DNA 용액 4 μl를 196 μl의 완충용액에 넣어 희석시켰다.

(라) 분광광도계를 이용하여 상온에서 260 nm와 280 nm에서의 각 희석액의 흡광도를 각각 측정하였다.

〈실험 결과〉

	흡광도	
	A_{260}	A_{280}
조직 A	0.5	0.3
조직 B	0.4	0.2

이에 대한 설명으로 옳은 것만을 〈보기〉에서 있는 대로 고른 것은? (단, 분광광도계에서 빛이 통과한 길이는 1 cm이며 260 nm에서 dsDNA의 흡광계수는 $0.020(\mu g/ml)^{-1} \cdot cm^{-1}$이다.)

보기

ㄱ. 순도와 농도 모두 조직 A의 DNA 용액이 조직 B의 DNA 용액보다 더 낮다.

ㄴ. 조직 B에서 분리한 DNA의 양은 1,000 μg이다.

ㄷ. (라) 과정에서 희석액의 온도를 95℃로 맞춘 후 측정하면 260 nm에서의 흡광도는 0.4보다 더 높게 나올 것이다.

① ㄱ ② ㄷ ③ ㄱ, ㄷ
④ ㄴ, ㄷ ⑤ ㄱ, ㄴ, ㄷ

1 X 3 학습법

풀이 날짜	/	/	/
나의 답			

344 지식 중심

다음은 올리고(dT) 셀룰로오스를 이용하여 내분비세포 X에서 분리한 총 RNA (total RNA)로부터 mRNA만을 정제하는 실험 과정이다.

〈자료〉

• 실험에 사용한 용액

◦ 용액 A : 10 mM Tris-Cl, 0.5 M NaCl, 1 mM EDTA, 0.5% SDS
◦ 용액 B : 10 mM Tris-Cl, 1 mM EDTA
◦ 세척용액 : 10 mM Tris-Cl, 0.1 M NaCl, 1 mM EDTA

〈실험 과정〉

(가) 컬럼(column)에 올리고(dT) 셀룰로오스를 충진한 후, 결합용액으로 씻어준다.

(나) 사람의 내분비세포 X에서 분리한 총 RNA 용액(㉠)을 65℃에서 5분간 배양한 후, 얼음 속에 넣어 급랭시킨다.

(다) 냉각된 총 RNA 용액에 동일 부피의 결합용액을 섞어준 후, 컬럼에 흘려준다.

(라) 세척용액으로 컬럼을 씻어준다.

(마) 용출용액을 컬럼에 흘려주어 RNA를 회수한다.

이에 대한 설명으로 옳은 것만을 〈보기〉에서 있는 대로 고른 것은?

보기

ㄱ. 용액 A는 결합용액이고 용액 B는 용출용액이다.

ㄴ. ㉠에는 사람의 모든 유전자의 mRNA가 존재한다.

ㄷ. (라) 과정에서 NaCl의 농도가 0.05 M인 세척용액을 이용하면, (마) 과정에서 더 많은 양의 RNA를 얻을 수 있을 것이다.

① ㄱ　　② ㄷ　　③ ㄱ, ㄴ

④ ㄱ, ㄷ　　⑤ ㄱ, ㄴ, ㄷ

V 일반생물학 실험

1 X 3 학습법

풀이 날짜	/	/	/
나의 답			

345 추론 중심

다음은 시험관 내에서 RNA를 합성하기 위한 실험 과정을 순서대로 나타낸 것이다.

〈실험 과정〉

(가) pET 벡터에 발현하고자 하는 유전자를 클로닝하여 재조합 벡터를 제작한다.

(나) 다음과 같이 RNA 합성 반응용액을 준비한 후 37℃에서 3~4시간 동안 반응시켜준다.(단 T7 RNA 중합효소는 T7 파지에서 발견되는 RNA 중합효소이다.)

10×완충제	㉠ μL
25 m*M* NTPs	5 μL
RNase 저해제(40 U/μL)	1 μL
재조합 벡터	5 μL
T7 RNA 중합효소(50 U/μL)	㉡ μL
증류수	㉢ μL
총 부피	50 μL

(다) 반응이 끝난 후 페놀 추출법을 이용하여 합성된 mRNA만 정제한다.

(라) 260 nm에서 흡광도를 측정하여 mRNA 농도를 결정한다.

위의 실험 과정과 관련한 설명으로 옳은 것만을 〈보기〉에서 있는 대로 고른 것은?(단, (나)과정에서 사용되는 T7 RNA 중합효소의 적정량은 150 U이다.)

보기

ㄱ. pET 벡터는 T7 프로모터(promoter)를 가지고 있다.

ㄴ. '㉠+㉡+㉢'의 값은 31이다.

ㄷ. (라)과정에서 260 nm에서 흡광도(A_{260})가 1이었다면, mRNA의 농도는 50 μg/ml이다.

① ㄱ ② ㄴ ③ ㄱ, ㄴ
④ ㄱ, ㄷ ⑤ ㄱ, ㄴ, ㄷ

1 X 3 학습법

풀이 날짜	/	/	/
나의 답			

346 추론 중심

다음은 생쥐 유전자 X의 발현양상을 알아보기 위하여 수행한 노던블롯팅 실험이다.

〈자료〉

- 생쥐에서 유전자 X는 유전체 상에서 한 유전자좌에만 존재한다.
- 생쥐의 어떤 조직(㉠)에서 분리한 유전자 X의 mRNA를 이용하여 합성한 cDNA의 염기서열 분석결과 mRNA의 크기는 약 1 kb로 예상되었다.

〈실험 과정〉

(가) 생쥐의 어떤 조직(㉠)에서 분리한 유전자 X의 mRNA를 이용하여 합성한 cDNA를 주형으로 방사성 전구체를 이용하여 혼성화탐침을 제작하였다.

(나) 생쥐 Y의 서로 다른 4유형의 조직(1~4)으로부터 전체 RNA(total RNA)를 분리한 후, RNA 겔(formamide가 첨가된 겔)을 이용하여 전기영동을 수행하였다.

(다) 겔 상의 RNA를 나일론 막(Nylon membrane)에 블롯팅한 후, 나일론 막을 UV에 5분간 처리하였다.

(라) UV 처리가 끝난 나일론 막을 포름아마이드(formamide)가 포함된 혼성화 용액이 들어 있는 혼성화 시험관(hybridization tube)에 넣고 15시간 동안 혼성화하였다.

(마) 나일론 막을 꺼내어 세척하고 X선 필름에 감광한 후, 현상하였다.

〈실험 결과〉

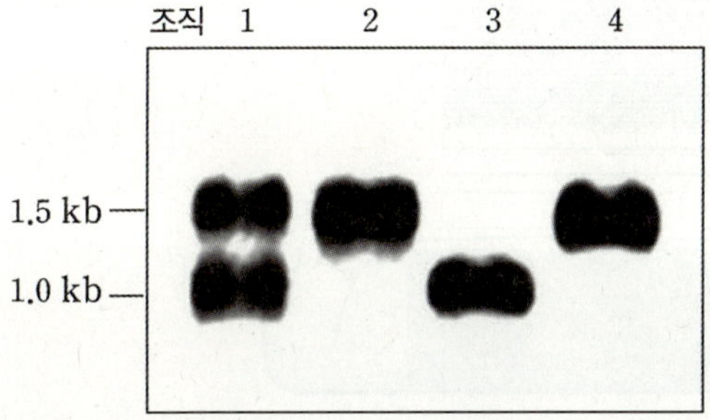

이에 대한 설명으로 옳지 않은 것은?

① 조직 1에서는 유전자 X의 1차 전사체에서 대체적 RNA 스플라이싱(alternative RNA splicing)이 일어났다.

② 조직 2와 조직 3에 들어있는 유전자 X의 크기는 동일하다.

③ ㉠은 조직 2이다.

④ (나)에서 포름아마이드가 첨가된 겔을 이용한 이유는 RNA를 크기별로 정확히 분리하기 위함이다.

⑤ (라)에서 사용한 자외선(UV)은 RNA를 나일론 막에 고정시키는 역할을 한다.

1 X 3 학습법

풀이 날짜	/	/	/
나의 답			

V 일반생물학 실험

347 추론 중심

다음은 아가로오스 겔 전기영동을 이용하여 분리한 DNA를 나일론 막(nylon membrane)으로 블롯팅하는 실험이다.

〈실험 과정〉

(가) 전기영동이 끝난 겔을 0.2 N HCl 용액에 넣고 15분 진탕한다.

(나) (가)의 겔을 1.5 M NaCl, 0.5 M NaOH 용액에 넣고 15분 진탕한다.

(다) (나)의 겔을 0.5 M Tris-Cl(pH 8.0), 1.5 M NaCl 용액에서 30분 진탕한다.

(라) (다) 과정이 끝난 겔을 이용하여 아래와 같이 순차적으로 설치하여 블롯팅한다.

ⓐ 접시(Pyrex dish) 안에 지지체를 넣고 이동완충용액(10×SSC)을 채운다.
※ 20×SSC : 3 M NaCl, 0.3 M sodium citrate

ⓑ 지지체 위에 3 MM 여과지를 올려놓고 여과지의 양쪽 끝을 10×SSC 용액에 담근다.

ⓒ 여과지 위에 겔을 올려놓은 후, 그 위에 그림과 같이 종이 타월, 3 MM 여과지, 나일론 막을 추가적으로 올려놓는다. (단, ㉠, ㉡, ㉢은 종이 타월, 3 MM 여과지, 나일론 막 중 어느 하나이다.)

ⓓ 맨 위에 유리판을 덮고 300 내지 500 g의 무게로 눌러두고 10시간 이상 방치하여 블롯팅시킨다. 이 때 3시간마다 종이 타월을 새 것으로 갈아준다.

(마) 블롯팅이 끝나면 겔로부터 나일론 막을 떼어낸 후 자외선을 비춰준다.

(바) 사용할 때까지 나일론 막을 냉장고에 보관해 둔다.

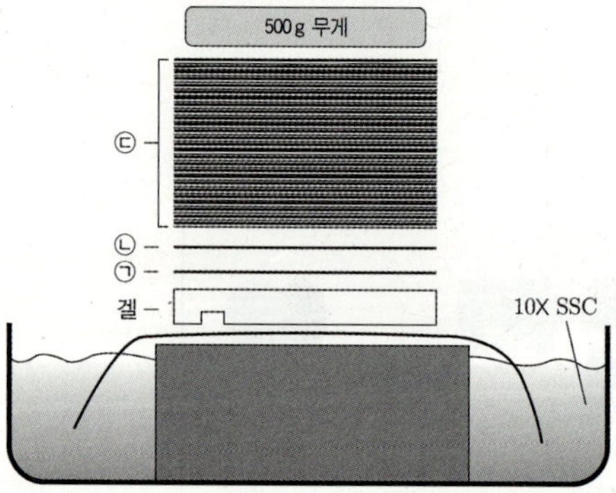

이에 대한 설명으로 옳은 것만을 〈보기〉에서 있는 대로 고른 것은?

보기

ㄱ. (가)~(나) 과정에서 크기가 큰 DNA는 작은 DNA로 잘려진다.
ㄴ. ㉠은 3 MM 여과지이다.
ㄷ. (마) 과정에서 DNA가 나일론 막에 비가역적으로 결합한다.

① ㄱ ② ㄷ ③ ㄱ, ㄷ
④ ㄴ, ㄷ ⑤ ㄱ, ㄴ, ㄷ

1 X 3 학습법

풀이 날짜	/	/	/
나의 답			

348 지식 중심

다음은 어떤 질병을 앓고 있는 환자 X를 진단하기 위해 수행하는 실험이다.

〈실험 과정〉

(가) 미량역가판 홈(microtiter well) 바닥에 일정량의 항원 A를 부착하였다.

(나) 환자 X에서 혈청을 분리한 후, (가)의 미량역가판 홈에 넣어 결합시킨다.

(다) 결합하지 못한 혈청을 씻어낸 후, 1차 항체에 특이적이며 효소가 부착되어 있는 2차 항체를 넣어 결합시킨다.

(라) 결합하지 못한 2차 항체를 씻어낸 후, 기질을 넣어 발색시킨다.

(마) 분광광도계를 이용하여 발색정도를 확인한다.

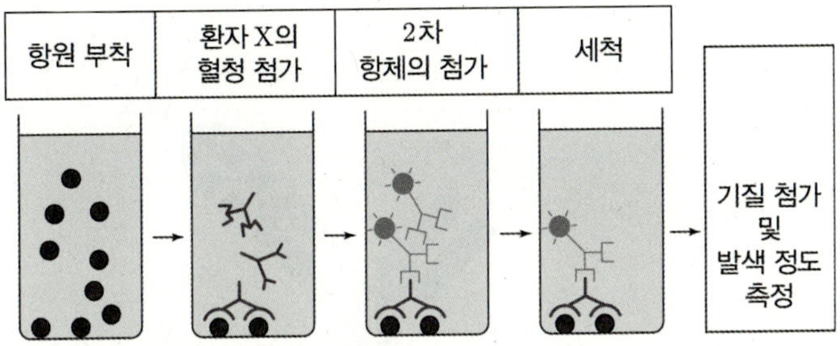

이에 대한 설명으로 옳은 것만을 〈보기〉에서 있는 대로 고른 것은?

보기

ㄱ. 이 방법을 통해 환자 X의 혈청에 존재하는 항원의 양을 측정할 수 있다.

ㄴ. (나) 과정에서 환자 X의 혈청에 항원 A에 대한 항체가 많을수록 (라) 과정에서 발색정도는 더 커진다.

ㄷ. (다)에서 사용하는 2차 항체는 생쥐의 감마-글로불린을 특이적으로 인식하는 항체이다.

① ㄱ ② ㄴ ③ ㄷ
④ ㄱ, ㄴ ⑤ ㄴ, ㄷ

V 일반생물학 실험

1 X 3 학습법

풀이 날짜	/	/	/
나의 답			

349 추론 중심

다음은 운동선수가 금지 약물을 복용했는지 여부를 확인하기 위하여 수행하는 면역분석법 실험이다.

〈실험 과정〉

(가) 서로 다른 농도의 약물 X가 들어 있는 일련의 용액을 준비한다.

(나) 검사자(운동선수)로부터 채취한 소변과 (가)에서 준비한 각 용액에 항-약물 X 항체를 넣는다.

(다) (나)에서 사용한 항-약물 X 항체 수보다 2배 더 많은 수의 효소-약물 X 복합체를 첨가한 후, 일정 시간 동안 배양한다. 효소-약물 X 복합체 상태에서 효소는 활성을 나타내지만, 효소-약물 X 복합체가 항체와 결합하면 효소는 비활성화된다.

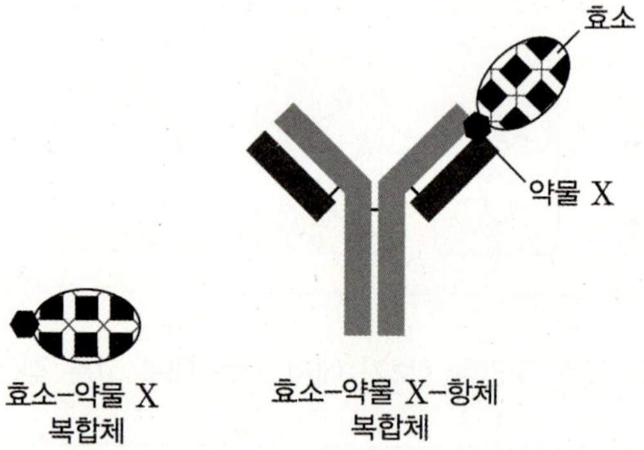

(라) 효소의 발색 기질을 첨가하여 발색 반응이 일어나게 한다.

(마) 분광광도계를 이용하여 발색 정도를 측정한다.

이에 대한 설명으로 옳은 것만을 〈보기〉에서 있는 대로 고른 것은? (단, **효소-약물 X 복합체가 항-약물 X 항체와 결합하는 반응은 정반응 쪽으로 매우 치우쳐진 반응이다.**)

보기

ㄱ. 약물 X를 복용하지 않은 사람은 약물 X를 복용한 사람에 비해 발색 기질을 넣었을 때 더 높은 정도로 발색 반응이 일어난다.

ㄴ. (나)에서 실험의 정확도를 위해서 항-약물 X 항체로 단일클론항체보다는 다중클론항체를 사용하는 것이 바람직하다.

ㄷ. (나)에서 실험의 정밀도를 위해서 항-약물 X 항체로 IgM를 사용하는 것보다 IgG를 사용하는 것이 더 효과적이다.

① ㄱ　② ㄴ　③ ㄷ
④ ㄱ, ㄷ　⑤ ㄴ, ㄷ

1 X 3 학습법			
풀이 날짜	/	/	/
나의 답			

350 추론 중심

다음은 혼성화 탐침을 슬라이드글라스에 도말한 세포에 직접 혼성화시키는 방법인 FISH(fluorescence in situ hybridization) 실험법을 모식적으로 나타낸 것이다.

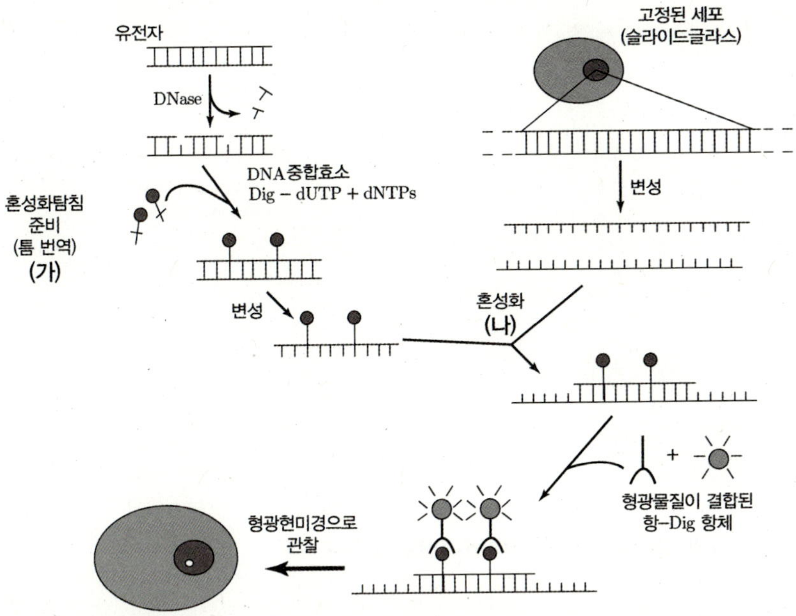

이에 대한 설명으로 옳은 것만을 〈보기〉에서 있는 대로 고른 것은?

보기

ㄱ. (가) 과정에서 DNA 중합효소 I은 사용할 수 있지만, DNA 중합효소 Ⅲ은 사용할 수 없다.

ㄴ. (나)의 혼성화 온도는 혼성화 용액에 포름아마이드(formamide)가 들어 있을 때가 들어있지 않을 때보다 더 높다.

ㄷ. 위 실험법은 유전자 지도를 작성한다거나 점돌연변이 진단 등의 목적으로 이용한다.

ㄹ. 위 과정은 간기 세포는 물론이고 유사분열기 세포도 이용할 수 있다.

① ㄱ, ㄴ　② ㄱ, ㄹ　③ ㄴ, ㄷ
④ ㄷ, ㄹ　⑤ ㄱ, ㄴ, ㄹ

V 일반생물학 실험

1 X 3 학습법			
풀이 날짜	/	/	/
나의 답			

M·DEET 대비

단원별로 완성하는 자연과학 I

문제편

메가엠디 자연과학추론연구소 지음

정가 33,000원
(문제편+해설편)

4638
93510
9 788966 344048
ISBN 978-89-6634-404-8

mega MD 고객센터 1661-8587 www.megamd.co.kr

M·DEET 대비

단원별로 완성하는 자연과학 I

M·DEET 단원별 문제집

개정 7판

메가엠디 자연과학추론연구소 지음

해설편

M·DEET 고득점을 위한 집중 학습전략

단원별로 구성된 '지식중심 + 추론중심', 단계별 핵심문항 수록

mega MD

문항별 자료분석 및 정답해설은 물론 오답의 근거를 찾는 **완벽 해설**

발 행	초판 1쇄 2011년 3월 31일
	7판 2쇄 2019년 7월 19일
펴 낸 곳	메가엠디㈜
연구개발	지재웅 장혜원
편집기획	한영미 김경희 김나래 홍현정 김송이 김아름 윤솔지 정용재
판매영업	최성준 김영호 이송이 이다정 최득수 강민구
출판등록	2007년 12월 12일 제322-2007-000308호
주 소	(06643)서울시 서초구 효령로 321, 덕원빌딩 8층
문 의	도서 : 070-4014-5145 / 인·현강 : 1661-8587 / 팩스 : 02-537-5144
홈페이지	www.megamd.co.kr
I S B N	978-89-6634-404-8 (93510)
정 가	33,000원

M · DEET 대비

단원별로 완성하는 자연과학 I

메가엠디 자연과학추론연구소 지음

M·DEET
단 원 별
문 제 집

개정 7판

해설편

M·DEET 고득점을 위한 집중 학습전략
단원별로 구성된 '지식중심 + 추론중심', 단계별 핵심문항 수록

mega MD

문항별 자료분석 및 정답해설은 물론 오답의 근거를 찾는 **완벽 해설**

M · DEET 대비

단원별로 완성하는

자연과학 I

정답과 해설

빠른답 찾기

001 ②	002 ⑤	003 ④	004 ②	005 ②	006 ②	007 ③	008 ⑤	009 ②	010 ①
011 ③	012 ③	013 ③	014 ⑤	015 ⑤	016 ①	017 ②	018 ④	019 ⑤	020 ④
021 ②	022 ⑤	023 ①	024 ②	025 ⑤	026 ③	027 ⑤	028 ②	029 ③	030 ⑤
031 ③	032 ③	033 ②	034 ②	035 ③	036 ④	037 ②	038 ②	039 ①	040 ⑤
041 ②	042 ④	043 ⑤	044 ③	045 ③	046 ④	047 ⑤	048 ⑤	049 ②	050 ②
051 ②	052 ④	053 ①	054 ⑤	055 ④	056 ③	057 ④	058 ⑤	059 ③	060 ④
061 ①	062 ①	063 ②	064 ②	065 ⑤	066 ③	067 ③	068 ①	069 ②	070 ④
071 ④	072 ③	073 ⑤	074 ④	075 ④	076 ④	077 ②	078 ③	079 ⑤	080 ①
081 ⑤	082 ③	083 ⑤	084 ④	085 ④	086 ②	087 ④	088 ③	089 ①	090 ③
091 ②	092 ①	093 ④	094 ④	095 ③	096 ④	097 ③	098 ①	099 ④	100 ⑤
101 ①	102 ②	103 ②	104 ⑤	105 ③	106 ②	107 ⑤	108 ①	109 ②	110 ②
111 ④	112 ⑤	113 ②	114 ④	115 ③	116 ④	117 ③	118 ①	119 ⑤	120 ③
121 ⑤	122 ②	123 ④	124 ④	125 ②	126 ④	127 ①	128 ③	129 ④	130 ②
131 ②	132 ①	133 ③	134 ④	135 ③	136 ④	137 ⑤	138 ①	139 ②	140 ①
141 ②	142 ⑤	143 ③	144 ③	145 ②	146 ④	147 ⑤	148 ④	149 ①	150 ②
151 ②	152 ⑤	153 ⑤	154 ③	155 ①	156 ④	157 ⑤	158 ③	159 ③	160 ③
161 ②	162 ①	163 ③	164 ①	165 ④	166 ④	167 ②	168 ③	169 ①	170 ②
171 ③	172 ⑤	173 ⑤	174 ④	175 ④	176 ⑤	177 ⑤	178 ⑤	179 ⑤	180 ④
181 ①	182 ②	183 ③	184 ②	185 ①	186 ⑤	187 ②	188 ③	189 ③	190 ②
191 ④	192 ④	193 ⑤	194 ⑤	195 ③	196 ⑤	197 ④	198 ④	199 ④	200 ②
201 ④	202 ②	203 ④	204 ④	205 ④	206 ①	207 ④	208 ⑤	209 ③	210 ③
211 ④	212 ②	213 ⑤	214 ④	215 ②	216 ③	217 ②	218 ②	219 ⑤	220 ④
221 ⑤	222 ③	223 ⑤	224 ①	225 ④	226 ②	227 ④	228 ②	229 ③	230 ⑤
231 ④	232 ②	233 ③	234 ④	235 ③	236 ④	237 ①	238 ③	239 ④	240 ④
241 ④	242 ①	243 ⑤	244 ④	245 ⑤	246 ②	247 ⑤	248 ⑤	249 ②	250 ④
251 ③	252 ④	253 ②	254 ④	255 ④	256 ④	257 ③	258 ④	259 ⑤	260 ③
261 ④	262 ⑤	263 ②	264 ①	265 ⑤	266 ④	267 ③	268 ③	269 ⑤	270 ①
271 ①	272 ③	273 ①	274 ⑤	275 ④	276 ⑤	277 ③	278 ⑤	279 ①	280 ④
281 ③	282 ②	283 ③	284 ④	285 ⑤	286 ③	287 ⑤	288 ④	289 ①	290 ⑤
291 ②	292 ③	293 ④	294 ②	295 ④	296 ①	297 ④	298 ③	299 ③	300 ③
301 ⑤	302 ⑤	303 ②	304 ②	305 ④	306 ③	307 ①	308 ①	309 ③	310 ⑤
311 ②	312 ④	313 ⑤	314 ③	315 ④	316 ②	317 ④	318 ①	319 ③	320 ⑤
321 ③	322 ①	323 ④	324 ③	325 ④	326 ④	327 ③	328 ①	329 ①	330 ②
331 ⑤	332 ⑤	333 ①	334 ②	335 ④	336 ①	337 ①	338 ④	339 ①	340 ④
341 ①	342 ①	343 ③	344 ①	345 ①	346 ③	347 ③	348 ②	349 ③	350 ②

001 지식 중심

정답 ②

자료해석

생물체의 세 영역

특징	영역		
	세균	고세균	진핵생물
핵막	×	×	○
막성 세포소기관	×	×	○
펩티도글리칸	○	×	×
막지질	에스테르결합	에테르결합	에스테르결합
리보솜	70S	70S	80S
개시 아미노산	N-포밀-메티오닌	메티오닌	메티오닌
오페론	○	○	×
플라스미드	○	○	×
RNA 중합효소	1가지	1가지 (책마다 다름)	3가지
리보솜의 스트렙토마이신 감수성	○	×	×

정답해설

ㄱ. 원핵생물에 속하는 남세균은 펩티도글리칸(peptidoglycan)으로 이루어진 세포벽을 가지고 있다. 반면, 진핵세포의 세포벽은 셀룰로오스나 키틴 등으로 이루어졌다.

ㄴ. 고세균의 두드러진 특징은 세포막 지질이 에테르 결합을 가지고 있다는 것이다(진정세균과 진핵생물은 에스테르 결합을 가짐). 에테르 결합으로 이루어진 세포막은 열이나 자외선, 고농도의 염분 등과 같은 극심한 조건으로 인한 손상에 대해 저항성이 있는데, 이것은 아마도 고세균이 극도로 가혹한 환경에서도 서식할 수 있게 하는 이유일 것이다.

오답해설

ㄷ. 탄저균(*Bacillus anthracis*)은 세균 영역(domain Bacteria)의 원핵생물로, 그람양성균으로 분류된다. 육상식물은 진핵생물 영역(domain Eukarya)에 속한다. 따라서 '탄저균은 육상식물과 동일한 영역에 속하는 생물이다'라는 설명은 옳지 않다.

002 지식 중심

정답 ⑤

자료해석

	구분	생물종
A	광독립영양생물	광합성 세균(시아노박테리아), 식물, 일부 원생생물(조류)
B	광종속영양생물	일부 원핵생물
C	화학독립영양생물	원핵생물
D	화학종속영양생물	다수의 원핵생물, 원생생물, 진균류, 동물, 일부 식물

정답해설

ㄴ. B는 광종속영양생물로, 빛을 에너지원으로 사용하여 이미 존재하는 유기화합물로부터 탄소를 얻으며, 광인산화 반응을 거쳐 필요한 ATP를 만든다.

ㄷ. C는 화학독립영양생물로, 무기물을 산화하여 얻은 에너지로 이산화탄소를 고정한다. 이 과정에서 황화수소를 산화할 경우 황이 생성되게 된다.

ㄹ. D는 화학종속영양생물로, 유기화합물로부터 에너지와 탄소원자를 모두 얻는다. 원생생물은 다양한 영양방식을 취하는 생물로, 일부는 종속영양을 하고 일부는 엽록체를 가져 광독립영양방식을 할 수 있다. 또한 종속영양과 광독립영양을 함께하는 혼합영양생물도 있다. 유글레나류는 태양빛이 있으면 독립영양을 하지만, 빛이 없으면 유기물을 흡수하여 사는 종속영양생물이 된다.

오답해설

ㄱ. A는 광독립영양생물로, 이에 속하는 원핵생물인 시아노박테리아는 엽록소 a를 주된 색소를 사용하고 부산물로 산소를 발생시킨다. 또 다른 광합성 세균은 세균 엽록소를 주된 광합성 색소로 사용하며 산소를 생성하지 않는다.

003 추론 중심

정답 ④

자료해석

이 문제는 생물체의 세 영역(domain)에 대해 이해하고 있는지 확인하기 위한 이해형문제이다. rRNA 유전자 서열을 토대로 생물은 세균영역(Bacteria), 고세균영역(Archea), 진핵생물영역(Eukarya)의 3영역(domain)으로 분류한다. 고세균영역과 세균영역의 생물은 모두 단세포 원핵생물이다. 세균영역은 원핵생물의 대부분을 포함한다. 문제에서 제시한 생물체 Ⅱ인 아그로박테리아(*Agrobacterium tumefaciens*)가 대표적인 세균영역의 세균이다. 고세균영역 세균들의 일부 형질은 세균영역의 세균들과 비슷하고 다른 일부 형질은 진핵생물과 비슷하다. 고세균영역의 생물들은 다른 생물은 거의 생존할 수 없는 극한 환경에서 서식하는데 극호염균, 극호열균 등이 있으며, CO_2를 이용하여 H_2를 산화시켜서 에너지를 생성하는 메탄생성균(Methanogens)(Ⅰ)도 있다. 진핵생물영역은 원핵생물과 달리 특정 기능을 수행할 수 있도록 특정한 곳에 위치하고 있는 핵과 막으로 둘러싸인 세포소기관이 존재한다. 문제에서 제시한 생명체 Ⅲ은 열원충(*Plasmodium vivax*)으로 사람에게 말라리아(malaria)를 유발하는 기생성 원생동물이다.

정답해설

④ rRNA 유전자 서열을 토대로 지구 상의 생물들을 분류해보았을 때, Ⅲ(진핵생물영역의 생물체)과의 진화적인 유연관계는 Ⅱ(세균영역의 생물체)보다 Ⅰ(고세균영역의 생물체)이 더 가깝다는 것이 밝혀졌다. 실제로 고세균영역 생물들과 진핵생물영역 생물들은 세균영역 생물들이 가지지 못한 많은 형질(개시 아미노산으로 메티오닌을 이용함 등)들을 공유한다.

오답해설

① Ⅰ(메탄생성균)은 O_2에 의해 치명적인 해를 입는 절대혐기성 세균(obligate anaerobic bacteria)이다.

② 리소자임(lysozyme)은 펩티도글리칸을 분해하는 효소이다. Ⅰ(고세균영역 세균)의 세포벽은 유사뮤레인(pseudomurein) 등으로 이루어져 있다. 따라서 Ⅰ의 세포벽 성분은 리소자임(lysozyme)에 의해 분해된다는 설명은 옳지 않다.

③ Ⅱ의 리보솜 크기는 80S가 아니라 70S이다.

⑤ Ⅲ의 염색체에 존재하는 유전자는 세포질이 아니라 핵 내에서 전사된다.

004 지식 중심

정답 ②

자료해석

이 문제는 아미노산의 화학적 특성에 대해 이해하고 있는지 확인하기 위한 이해형문제이다. 모든 아미노산은 공통된 구조(알파 탄소, 카르복실기, 아미노기, R기)를 가지고 있다. 각 아미노산마다 R기가 서로 다르고 그로 인해 각 아미노산의 화학적 특성이 달라지는데, 그렇기 때문에 단백질 내에서도 각 아미노산의 역할이 다르다. 문제에서 제시한 서열에 존재하는 아미노산 ㉠은 아르기닌이고 ㉡은 알라닌이며, C는 아스파르트산, 그리고 D는 티로신이다.

오답해설

아미노산 ㉠은 염기성 아미노산 아르기닌이다. 아르기닌의 R기는 세포의 환경에서 양전하를 띠므로 음전하를 가지는 분자와 이온결합을 통해 상호작용할 수 있게 해준다. 실제로 아르기닌과 같은 염기성 아미노산은 DNA 결합영역에 흔히 존재하여 DNA 결합단백질이 음전하를 띠고 있는 DNA와 상호작용할 수 있게 해준다. 아미노산 ㉡은 R기에 메틸기를 가지는 알라닌이다. 알라닌이 가지는 R기는 소수성이므로, 알라닌 잔기는 수용성 단백질의 내부나 내재성 막단백질의 막관통 영역에서 주로 발견된다. 아미노산 ㉣은 R기에 수산기를 가지는 티로신이다. 티로신이나 세린, 트레오닌의 R기에 존재하는 수산기는 인산기와 같은 작용기가 첨가되는 자리로 이용된다. 또한 티로신 R기에 존재하는 고리 구조가 280 nm 파장의 빛을 흡수할 수 있어 단백질의 검출 등에 이용된다.

005 지식 중심

정답 ②

자료해석

이 문제는 단백질의 2차 구조(secondary structure)에 대해 이해하고 있는지 확인하기 위한 적용형문제이다. 양전하를 띠는 곁사슬을 가진 아미노산은 아르기닌, 히스티딘, 리신이고 음전하를 띤 곁사슬을 가진 아미노산은 아스파르트산과 글루탐산이다. 또한 친수성 아미노산은 세린, 트레오닌, 아스파라긴, 글루타민, 티로신이 있고 소수성 아미노산에는 알라닌, 이소류신, 류신, 메티오닌, 페닐알라닌, 트립토판, 발린, 글리신, 프롤린이 있다. 이에 따라 문제에서 제시한 각 알파 나선 구조에 참여하는 아미노산들의 극성을 분류해보면 다음과 같다.

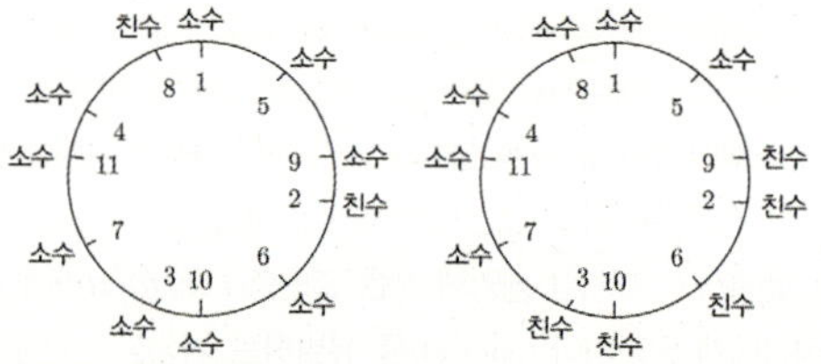

(가) LSFAAAMNGLA (나) INEGFDLLRSG

(가)는 대부분이 소수성 아미노산으로 이루어져 있으므로 인지질들에 둘러싸인 채 막에 잠겨있을 것으로 추정된다. (나)는 친수성과 소수성 곁사슬을 가진 아미노산이 방향성을 가지고 늘어서 있으므로 내부에 수용성 통로를 가지고 있는 통로 단백질의 통로 부분을 형성하고 있을 것으로 추정된다.

정답해설

ㄷ. (나)에서 6번 아미노산과 10번 아미노산은 친수성 R기를 가지는 아미노산이므로 이온통로의 친수성 통로 부분에서 발견될 가능성이 높다.

오답해설

ㄱ. 알파 나선 구조는 나선 구조 내부의 펩티드결합에 참여하는 작용기들 간의 규칙적인 수소결합에 의해 형성된다. 따라서 (가)의 구조(알파 나선)는 각 아미노산 잔기의 R기들 간의 상호작용에 의해 형성된다는 설명은 옳지 않다.

ㄴ. 문제에서 주어진 자료를 살펴보면 알파 나선 구조가 한 바퀴 회전하는 데에 약 4개의 아미노산이 필요하다는 것을 알 수 있다.

006 지식 중심

정답 ②

자료해석

RNA 가수분해효소의 주된 성분은 단백질이다. 단백질의 3차 구조를 형성하는 주된 결합력은 단백질을 구성하는 아미노산의 R기 간에 형성되는 수소결합, 이온결합, 이황화결합이다. 실험에 사용된 요소는 수소결합을 파괴한다. 이렇게 단백질의 3차 구조를 형성하는 주된 결합력을 파괴하면 단백질은 원래 구조가 변형되어 변성(denaturation)된다. 변성된 단백질은 일반적으로 생물학적인 활성을 잃게 된다.
<실험 과정> (가)에서 세포에서 분리한 RNA 가수분해효소와 기질인 RNA를 함께 처리하였더니 실험 결과에서 RNA 가수분해효소의 활성이 나타났다. 하지만 <실험 과정> (나)에서 RNA 가수분해효소와 함께 요소를 섞어주었더니 <실험 결과>에서 RNA 가수분해효소의 활성이 (가)에 비해 급격히 낮아진 것을 확인할 수 있다. 이것은 효소의 3차 구조를 형성하는 주된 결합력(수소결합)이 절단되어 3차 구조가 변성되었으므로 효소가 생물학적인 활성을 잃었기 때문이라는 것을 추론할 수 있다. <실험 과정> (다)에서 요소를 제거하고 실험을 수행하였더니 <실험 결과>에서 RNA 가수분해효소 활성이 거의 (가)의 수준으로 다시 높아졌다는 것을 확인할 수 있다. 이러한 결과는 효소의 3차 구조가 다시 회복되었다는 것을 의미한다. 이때 다른 것을 첨가하지 않고 단지 요소를 제거하는 것만으로 단백질의 3차 구조가 회복된 것이므로 단백질의 3차 구조를 형성하는 결합에 대한 정보는 단백질 변성에 의해 사라지지 않고, 단백질 서열 자체에 내재되어 있다는 것을 추론할 수 있다.

정답해설

ㄴ. <실험 결과>를 살펴보면, (가)의 RNA 가수분해효소는 기능적인 효소이고 (나)의 RNA 가수분해효소는 요소에 의해 변성된 효소인 것을 알 수 있다. 단백질이 변성된다고 하더라도 변성되지 않았을 때와 1차 구조가 동일하므로, (가)의 RNA 가수분해효소와 (나)의 RNA 가수분해효소는 1차 구조가 동일하다는 설명은 옳다.

오답해설

ㄱ. <실험 결과>를 살펴보면, <실험 과정> (나)에서 요소의 처리에 의해 거의 사라졌던 RNA 가수분해효소의 활성이 <실험 과정> (다)에서 요소를 제거하니 다시 원래대로 거의 회복된 것을 확인할 수 있다. 이것은 요소에 의해 파괴되었던 RNA 가수분해효소의 3차 구조가 요소의 제거로 다시 회복되었다는 것을 의미한다. 그러므로 (나)의 요소는 RNA 가수분해효소를 가역적으로 변성시킨다는 것을 알 수 있다.

ㄷ. <실험 과정> (나)에서 요소에 의해 저해되었던 RNA 가수분해효소의 활성이 <실험 과정> (다)에서 요소를 제거하니 다시 회복되었다. 이것은 효소의 변성되었던 3차 구조가 다시 회복되었다는 것을 의미한다. <실험 과정> (다)에서 다른 조작을 하지 않고 단지 요소를 제거하는 것만으로 그 구조가 회복된 것이다. 그러므로 단백질의 3차 구조에 대한 정보는 단백질 서열 자체에 내재되어 있기 때문에 변성에 의해 사라지지 않는다는 것을 추론할 수 있다.

007 지식 중심

정답 ③

자료해석

이 문제는 단당류나 단당류의 유도체로부터 만들어진 여러 다당류 중합체의 특징을 알고 있는지를 묻는 이해형문제이다. 먼저 (가)는 α-포도당의 α-1,4 글리코시드 결합과 α-1,6 글리코시드 결합에 의해 가지를 형성하는 저장 다당류 형태인 아밀로펙틴이나 글리코겐이다. 아밀로펙틴은 식물의 에너지 저장형태이고 글리코겐은 동물의 에너지 저장형태이다. (나)는 N-아세틸글루코사민의 β-1,4 글리코시드 결합의 중합체로 곤충과 갑각류의 외골격과 균류의 세포벽 성분의 주요 구조다당류인 키틴이다. 단위체인 N-아세틸글루코사민의 N-아세틸기는 중합체 사이의 인접한 가닥과 수소결합을 형성한다. (다)는 β-포도당의 β-1,4 글리코시드 결합으로 형성되는 셀룰로오스이다. 셀룰로오스는 식물의 세포벽에서 구조적 지지를 위해 사용되며 여러 개의 -OH기가 존재하기 때문에 이웃하는 사슬 간에 수소결합이 형성되어 높은 인장력을 형성한다.

정답해설

③ 셀룰로오스인 (다)는 생명체 내에서 나선 형태로 존재하지 않고 직선 형태로 존재하며, 그렇게 직선 형태로 존재하는 셀룰로오스 분자들은 서로 간의 수소결합을 통해 미세원섬유(microfibril)를 형성한다.

오답해설

① ㉠ 결합은 α-1,6 글리코시드 결합이다. 이러한 결합은 아밀로펙틴이나 글리코겐 등에서 발견된다.

② 자료해석에서 살펴본 바와 같이, 키틴인 (나)는 곰팡이 세포벽의 구성 성분으로 이용된다.

④ (가)의 구조를 가지는 다당류는 아밀로펙틴이나 글리코겐 등인데, 이러한 다당류는 사람의 소화계에서 소화된 후 흡수된다.

⑤ (다)는 식물세포의 세포벽에서 주로 발견된다.

008 추론 중심

정답 ⑤

자료해석

이 문제는 DNA 변성과 재생에 대하여 이해하고 있는지 확인하는 분석・종합・평가형문제이다. DNA는 이중 나선으로 존재할 때보다 단일가닥으로 변성되었을 때 260 nm 파장의 빛을 더 잘 흡수하므로 단일가닥일 때의 흡광도가 더 크다. G+C 함량이 낮은 DNA에 비하여 높은 DNA는 더 많은 수소결합을 하고 있으므로 변성시키기 위한 온도가 더 높은 곳에서 형성된다(T_m 값 증가). 변성되었던 DNA가 재생될 때, 크기가 큰 DNA는 작은 DNA에 비해서 더 많은 시간이 걸리는데(t_1 값 증가), 이것은 크기가 큰 DNA일수록 무작위 충돌에 의해 정확한 짝을 이루는 확률이 더 작기 때문이다. 또한 염을 처리할 경우 DNA 인산기 간의 음전하가 중성화되어 반발력이 줄어들게 된다. 결과적으로 이중가닥간의 결합력이 증가되기 때문에 T_m 값은 증가하게 된다. 반대로 pH를 변화시킬 경우 DNA 질소염기 간 수소결합이 방해받기 때문에 결합력이 약화되어 T_m 값은 감소하게 된다.

정답해설

ㄱ. 동일한 크기의 DNA에서, G+C 함량이 높은 DNA가 낮은 DNA보다 수소결합력이 더 크기 때문에 T_m값이 더 높다.

ㄴ. 염(NaCl 등)을 처리할 경우 인산기 간의 반발력이 줄어들게 되어 이중가닥 결합력이 증가한다. 즉, T_m값은 증가하게 된다.

ㄷ. DNA의 크기가 클수록 무작위 충돌에 의해 정확한 짝을 이루는 확률이 더 작아지기 때문에, 변성되었던 DNA가 재생될 때 크기가 큰 DNA는 작은 DNA에 비해서 더 많은 시간이 걸린다. 따라서 (가)의 외래 유전자보다 크기가 1.5배 더 큰 DNA로 (나)~(다) 실험을 수행하였을 때, 0에서 t_1 까지 소요되는 시간이 더 길어질 것이다.

009 추론 중심

정답 ②

자료해석

이 문제는 DNA 변성(denaturation)과 재생(renaturation)에 대하여 이해하고 있는지 확인하기 위한 분석 · 종합 · 평가형문제이다. DNA는 온도를 높인다거나 알카리를 처리해주면 상보적 가닥에서 형성된 수소결합이 깨지면서 변성이 일어난다. DNA 용액의 온도를 올려 DNA를 변성시킨 후, DNA 용액의 온도를 다시 내려주면 재생이 일어난다. 이 때 어떤 DNA 가닥은 상보적 가닥과 정확하게 수소결합을 하여 최초의 DNA로 재생되는데 반하여, 문제에서 제시한 사진 상에서 볼 수 있는 것처럼 어떤 DNA의 경우는 단일가닥 내에서 부분적으로 이중나선이 형성되어 올바르게 재생되지 못하는 경우도 있다. 단일가닥 내에서의 이중가닥 형성은 DNA 상에서 역반복 서열이 존재할 때 일어날 수 있다.

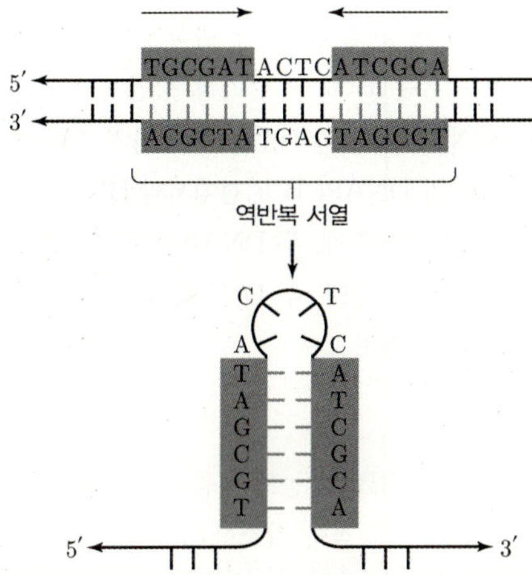

정답해설

ㄷ. 자료해석에서 살펴본 바와 같이, 단일가닥 내에서의 이중가닥 형성은 DNA 상에서 역반복 서열이 존재할 때 일어날 수 있다. 문제에서 주어진 사진 상에서 2곳에서 부분적으로 이중나선이 형성된 것을 확인할 수 있다. 따라서 유전자 X에는 적어도 2곳의 부위에 역반복 서열이 존재한다는 것을 알 수 있다.

오답해설

ㄱ. 75℃는 65℃보다 더 높은 온도이므로, 만일 (다) 과정에서 온도가 75℃로 내려갔을 때 전자현미경으로 관찰해보면 2개 이하의 고리(loop)가 발견될 것이다.

ㄴ. 문제에서 주어진 전자현미경 사진은, 온도가 65℃ 근처로 내려갔을 때 단일가닥 내 부분적으로 이중나선이 형성된 단일가닥의 DNA이다. ㉠ 부위는 역반복서열이 존재하지 않아 이중가닥을 형성하지 못해 단일가닥 루프(loop)로 존재하는 부위이다. 따라서 ㉠ 부위 DNA에는 염기 사이에서 규칙적인 수소결합이 관찰되지 않는다.

010 추론 중심

정답 ①

자료해석

이 문제는 pH와 NaCl 농도가 단백질의 용해도에 미치는 영향에 대하여 이해하고 있는지 확인하기 위한 적용형문제이다. 문제에서 제시한 자료를 살펴보면, β-락토글로불린 완충용액의 pH가 4.8에서 5.2로 변하면서 용해도가 감소하였고, 5.2에서 5.8로 변하면서 다시 증가한 것을 알 수 있는데, 이것은 pH가 변함에 따라서 β-락토글로불린의 순전하가 바뀌기 때문이다. 또한 완충용액의 NaCl 농도가 0.001 M에서 0.02 M로 증가함에 따라 β-락토글로불린의 용해도가 증가하는 것을 확인할 수 있다. 이것은 완충용액의 염이온 농도가 높아지면 단백질 분자들 사이의 정전기적 인력이 감소하기 때문이다.

정답해설

ㄱ. 위에서 살펴본 바와 같이, 그래프 자료를 통해 완충용액의 NaCl 농도가 0.001 M에서 0.02 M로 증가하면, β-락토글로불린의 용해도가 증가한다는 것을 알 수 있다.

오답해설

ㄴ. β-락토글로불린의 용해도는 pH 5.2 용액에서 가장 작으므로, β-락토글로불린 분자들은 pH 5.2에서 분자 간의 반발력이 가장 작다.

ㄷ. 문제에서 헤모글로빈의 등전점은 6.9라고 하였으므로, 헤모글로빈은 pH가 5.2에서 5.8로 증가하면 순전하가 감소하여 분자 간의 반발력이 감소하므로 응집이 촉진되어 용해도는 감소한다.

011 추론 중심

정답 ③

자료해석

이 문제는 DNA의 초나선(supercoil)에 대하여 이해하고 있는지 확인하기 위한 추론형문제이다. 문제에서 주어진 그래프 자료를 살펴보면, EtBr의 농도가 낮을 때에 PM2 DNA의 침강계수는 크지만 EtBr의 농도가 약 1.8 $M\times10^5$ 까지 점차 증가함에 따라 PM2 DNA의 침강계수는 점차 작아지는 것을 확인할 수 있는데, 이것은 EtBr이 DNA의 염기쌍 사이로 끼어들어가 PM2 DNA의 음성초나선(negative supercoil)을 풀어지게 하였기 때문이다. EtBr의 농도가 1.8 $M\times10^5$ 이상으로 증가하면 PM2 DNA는 양성초나선(positive supercoil)이 된다.

정답해설

ㄱ. (가)와 같은 현상(침강계수가 점차 작아지는 현상)이 나타나는 이유는 EtBr이 염기쌍 평면 사이로 끼어들어가서 DNA의 음성초나선을 제거하기 때문이다.

ㄴ. A 지점에서의 DNA와 B 지점에서의 DNA로부터 EtBr을 모두 제거했을 때, 두 DNA는 모두 최초의 음성초나선을 형성할 것이므로 두 DNA의 고리수(linking number)는 동일하다.

오답해설

ㄷ. 그래프를 보면 EtBr의 농도가 증가함에 따라 PM2 DNA의 침강계수가 점차 감소함을 알 수 있는데, 이를 통해 자연 상태의 PM2 DNA는 EtBr에 의해 꼬임이 풀어지는 음성초나선(negative supercoil)을 가지고 있음을 추론할 수 있다. EtBr은 음성초나선 구조의 꼬임을 풀어주며, 양성초나선 구조로 변화시키기도 한다. 또한 극단의 고온 상태에서 서식하는 호열성세균이 아닌 대부분의 생명체는 음성초나선 구조의 DNA를 가지고 있다.

012 지식 중심

정답 ③

자료해석

이 문제는 진핵생물(동물세포)와 원핵세포(그람음성세균)에 대해 이해하고 있는지 확인하기 위한 이해형문제이다. 지구 상에 존재하는 생물들은 3가지 영역(domain)-세균(Bacteria), 고세균(Archea), 진핵생물(Eukarya)-으로 나눌 수 있다. 문제에서 주어진 자료를 살펴보면, 세포 A는 세포벽이 없으며 세포막 안쪽에 세포골격이 존재하고 세포 외부에 프로테오글리칸 복합체와 콜라겐 섬유 등으로 이루어진 세포외기질을 가지고 있는 것으로 보아 진핵생물(Eukarya) 영역에 속하는 동물세포인 것을 알 수 있다. 그리고 세포 B는 세포막 외부에 얇은 펩티도글리칸층과 외막으로 이루어진 세포벽을 가지고 있는 것으로 보아 세균(Bacteria) 영역에 속하는 그람음성세균인 것을 알 수 있다.

오답해설

항생제 스트렙토마이신이나 테트라사이클린, 클로람페니콜 등은 원핵세포 리보솜의 작용을 방해하여 해독이 일어나지 못하게 하지만, 진핵생물(Eukarya)의 해독은 방해하지 않는다. 곧 동물세포는 스트렙토마이신에 대한 감수성이 없다.

진핵세포에서는 DNA가 히스톤 단백질과 결합하여 염색질을 형성하고 있는데 반하여, 원핵세포의 DNA는 히스톤과 결합하고 있지 않다.

세균(Bacteria) 영역에 속하는 원핵세포는 원형의 염색체를 가지는데, 이것은 복제원점을 하나만 가지고 있다. 반면에 진핵생물의 염색체는 수백 개, 수천 개의 복제원점을 가지고 있다.

013 지식 중심

정답 ③

자료해석

이 문제는 동물세포의 구조와 특성에 대해 이해하고 있는지 확인하기 위한 이해형문제이다. 동물세포의 경우 세포 구획에 따라 [Ca^{2+}]는 다양하다. 활면소포체막과 세포막에 존재하는 Ca^{2+}-ATPase의 작용으로 세포기질(cytosol)(B)의 [Ca^{2+}]는 10^{-8}~10^{-7} M 정도로 낮게 유지된다. 대신 활면소포체 내강(C)은 10^{-3} M 정도로 높게 유지된다. 핵은 유전정보의 저장 장소로 세포 대부분의 DNA를 가지고 있는데, 유전자를 발현할 때에는 먼저 RNA를 합성한다. 합성된 RNA는 세포질로 이동한 후, 자유리보솜이나 부착리보솜에 의해 단백질로 합성된다. 이후 합성된 단백질은 자신이 사용되어져야 할 구획으로 이동한다. 미토콘드리아는 자신의 염색체 DNA를 가지고 있어 스스로 자신만의 RNA와 단백질을 합성할 수 있다.

정답해설

ㄱ. 활면소포체는 Ca^{2+}의 저장 창고로 이용되는데, Ca^{2+}-ATPase의 작용으로 인해 ㉠(활면소포체 내강의 [Ca^{2+}])은 10^{-7} M보다 크다.

ㄴ. 미토콘드리아 내부(A)에는 미토콘드리아 DNA를 주형으로 합성된 RNA가 존재하고, 세포기질(B)에는 핵에서 합성된 RNA가 존재한다. 따라서 ㉡과 ㉢은 모두 '있음'이다.

오답해설

ㄷ. 세포기질(B)이나 핵 내부, 미토콘드리아 내부(㉣) 등에서 사용되는 단백질은 자유리보솜에서 합성된다. 반면에 활면소포체 내강(㉤)이나 골지체, 리소좀, 세포막 등에서 사용되는 단백질은 부착리보솜에서 합성된다.

014 지식 중심

정답 ⑤

자료해석

B는 핵막이고, 핵막의 외막과 연결되어 있으며 리보솜이 결합되어 있는 C는 조면소포체이며, 조면소포체와 막으로 연결되어 있는 A는 활면소포체이다.

소포체(endoplasmic reticulum, ER)는 진핵세포에 존재하는 막의 네트워크이다. 소포체 막은 소포체 내강을 세포질로부터 분리하며, 소포체 막과 핵막은 연속적으로 연결되어 있다. 소포체는 활면소포체(smooth ER)와 조면소포체(rough ER)로 나눌 수 있으며 소포체의 바깥 표면에 리보솜이 결합되어 있는지에 따라 둘을 구분한다. 활면소포체는 소포체 바깥 표면에 리보솜이 결합되어 있지 않으며 지질합성, 탄수화물 대사, 독소의 해독, 칼슘이온의 저장 등의 기능을 한다. 조면소포체는 바깥표면에 리보솜이 결합되어 있으며 막단백질이나 분비단백질을 합성하고 변형시키는 역할을 한다. 일부 분비 단백질들은 소포체 막에 부착되어있는 특수한 효소들에 의해 탄수화물이 공유결합되어 당단백질을 형성한다.

정답해설

⑤ 다양한 종류의 특화된 세포들이 조면소포체에 부착된 리보솜에 의해 생산된 단백질들을 분비한다. 예를 들어, 간(liver)이나 췌장의 외분비세포, 형질세포 등에서 조면소포체가 잘 발달되어 있다. 따라서 항체를 분비하는 세포에는 A(활면소포체)가 C(조면소포체)보다 더 잘 발달해 있다는 설명은 옳지 않다. A(활면소포체)는 스테로이드 호르몬을 분비하는 분비세포에서 잘 발달해 있다.

오답해설

① 동물세포에서 인지질이나 스테로이드 등은 활면소포체(A)에서 합성된다. 이렇게 합성된 인지질은 내막계를 구성하는 막(핵막, 소포체막, 골지체막, 원형질막 등)에 공급된다.

② 소포체막(C)은 핵막(B)과 물리적으로 연결되어 연속성을 갖는다.

③ C(조면소포체)의 막에는 리보솜-mRNA-SRP(신호인식입자) 복합체가 결합하는 신호인식입자(SRP) 수용체가 존재한다.

④ DNA 중합효소나 RNA 중합효소는 세포질에서 자유리보솜에 의해 합성된 후, D(핵공)를 통해서 핵 내부로 진입하여 기능을 수행한다.

015 지식 중심

정답 ⑤

자료해석

이 문제는 골지체(세포소기관 X)에서 출아된 막관통 당단백질이 세포막에서 방향성 있게 배치되는 과정을 이해하고 있는지 확인하기 위한 적용형문제이다. 소포체에서 합성된 새로운 세포막 성분(인지질과 단백질 등)은 골지체(세포소기관 X)로 보내지는데, 골지체에서는 막단백질과 막지질에 대한 추가적인 변형을 거친 후 소낭 형태로 출아된다. 이러한 소낭은 세포막으로 보내져 세포막과 융합되는데, 소낭이 세포막과 융합될 때 소낭의 안쪽 층은 세포막의 바깥쪽(세포외쪽)면과 연결된다. 세포외배출작용이라는 과정을 통해 분비단백질들을 세포 바깥으로 방출하고, 당단백질과 당지질의 탄수화물은 세포막의 바깥쪽(세포외쪽) 면에 위치하게 한다.

정답해설

ㄱ. ㉠(분비단백질)의 표면에는 대부분 수용성 아미노산이 존재하지만 ㉡(막관통 단백질)의 경우는 막관통 영역에 다량의 소수성 아미노산을 가지고 있으므로, 단백질의 표면에 존재하는 아미노산들의 $\frac{\text{소수성 아미노산의 수}}{\text{친수성 아미노산의 수}}$의 값은 ㉠보다 ㉡이 더 크다.

ㄷ. 자료해석에서 살펴본 바와 같이, 소낭이 세포막과 융합될 때 소낭의 안쪽 층은 세포막의 바깥쪽(세포외쪽)면과 연결된다. 따라서 막관통 당단백질이 세포막에 도달하면 ㉣ 부위는 세포질쪽 표면에 위치하게 된다.

오답해설

ㄴ. 골지체에서 출아된 막지질과 막관통 당단백질, 분비단백질 등을 함유하고 있는 소낭(㉢)은 퍼옥시좀으로 보내지지 않는다.

016 지식 중심

정답 ①

자료해석

이 문제는 식물세포에 대하여 이해하고 있는지 확인하기 위한 적용형 문제이다. 문제에서 제시한 그림을 살펴보면 A는 세포막 바로 안쪽에 배열되어 있는 미세소관인데, 이것이 세포막 바깥쪽에 있는 셀룰로오스 섬유의 방향을 결정해준다. 식물세포의 세포벽은 세포막에 존재하는 셀룰로오스 합성효소에 의해 합성된 셀룰로오스가 세포 외부로 분비되는 다른 다당류와 단백질 기질에 끼어들어감으로써 형성된다. B는 골지체에서 형성된 분비소낭인데 이곳에는 세포벽의 기질이 되는 다당류 등이 들어 있다. 어린 식물세포는 얇고 구부러지기 쉬운 구조인 1차 세포벽만 가지는데, 활발하게 성장하는 세포에서 셀룰로오스 섬유는 세포가 팽창하는 방향에 직각으로 놓여 있다.

정답해설

ㄱ. B는 분비소낭인데, 이것은 미세소관 트랙을 따라 이동하는 운동단백질에 의해 세포막까지 수송되어진다.

오답해설

ㄴ. A의 단위체는 액틴 단백질이 아니라 튜불린 단백질이다.

ㄷ. 어린 식물세포의 성장은 셀룰로오스 섬유가 놓여 있는 방향에 대해 직각 방향(㉠ 방향)으로 일어난다.

017 지식 중심

정답 ②

자료해석

이 문제는 동물세포의 세포막과 세포외기질(ECM)의 구조에 대해 이해하고 있는지 확인하기 위한 이해형문제이다. 세포 내의 세포골격 부분에 있는 ㉤은 액틴 미세섬유이다. 액틴 미세섬유는 세포막 근처에서 세포의 형태를 유지하거나, 세포소기관과 세포질을 움직이는데 관여한다. 원형질막을 관통하는 막관통 단백질 ㉡은 인테그린이다. 인테그린은 세포외기질에 존재하는 단백질인 피브로넥틴과 액틴 미세섬유(㉤)에 결합되어 있는 단백질과 결합하여 세포를 고정시켜 준다. 프로테오글리칸(㉠)은 핵심 단백질인 폴리펩티드 사슬에 글리코사민당(GAG)이 공유결합된 산성 다당류로 세포외기질에서 주로 음전하를 띠고 있다. 동물세포의 세포막을 구성하고 있는 ㉢은 인지질이고 ㉣은 콜레스테롤이다.

정답해설

② 자료해석에서 살펴본 바와 같이 인테그린은 세포외기질에 존재하는 단백질인 피브로넥틴과 액틴 미세섬유에 결합되어 있는 단백질과 결합하고 있다. 따라서 인테그린(㉡)은 세포막에서 자유로운 수평 이동이 불가능하다.

오답해설

① 프로테오글리칸 분자는 작은 핵심 단백질에 공유결합으로 연결된 많은 탄수화물 사슬을 가지고 있는데, 약 95% 이상이 탄수화물로 이루어져 있다. 따라서 ㉠(프로테오글리칸)의 주된 성분은 탄수화물이라는 설명은 옳다.

③ ㉢(인지질)은 활면소포체에서 합성된다.

④ ㉣(콜레스테롤)은 비타민 D와 스테로이드 호르몬 등의 전구체이다.

⑤ ㉤(액틴 미세섬유)의 단위체는 구형단백질인 액틴이다.

018 추론 중심

정답 ④

자료해석

이 문제는 식물세포의 액포막에서 일어나는 삼투용질의 수송에 대해 이해하고 있는지 확인하기 위한 적용형문제이다. 문제에서 주어진 자료를 살펴보면, 식물세포에서 발견되는 세포소기관 X의 막에는 1차능동수송 펌프인 양성자 펌프가 존재하여 세포소기관 X막을 가로지르는 양성자구동력을 발생시킨다는 것과 그러한 양성자구동력을 이용하는 2차능동수송을 통하여 설탕이나 Na^{+}, Ca^{2+} 등과 같은 용질을 세포소기관 X 내강에 축적시키는 것을 확인할 수 있다. 이러한 점은 세포소기관 X가 액포라는 것을 말해준다.

정답해설

ㄴ. 액포막에는 1차능동수송 펌프인 양성자 펌프가 존재하여 액포 내부로 양성자를 능동수송하므로, 액포 내강은 세포기질에 비해 양전하를 띤다.

ㄷ. 식물세포에 존재하는 액포는 여러 가지 기능을 수행한다. 어떤 액포는 칼슘과 염소 이온을 포함한 무기이온의 저장소 역할을 하며, 어떤 식물에서 꽃잎세포에 존재하는 액포는 빨간색과 파란색 같이 세포에 색을 나타내는 색소를 지녀 꽃을 수분시켜 주는 곤충들을 끌어들이는 것을 돕는다. 액포들은 또한 동물에게 독이 되거나 맛 없는 화합물을 가짐으로써 포식자에 대항하여 식물을 보호하기도 한다.

오답해설

ㄱ. 세포소기관 X(액포)에서 작용하는 단백질은 결합리보솜에서 합성된 후 골지체를 거쳐 액포로 보내진다.

019 추론 중심

정답 ⑤

자료해석

이 문제는 세포내공생설(endosymbiont theory)에 대해 이해하고 있는지 확인하기 위한 이해형문제이다. 진핵세포는 원핵세포로부터 진화되었는데, 이 과정에서 유연한 세포 표면의 출현, 세포골격의 출현, 핵막의 출현, 식포의 출현, 내부 공생을 통한 특정 세포소기관의 획득 등의 사건이 일어났다. 광합성이나 호기성 대사를 할 수 없었던 초기 진핵세포(A)들이 호기성 세균(B) 또는 광합성 세균(C)을 영입하여 내공생적 연합을 형성하고 그것이 영속하게 되었다. 일부 호기성 세균은 현대 진핵세포의 미토콘드리아로 진화했고, 다른 일부 광합성 남세균은 현대 식물세포의 선조에 해당하는 녹조류의 엽록체와 같은 색소체로 진화했다.

정답해설

ㄴ. B는 현대 진핵세포의 미토콘드리아로 진화하게 되는 산소호흡을 하는 세균(호기성 세균)이다.

ㄷ. C는 현대 식물세포의 선조에 해당하는 녹조류의 엽록체와 같은 색소체로 진화하게 되는 남세균과 유사한 광합성 세균이다. 이 광합성 세균은 명반응 시 물을 분해하여 산소를 생산하는 호기성 세균이었다.

오답해설

ㄱ. A(초기 진핵세포)는 세포내공생을 하기 위하여 호기성 세균이나 광합성세균을 식세포작용을 통해 섭취할 수 있었다. 그렇게 하기 위해서는 A는 세포벽을 가지고 있지 않았을 것이다.

020 추론 중심

정답 ④

자료해석

미세섬유는 세포의 운동에 관여한다. 액틴과 마이오신에 의해 일어나는 제한적인 수축을 통해 아메바운동이 일어난다. 아메바의 경우 위족이라는 세포의 일부 지역을 확장시키고 여기에 액체를 흘려보냄으로써 물체 표면을 따라 이동한다. 위족은 세포의 돌출부에서 세포질을 졸(sol) 상태에서 젤(gel) 상태로 전환시키는 미세섬유망으로, 액틴 단위체를 조립함으로써 확장된다. 위족의 반대편에서는 액틴 미세섬유와 마이오신이 상호작용하여 수축이 일어나는데 이 수축으로 인해 아메바와 물체 표면의 접착이 약해져 아메바는 앞으로 나아가게 된다.

정답해설

ㄱ. (가)는 아메바의 피질(바깥쪽 세포질)에 해당한다. 이 부위는 액틴 네트워크를 가진 젤 상태이다.

ㄴ. 피질(바깥쪽 세포질)(가)은 액틴섬유의 네트워크를 가지는 젤 상태이고 내부 세포질(나)은 액틴 단위체를 갖는 졸 상태이다. 따라서 단위부피당 액틴섬유의 양은 (나) 부위보다 (가) 부위가 더 많다.

오답해설

ㄷ. A의 반대쪽 끝 말단 부위에서 액틴섬유가 마이오신과 상호작용하여 수축이 일어난다. 이 수축으로 아메바와 표면의 접착이 약해져서 앞으로 나아가게 된다.

021 추론 중심

정답 ②

자료해석

이 문제는 미세소관의 트레드밀 현상(treadmilling)에 대해 이해하고 있는지 확인하기 위한 적용형문제이다. 미세소관은 양성말단과 음성말단을 가지고 있는데, 두 말단에서는 튜불린 이합체의 농도에 따라 조립이나 분해가 일어날 수 있다. 문제에서 임계농도(critical concentration)는 미세소관의 조립되는 속도와 분해되는 속도가 동일할 때의 튜불린 이합체 농도를 의미한다고 하였다. 양성말단에서는 조립이 분해보다 더 잘 일어나고 음성말단에서는 분해가 조립보다 더 잘 일어나므로, 양성말단의 임계농도는 낮고 음성말단의 임계농도는 높을 것이다. 튜불린 이합체의 농도가 양성말단의 임계농도보다는 높고 음성말단의 임계농도보다는 낮으면, 양성말단에서는 순조립이 일어나고 음성말단에서는 순분해가 일어나 문제에서 주어진 그림과 같은 트레드밀 현상(treadmilling)이 일어나게 된다. 문제에서 주어진 그림을 살펴보면, ㉠에서는 길이가 짧아지고 있고 ㉡에서는 길이가 길어지고 있으므로 ㉠은 음성말단이고 ㉡은 양성말단임을 알 수 있다.

정답해설

ㄴ. 자료해석에서 살펴본 바와 같이, 문제에서 주어진 자료를 통해서 ㉡이 양성말단임을 알 수 있다.

오답해설

ㄱ. 자료해석에서 살펴본 바와 같이, 문제에서 주어진 자료를 통해서 ㉠은 음성말단이고 ㉡은 양성말단임을 알 수 있다. 양성말단의 임계농도는 낮고 음성말단의 임계농도는 높으므로, '㉠(음성말단)의 임계농도는 ㉡(양성말단)의 임계농도보다 더 낮다'라는 설명은 옳지 않다.

ㄷ. 미오신은 액틴 미세섬유에 결합하여 작용하는 운동단백질이다. 따라서 미세소관인 (가)에는 미오신이 결합하지 않는다.

022 추론 중심

정답 ⑤

자료해석

이 문제는 인테그린(integrin)과 세포외기질의 상호작용에 대해 이해하고 있는지 확인하기 위한 이해형문제이다. 인테그린은 세포를 세포외기질에 부착시키는 역할을 수행하는데, 섬유아세포(fibroblast)에서 인테그린은 세포 외부의 세포외기질에 있는 단백질과 결합하고 세포의 내부에서 세포골격요소 X(액틴 미세섬유)와 결합한다. 이렇게 함으로써 인테그린은 부착뿐만 아니라 세포골격과의 상호작용을 통해 세포 구조를 유지하는 역할을 한다(그림 (나)). 세포외기질과 인테그린의 결합은 비공유결합이고 가역적이다. 세포가 조직이나 개체 내의 다른 위치로 이동할 때 인테그린은 입체구조를 변화시켜 더 이상 기질과의 연결을 유지하지 않는다.

정답해설

ㄱ. 문제에 제시된 그림의 세포골격요소 X의 구조를 통해서 알 수 있듯이, 섬유아세포에서 인테그린은 액틴 미세섬유(세포골격요소 X)와 상호작용한다.

ㄴ. 전이 중인 암세포에서는 세포와 세포외기질 간의 결합이 많이 약화되어 있다. 따라서 전이 중인 암세포에서 인테그린은 주로 그림 (가)와 같은 불활성 형태를 하고 있을 것이다.

ㄷ. 상피세포의 기저 표면(basal surface) 세포막에 존재하는 인테그린은 상피세포를 상피세포의 세포외기질인 기저막(basal lamina)에 부착시키는 역할을 한다.

023 추론 중심

정답 ①

자료해석

이 문제는 혈관내피를 가로지르는 T세포의 이동에서 세포부착분자(cell adhesion molecules, CAMs)의 역할을 이해하기 위해 수행한 실험을 분석 및 종합한 후 주어진 보기가 옳은지 평가하는 분석·종합·평가형 제이다. 세포부착분자는 내재성 막단백질로, 동일 유형의 세포사이 또는 다른 유형의 세포 사이의 부착에 관여한다. 이들을 통한 세포-세포 부착은 척수의 신경세포들이나 간의 대사세포들에서와 같이 단단하게 오래 유지되기도 하고, 혈액 내의 면역세포에서와 같이 약하고 일시적일 수도 있다.

문제에서 제시한 실험의 결과를 살펴보면, 부착분자에 대한 항체를 처리하거나 처리하지 않은 모든 조건에서 'IL-1에 의해 자극되지 않은 혈관내피' 보다 'IL-1에 의해 자극된 혈관내피'에서 T세포의 이동이 더욱 크게 나타난 것을 확인할 수 있다. 이를 통해 IL-1 자극에 의해 혈관 내피세포를 가로지르는 T세포의 이동이 촉진됨을 알 수 있다. 또한 여러 부착분자에 대한 저해 항체를 처리해 준 결과, '항-ICAM-1'과 '항-LFA-1'을 처리하였을 때 'IL-1에 의해 자극되지 않은 혈관내피'와 'IL-1에 의해 자극된 혈관내피'에서 T세포의 이동이 유사한 비율로 억제된 것을 볼 수 있다. 이것은 부착분자 ICAM-1과 LFA-1이 상호작용을 한다는 것을 말해준다. 이와 같은 논리로 VCAM-1과 VLA-4가 상호작용함을 알 수 있다.

정답해설

ㄷ. 문제에서 제시한 실험의 결과를 살펴보면, 항-ICAM-1과 항-LFA-1을 처리하였을 때가 항-VCAM-1과 항-VLA-4을 처리하였을 때보다 'IL-1에 의해 자극되지 않은 혈관내피'에서 T세포 이동을 더 크게 억제하였다는 것을 알 수 있다. 이를 통해 혈관내피세포의 ICAM-1과 T세포의 LFA-1의 결합이 혈관내피세포의 VCAM-1과 T세포의 VLA-4의 결합보다 자극되지 않은 혈관내피를 가로지르는 T세포 이동에 더 중요한 역할을 함을 알 수 있다.

오답해설

ㄱ. <실험 결과>를 살펴보면, 모든 실험 조건에서 'IL-1으로 자극된 혈관내피'에서 T세포 이동이 증가된 것을 확인할 수 있다. 이것으로 IL-1이 부착분자의 발현을 촉진시킴으로써 부착분자 간의 상호작용을 증가시켰고, 그로 인해 T세포의 이동이 증가하였을 것임을 추론할 수 있다. 따라서 IL-1은 혈관내피세포 부착분자의 발현을 억제한다는 설명은 옳지 않다.

ㄴ. 자료해석에서 살펴본 바와 같이, 문제에서 주어진 실험을 통해 ICAM-1은 LFA-1과 상호작용하고 VCAM-1은 VLA-4과 상호작용함을 알 수 있다. 따라서 혈관내피에 대한 항-VCAM-1 처리는 VCAM-1과 LFA-1 간의 상호작용이 아니라 VCAM-1과 VLA-4 간의 상호작용을 억제할 것이다.

024 추론 중심

정답 ②

자료해석

이 문제는 원심분리를 이용하는 세포분획법에 대하여 이해하고 있는지 확인하기 위한 분석·종합·평가형문제이다. 세포분획을 하기 위해서는 먼저 세포를 파괴하여 균등질을 얻어야 하며, 그 다음에 원심분리 등의 방법을 이용하여 균등질 속에 들어 있는 각 세포소기관을 서로 분리한다. 평형 밀도구배 원심분리(equilibrium density-gradient centrifugation)는 밀도 차이에 의해 세포소기관들을 서로 분리하는 기술인데, 밀도기울기가 형성되어 있는 원심분리 튜브에 균등질을 넣고 원심분리를 수행하면 각 세포소기관은 자신의 밀도에 해당하는 곳까지만 이동하고 멈추게 된다.

정답해설

ㄴ. Cellulose synthase를 가지는 분획의 번호가 pyrophosphatase를 가지는 분획의 번호보다 더 작으므로, Cellulose synthase를 가지는 분획이 원심분리 튜브에서 더 바닥 쪽에 위치했던 것이다. 따라서 Cellulose synthase를 가지는 분획의 밀도가 더 크다.

오답해설

ㄱ. 라이소자임(lysozyme)은 세균의 세포벽을 분해하는 효소이다. 따라서 식물세포의 세포벽을 제거하는 과정인 (가)에서 라이소자임(lysozyme)을 이용할 수 없다.

ㄷ. H^+-ATPase는 소포체막에는 존재하지 않고 세포막에는 존재하므로, 13번 분획보다는 7번 분획에서 검출될 가능성이 더 크다. Cellulose synthase는 세포막에 존재하는 효소이다.

025 지식 중심

정답 ⑤

자료해석

이 문제는 세포막 지질에 대해 이해하고 있는지 확인하기 위한 이해형문제이다. 동물세포막의 주성분은 포스파티딜콜린(phophatidylcholine), 포스파티딜에탄올아민(phosphatidylethanolamine), 포스파티딜세린(phosphatidylserine), 스핑고미엘린(sphingomyelin)이라는 네 가지 종류의 인지질로서, 대부분의 세포막에서 이들이 차지하는 비율은 50% 이상이며 이들 각각은 세포막 이중층에 비대칭적으로 분포한다. 세포막의 인지질이중층 중 세포외층은 주로 포스파티딜콜린, 스핑고미엘린, 당지질(glycolipid)로 이루어진 반면, 세포질층은 주로 포스파티딜에탄올아민, 포스파티딜세린, 포스파티딜이노시톨(phosphatidylinositol)로 이루어져 있다. 한편, 콜레스테롤은 두 층에 모두 존재한다.

정답해설

ㄴ. 콜레스테롤인 ㉡은 상대적으로 높은 온도(예를 들어 사람의 체온인 37℃)에서 막이 지나치게 유동적이지 않게 해준다.

ㄷ. ㉢은 머리 부분에 음전하를 띠고 있는 인지질이다. 여기에 해당하는 인지질로는 포스파티딜세린과 포스파티딜이노시톨이 있다.

오답해설

ㄱ. ㉠(인지질 포스파티딜콜린)의 소수성 꼬리 부분은 지방산인데, 지방산의 합성은 세포기질(cytosol)에서 일어난다. 따라서 ㉠의 소수성 꼬리 부분의 합성은 활면 소포체에서 일어난다는 설명은 옳지 않다.

026 지식 중심

정답 ③

자료해석

이 문제는 동결 할단(freeze fracture) 실험을 분석하고 종합할 수 있는지 확인하기 위한 분석·종합·평가형문제이다. 동결 할단 실험은 전자현미경을 이용하여 세포막의 구조를 이해하기 위해 수행하는 실험이다. 액체 질소에서 급속히 얼린 동물세포를 진공 상태에서 날카로운 칼로 순간적으로 파손하면 막 안쪽의 소수성 지방질을 따라 금이 생기는데, 절단면을 백금 같은 중금속으로 명암을 주면 주사전자현미경(SEM)을 이용하여 내면의 표면 구조를 확인할 수 있다. <실험 결과>를 살펴보면, 이중층 내면은 단백질 입자들이 매끄러운 기질에 흩어져 있는 조약돌처럼 보이는데, 이러한 결과는 막단백질이 이중층에 박혀 있다는 것을 증명해 준다.

정답해설

ㄷ. <실험 결과>의 전자현미경 사진을 보면, 이중층 내면은 단백질 입자들이 매끄러운 기질에 흩어져 있는 조약돌처럼 보인다. 이것은 단백질들이 인지질 이중층에 박혀 있다는 것을 말해준다.

오답해설

ㄱ. (다)에서는 표면에 있는 구조를 확인하는 현미경인 주사전자현미경(SEM)을 이용하여 관찰한다.

ㄴ. 실험 결과에서 보이는 표면의 입자는 인지질 머리가 아니라 막에 박혀 있는 단백질이다.

027 지식 중심

정답 ⑤

자료해석

이 문제는 내재성 막단백질의 유동성을 이해하기 위해 수행한 실험을 해석하고 평가할 수 있는지 확인하기 위한 분석·종합·평가형문제이다. <실험 결과>를 살펴보면 내재성 막단백질 A~C 모두는 형광물질이 탈색된 부위가 형광회복이 일어나고 있는 것을 확인할 수 있는데, 이러한 결과는 내재성 막단백질 A~C 모두 수평이동(lateral diffusion)이 가능하다는 것을 말해준다. 그리고 A의 형광회복속도가 가장 빠른 것을 알 수 있는데, 이러한 결과는 A~C 중에서 A의 유동성이 가장 크다는 것을 말해준다.

정답해설

ㄱ. 자료해석에서 살펴본 바와 같이 문제에서 주어진 자료를 통해 내재성 막단백질 A~C 모두 수평이동(lateral diffusion)이 가능하다는 것을 알 수 있다.

ㄴ. 온도가 올라가면 세포막의 유동성이 증가하므로 형광회복속도가 증가할 수 있다. 따라서 온도가 올라가면 B의 형광회복속도가 더 빨라질 것이므로 그래프가 더 위쪽에서 나타날 것이다.

ㄷ. 형광회복이 가장 빨리 일어난 A의 유동성이 가장 크다.

028 지식 중심

정답 ②

자료해석

문제는 세포막 수송의 유형에 대하여 이해하고 있는지 확인하기 위한 이해형문제이다. 세포막 수송에는 물질의 농도 기울기에 의해 물질이 이동하는 현상인 수동수송과, 물질을 농도 기울기에 거슬러서 수송 단백질에 의해 에너지를 소비하면서 수송하는 현상인 능동수송이 있다. A는 단순 확산을 나타내는 것인데, 작은 비전하성 물질과 지용성 물질들은 이 방식을 통해 인지질 이중층을 직접 투과할 수 있다. B는 통로 단백질(channel protein)을 통하여 물질이 농도 기울기 방향으로 이동하는 촉진 확산을 나타낸 것이며, C는 운반 단백질(carrier protein)을 통하여 물질이 농도 기울기 방향으로 이동하는 촉진 확산을 나타낸 것이다. D는 에너지를 소비하면서 물질이 농도 기울기에 거슬러서 수송되는 능동수송을 나타낸 것이다.

정답해설

② A(단순 확산)에서는 수송 속도에 있어서 포화 현상이 나타나지 않는다.

오답해설

① 호흡가스(산소, 이산화탄소)는 세포막을 자유롭게 통과할 수 있으므로, 폐포에서 호흡가스 교환은 A(단순 확산)와 같은 수송을 통해 일어난다.

③ 세포호흡 저해제를 처리하면 ATP가 생성되지 못한다. 따라서 세포호흡 저해제를 처리하였을 때 능동수송(D)이 직접적으로 영향을 받게 된다.

④ C, D에 관여하는 운반 단백질은 특정한 물질만 특이적으로 결합한 후 수송시킨다. 따라서 C, D에 관여하는 능동수송 운반 단백질은 기질(물질) 특이성을 가진다는 설명은 옳다.

⑤ 지방세포 세포막에서 포도당 수송체(GLUT)를 이용한 포도당 수송은 수동수송의 한 형태인 촉진확산(C)이다.

029 지식 중심

정답 ③

자료해석

이 문제는 저밀도 지질 단백질(LDL)의 수용체 매개 세포내 섭취작용에 대해 이해하고 있는지 확인하기 위한 적용형문제이다. LDL이 간세포 내로 도입되어 분해되는 과정은 다음과 같다.

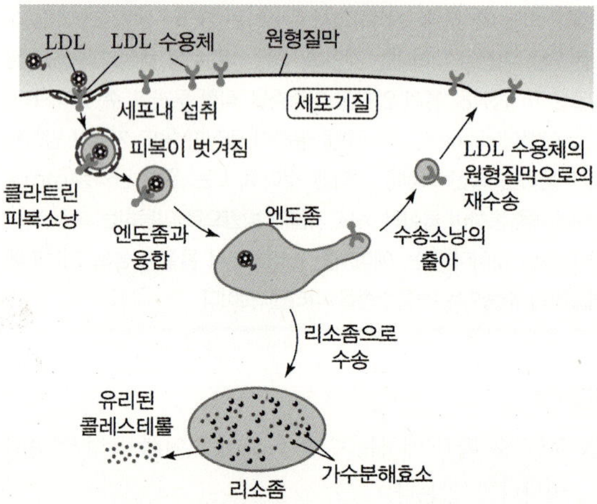

정답해설

③ ㉠이 조면소포체에서 합성될 때 LDL 결합자리는 세포기질 쪽이 아니라 조면소포체 내강 쪽으로 돌출되어 위치한다.

오답해설

① ㉠(LDL 수용체)을 발현하지 못하는 사람은 혈액 내 LDL이 간세포에서 정상적으로 제거되지 못하게 되므로 혈액 내 콜레스테롤 수치는 정상인보다 높아지게 된다(고콜레스테롤혈증). 결과적으로 콜레스테롤은 혈액 내에 축적이 되어 초기 동맥 경화의 원인이 된다. 동맥경화는 협심증과 같은 심장혈관계 질환의 원인이 된다. 따라서 ㉠을 발현하지 못하는 사람은 협심증과 같은 심장혈관계 질환이 발병할 가능성이 높다는 설명은 옳다.

② (가) 과정은 다이나민에 의해 일어나는데, 이 과정에서 GTP 가수분해에너지가 이용된다.

④ 문제에서 주어진 자료를 살펴보면 수용체 매개 세포내 섭취작용 시 세포 내부로 들어온 ㉠(LDL 수용체)은 다시 세포막으로 보내어져 재사용되는 것을 확인할 수 있다. 따라서 간세포에서 LDL 분해가 활발히 일어나더라도(즉, 수용체 매개 세포내섭취작용이 활발하게 일어나더라도) 세포막에 존재하는 ㉠의 수는 거의 일정하게 유지될 것이다.

⑤ ㉡은 리소좀 내부에서 작용하는 산성 가수분해효소이다. 따라서 ㉡은 pH 7일 때보다 pH 5일 때 활성이 더 높다는 설명은 옳다.

030 추론 중심

정답 ⑤

자료해석

이 문제는 적혈구 세포막에서 막지질의 분포를 알아보기 위해 수행한 실험을 분석하고 종합한 후 주어진 보기가 옳은지 평가하는 분석·종합·평가형문제이다. <실험 결과>를 살펴보면, 세포막을 통과하지 못하고 아민기(amine group)를 특이적으로 표지하는 형광물질(SITS)에 의해 적혈구는 표지되지 않았지만 유령 세포는 포스파티딜에탄올아민과 인지질 Y가 표지된 것을 확인할 수 있는데, 이러한 결과는 인지질 Y는 아민기를 가지는 인지질이라는 것과 세포막의 인지질이중층 중 세포질층(cytoplasmic layer)에 주로 분포한다는 것을 말해준다. 바다뱀 독을 처리한 실험 결과와 스핑고미엘린분해효소를 처리한 실험 결과를 통해서, 인지질 X와 스핑고미엘린이 세포막 인지질 이중층 중 세포외층(extracellular layer)에 분포한다는 것을 알 수 있다.

정답해설

ㄱ. 인지질 Y는 아민기(amine group)를 특이적으로 표지하는 형광물질(SITS)에 의해 표지되었으므로, 아민기를 가지고 있다는 것을 알 수 있다.

ㄴ. 위에서 살펴본 바와 같이, 바다뱀 독의 <실험 결과>로부터 인지질 X가 세포외층에 존재하고 있다는 것은 알 수 있다.

ㄷ. 위에서 살펴본 바와 같이, SITS는 세포막을 통과하지 못한다고 하였으므로 SITS의 <실험 결과>로부터 아민기를 가지는 인지질은 세포막의 인지질이중층 중 세포질층(cytoplasmic layer)에 주로 분포한다는 것을 알 수 있다.

031 추론 중심

정답 ③

자료해석

이 문제는 막단백질의 막에서의 배열 상태를 확인하는 실험을 분석 및 종합한 후 평가하는 분석·종합·평가형문제이다. 문제에서 제시한 실험을 살펴보면, 락토과산화수소(lactoperoxidase, LP)는 너무 커서 인지질이중층 막을 통과할 수 없으므로 <실험 과정> (나)에서 등장액에 LP와 ^{125}I를 처리하고 일정 시간 배양하는 동안 소포 표면으로 돌출부위가 존재하는 단백질인 Ⅰ과 Ⅱ가 ^{125}I로 표지될 것이다. <실험 과정> (라)에서는 LP가 내부로 유입된 소포를 ^{125}I는 들어 있지만 LP는 들어있지 않은 등장액으로 옮긴 후 일정 시간 동안 배양하였으므로, 일정 시간 배양하는 동안 소포 내부로 돌출부위가 존재하는 단백질인 Ⅱ와 Ⅲ이 ^{125}I로 표지될 것이다.

정답해설

자료해석에서 살펴본 바와 같이, 단백질 Ⅱ는 (나)의 소포와 (라)의 소포에서 모두 ^{125}I로 표지될 것이므로 두 경우 모두 방사성 활성을 보일 것이다. 반면에 소포 외부 표면 쪽으로만 돌출부위를 가지는 단백질 Ⅰ의 경우는, (나)의 소포에서만 ^{125}I로 표지될 것이므로 (나)의 소포에서 분리한 경우에만 방사성 활성을 보일 것이다. 또한, 소포 내부 표면 쪽으로만 돌출부위를 가지는 단백질 Ⅲ의 경우는, (라)의 소포에서만 ^{125}I로 표지될 것이므로 (라)의 소포에서 분리한 경우에만 방사성 활성을 보일 것이다. 따라서 단백질 Ⅰ은 ㉡이고, 단백질 Ⅱ는 ㉠이며, 단백질 Ⅲ은 ㉢이라는 것을 알 수 있다. 따라서 이러한 관계가 옳게 배열되어 있는 ③이 정답이다.

032 추론 중심

정답 ③

자료해석

이 문제는 식물은 저온 순화(cold acclimation)와 막의 지질 조성에 대해 이해하고 있는지 확인하기 위한 적용형문제이다. 많은 식물은 저온 순화(cold acclimation) 능력이 있는데, 저온 순화가 일어나는 동안에 일어나는 변화 중의 하나는 막의 지질 조성이 변한다는 것이다. 일반적으로 불포화지방산의 함량이 상대적으로 낮은 막보다 높은 막에서 막의 유동성이 더 크다. 따라서 저온 순화가 일어나는 동안에 식물 세포는 지방산의 불포화효소(desaturase)의 활성을 증가시켜 불포화지질의 비율을 증가시킴으로써, 세포막이 액상 구조로부터 겔 구조로 전이되는 온도를 더 낮추어 준다. 문제에서 제시한 표를 살펴보면, 식물 X의 $\frac{\text{불포화지방산 함량(\%)}}{\text{포화지방산 함량(\%)}}$ 값은 약 3.8이고 식물 Y는 약 2.2인 것을 알 수 있다. 이것은 식물 X가 저온 저항성 식물종이고, 식물 Y는 저온 감수성 식물종이라는 것을 말해준다.

정답해설

ㄱ. 세포막이 액상 구조로부터 겔 구조로 전이되는 온도는 불포화지질의 비율이 높을수록 낮아지므로, $\frac{\text{불포화지방산 함량(\%)}}{\text{포화지방산 함량(\%)}}$ 값은 세포막이 액상구조로부터 겔구조로 전이되는 온도가 낮은 식물보다 높은 식물이 더 작을 것이다.

ㄴ. 자료해석에서 살펴본 바와 같이, 문제에서 제시한 자료를 통해 식물 X는 저온 저항성 종이고 식물 Y는 저항 감수성 종인 것을 알 수 있다.

오답해설

ㄷ. 저온 순화(cold acclimation)가 일어나는 동안 지방산의 불포화효소(desaturase)의 활성은 낮아지는 것이 아니라 높아질 것이다.

033 추론 중심

정답 ②

자료해석

이 문제는 단순확산과 촉진확산에 대하여 이해하고 있는지 확인하기 위한 분석·종합·평가형문제이다. 문제에서 주어진 그래프 자료를 살펴보면, D-포도당은 $y=ax+b$라는 방정식에 의해 그려진 것이고, L-포도당은 $y=ax$라는 방정식에 의해 그려진 것이다. 이것은 D-포도당은 촉진확산을 통해 유입된다는 것과 L-포도당은 단순확산을 통해 유입된다는 것을 말해준다.

정답해설

② 배양온도가 38℃ 이었다면, L-포도당의 유입되는 속도가 빨라질 것이므로 그래프의 경사도는 더 작아지게 된다.

오답해설

① 문제에서 주어진 자료를 살펴보면, D-포도당의 y 절편($\frac{1}{V_{max}}$) 값은 $1\times10^{-9}\,mM^{-1}cm^{-1}s$인 것을 확인할 수 있다. 따라서 D-포도당이 세포 내로 유입되는 최대 속도(V_{max})는 $1\times10^{9}\,mMcm/s$이다.

③ L-포도당은 단순확산을 통해 세포 내로 들어온다.

④ 문제에서 주어진 자료를 살펴보면, 포도당의 농도가 0.1 mM일 때 L-포도당의 $\frac{1}{V}$이 약 $20\times10^{-8}\,mM^{-1}\,cm^{-1}s$이므로 유입속도는 약 $0.05\times10^{8}\,mM\,cm/s$이다. D-포도당의 경우는 $\frac{1}{V}$이 약 $6\times10^{-9}\,mM^{-1}cm^{-1}s$이므로 유입속도는 약 $0.17\times10^{9}\,mM\,cm/s$이다. 따라서 포도당의 농도가 0.1 mM일 때, L-포도당의 유입속도는 D-포도당의 유입속도보다 더 작다는 것을 알 수 있다.

⑤ L-포도당과 D-포도당은 이성질체이므로 화학식은 같지만 구조가 서로 달라 서로 다른 특성을 가지므로 체내에서 구분이 가능하다.

034 지식 중심

정답 ②

자료해석

효소는 반응의 활성화 에너지를 낮춘다. 활성화 에너지가 낮아지면 반응을 할 수 있는 기질 분자의 수가 많아진다.

정답해설

ㄴ. 효소는 정반응과 역반응 모두의 활성화 에너지를 낮춘다.

오답해설

ㄱ. 효소는 반응의 속도만을 높이며, 평형상수 값에는 영향을 미치지 않는다. 반응의 평형상수는 온도의 영향을 받으며 평형상수 값은 평형 상태에서 생성물의 몰농도 곱과 반응물의 몰농도 곱의 비이다.

ㄷ. 효소가 첨가되면 활성화 에너지가 낮아지므로 반응에 대한 역치 값이 낮아진다. 즉, A 지점은 왼쪽으로 이동하고, 더 많은 분자가 반응을 할 수 있다.

035 지식 중심

정답 ③

자료해석

이 문제는 효소의 반응속도에 대해 이해하고 있는지 확인하기 위한 이해형문제이다. 시험관에 기질 X와 함께 효소 A나 B를 넣어주면, 시간의 경과에 따라 반응이 정반응으로 진행되어 점차 Y의 농도가 증가한다. 그 결과 역반응의 속도가 점차 증가하게 되는데, 결국 정반응속도와 역반응속도가 같아지게 되면 반응은 평형에 도달하게 되고 시험관 내의 [X]와 [Y]는 일정하게 유지된다. 문제에서 효소 A의 기질 X에 대한 K_m 값은 2.0 μM이고 효소 B의 기질 X에 대한 K_m 값은 0.5 μM이라고 하였으므로, 효소 B의 기질 X에 대한 친화도가 효소 A의 기질 X에 대한 친화도보다 더 크다. 따라서 시험관에 동일 농도의 기질 X와 동일 농도의 효소를 넣었을 때, 효소 B의 경우가 더 빨리 평형에 도달하게 된다. 따라서 그래프 ㉠이 효소 B의 그래프이고, 그래프 ㉡이 효소 A의 그래프임을 알 수 있다.

정답해설

ㄱ. 그래프 ㉠에서 정반응속도는 시험관 내의 $\frac{[X]}{[Y]}$ 값이 더 클 때인 t_1일 때가 $\frac{[X]}{[Y]}$ 값이 더 작을 때인 t_2일 때보다 더 크다.

ㄴ. 자료해석에서 살펴본 바와 같이, 문제에서 주어진 자료를 통해 효소 A의 그래프가 ㉡임을 알 수 있다.

오답해설

ㄷ. t_3는 거의 평형에 도달했을 때이므로 t_3에서 그래프 ㉠을 나타나게 한 효소는 대부분 기질 X와 결합하고 있지 않을 것이다.

036 지식중심

정답 ④

자료해석

이 문제는 효소 촉매반응의 특성과 경쟁적 저해자에 대해 이해하고 있는지 확인하기 위한 적용형문제이다. 문제에서 주어진 첫 번째 그림 자료를 살펴보면, 약물 로바스타틴(lovastatin)은 HMG-CoA 환원효소의 기질인 HMG-CoA와 구조가 유사하고 HMG-CoA 환원효소의 활성자리에 결합하여 HMG-CoA가 활성자리에 결합하는 것을 방해하는 것으로 보아, HMG-CoA 환원효소의 경쟁적 저해자임을 알 수 있다. 문제에서 주어진 두 번째 그림 자료(그래프)를 살펴보면, HMG-CoA 환원효소의 촉매 반응이 진행됨에 따라 기질인 HMG-CoA의 농도는 점차 감소하다가 일정하게 유지되는 평형 상태에 도달하는 것을 확인할 수 있다. 그런데 그래프 ㉡의 경우는 그래프 ㉠에 비해 더 느리게 평형에 도달하는 것으로 보아, 그래프 ㉡이 HMG-CoA 환원효소의 경쟁적 저해자인 로바스타틴이 존재할 때 기질의 농도 변화를 나타낸 것임을 추정할 수 있다.

정답해설

ㄴ. 자료해석에서 살펴본 바와 같이, 주어진 자료를 통해 그래프 ㉡이 로바스타틴이 존재할 때 기질의 농도 변화임을 알 수 있다.

ㄷ. 고지혈증은 필요 이상으로 많은 지방 성분이 혈액 내에 존재하여 심혈관계 질환을 일으키는 상태를 말하는데, 일반적으로 공복 시 혈청 콜레스테롤이 220 mg/dl 이상이거나 중성지방이 150 mg/dl 이상인 경우 고지혈증으로 진단한다. 문제에서 HMG-CoA 환원효소는 콜레스테롤 생합성에 관여하는 효소라고 하였으므로, 이 효소의 촉매작용을 저해하는 로바스타틴은 고지혈증 치료제로 이용될 수 있을 것이다.

오답해설

ㄱ. t_1 시간 때에 ㉠과 ㉡은 모두 평형에 도달하였으므로, 이때의 $\frac{\text{생성물의 농도}}{\text{반응물의 농도}}$의 값은 서로 동일할 것이다.

037 추론중심

정답 ②

자료해석

이 문제는 비가역적 억제자인 DIPF(diisopropyl phosphorofluoridate)에 대해 이해하고 있는지 확인하기 위한 적용형문제이다. 문제에서 주어진 그림 (나)를 살펴보면, 억제자 X는 아세틸콜린에스터라아제의 활성자리에 공유결합하여 기질이 결합하지 못하게 방해하는 비가역적 억제자임을 알 수 있다. 억제자 X(DIPF)는 아세틸콜린에스터라아제를 불활성화시킴으로써 시냅스틈으로 분비된 아세틸콜린이 지속적으로 작용하게 한다. 따라서 신경근접합부에서 신경전도를 증가시키고 부교감신경의 효과를 증진시킨다. 비가역적 억제자는 효소를 영구적으로 불활성화시키므로 많은 경우 생명체에 대해 독극물로 작용한다. 아세틸콜린에스터라아제의 억제자 X(DIPF)의 유도체는 살충제 등으로 이용된다.

정답해설

② 무스카린성 아세틸콜린 수용체에 대한 길항제(antagonist)는 부교감신경의 절후신경말단에서 아세틸콜린의 작용을 방해한다. 따라서 무스카린성 아세틸콜린 수용체에 대한 길항제는 인체에 대한 물질 X(아세틸콜린에스터라아제의 비가역적 억제자)의 작용을 경감시키는데 이용될 수 있다.

오답해설

① (가)에서 그래프 B의 억제자는 V_{max}를 낮추므로 비경쟁적 억제자이다. 비경쟁적 억제자는 효소의 활성 부위가 아닌 다른 부위에 결합함으로써 효소 활성을 억제한다.

③ 비가역적 억제자인 억제자 X는 기질의 농도와 상관없이 아세틸콜린에스터라아제를 불활성화시킨다.

④ 그림 (가)의 그래프 A는 경쟁적 억제자가 존재할 때의 그래프이다.

⑤ 억제자 X는 아세틸콜린에스터라아제를 비가역적으로 억제하는 독극물이다. 따라서 억제자 X는 생체 내에서 물질대사의 조절자로 이용될 수 없다.

038 추론 중심

정답 ②

자료해석

이 문제는 기질의 농도와 반응속도의 관계와 라인위버-버크 그래프(Lineweaver-Burk plot)에 대하여 이해하고 있는지를 확인하기 위한 분석·종합·평가형문제이다.

라인위버-버크식(Lineweaver-Burk equation)은

미카엘리스-멘텐식에 역수를 취하여 얻은 방정식

($\frac{1}{V_0} = \frac{K_m}{V_{max}} \frac{1}{[S]} + \frac{1}{V_{max}}$)이다. 실험 결과를 살펴보면, y 절편이 $1/V_{max}$이므로, 야생형 단백질가수분해효소와 변종 가수분해효소의 V_{max}는 같다. 그래프의 기울기가 'K_m/V_{max}'이므로, K_m은 기울기에 비례한다. 야생형의 K_m보다 변종의 K_m이 더 큰 것을 알 수 있다. 따라서 기질친화도는 야생형이 더 높다.

k_{cat}은 '$V_{max}/[E]_T$'라는 식으로 구할 수 있는데, 앞서 살펴본 바와 같이 V_{max} 값은 야생형과 변종에서 동일했다. 문제에서 동일한 양의 단백질가수분해효소를 사용했다고 하였으므로 $[E]_T$도 야생형과 변종에서 동일하다. 즉, k_{cat}은 야생형과 변종에서 동일하다.

정답해설

ㄴ. 경쟁적 억제자는 V_{max}의 변화 없이 K_m을 증가시키므로, 그래프는 변종에서 얻은 그래프와 유사하게 나타날 것이다.

오답해설

ㄱ. 변종 단백질가수분해효소는 야생형에 비해서 K_m은 증가했지만, k_{cat}은 동일하다.

ㄷ. 변종 단백질가수부해효소와 야생형의 최대 반응속도(V_{max})는 동일하다.

039 추론 중심

정답 ①

자료해석

이 문제는 알로스테릭 효소(다른 자리 입체성 효소, allosteric enzyme)에 대해 이해하고 있는지 확인하기 위한 적용형문제이다. 알로스테릭 효소는 알로스테릭 조절(다른 자리 입체성 조절, allosteric regulation)을 통해 효소의 활성이 조절되는 효소를 의미한다. 알로스테릭 조절은 효과기(effector) 분자가 효소의 활성 부위(A)가 아닌 다른 부위(B)에 결합하여 효소의 모양의 변화를 유도할 때 일어나는데, 이러한 모양의 변화는 기질에 대한 효소의 활성 부위의 친화력을 변화시키고 그로 인해 반응속도가 변하게 된다. 알로스테릭 효소는 두 가지 다른 형태를 번갈아 오가는데, 한 가지는 촉매 반응에 활성이 있는 활성 형태이고 다른 것은 불활성 형태이다. 효과기 분자 중 활성자(activator)는 알로스테릭 효소의 활성 부위가 아닌 다른 부위에 결합하여 활성 형태를 안정화시키는데 반해서, 억제자(inhibitor)의 결합은 효소의 불활성 형태를 안정화시킨다. 문제에서 주어진 그림 (가)를 살펴보면, 조절자 Y는 알로스테릭 효소 X의 활성 부위가 아닌 다른 부위에 결합하여 알로스테릭 효소 X가 기질과 결합할 수 있는 활성 형태로 전환시켰으므로, 조절자 Y는 알로스테릭 효소 X의 활성자임을 알 수 있다.

정답해설

ㄱ. 알로스테릭 효소 X의 활성 부위는 기질과 상호작용하는 A 부위이다.

오답해설

ㄴ. 그림 (가)와 (나)를 통해서, 조절자 Y는 알로스테릭 효소 X의 가역적 조절자인 활성자임을 알 수 있다. 비경쟁적 억제자는 효소의 활성 부위에서 떨어진 곳에서 효소와 결합하여 효소의 모양을 바꿈으로써 활성 부위가 기질을 생성물로 변환하는 촉매작용을 잘 수행하지 못하게 만드는 물질이다. 따라서 조절자 Y는 비경쟁적 억제자라는 설명은 옳지 않다.

ㄷ. 자료해석에서 살펴본 바와 같이 조절자 Y는 알로스테릭 효소 X의 활성자이다. 따라서 조절자 Y가 존재할 때 기질의 농도 변화에 따른 알로스테릭 효소 X의 초기반응속도(V_0)을 조사하여 나타낸 그래프는 I 이다.

040 지식중심

정답 ⑤

자료해석

그림 (가)를 살펴보면, ⓐ는 해당과정과 TCA 회로에서는 생성되지만 피루브산 산화과정에서는 생성되지 않으므로 ATP라는 것을 알 수 있다. 또한, ⓑ는 해당과정과 피루브산 산화과정과 TCA 회로 모두에서 생성되므로 NADH라는 것을 알 수 있고, ⓒ는 TCA 회로에서만 생성되므로 $FADH_2$라는 것을 알 수 있다. 미토콘드리아 내막을 경계로 형성된 H^+ 농도 기울기를 이용하여 ATP를 합성하는 효소 X는 ATP 합성효소이다.

정답해설

ㄱ. 효소 X(ATP 합성효소)는 양성자 기울기를 이용하여 ATP(ⓐ)를 생산한다. 전자전달계를 통해 이동한 전자는 최종적으로 산소로 전달되어 H_2O를 형성한다. 따라서 산소가 없으면 전자전달계가 작동하지 못하여 양성자 기울기가 생성되지 못하므로, 효소 X에 의해 ATP가 생성되지 못한다.

ㄴ. ⓑ는 NADH이다. NADH는 전자전달계의 전자전달복합체 Ⅰ에 전자를 제공하는 전자공여체이다. 제공된 전자가 전자전달복합체들을 따라 전달되면서 미토콘드리아 기질의 H^+를 막간 공간으로 이동시켜 내막을 경계로 양성자 기울기를 형성시킨다.

ㄷ. ⓑ는 NADH이고, ⓒ는 $FADH_2$이다. NADH와 $FADH_2$는 전자전달계에 최초로 전자를 공급하는 최초 전자 공여체의 역할을 한다. NADH는 전자전달계의 복합체 Ⅰ에 전자를 공급하고, $FADH_2$는 전자전달계의 복합체 Ⅱ에 전자를 공급한다. 그러나 복합체 II는 양성자를 기질에서 막 사이 공간으로 수송하지 못하므로 NADH는 $FADH_2$보다 더 높은 H^+의 농도 기울기를 형성하며, 결과적으로 더 많은 수의 ATP를 합성하도록 한다. 실제로 NADH보다 $FADH_2$는 ATP 합성에 $\frac{1}{3}$ 낮은 에너지를 공급한다.

041 지식중심

정답 ②

자료해석

이 문제는 전자전달사슬에 대해 이해하고 있는지 확인하기 위한 이해형문제이다. 전자전달사슬은 진핵세포의 미토콘드리아 내막에 존재하는 분자들의 집합체이다. 대부분의 사슬 구성요소는 단백질인데, 이들은 로마숫자 Ⅰ에서 Ⅳ까지 번호가 붙은 다중 단백질 복합체로 존재한다. 사슬을 따라서 전자들이 전달되는 동안 전자운반체들은 환원 상태와 산화 상태를 오간다. 각각의 사슬 구성요소는 전자에 대한 친화력이 낮은 이웃의 구성요소로부터 전자를 받을 때 환원되며, 자신보다 큰 전기음성도를 가지는 이웃 구성요소에 전자를 넘겨 줄 때 산화된 형태로 되돌아간다.

정답해설

ㄴ. 호흡효소복합체 Ⅲ에 존재하는 시토크롬 단백질은 보결분자단으로 헴 그룹(heme group)을 가지는데, 헴 그룹에는 전자를 주고받는 철(Fe)이 결합되어 있다.

오답해설

ㄱ. ㉠은 지질인 유비퀴논(ubiquinone)이고 ㉡은 단백질인 시토크롬 *c*인데, 이들은 자유롭게 이동이 가능하므로 두 복합체 사이에서의 전자전달을 연결해주는 역할을 한다.

ㄷ. 환원력(reducing power)은 전자를 제공하여 어떤 물질을 환원시키는 능력인데, 전자를 쉽게 제공하는 물질이 환원력이 강하다. 즉, 쉽게 산화될 수 있는 복합체 Ⅰ에 존재하는 운반체($FMNH_2$)가 복합체 Ⅳ에 존재하는 운반체(Cyt $a_{환원형}$)보다 환원력이 더 강하다.

042 지식 중심

정답 ④

자료해석

이 문제는 세포호흡 시 미토콘드리아의 역할에 대하여 이해하고 있는지 확인하기 위한 분석·종합·평가형문제이다. 호흡기질은 충분히 존재하지만 산소가 고갈된 미토콘드리아 현탁액에 산소를 첨가해주면, 전자전달계가 다시 가동되어 미토콘드리아 기질의 수소 이온이 외부구획으로 수송되므로 현탁액의 pH가 낮아지게 된다. 그러나 첨가해 준 산소가 모두 고갈되면 미토콘드리아의 전자전달계가 작동이 멈추므로 수소 이온이 방출되지 못하여, 현탁액의 pH는 더 이상 감소하지 못하고 다시 원래의 수준으로 증가하게 된다.

정답해설

ㄴ. (다) 과정의 저해제 Y의 처리로 배양액의 pH가 빠르게 최초의 상태로 돌아왔으므로, 저해제 Y는 짝풀림제이다. DNP(2,4-dinitrophenol)는 화학적 짝풀림제로 양성자가 미토콘드리아 기질로 다시 돌아갈 수 있는 우회 경로를 제공함으로써 양성자 농도구배에 의해 형성된 에너지를 열로 방출한다.

ㄷ. A는 현탁액의 산소가 고갈되어 더 이상 현탁액의 pH가 감소하지 못하는 시점인데, 이 시점에서 전자전달계는 전자를 산소에 전달하지 못하게 되므로 전자운반자들은 대부분 환원된 상태로 존재한다.

오답해설

ㄱ. 미토콘드리아는 세포질에서 해당과정을 통해 형성된 피루브산을 호흡 기질로 이용하므로, (가) 과정에 처리한 세포호흡 기질 X는 포도당이 아니다.

043 지식 중심

정답 ⑤

자료해석

젖산 농도의 급격한 증가는 운동에 따른 ATP의 소모가 해당과정을 촉진하게 되어 일어난다. 이 과정에서 피루브산과 NADH가 과도하게 생성되고, 피루브산이 근육의 무산소 조건에서 젖산 탈수소효소에 의해 NAD^+를 재생하며 젖산으로 전환되어 젖산의 농도가 급격히 증가한다. 이렇게 생성된 젖산은 운동이 끝나면 간에서 다시 포도당으로 전환된다.

정답해설

ㄱ. $\frac{\text{산소 소모량}}{\text{산소 공급량}}$ 값이 높아지면 근육세포에서는 산소호흡이 잘 일어나지 못하게 되고 대신 젖산발효가 활발히 일어나게 된다. 따라서 근육세포 내에서 젖산 생성은 $\frac{\text{산소 소모량}}{\text{산소 공급량}}$ 값이 낮을 때보다 높을 때 더 높게 일어난다는 설명은 옳다.

ㄴ. 경주 도중 근육세포에서 ATP가 급격히 소모되어 세포질에서 해당과정이 빠르게 일어나므로, 피루브산과 NADH가 과도하게 생성된다. 따라서 달리기 경주 전보다 달리기 경주 중에 근육세포 내의 NADH 농도가 더욱 높다는 설명은 옳다.

ㄷ. 달리기 경주 후 근육세포에서 생성된 젖산 중 일부는 혈액을 통해 간으로 보내진 후, 간에서 포도당신생합성을 통해 포도당으로 전환된다.

044 지식 중심

정답 ③

자료해석

이 문제는 지질의 대사에 대하여 이해하고 있는지 확인하기 위한 이해형문제이다. 동물세포에서 아세틸 CoA는 여러 물질로 전환될 수 있는데, 우선 아세틸 CoA는 시트르산 회로를 통해 CO_2 형태로 완전 산화될 수 있다((가)). 이 과정을 통해 약간의 ATP와 전자전달계에 필요한 에너지(NADH, $FADH_2$)를 제공한다. 두 번째로 아세틸 CoA는 콜레스테롤(A)로 전환될 수 있는데, 콜레스테롤은 담즙산염과 스테로이드 호르몬들 합성의 전구체로 이용된다. 세 번째로 아세틸 CoA는 지방산(B)으로 전환될 수 있다. 미토콘드리아의 기질에서 아세틸 CoA와 옥살로아세트산의 축합반응으로 형성된 시트르산의 농도가 높을 경우, 시트르산은 세포질로 운반된다. 이 시트르산은 세포질에서 아세틸 CoA와 옥살로아세트산으로 다시 분해되는데, 아세틸 CoA는 세포질에서 지방산으로 합성된다. 또한 지방산은 중성지방(트리아실글리세롤)의 형태로 저장되기도 하고 인지질(phospholipid)(C)의 합성에 이용되기도 한다. 네 번째로 흡수후기 때에 아세틸 CoA는 케톤체로 전환될 수 있다. 흡수후기 때에 혈중 포도당 농도가 감소하면 이자의 알파세포에서 글루카곤 분비가 증가하여 글루카곤의 혈중 농도가 증가하게 된다. 글루카곤은 지방동원을 자극함으로써 혈중 지방산 농도를 증가시키는데, 그 결과 간세포에서는 지방산 분해가 증가하여 다량의 아세틸 CoA가 생산된다. 이러한 아세틸 CoA는 세포호흡에 이용되기도 하고 케톤체로 전환되기도 하는데, 이렇게 간에서 만들어진 케톤체는 혈액으로 방출되어 순환하다가 뇌, 심장, 신장 등 기관에서 다시 아세틸 CoA로 전환되어 ATP 생성에 이용된다.

정답해설

③ (가) 과정(시트르산 회로)은 미토콘드리아 기질에서 일어난다. 전자전달계의 NADH 탈수소효소 복합체 I에 의한 NADH의 산화 또한 미토콘드리아 기질에서 일어난다. 따라서 (가) 과정에서 생성된 NADH의 전자는 셔틀(shuttle)을 이용하지 않고 직접 미토콘드리아의 전자전달계에 전달된다.

오답해설

① 콜레스테롤(A)은 에스트로겐과 같은 스테로이드 호르몬의 전구물질이다.

② 콜레스테롤(A)은 저밀도지질단백질(LDL)에 의해 혈액 내에서 운반된다. 따라서 A는 고밀도지질단백질(HDL)보다 저밀도지질단백질(LDL)에 더 많이 존재한다는 설명은 옳다.

④ 아세틸 CoA에서 지방산(B)으로의 합성은 세포질에서 일어난다.

⑤ 인지질(C)은 세포막의 구성 성분이며, 소포체에서 합성된다.

045 추론 중심

정답 ③

자료해석

본 문항은 미토콘드리아 내막의 전자전달계에 존재하는 시토크롬 분자를 이용한 실험 과정을 이해하고 결과를 분석하여 보기의 내용을 평가하는 복합 분석·종합·평가형문제이다. 먼저 실험 과정을 보면 준비한 동물세포에서 미토콘드리아를 분리하였고 무산소 상태에서 숙신산을 첨가한 후 배양하였다. 일정 시간 경과 후, 산소를 공급해주고 추가적으로 배양하면서 미토콘드리아 내막의 전자전달계에 존재하는 시토크롬 4종류의 환원정도를 측정하였다.

<실험 결과>를 살펴보면, 숙신산을 첨가한 무산소 조건에서는 모든 시토크롬이 100% 환원된 것을 확인할 수 있다. 이후 산소를 첨가하면 시토크롬의 환원정도가 종류마다 달라지는 것을 확인해 볼 수 있다. 이를 통해 전자전달계 내 시토크롬의 순서를 대략적으로 예상할 수 있는데, 환원된 시토크롬의 비율이 가장 낮은 ⓓ가 산소로 전자를 전달하는 쪽에 가깝게 위치하며 환원된 시토크롬의 비율이 가장 높은 ⓐ가 최초로 전자를 받아 환원되는 쪽에 가깝게 위치함을 추론할 수 있다.

정답해설

③ 자료해석의 내용처럼 ⓓ가 전자전달계의 가장 뒤쪽에 존재하는 시토크롬으로써, 무산소 상태에서 숙신산을 처리해주었을 때 전자를 산소에 전달해줄 수 없으므로 가장 먼저 100%로 환원되는 시토크롬이다.

오답해설

① 전자전달사슬을 통해 전자가 이동하는 동안 양성자 기울기가 형성된다.

② 산소를 처리하기 전에는 전자전달계를 통한 미토콘드리아 내막의 전자전달이 진행되지 못하므로 미토콘드리아 기질의 $NAD^+/NADH$ 비율은 산소를 처리한 후보다 더 낮을 것임을 추론할 수 있다.

④ 자료해석에서 살펴본 바와 같이, 전자전달계에서 ⓐ가 ⓓ보다 더 앞쪽에 위치한다. 전자전달계에서 더 앞쪽에 위치하는 운반자일수록 환원력이 더 크다. 따라서 ⓐ는 ⓓ보다 환원력이 더 크다는 것을 알 수 있다.

⑤ 청산가리(CN^-)는 시토크롬 산화효소로부터 산소로의 전자전달을 저해하는 물질이다. 따라서 CN^-에 의해 직접적으로 작용이 억제되는 시토크롬은 시토크롬 ⓓ일 것이다.

046 추론 중심

정답 ④

자료해석

이 문제는 미토콘드리아에서 일어나는 세포호흡에 대해 이해하고 있는지 확인하기 위한 분석·종합·평가형문제이다. 실험을 살펴보면, β-히드록시부티르산(β-hydr oxybutyrate)이 들어 있는 완충용액에 미토콘드리아를 첨가한 직후에 완충용액의 O_2가 급격하게 소비된 것을 확인할 수 있는데, 이것은 완충용액에 들어 있던 β-히드록시부티르산이 미토콘드리아 내부로 들어와 산화되면서 생성된 NADH가 전자를 전자전달계에 공급하여 전자전달계가 가동되었기 때문이다(전자전달계가 가동되면 산소가 소비됨). 전자전달계의 가동으로 인해 형성된 양성자 기울기는 미토콘드리아에 들어 있던 ADP를 ATP로 인산화 시키는데 이용된다. 약간의 시간이 경과 된 후 O_2의 소비가 느려졌는데, 이러한 느린 소비는 미토콘드리아에 들어 있던 ADP가 고갈된 이후 ATP 합성효소를 통한 양성자 기울기의 해소 없이, 양성자가 내막의 인지질이중층을 통해 막간공간에서 미토콘드리아 기질로 서서히 새어 들어갔기 때문에 나타난 결과이다. 이후에 추가적으로 500 nmol의 ADP의 첨가로 인해 다시 급격한 O_2의 소비가 일어났고, ADP가 고갈된 이후에는 O_2의 소비는 다시 기본 수준으로 느려졌다.

정답해설

ㄴ. <실험 결과>를 살펴보면 (다)에서 500 nmol의 ADP가 첨가된 후 고갈되는 동안에 100 nmol의 O_2가 소비된 것을 확인할 수 있다. 즉, 200개 산소 원자당 500개의 ATP가 생성된 것이므로 P/O 비율은 2.5라는 것을 알 수 있다.

ㄷ. 500 nmol ADP를 처리하기 직전에는 ADP의 부족으로 인해 양성자 기울기가 해소되지 못해 전자전달계가 거의 멈춰 있을 것이므로 미토콘드리아 기질의 NADH농도는 높을 것이다($[NADH] \gg [NAD^+]$). 하지만, 500 nmol ADP를 처리한 직후에는 ATP 합성효소를 통한 ATP의 합성이 일어날 수 있어 전자전달계가 활발히 가동될 것이므로 그 만큼 NADH의 소비(NAD^+로의 산화)가 일어나 NADH 농도는 감소하고 NAD^+ 농도는 증가한다. 즉, 미토콘드리아 기질의 NADH의 농도는 500 nmol ADP를 처리하기 직전이 처리한 직후보다 더 높다.

오답해설

ㄱ. 포도당은 미토콘드리아 내부로 들어갈 수 없으므로, (가)에서 β-히드록시부티르산 대신에 포도당을 이용하여 실험하면 원하는 <실험 결과>를 얻을 수 없다. 따라서 <실험 과정> (가)에서 β-히드록시부티르산 대신에 포도당을 이용할 수 있다는 설명은 옳지 않다.

047 추론 중심

정답 ⑤

자료해석

시토크롬 c 산화효소 복합체

전자전달계의 마지막 구성요소인 시토크롬 c 산화효소 복합체는 시토크롬 c를 산화시켜 전자를 전달받으며, 이를 산소분자에 전달하는 역할을 수행한다. 이 과정에서 양성자가 기질로부터 시토크롬이 결합하는 막 사이 공간(inter membranous space)으로 펌핑된다.

발리노마이신(valinomycin)

발리노마이신은 K^+을 막 사이 공간으로부터 미토콘드리아 기질로 투과시켜 K^+의 농도 기울기를 없앤다. 양이온인 K^+이 기질로 유입됨으로써 H^+에 의해 형성되었던 전위차가 상실된다. 그로 인해 시토크롬 c 산화효소 복합체에 의한 H^+의 수송이 원활하게 일어날 수 있게 된다.

정답해설

ㄱ. (다) 과정에서 완충용액에 일정한 양의 환원된 시토크롬을 첨가하면, 전자가 시토크롬 c 산화효소 복합체를 통해 산소로 전달되면서 양성자 기울기를 생성한다. 따라서 (다) 과정 중 인공막 소낭 내부에서 O_2의 소모가 일어난다는 설명은 옳다.

ㄴ. 위에서 살펴본 바와 같이, 발리노마이신은 K^+을 막사이공간으로부터 미토콘드리아 기질로 유입시킴으로써 H^+에 의해 형성되었던 전위차를 상실시킨다. 그로 인해 시토크롬 c 산화효소 복합체에 의한 H^+의 수송이 원활하게 일어날 수 있게 된다. 따라서 <실험 과정> (나)에서 발리노마이신을 첨가하지 않고 실험하였다면, H^+의 수송이 원활하게 일어나지 못해 산소분자 첨가 후 나타나는 용액의 pH 감소는 더 적게 일어났을 것으로 추정할 수 있다.

ㄷ. A 시점에 DNP를 용액에 첨가하면, 짝풀림제인 DNP에 의해 양성자가 완충용액에서 인공막 소낭 안으로 빠르게 수송된다. 따라서 A 시점에 DNP를 용액에 첨가하면 용액의 pH가 증가하는 속도(양성자의 농도가 감소하는 속도)가 더욱 빨라진다는 설명은 옳다.

048 추론 중심

정답 ⑤

자료해석

이 문제는 인슐린과 글루카곤에 의한 간에서의 물질대사 조절에 대해 이해하고 있는지 확인하기 위한 적용형문제이다. 문제에서 과당-2,6-이인산은 PFK-1에 대해서는 알로스테릭 활성자로 작용하고, FBPase-1에 대해서는 알로스테릭 억제자로 작용한다고 하였다. 따라서 문제에서 주어진 그림 (나)를 살펴봤을 때, 이기능 효소가 단백질인산화효소 A에 의해 인산화되어 FBPase-2의 활성이 높아지게 되면, 간세포 세포질의 과당-2,6-이인산의 농도가 낮아져 해당효소인 PFK-1의 활성은 낮아지고 포도당신생합성효소인 FBPase-1의 활성은 증가하게 되어 해당과정은 억제되고 포도당신생합성은 촉진될 것이란 것을 알 수 있다. 이러한 현상은 혈당량이 낮아졌을 때 분비되는 글루카곤에 의해 촉진된다. 반대로 혈당량이 높을 때 분비되는 인슐린은 단백질 탈인산화효소-1의 활성을 증가시켜 간세포 세포질의 과당-2,6-이인산의 농도를 증가시키게 되고 그 결과 해당과정은 촉진되고 포도당신생합성은 억제된다.

정답해설

ㄱ. 위에서 살펴본 바와 같이, 혈당량이 증가하면 간세포 세포질에 과당-2,6-이인산의 농도가 높아지게 되어 해당과정이 촉진된다.

ㄴ. 위에서 살펴본 바와 같이, 문제에서 제시한 자료로부터 글루카곤은 (나)의 단백질인산화효소 A 활성화를 촉진한다는 것을 추정할 수 있다.

ㄷ. 위에서 살펴본 바와 같이 FBPase-2 활성은 글루카곤에 의해 높아진다. 글리코겐 가인산분해효소(glycogen phshorylase)는 글루카곤에 의해 활성이 증가한다.

049 추론 중심

정답 ②

자료해석

이 문제는 지방산 생합성에 대해 이해하고 있는지 확인하기 위한 이해형문제이다. 미토콘드리아 기질에서 피루브산으로부터 생성된 아세틸 CoA는 $[NAD^+]/[NADH]$ 비가 낮을 때 세포질로 나가 지방산 생합성에 이용된다. 아세틸 CoA는 미토콘드리아 내막을 직접 통과하지 못하므로 옥살아세트산(물질 X)과 결합하여 시트르산 형태로 내막을 통과한 후, 세포질에서 다시 옥살아세트산과 아세틸 CoA로 분해되어 지방산 합성에 이용된다. 세포질에서 아세틸 CoA는 ATP와 NADPH(B·H)를 이용하여 지방산으로 합성된다.

정답해설

ㄴ. 지방산합성과정인 (가) 과정은 인슐린에 의해 촉진된다.

오답해설

ㄱ. 물질 X인 옥살아세트산이 말산으로 환원되는 과정에서 이용되는 A·H는 NADH이고, 지방산 생합성이 이용되는 조효소 B·H는 NADPH이다. 따라서 A는 NAD이고 B는 NADP이다.

ㄷ. 자료해석에서 살펴본 바와 같이, 물질 X는 옥살아세트산이다.

050 추론 중심

정답 ②

자료해석

이 문제는 코리 회로(Cori cycle)에 대하여 이해하고 있는지를 확인하기 위한 분석·종합·평가형문제이다. 활발한 운동으로 인하여 골격근에는 산소가 부족해질 수 있고 이에 따라 젖산발효를 통해 NAD^+를 재생함으로써 해당과정이 계속 진행될 수 있게 하여 운동에 필요한 ATP를 공급하게 된다. 이렇게 생성된 젖산은 골격근에서 간으로 운반되며, 간에서 젖산 탈수소효소에 의해 재산화되어 피루브산이 되고 결국엔 포도당으로 재합성된다. 간은 골격근으로 포도당을 보내고, 골격근은 젖산을 생성하고, 골격근에서 생성된 젖산은 다시 간으로 보내져 새로운 포도당으로 합성된다. 이러한 반응을 코리 회로(Cori cycle)라 한다.

정답해설

② 활발한 운동 시, 근육에서는 NADH의 NAD^+로의 산화가 잘 일어나지 못하게 되므로 골격근에서 $\frac{[NAD^+]}{[NADH]}$은 비율이 낮지만, 간에서는 정상적으로 세포호흡이 일어나므로 $\frac{[NAD^+]}{[NADH]}$의 비율이 높다.

따라서 달리기를 할 때 $\frac{[NAD^+]}{[NADH]}$ 비율은 근육보다는 간에서 더 높다는 설명은 옳다.

오답해설

① 포도당신생합성인 (가) 과정은 세포기질(cytosol)과 미토콘드리아 기질, 활면소포체에서 일어난다.

③ (가) 과정은 포도당신생합성으로, 이 과정에서 6개의 NTP가 소비된다.

④ A는 젖산이므로 이것이 정맥혈로 들어가면 정맥혈의 pH는 낮아지게 된다.

⑤ 간세포에서 과당-1,6-이인산 가수분해효소 I (FBPase I)의 활성이 높게 유지되도록 자극하여 포도당신생합성이 일어나도록 해주는 호르몬은 에피네프린이다. 인슐린(운동 시 분비가 억제됨)은 FBPase I 가 촉매하는 대사와 반대되는 대사에 관여하는 과당인산키나아제 I (PFK I)의 활성이 높게 유지되도록 자극한다.

051 지식 중심

정답 ②

자료해석

이 문제는 광계 Ⅱ(PS Ⅱ)에 대해 이해하고 있는지 확인하기 위한 이해형문제이다. 고등식물의 엽록체의 틸라코이드막에는 빛에너지를 포획하고 이용할 수 있게 하는 두 종류의 광계(photosystem)가 존재하는데, 이들을 각각 광계 Ⅱ(PS Ⅱ)와 광계 Ⅰ(PS Ⅰ)이라 한다. 광계는 반응중심(reaction center)과 집광복합체(light-harvesting complex)로 이루어져 있다. 반응중심은 한 쌍의 엽록소 a와 여러 단백질들이 결합된 복합체이다. 집광복합체는 단백질에 결합되어 있는 다양한 색소로 구성되어 있는데, 색소에는 엽록소 a와 엽록소 b, β-카로틴 등이 포함된다. 광계에서 집광복합체는 반응중심을 둘러싸고 있다. 엽록소는 400~500 nm 파장의 빛과 600~700 nm 파장의 빛을 잘 흡수하지만 500~600 nm 파장의 빛은 잘 흡수하지 못한다. β-카로틴은 400~500 nm 파장의 빛과 녹색영역의 빛을 흡수한다.

정답해설

ㄴ. ㉠(반응중심)은 한 쌍의 엽록소 a와 여러 단백질들이 결합된 복합체이다. 따라서 '㉠에 엽록소 a가 존재한다'는 설명은 옳다.

오답해설

ㄱ. 문제에서 색소분자 X는 Mg^{2+}를 포함하는 포르피린 고리(porphyrin ring)를 가지고 있다고 하였으므로, 색소분자 X는 엽록소인 것을 알 수 있다. 엽록소(색소분자 X)는 400~500 nm 파장의 빛과 600~700 nm 파장의 빛을 잘 흡수하지만 500~600 nm 파장의 빛은 잘 흡수하지 못한다. 따라서 색소분자 X는 파장이 650 nm인 광자보다 550 nm인 광자를 더 잘 흡수한다는 설명은 옳지 않다.

ㄷ. 고등식물의 비순환적 전자전달(noncyclic electron transfer)에서 광계 Ⅱ에 전자를 제공해주는 공여체(㉡)는 플라스토시아닌(Pc)이 아니라 H_2O이다.

052 지식 중심

정답 ④

자료해석

이 문제는 광합성 명반응에 대하여 이해하고 있는지를 확인하기 위한 이해형문제이다. 문제에서 주어진 그림은 비순환적 전자전달 과정을 나타낸 것인데, 양성자가 농축되는 구획 A는 틸라코이드 내강이고 구획 B는 스트로마이다. ㉠은 광계 Ⅱ의 광수확 안테나(색소)가 존재하는 지역이고, ㉡은 시토크롬 복합체(cytochrome b_6-f complex)이다. 비순환적 전자전달 과정에서는 물 한 분자에서 기원된 2개의 전자가 광계 Ⅱ의 반응중심으로 들어가는데, 전자가 플라스토퀴논과 시토크롬 복합체, 플라스토시아닌을 이동하는 동안 양성자가 스트로마에서 틸라코이드 내강으로 수송된다. 이후 2개의 전자는 광계 Ⅰ의 반응중심으로 들어간 후, 페레독신과 페레독신-NADP 환원효소를 거쳐 $NADP^+$로 전달되어 NADPH가 생산된다.

정답해설

ㄱ. ATP 합성효소는 양성자가 유입되는 통로인 F_0와 양성자가 이동하는 물리적 힘에 의해 ATP를 합성하는 부분인 F_1의 두 부분으로 나뉘는데 F_1은 스트로마인 구획 B를 향하고 있다.

ㄴ. ㉠에 존재하는 주된 색소는 엽록소이며 엽록소는 포르피린 유사 고리와 Mg을 가지고 있다. ㉡에 존재하는 단백질은 시토크롬이며 시토크롬은 Fe을 함유한 헴기를 가지고 있다.

오답해설

ㄷ. 물 1분자가 분해될 때, NADPH는 1분자 생성된다.

053 지식 중심

정답 ①

자료해석

캘빈과 그의 동료들은 유기탄소가 형성되고 이들이 탄수화물로 전환되는 복잡한 일련의 과정을 방사성 탄소와 종이 크로마토그래피를 통해 밝혀냈다. 종이 크로마토그래피 전개 후 X-선 필름에 노출시켜 방사성으로 표지된 당을 감지하고, 이에 상응하는 지점을 잘라내어 그 물질을 동정하면, 광합성 과정에서 탄소의 고정에 관여하는 물질을 알아낼 수 있다.

정답해설

ㄱ. A는 $^{14}CO_2$에 짧게 노출시켰을 때, 처음으로 생성되는 물질이다. 캘빈회로에서 탄소를 받아 처음으로 생성되는 물질은 3PG이다.

ㄴ. B는 두 번째로 생성되는 물질로 글리세르알데하이드 3-인산(G3P)이다. 3PG가 G3P가 되는 과정에는 ATP와 NADPH가 필요하다.

오답해설

ㄷ. 탄소공급을 중단하게 되면, 최초로 탄소를 받는 받개분자가 축적될 것이다. 이 분자는 RuBP로, 5탄당이다.

ㄹ. 탄소동화 과정이 유관속초세포에서 일어나는 식물은 C_4 식물이다. C_4 식물에서 최초로 탄소가 고정되어 생성되는 물질은 4탄당인 옥살로아세트산이다. 따라서 (가)에서 클로렐라 대신 탄소동화 과정이 유관속초에서 일어나는 식물세포를 이용하였더라도 <실험 결과> 2초에서 A가 관찰되지 못할 것이다.

054 지식 중심

정답 ⑤

자료해석

이 문제는 C_4 식물과 C_3 식물에 대해 이해하고 있는지 확인하기 위한 적용형문제이다. C_4 식물은 카르복시화 반응에 의한 첫 번째 산물이 4탄소화합물(옥살로아세트산)인 식물을 의미하고, C_3 식물은 카르복시화 반응에 의한 첫 번째 산물이 3탄소화합물(3PG)인 식물을 의미한다. C_4 식물은 2종류 유형의 광합성세포(유관속초세포, 엽육세포)를 가지고 있는데, 유관속초세포(가) 바깥쪽을 둘러싸면서 빽빽한 층을 형성하는 엽육세포(나)에서는 암반응은 거의 일어나지 않는다. 하지만, 유관속초세포(가)에서는 명반응은 거의 일어나지 않고 암반응이 활발히 일어난다. 그 결과 유관속초세포의 엽록체에는 커다란 녹말입자(녹말립)가 들어있는 반면, 엽육세포는 녹말이 들어있지 않은 작은 크기의 엽록체를 가지고 있다.

정답해설

ㄱ. 세포 (가)(유관속초세포)는 암반응이 활발히 일어나므로 루비스코의 함량이 높지만, 세포 (나)(엽육세포)에서는 암반응이 거의 일어나지 않으므로 루비스코를 거의 가지고 있지 않다.

ㄴ. 식물 X(C_4 식물)는 C_4 경로를 이용하여 CO_2를 캘빈회로에 공급하여 광합성을 수행하는데, C_4 경로에서는 CO_2 한 분자당 2개의 ATP가 추가적으로 소비된다. 따라서 광호흡이 잘 일어나지 않는 낮은 온도(20℃)에서는 식물 X보다 C_3 식물이 상대적으로 성장에 유리하다.

ㄷ. 30℃ 이상의 환경에서 C_3 식물의 경우는 광호흡이 활발히 일어나므로, 탄수화물로 고정되는 탄소의 상당 부분이 광호흡으로 유출되어 상대적으로 광합성이 효율적으로 일어나지 못하는 결과를 낳는다. 하지만 C_4 식물의 경우는 C_4 경로를 통하여 CO_2를 캘빈회로에 안정적으로 공급하므로 광호흡이 거의 일어나지 않아 상대적으로 효율적인 광합성이 일어난다. 따라서 1 g의 CO_2가 고정될 때 엽록체에서 분해되는 물의 양은 C_3 식물이 식물 X보다 더 많을 것임을 추정할 수 있다.

055 지식 중심

정답 ④

자료해석

이 문제는 CAM 식물의 광합성에 대해 이해하고 있는지 확인하기 위한 이해형문제이다. 문제에서 제시한 식물 X에서 조사한 그래프는 CAM 식물에서 얻어진 것이다. CAM 식물은 수분손실을 막기 위해 낮에는 기공을 닫고 밤에 기공을 열어 CO_2를 흡수한다. 밤에 기공이 열려 CO_2를 흡수하면 이것이 말산으로 고정되어 액포에 저장되고 낮에 저장되었던 말산으로부터 CO_2가 방출되어 엽록체에서 탄소를 재고정한다.

정답해설

ㄱ. 루비스코(rubisco)는 캘빈회로 효소이다. CAM 식물에서는 밤에 기공이 열려있을 때 이산화탄소를 말산형태로 저장한다. 낮에 명반응에 의해 캘빈회로에 필요한 ATP와 NADPH가 공급되면 말산 형태로 저장되어 있던 이산화탄소를 이용하여 당을 합성한다. CAM 식물에서 이산화탄소를 말산형태로 저장하는 반응과 캘빈회로는 모두 엽육세포에서 일어난다. 따라서 루비스코(rubisco)가 주로 엽육세포에서 발견된다는 설명은 옳다.

ㄷ. CAM 식물과 C_4 식물에서는 CO_2 한 분자를 고정할 때 C_3 식물보다 더 많은 ATP가 소비된다. 따라서 CO_2 한 분자를 고정할 때 소비되는 NADPH와 ATP 분자 수의 비($\frac{[NADPH]}{[ATP]}$)는 $\frac{2}{3}$보다 작다.

오답해설

ㄴ. CAM 식물에서는 암조건에서 CO_2가 PEP 카복실화 효소에 의해 PEP와 최초로 결합하며, 이것이 옥살로아세트산을 형성하고, 이윽고 말산으로 전환되어 액포에 저장된다. 따라서 밤 동안 액포 내의 pH를 낮추는데 기여한 물질은 C_4 화합물인 말산이다.

056 추론 중심

정답 ③

자료해석

에머슨의 두 가지 연구를 통해 광합성의 초기 에너지 저장 반응을 수행하는 광화학 복합체가 2개가 존재함을 알고, 각각 680 nm(적색광)와 700 nm(근적외광)의 서로 다른 파장에서 최적의 효율성을 보이는 파장 의존성을 갖는 것을 추론할 수 있다.

- (가) 적색저하효과 : 엽록소 a는 680 nm보다 긴 파장을 갖는 빛에 대해 계속적인 흡수를 보이지만 보다 짧은 파장의 빛보다 광합성 효율이 떨어지기 때문에 양자수율이 훨씬 떨어진다. 따라서 근적외광 영역에서 양자수율의 급격한 감소는 엽록소의 흡수가 감소하기 때문이 아니다.
- (나) 촉진효과 : 적색광과 근적외광을 동시에 주었을 때의 광합성률은 각각 주었을 때의 광합성률의 합보다 크다.

정답해설

ㄱ. 양자수율이 680 nm 이후에서 감소하는 이유는 이러한 빛은 광계 Ⅰ만을 빠르게 작동시키므로 광합성을 효율적으로 추진할 수 없기 때문이다. 따라서 700 nm 파장의 빛을 비춰줄 때 광계 Ⅱ를 작동시킬 수 있는 청록색 파장의 빛을 함께 비춰주면 양자수율은 더 높아지게 된다.

ㄴ. 문제에서 주어진 그림 (나)를 살펴보면, 근적외광을 점등했을 때 상대 광합성률이 높아지는 것을 확인할 수 있다. 이러한 결과는 광계 Ⅰ과 광계 Ⅱ 모두가 근적외광을 이용할 수 있었기 때문에 나타난 것이다. 따라서 근적외광은 광계 Ⅰ과 광계 Ⅱ에서 모두 이용된다는 설명은 옳다.

오답해설

ㄷ. A 상태(근적외광만 비출 때)에서는 광계 Ⅰ이 광계 Ⅱ보다 더 빠른 속도로 작동하게 되므로 시토크롬 복합체는 대부분은 산화된 상태로 존재한다. 하지만 B 상태(적색광만 비출 때)에서는 광계 Ⅱ가 광계 Ⅰ보다 더 빠른 속도로 작동하게 되므로 시토크롬 복합체는 대부분은 환원된 상태로 존재한다. 즉, A상태에서보다 B 상태에서 시토크롬 복합체는 더 많이 환원되어 있다.

057 추론 중심

정답 ④

자료해석

이 문제는 광합성과 루비스코(rubisco)의 활성 조절에 대해 이해하고 있는지 확인하기 위한 적용형문제이다. 문제에서 주어진 그림 (나)를 살펴보면, 루비스코의 활성은 H^+ 농도가 낮을 때, CO_2 농도가 높을 때, Mg^{2+}의 농도가 높을 때 높다는 것을 알 수 있다. 문제에서 주어진 그림 (가)를 살펴보면, 빛이 존재하여 명반응이 활발히 일어나 스트로마의 pH가 8로 높아지고 틸라코이드 내강의 pH가 5로 낮아질 때 틸라코이드 내강에 저장되어 있던 Mg^{2+}이 스트로마로 이동하여 루비스코를 활성화시킴을 알 수 있다.

정답해설

루비스코의 활성은 CO_2 농도와 빛에 의해 조절된다. 빛에 의한 조절은 간접적으로 일어나는데, 빛이 존재하면 광합성의 명반응이 활발히 일어나 스트로마의 H^+이 틸라코이드 내강으로 수송된다. 그로 인해 스트로마의 pH는 높아지는데, 이는 불활성 형태의 루비스코에서 H^+을 제거하여 활성화될 수 있게 해준다. 또한 명반응 동안에 H^+이 틸라코이드 내강으로 수송됨에 따라 보상작용으로 틸라코이드 내강에 존재하던 Mg^{2+}이 스트로마로 이동하게 되어, 스트로마의 Mg^{2+}의 농도가 높아지게 된다. 이상에서 살펴보았을 때, 루비스코의 활성 증가는 '잎 내부의 CO_2 농도 증가'와 '스트로마의 pH 증가', '시토크롬 b_6f 복합체에 의한 H^+의 능동수송 증가'로 인해 일어나게 된다. 따라서 이러한 조건들이 옳게 묶여 있는 ④번이 정답이다.

058 추론 중심

정답 ⑤

자료해석

이 문제는 빛에 의한 캘빈회로의 조절에 대해 이해하고 있는지 확인하기 위한 분석·종합·평가형문제이다. 문제에서 주어진 자료를 살펴보면, 광계 X(광계 Ⅰ)로 흡수된 빛에 의해 유도된 전자의 전달이 캘빈회로의 효소 Y(리불로오스 5-인산 키나아제)에서 활성 부위 근처에 존재하는 두 개의 설프히드릴기(-SH) 사이에 형성되어 있는 이황화결합을 환원시킴으로써 효소 Y를 활성화시키는 것을 확인할 수 있다.

정답해설

ㄱ. 빛을 흡수한 후 고에너지의 전자를 방출하여 페레독신으로 전달하는 역할을 하는 광계 X는 광계 Ⅰ이다.

ㄴ. 문제에서 주어진 <자료>의 그림을 살펴보면, 페레독신 : 씨오레독신 환원효소에 의해 씨오레독신이 산화형에서 환원형으로 바뀐다는 것과 효소 Y(리불로오스 5-인산 키나아제)는 환원형 씨오레독신에 의해 활성화된다는 것을 확인할 수 있다. 따라서 효소 Y가 촉매하는 CO_2 고정반응은 페레독신 : 씨오레독신 환원효소의 활성이 낮을 때보다 높을 때 더 높을 것임을 알 수 있다.

ㄷ. 문제에서 주어진 자료를 살펴보면, 효소 Y는 빛이 있으면 A 형태(불활성형)보다 B 형태(활성형)가 더 많아진다. 엽록체에 빛이 비춰지면 명반응이 활발히 일어나 틸라코이드 내강의 pH는 빛이 비춰지지 않을 때보다 낮아진다. 따라서 $\frac{[\text{B 형태}]}{[\text{A 형태}]}$ 값은 틸라코이드 내강의 pH가 높을 때보다 낮을 때 더 높을 것임을 알 수 있다.

059 추론 중심

정답 ③

자료해석

이 문제는 광호흡에 대해 이해하고 있는지 확인하기 위한 적용형문제이다. 루비스코(rubisco)는 광합성 동안에 CO_2를 고정하는 일(㉠ 과정) 이외에도 O_2와 반응(㉡ 과정)할 수 있는데 이를 광호흡이라 한다. 즉, 루비스코는 수용체 분자인 RuBP에 CO_2 대신 O_2를 첨가할 수 있다. CO_2에 대한 루비스코의 친화력은 O_2에 대한 친화력보다 훨씬 더 크지만 잎 내부 공기 중의 O_2 농도가 더 높다면, RuBP는 CO_2보다 O_2와 반응한다. 이는 탄수화물로 전환되는 CO_2의 전체 양을 감소시킨다. 광호흡을 통해 형성된 인산글리콜산(phosphoglycolate) 2분자는 퍼옥시좀과 미토콘드리아를 거치는 글리콜산 경로를 통해 3PG 한 분자와 CO_2 한 분자로 전환되어, 3PG 형태로 캘빈회로에 다시 이용된다.

정답해설

③ 맑은 여름 날에는 햇빛이 강해 광합성이 활발히 일어난다. 특히 오전 9시보다 오후 2시에 더 활발히 일어나는데, 그로 인해 잎 내부 공기의 CO_2 농도는 낮아지고 O_2 농도는 매우 높아져 광호흡이 많이 일어나게 된다. 따라서 광호흡과 글리콜산 경로를 나타내는 (나) 경로는 오전 9시보다 오후 2시에 더 활발히 일어날 것임을 알 수 있다.

오답해설

① (가) 경로(켈빈회로)는 대기 중의 CO_2 분압이 낮을 때보다 높을 때 더 활발히 일어난다.

② (나) 경로를 진행하기 위해서는 엽록체와 퍼옥시좀, 미토콘드리아가 필요하다.

④ (나) 경로에서 2-PG가 3PG로 전환되는 과정은 퍼옥시좀과 미토콘드리아에 걸쳐서 일어나며, 그 과정에서 ATP가 소비된다.

⑤ ㉠ 과정을 촉매하는 효소와 ㉡ 과정을 촉매하는 효소는 동일 효소(루비스코)로, 세포 내의 동일 구획(스트로마)에서 작용한다.

060 추론 중심

정답 ④

자료해석

이 문제는 C_3 식물과 C_4 식물의 차이에 대하여 이해하고 있는지를 확인하기 위한 적용형문제이다. 주어진 자료를 살펴보면, C_4 식물은 광호흡을 회피하면서 광합성을 수행할 수 있도록 적응하였으므로 산소의 농도와 상관없이 40℃ 정도까지 온도가 증가하더라도 순 광합성률이 계속 증가한다. 반면에 C_3 식물은 순 광합성률이 산소의 농도에 따라 달라지며, 약 30℃ 이상으로 온도가 올라가면 순 광합성률은 급격히 감소한다. C_3 식물이 C_4 식물과는 다른 그래프를 보이는 이유는 산소의 농도 증가와 온도의 변화에 의해 광호흡이 일어나기 때문이다.

정답해설

ㄴ. 20℃ 이하의 온도에서 순 광합성률은 C_3 식물이 C_4 식물보다 더 크므로, 이 온도 범위에서 C_3 식물의 광합성은 C_4 식물보다 효율이 더 높다.

ㄷ. C_4 식물의 엽육세포에서는 피루브산을 PEP로 전환하는데 ATP가 소모되며, 이러한 추가적인 ATP를 생산하기 위해 유관속초에는 광계 Ⅱ 없이 광계 Ⅰ만으로 순환적 전자전달을 수행한다. 그러므로 광호흡이 거의 일어나지 않는 온도인 15℃에서 CO_2 1분자를 고정하는데 순수하게 들어가는 에너지는 C_3 식물보다 C_4 식물이 더 많다고 할 수 있다.

정답해설

ㄱ. C_3 식물의 경우 25℃에서 보면, 저농도 O_2일 때의 순 광합성률이 고농도 O_2일 때의 순 광합성률보다 더 높으므로, O_2의 농도가 낮을 때 광호흡이 더 적게 일어난 것이다.

MEMO

061 지식중심

정답 ①

자료해석

- (가) 동원체 : 염색분체가 강하게 결합되어 있는 동원체(centromere) 부위에 여러 단백질들에 의해 거대한 복합체가 조립된다. 이를 방추사 부착점(kinetochore)이라 하며, 여기에 방추사가 결합한다.
- (나) 히스톤 8량체 : 히스톤 H2A, H2B, H3, H4 단백질이 각각 두 벌씩 합쳐져서 구성된 히스톤 8량체로 뉴클레오좀의 핵을 형성한다. 이 히스톤 8량체에 DNA가 감기고, 또 다른 히스톤 단백질인 히스톤 H1이 DNA의 감김을 안정화하여 뉴클레오좀(nucleosome)을 구성한다.

정답해설

ㄱ. (가) 부분은 코헤신 단백질에 의해 염색분체가 강하게 결합되어 있는 동원체(centromere) 부위로, 방추사 부착점(kinetochore) 복합체가 조립되어 여기에 방추사가 결합한다.

ㄷ. 히스톤 단백질은 리신과 아르기닌과 같은 염기성 아미노산을 다량(20 ~ 30%) 포함하여 세포질의 중성 pH에서 양전하를 띤다.

오답해설

ㄴ. 1400nm로 응축된 염색체는 2개의 염색분체로 구성되어 있으므로, 이것을 풀어보면 한 분자의 DNA가 아니라 2분자의 DNA가 관찰된다.

ㄹ. 히스톤 H2A, H2B, H3, H4 단백질은 각각 두 벌씩 합쳐져서 히스톤 8량체를 형성한다. 한 분자의 히스톤 H1 단백질은 뉴클레오좀의 핵 밖에서 DNA와 히스톤 8량체의 결합을 안정화시킨다.

062 지식중심

정답 ①

자료해석

이 문제는 유사분열에 대하여 이해하고 있는지를 확인하기 위한 적용형문제이다. 문제에서 동원체 방추사 섬유의 조립과 분해 속도가 동일하여 염색체들이 적도판에 배열되는 시기라고 하였으므로, 이 시기는 중기이다. 중기 동안에 동원체 미세소관의 길이는 일정한데, 튜불린 소단위는 동원체에 위치한 미세소관에 끊임없이 흡수되어 방추체극쪽으로 계속 이동하여 방추체극에서 방출된다. 그래서 튜불린 소단위는 동원체 섬유의 미세소관을 통해 동원체에서 방추체극쪽으로 꾸준히 흐르게 된다.

정답해설

ㄱ. 자료해석에서 살펴본 바와 같이, 튜불린 소단위는 동원체에 위치한 미세소관에 끊임없이 흡수되어 방추체극 쪽으로 계속 이동하여 방추체극에서 방출되므로, A 지점에 표지를 하고 일정 시간이 경과되면 표지 지점이 방추체극에 더 가까워지게 될 것이다.

오답해설

ㄴ. 중기 때에 성숙촉진인자(MPF)의 활성은 가장 높게 나타난다. MPF의 구성 성분인 M사이클린이 분해되어 MPF가 불활성화되면서 후기로 들어간다.

ㄷ. 방추체극은 미세소관형성중심부(MTOC)로 작용한다. 따라서 방추체극 쪽에 위치하는 미세소관 말단은 음성말단이고, 동원체 쪽에 위치하는 미세소관 말단은 양성말단이다. 즉, B 지점은 양성말단이다.

063 지식중심

정답 ②

자료해석

이 문제는 동물세포의 세포주기에 대해 이해하고 있는지 확인하기 위한 적용형문제이다. 문제에서 주어진 자료를 살펴보면, 핵막이 보이고 핵 안에는 2쌍의 상동염색체(각 염색체는 1개의 염색분체로만 구성)가 관찰되는 2개의 세포가 ㉠에 의해 거의 갈라지기 직전인 것을 확인할 수 있다. 문제에서 핵상이 $2n=4$인 동물세포를 관찰한 것이라고 했으므로, 특정 시기 X는 유사분열기 말기임을 알 수 있다. ㉠은 미세섬유로 이루어진 수축환이다.

정답해설

ㄴ. 자료해석에서 살펴본 바와 같이 특정 시기 X는 유사분열기 말기임을 알 수 있다. 따라서 특정 시기 X일 때 성숙유도인자(MPF)는 불활성 상태로, 이를 구성하는 Cdk는 대부분 사이클린과 결합하고 있지 않을 것이다.

오답해설

ㄱ. ㉠은 미세섬유로 이루어진 수축환이므로 운동단백질 미오신과 상호작용한다. 즉, ㉠의 직경은 미오신 단백질의 작용에 의해 작아진다.

ㄷ. 자료해석에서 살펴본 바와 같이, 문제에서 주어진 자료를 통해 특정 시기 X는 유사분열기 말기임을 알 수 있다.

064 지식중심

정답 ②

자료해석

	세포괴사(Necrosis)	세포자살(Apoptosis)
초기 유도 신호	물리적 자극	유전적 신호
DNA 파손	무작위적 파괴	일정하게 분절화(fragmentation)가 일어나 전기영동 시 ladder 패턴이 나타남
염증 반응	있음	없음
세포 구조의 변화	세포소기관 파괴	기포화 및 염색질 응축

정답해설

ㄱ. 세포괴사가 일어날 경우 DNA에 무작위적 파괴가 일어나 덩어리로 부서지게 된다. 반면 세포자살이 일어날 경우 DNA fragmentation이 일어나 파괴된 모양이 ladder를 형성하게 된다. 그러므로 lane 1은 세포자살이 일어난 세포이고, lane 3은 세포괴사가 일어난 세포이다.

ㄷ. 식물의 경우 세포자살 이후 세포벽이 남고 세포벽을 제외한 모든 부위가 액포에 의해 분해된다.

오답해설

ㄴ. *p*53 유전자가 정상발현을 해야 세포자살 과정이 일어날 수 있다. *p*53 유전자가 돌연변이에 의해 손상을 입었을 경우 세포자살이 일어나지 않고 세포는 비정상적으로 세포분열을 계속할 것이다.(암세포)

ㄹ. 단세포 생물의 경우 세포사멸 기작(세포괴사 및 세포자살)이 일어나지 않는다.

065 지식 중심

정답 ⑤

정답해설

이 문제는 난자형성과정 동안에 일어나는 감수분열 멈춤에 대하여 이해하고 있는지 확인하기 위한 적용형문제이다. 척추동물은 난자형성과정 동안 세포분열 멈춤이 2번에 걸쳐서 일어난다. 첫 번째 멈춤은 G_2기에 일어나는데, 이것은 MPF가 활성화되지 못해서 나타나는 것이며 프로게스테론의 자극에 의하여 멈춤에서 벗어나 제 1 감수분열을 완료하게 된다. 두 번째 멈춤은 중기 Ⅱ에서 일어나는데, 이것은 세포분열억제인자가 중기 Ⅱ에서 멈추게 하기 때문이며. 수정에 의한 자극으로 멈춤에서 벗어나 제 2 감수분열을 완료하게 된다. 문제에서 제 1 난모세포의 성숙 및 발생과정 동안의 MPF의 활성변화를 나타낸 그래프라고 하였으므로, A 시점은 MPF의 활성이 아직 나타나지 않은 세포인 G_2기에 있는 제1 난모세포로 볼 수 있으며, B 시점은 제 1 감수분열 중기로 볼 수 있고, C는 제 2 감수분열 중기로 볼 수 있다.

066 추론 중심

정답 ③

자료해석

이 문제는 형광물질로 염색된 세포들을 형광유세포분석기(FACS)를 이용하여 세포주기를 분석한 실험에 대하여 이해하고 있는지 확인하기 위한 분석·종합·평가형문제이다. 실험 과정 (가)에서 세포 X가 활발히 증식 중인 배양액에 티민 유사체인 BrdU(bromodeoxyuridine)를 처리해 주고 30분 동안 추가 배양하면, 추가 배양하는 시간 동안 S기에 있던 세포들은 DNA를 복제하면서 티민이 들어갈 자리에 BrdU가 삽입된다. 이런 세포들은 FITC(형광물질)가 결합되어 있는 항-BrdU 항체를 이용하여 각 세포를 염색했을 때, 다른 세포들에 비해서 FITC로부터 형광을 강하게 발산할 것이다. 즉, A에 있는 세포들이 S기에 있던 세포들이다. (다) 과정에서 DNA에 삽입되는 형광물질(propidium iodide)로 염색을 하게 되면 G_1기 세포에 비해 G_2/M기의 세포가 propidium iodide로부터 2배 더 강하게 형광을 발산하게 된다. 즉, B에는 G_1기 세포가 존재하고 C에는 G_2/M기의 세포가 존재한다.

정답해설

③ C에 있는 세포의 propidium iodide 형광 정도가 B에 있는 세포보다 2배 더 크므로 C에 있는 세포는 B에 있는 세포에 비해 2배 더 많은 양의 DNA를 가지고 있다.

오답해설

① A에 존재하는 세포는 세포주기 중 S기에 존재하므로, 광학현미경을 이용하여 염색체를 관찰할 수 없다. 광학현미경을 이용하여 염색체를 관찰할 수 있는 시기는 염색체가 응축되어있는 분열기이다.

② B에 존재하는 세포는 세포주기의 G_1기에 있다. G_1기 세포는 MPF 활성이 높게 나타나지 않는다.

④ 문제에서 세포 X의 세포주기는 약 24시간이라고 하였으므로, (가) 과정에서 추가 배양 시간을 24시간으로 늘려주면 거의 대부분의 세포들이 BrdU를 함유하게 된다. 따라서 실험 결과에서 B와 C의 면적은 줄고 A의 면적은 증가할 것이다.

⑤ 염색체의 불분리(nondisjunction)를 검문하기 위한 확인점(checkpoint)은 M기에 존재한다. A에 존재하는 세포가 머물러 있는 시기는 S기이다. 따라서 '염색체의 불분리(nondisjunction)를 검문하기 위한 확인점(checkpoint)은 A에 존재하는 세포가 머물러 있는 시기에 존재한다'라는 설명은 옳지 않다.

067 추론 중심

정답 ③

자료해석

이 문제는 세포주기 조절분자에 대해 이해하고 있는지 확인하기 위한 이해형문제이다. 세포주기를 조절하는 분자는 사이클린 의존성 인산화효소(Cdk)와 사이클린(cyclin)의 두 종류 단백질로서, 활성 상태의 Cdk는 G_1과 G_2 확인점에서 출발신호를 주게 된다. 문제에서 주어진 자료에서 살펴볼 수 있는 것처럼 세포주기를 진행시키는 Cdk는 생장하는 세포에서 일정한 농도로 유지되지만, 대부분의 시기에는 불활성 형태로 존재한다. 이들이 활성화되기 위해서는 농도가 주기적으로 오르내리는 사이클린이 결합되어야 한다. Cdk의 활성은 사이클린의 농도에 의해 변화한다. 그림 (가)에서 Cdk는 G_2기에서 M기로 진행하는데 필요하므로, ㉠은 성숙유도인자(MPF)를 구성하는 Cdk(Cdk1)라는 것과 ⓐ는 M 사이클린이라는 것을 알 수 있다. 그림 (나)에서 Cdk는 G_1기에서 S기로 진행하는데 필요하므로, ㉡은 G_1-S 경계에서 작용하는 Cdk(Cdk2)라는 것과 ⓑ는 G1-S 사이클린이라는 것을 알 수 있다.

정답해설

ㄱ. ㉠은 M 사이클린과 결합 상태(성숙유도인자, MPF) 일 때 활성 상태가 되는데, 활성 상태의 ㉠은 핵막이 작은 소낭형태로 분해(핵막 분해) 및 염색질의 염색체로 응축, 방추사 조립 등이 일어나도록 해준다.

ㄴ. RB 단백질은 종양억제유전자 산물로 세포주기가 진행하지 못하게 억제하는 역할을 한다. 활성 상태의 ㉡은 RB 단백질을 인산화시켜 불활성화시킴으로써 세포주기가 G_1 검문지점을 통과할 수 있게 해준다.

오답해설

ㄷ. (Ⅰ)은 ⓐ가 리소좀이 아니라 프로테아좀에서 분해되기 때문에 나타나는 현상이다.

068 추론 중심

정답 ①

자료해석

이 문항은 세포분열을 촉진하는 인자인 MPF에 다양한 조합으로 효소를 처리하여 그 활성방식을 추론하는 분석・종합・평가형문제이다.
개구리(*Rana papiens*) 난모세포는 G_2 상태에 머물러 휴면기를 갖고 있는데, 이 휴면기 난모세포에 프로게스테론을 처리하면 난모세포에서 성숙촉진인자(MPF, maturati on promoting factor)가 합성된다. MPF는 M기 사이클린과 Cdk복합체이다. MPF가 합성된 난모세포에서는 MPF에 의해서 염색체가 응축되거나, 핵막이 소실되는 등 세포주기가 G_2기에서 M기로 진행되는 성숙 과정이 일어난다. 즉, (나)과정에서 핵막이 소실된 난모세포 X만을 선별한다는 것은 프로게스테론 처리에 의해 MPF가 합성된 난모세포 X만을 선별한다는 것을 의미한다. 그러므로 (나)에서 인자 Y는 MPF이다.
<실험 결과>에서 (1)의 결과로 C키나아제는 MPF의 활성 부위를 인산화시키는 촉진성키나아제라는 것을 추론할 수 있다. (2)의 결과로 D키나아제는 MPF의 비활성 부위를 인산화시키는 억제성키나아제라는 것을 추론할 수 있다. (3)의 결과로 촉진성키나아제와 억제성키나아제가 동시에 작용하여 두 부위가 모두 인산화된 MPF는 활성을 갖지 못한다는 것을 추론할 수 있다. 또한 (6)의 결과로 촉진성키나아제, 억제성키나아제, 탈인산화효소가 모두 존재하면 탈인산화효소가 억제성키나아제에 의해 인산화된 부위를 탈인산화시켜서 (1)의 결과와 같은 인자 Y의 활성을 유도하는 것을 확인할 수 있다.
참고로, MPF의 활성은 Cdk의 인산화와 탈인산화에 의해 조절이 되는데 티로신 잔기가 인산화되면 불활성화되고, 트레오닌 잔기가 인산화되면 활성화된다. 즉, Cdk의 티로신 잔기는 탈인산화되어있고 트레오닌 잔기는 인산화되어있을 때 MPF가 활성을 갖게 된다. 이 문항에서 C키나아제는 트레오닌키나아제이고, D키나아제는 티로신키나아제이며, F탈인산화효소는 티로신탈인산화 효소에 해당한다.

정답해설

ㄱ. <실험 결과> (2)는 인자 Y에 D키나아제만 처리한 것이다. 여기서 인자 Y의 활성은 −로 비활성 상태이므로 D키나아제는 인자 Y의 D부위를 인산화시켜 인자 Y를 비활성화 시키는 억제성키나아제임을 추론할 수 있다. 따라서 인자 Y의 D가 인산화되면 인자 Y는 비활성화 된다는 보기의 설명은 옳다.

오답해설

ㄴ. 자료해석의 설명과 같이 C키나아제는 MPF의 활성 부위를 인산화시키는 촉진성키나아제이다. 또한 D키나아제는 MPF의 비활성 부위를 인산화시키는 억제성키나아제이다. <실험 결과> (4)의 인자 활성이 +라는 사실로부터 (인자 Y+C키나아제)의 조합으로 활성부

위가 인산화된 MPF가 F탈인산화효소에 의해 탈인산화가 되지 않았다는 것을 추론할 수 있다. 그러므로 탈인산화효소 F의 기질은 C가 아님을 추론할 수 있다.

ㄷ. 인자 Y는 MPF이다. MPF는 M기를 촉진하는 인자로 세포가 분열기에 접어들면 그 활성이 높아진다. 난모세포에서 핵막이 소실될 때 세포질에서는 인자 Y, C키나아제, D키나아제, F탈인산화효소를 모두 관찰할 수 있다. 그러므로 <실험 결과> (6)이 실제로 MPF가 활성화 되는 방식이다. 이때 MPF가 활성화되기 위해서는 F탈인산화효소가 필요한 것을 알 수 있다. 즉, F탈인산화효소의 활성은 분열기에 높게 나타난다. DNA의 복제가 진행 중일 때는 간기의 S기에 해당한다. 그러므로 F탈인산화효소의 활성이 DNA복제가 진행 중일 때 높게 나타난다는 보기의 설명은 옳지 않다.

069 추론 중심

정답 ②

정답 및 오답해설

이 문제는 MPF의 활성조절과 세포주기 조절에 대하여 이해하고 있는지 확인하기 위한 적용형문제이다. MPF는 G_2 검문지점을 통과하게 하는 Cyclin-Cdk 복합체이다. MPF의 활성은 5가지 기작에 의해서 조절되는데, 이것에는 M 사이클린의 결합, 억제성 인산기 첨가, 활성 인산기 첨가, 억제성 인산기 제거가 해당된다. 주어진 자료를 살펴보면 효소1은 억제성 인산기를 첨가하는 효소이고 효소2는 활성 인산기를 첨가하는 효소이며, 효소3은 억제성 인산기를 제거하는 효소임을 알 수 있다. 따라서 효소1이 과발현되거나 효소3이 결핍되면 G_2 검문지점을 통과하기 어려워져서 기다란 세포의 형태를 하게 된다.

070 추론 중심

정답 ④

자료해석

본 문항은 암 억제 유전자 중 하나인 *p53*의 기능을 알아보기 위해 수행한 실험을 분석하고 결과를 해석하여 보기의 내용을 평가하는 분석·종합·평가형문제이다. 실험 과정을 보면 먼저 두 개의 동물세포 X의 배양액에 ^{35}S-메티오닌을 1시간 동안 처리해준 후, ^{35}S-메티오닌이 들어 있지 않은 새로운 배양액으로 각각 교체하고 추가 배양하면서, 하나에는 UV를 조사하지 않고 다른 하나에는 UV를 계속 조사하였다. 2시간 간격으로 세포추출액을 얻은 후 각 세포추출액에 p53 단백질에 대한 항체를 처리하여 면역침전(immunoprecipitation)을 일으킨 후, 침전물을 전기영동하고 결과를 얻었다.
<실험 결과>를 보면 UV를 처리하지 않은 그룹에서는 방사선 표지된 p53 단백질의 양이 시간이 지날수록 감소하다가 6시간이 지난 시점에서는 관찰되지 않는 것을 확인할 수 있다. 또한 UV를 처리한 그룹에서는 p53 단백질의 양이 더 긴 시간 동안 유지되는 것을 확인 할 수 있다. 따라서 UV를 처리하면 p53 단백질의 반감기가 증가됨을 추론할 수 있다.

정답해설

ㄱ. 자료해석에서 살펴본 바와 같이, 문제에서 주어진 자료를 통해 UV 조사는 동물세포 X에서 p53 단백질의 안정성을 증가시킨다는 것을 알 수 있다.

ㄷ. 문제에서 *p53*은 암 억제 유전자라고 하였고, <실험 결과>에서 UV 조사로 세포 내 p53 단백질의 반감기가 증가되는 것을 확인할 수 있는데, 이러한 자료들을 바탕으로 미루어보았을 때 p53은 DNA 손상 시 세포주기가 S기로 진행하지 못하게 할 것으로 추정된다. 따라서 (나)에서 UV를 처리한 그룹의 경우는 배양 시간이 경과함에 따라 $\frac{\text{S기 세포 수}}{G_1\text{기 세포 수}}$의 비율은 점차 감소할 것이다.

오답해설

ㄴ. (나)에서 UV를 조사하지 않은 동물세포 X는 배양 시간 동안 p53의 합성이 일정하게 유지된다.

071 추론 중심

정답 ④

자료해석

이 문제는 아폽토시스(apoptosis)에 대해 이해하고 있는지 확인하기 위한 이해형문제이다. 아폽토시스는 세포사멸의 한 유형으로 세포괴사(necrosis)와는 다르다. 아폽토시스는 불필요하거나 결함이 있는 세포를 제거하는 기작이다. 아폽토시스를 일으키는 신호전달경로에는 2가지 경로가 있는데 하나는 외부 경로이고 다른 하나는 내부 경로이다. 내부 경로에서 손상된 DNA는 p53 단백질의 활성화를 야기하는데, 활성화된 p53 단백질은 세포사멸을 촉진시키는 단백질의 생성을 자극하여 미토콘드리아막의 투과성을 변화시킨다. 그 결과 시토크롬 *c*가 미토콘드리아 외부구획에서 세포기질(cytosol)로 방출되는데, 시토크롬 *c*는 다른 단백질과 복합체를 형성하여 카스파아제(caspase)를 활성화시켜 아폽토시스가 일어나게 한다.

정답해설

④ 자료해석에서 살펴본 바와 같이, 미토콘드리아에서 방출되는 단백질인 ㉢의 예로 시토크롬 *c*를 들 수 있다.

오답해설

① 문제에서 주어진 그림 (나)를 살펴보면, 세포질의 부피가 줄어들고 방울처럼 생긴 세포질이 확장된 구조(수포(bleb))를 형성한 것을 확인할 수 있다. 이러한 특성은 아폽토시스가 일어나는 세포에서 나타난다. 세포질이 팽창된 후 파열되는 것은 세포괴사(necrosis)가 일어날 때 나타나는 특징이다. 따라서 세포 X는 세포질이 팽창된 후 파열된다는 설명은 옳지 않다.

② ㉠(p53)은 평상시에 세포내에 미리 존재하고 있어야만 DNA가 손상되었을 때 아폽토시스를 유발하는 신호전달경로를 활성화시킬 수 있다.

③ 사람세포에서 ㉡과 유사한 기능을 수행하는 단백질의 작용이 촉진되면 암세포의 사멸이 촉진되므로 암 발생(cacinogenesis)이 억제될 것이다.

⑤ 식물세포는 단단한 세포벽을 가지고 있으므로 동물세포처럼 ㉣(수포)을 형성하지 않는다.

II 유전학

072 지식 중심

정답 ③

자료해석

이 문제는 상염색체 열성 유전에 대한 가계도 분석에 대해 이해하고 있는지 확인하기 위한 적용형문제이다. 문제에서 주어진 자료를 살펴보면, 유전질환 X를 가지고 있는 여성인 Ⅱ-2와 Ⅲ-9 모두 정상 부모를 가지고 있으므로 상염색체 열성으로 유전되는 유전질환임을 알 수 있다.

정답해설

ㄱ. 문제에서 주어진 자료를 통해서, 유전질환 X는 상염색체 열성으로 유전된다는 것을 알 수 있다.

ㄴ. Ⅲ-4와 Ⅲ-5 사이에서 태어난 아이가 유전질환 X를 앓기 위해서는 Ⅲ-4와 Ⅲ-5가 모두 보인자이어야 한다. Ⅲ-4가 보인자일 확률은 $\frac{2}{6}(=\frac{2}{3}\times\frac{1}{2})$이고, Ⅲ-5가 보인자일 확률은 $\frac{1}{4}(=\frac{1}{2}\times\frac{1}{2})$이므로, 이들 사이에서 태어난 아이가 유전질환 X를 앓을 확률은 $\frac{1}{48}(=\frac{2}{6}\times\frac{1}{4}\times\frac{1}{4})$이다. 즉, $\frac{1}{48}$은 약 0.021이므로, Ⅲ-4와 Ⅲ-5 사이에서 태어난 아이가 유전질환 X를 앓을 확률은 0.05보다 더 작다.

오답해설

ㄷ. Ⅲ-10이 이형접합자일 확률은 $\frac{1}{2}$이 아니라, $\frac{2}{3}$이다.

073 지식 중심

정답 ⑤

자료해석

이 문제는 상염색체 우성 유전에 대한 가계도 분석에 대해 이해하고 있는지 확인하기 위한 적용형문제이다. 문제에서 주어진 자료를 살펴보면, 유전질환 X를 가지고 있는 Ⅰ-3과 Ⅰ-4 사이에서 유전질환 X를 가지고 있지 않은 딸과 유전질환을 가지고 있는 딸이 태어났으므로 유전질환 X는 상염색체 우성으로 유전된다는 것을 알 수 있다.

정답해설

ㄴ. Ⅰ-2와 Ⅱ-3은 모두 이형접합성이므로, 이들의 유전자형은 동일하다.

ㄷ. Ⅲ-3은 이형접합성이다. 따라서 이 남자가 유전질환 X가 없는 여성(열성 동형접합성)과 결혼하여 아이를 낳을 때, 유전질환 X인 아이가 태어날 확률은 $\frac{1}{2}$이고, 이 아이가 아들일 확률은 $\frac{1}{2}$이므로, 유전질환 X를 가지는 아들이 태어날 확률은 $\frac{1}{4}(=\frac{1}{2}\times\frac{1}{2})$이다.

오답해설

ㄱ. 자료해석에서 살펴본 바와 같이, 문제에서 주어진 자료를 통해 유전질환 X는 상염색체 열성이 아니라 상염색체 우성으로 유전된다는 것을 알 수 있다.

074 지식 중심

정답 ④

자료해석

이 문제는 멘델법칙과 불완전우성에 대해 이해하고 있는지 확인하기 위한 분석·종합·평가형문제이다. 문제에서 주어진 자료를 살펴보면, 식물 X의 꽃 색깔은 불완전우성으로 유전되고 있고, 식물 X의 꽃 모양은 완전우성으로 유전되고 있음을 알 수 있다.

정답해설

ㄱ. 빨간색 꽃 대립유전자를 R, 흰색 꽃 대립유전자를 r, 길쭉한 꽃 모양을 T, 달걀형 꽃 모양을 t라고 가정했을 때, F_1(RrTt)끼리 교배하면 (자주색 꽃, 길쭉)인 자손은 $\frac{6}{16}(=\frac{2}{16}$[RrTT]$+\frac{4}{16}$[RrTt])의 확률로 나타난다.

ㄴ. RRtt (빨간색 꽃, 달걀형)$\times F_1$(RrTt)
=RRTt : RRtt : RrTt : Rrtt=1 : 1 : 1 : 1

오답해설

ㄷ. F_1(RrTt)끼리 교배하면, (흰색 꽃, 달걀형)인 자손이 $\frac{1}{16}$의 확률로 출현한다.

075 지식 중심

정답 ④

자료해석

X선을 쪼인 정상 수컷 초파리 X 염색체 상에서 열성돌연변이가 일어난 특정 유전자를 a라고 하면, 각 개체가 갖는 염색체와 유전자는 다음과 같이 나타낼 수 있다.

교배 1 : ClB 암컷 초파리 × X선 수컷 초파리

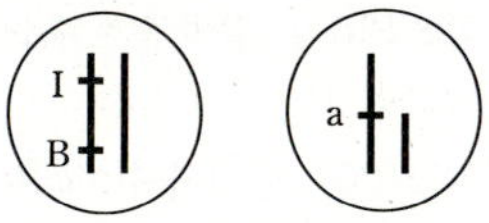

이들 간의 교배로 만들어질 수 있는 자손의 염색체 조합은 다음과 같다.

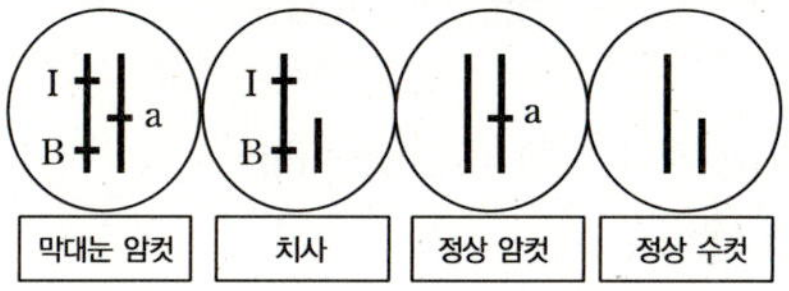

교배 2 : 교배 1의 ClB 암컷 자손 × 야생형 수컷 초파리

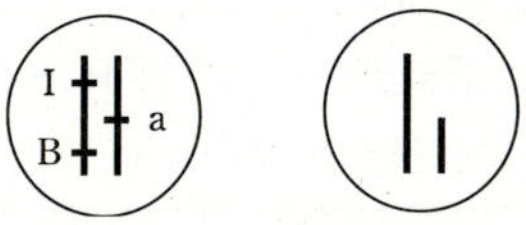

이들 간의 교배로 만들어질 수 있는 자손의 염색체 조합은 다음과 같다.

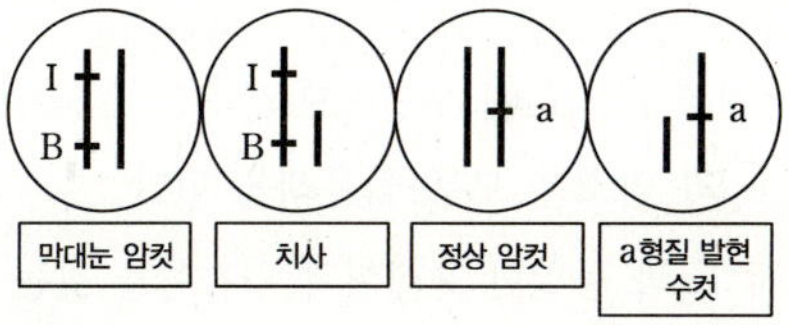

정답해설

ㄱ. 교배 1로 가능한 자손 중 ClB X 염색체와 Y 염색체를 갖는 경우는 치사함을 알 수 있다. 곧 교배 1의 자손 중 1/4(=25%) 은 치사한다.

ㄷ. X선을 쪼인 결과 X 염색체에서 열성치사 돌연변이가 일어났다면, 이 염색체를 물려받은 수컷은 치사한다. 따라서 교배 2에서 a 형질이 발현된 수컷이 치사하므로 교배 2의 자손 중 1/2(=50%) 이 치사한다.

오답해설

ㄴ. 교배 1에서 암컷으로부터 ClB X 염색체를 물려받은 자손 중 수컷은 치사하므로 교배 1의 자손이 막대눈을 가질 확률은 33%이다.

076 지식 중심

정답 ④

자료해석

점박이 소에서 붉은색을 결정하는 유전자를 R, 갈색을 결정하는 유전자를 G라고 임의로 정하면, 암컷에서는 R이 G에 우성이고, 수컷에서는 G가 R에 우성이라고 할 수 있다. 또한 주어진 자료는 다음과 같이 나타낼 수 있다.

P - 붉은색 순계 암소(RR) × 갈색 순계 수소(GG)

↓

F_1 - 붉은색 암소(RG) × 갈색 수소(GR)

↓

F_2 - 1RR, 2RG, 1GG

1) F_2에서 얻어진 수컷 자손 표현형의 비는
 갈색(1GG, 2GR) : 붉은색(1RR) = 3 : 1
2) F_2에서 얻어진 암컷 자손 표현형의 비는
 갈색(1GG) : 붉은색(2RG, 1RR) = 1 : 3
3) 1)과 2)의 결과를 종합하면, F_2에서 얻어지는 자손의 표현형의 비는 갈색 : 붉은색 = 4 : 4 = 1 : 1

정답해설

ㄴ. 암소에서는 R이 G에 우성이므로, RG 유전자형을 가지는 F_1의 암소는 모두 붉은색을 띤다.

ㄷ. F_2에서 F_1과 동일한 표현형과 인자형을 갖는 경우는 F_2에서 RG 유전자형을 가지는 경우로 전체의 $\frac{1}{2}$이다.

오답해설

ㄱ. 처음 교배 과정에서 갈색 암소(GG)와 붉은색 수소(RR)를 교배하면 F_1에서 RG 유전자형을 가지는 자손을 얻게 되는데, RG인 암소는 붉은색이나 수소는 갈색이다.

077 지식 중심

정답 ②

자료해석

이 문제는 멘델법칙과 연관에 대해 이해하는지 확인하기 위한 분석·종합·평가형문제이다. 주어진 자손의 분리비를 조사해보면 식물 A는 청색꽃(B)와 주름진 씨앗(r)이 완전연관되어 있는 염색체를 가지며, L은 이들과 서로 다른 염색체상에 존재한다는 것을 알 수 있다.

정답해설

ㄴ. 식물 A에서 적색꽃 대립유전자와 둥근씨앗 대립유전자는 동일 염색체 상에 존재한다.

오답해설

ㄱ. 청색꽃(B)와 주름진 씨앗(r)이 완전연관되어 있다.

ㄷ. 완전연관되어 있으므로, 청색꽃 긴화분 둥근씨앗 자손에는 모두 부모형염색체를 가지는 개체만 존재한다.

078 지식 중심

정답 ③

자료해석

이 문제는 X-연관 우성형질에 대하여 이해하고 있는지 확인하기 위한 분석·종합·평가형문제이다. 문제에서 주어진 자료를 살펴보면, 질환 A를 나타나게 하는 대립유전자는 X 염색체 상에 존재하고 Ⅲ-6이 질환 A를 보인다는 점은 질환 A의 대립유전자가 우성으로 유전된다는 것을 말해준다.

정답해설

ㄱ. 질환 A를 보이는 남성은 질환 A를 나타나게 하는 우성 대립유전자를 모든 딸들에게 전달하므로, 딸은 모두 질환 A를 보인다.

ㄴ. 열성 동형접합자인 Ⅲ-5와 이형접합자인 Ⅲ-6이 또 다른 아이를 낳게 되면, 그 아이가 질환 A를 가질 확률은 $\frac{1}{2}$이 된다.

오답해설

ㄷ. Ⅲ-1과 Ⅲ-11은 질환 A를 나타나게 하는 대립유전자를 가지지 않는다. 따라서 Ⅲ-1과 Ⅲ-11이 결혼을 하였다면, 그들의 아이가 질환 A를 갖지 않을 확률은 1이다.

079 지식 중심

정답 ⑤

자료해석

검은색 등을 나타나게 하는 대립유전자를 B, 이에 대한 열성 대립유전자를 b라고 표현한다면 검은색 등에 대한 유전자형은 BB와 Bb, 그리고 빨간색 등에 대한 유전자형을 bb라고 표현할 수 있다. 이 유전자 좌위(loci)에 대한 동형 접합자인 개체 수와 이형접합자인 개체들의 수는 같다고 하였다. 따라서 ① (BB 개체 수)+(bb 개체 수)=(Bb 개체 수)라고 표현할 수 있으며 개체군 A와 개체군 B의 총 개체 수는 200으로 같다 (②(BB 개체 수)+(Bb 개체 수)+(bb 개체 수)=200). ①과 ② 식을 연립하면 유전자형이 Bb인 개체의 수는 두 개체군에서 모두 100이라는 것을 알 수 있다. 이것을 가지고 각 유전자형에 대한 개체 수를 파악하면 다음과 같다.

	개체 수		
유전자형 (표현형)	BB(검은색 등)	Bb(검은색 등)	bb(빨간색 등)
개체군 A	70	100	30
개체군 B	50	100	50

각 개체군에서 대립유전자의 빈도를 구하면 다음과 같다.

개체군 A의 검은색 등 대립유전자(B) 빈도 :

$$\frac{(70\times2)+100}{200\times2}=0.6$$

개체군 A의 빨간색 등 대립유전자(b) 빈도 :

$$\frac{(30\times2)+100}{200\times2}=0.4$$

개체군 B의 검은색 등 대립유전자(B) 빈도 :

$$\frac{(50\times2)+100}{200\times2}=0.5$$

개체군 B의 빨간색 등 대립유전자(b) 빈도 :

$$\frac{(50\times2)+100}{200\times2}=0.5$$

정답해설

	개체 수		
유전자형 (표현형)	BB(검은색 등)	Bb(검은색 등)	bb(빨간색 등)
개체군 A+B	120	200	80

ㄴ. 개체군 A와 개체군 B가 통합되면 총 개체 수가 400인 다음과 같은 개체군이 형성된다.
이 개체군에서 빨간색 등 대립유전자의 빈도는 $\frac{(80\times2)+200}{400\times2}=0.45$이다.

ㄷ. 특정 포식자에 의해 빨간색 등 개체들만이 제거되었다면 개체군 A에서 빨간색 등 대립유전자의 빈도는

Ⅱ 유전학

$\frac{100}{(200-30)\times 2} \approx 0.29$ 이고, 개체군 B에서 빨간색 등 대립유전자의 빈도는 $\frac{100}{(200-50)\times 2} \approx 0.33$ 이다. 그러므로 빨간색 등 대립유전자 빈도는 개체군 B에서 더 크다.

오답해설

ㄱ. 개체군 A의 검은색 등 대립유전자 빈도는 0.6이고 개체군 B의 빨간색 등 대립유전자 빈도는 0.5로, 개체군 A의 검은색 등 대립유전자 빈도가 더 높다.

080 추론 중심

정답 ①

자료해석

이 문제는 다인자 유전(polygenetic inheritance)에 대해 이해하고 있는지 확인하기 위한 분석·종합·평가형문제이다. 2개 이상의 좌위에 있는 유전자들이 동일 형질에 영향을 줄 때, 이러한 형질의 유전 현상을 다인자 유전이라고 한다. 다인자 유전의 결과로서 표현형은 연속변이가 나타나는데, 개체군(population) 내에서 다인자 유전의 결과로 나타나는 연속변이는 정규분포 곡선을 나타낸다. 다인자 유전을 나타내는 각 유전자좌에서 표현형에 기여하는 대립인자를 부가적 대립인자라 하고 기여하지 못하는 대립인자를 비부가적 대립인자라고 한다. 유전자형에 관계없이 부가적 대립인자의 개수가 표현형을 결정한다.

정답해설

ㄱ. 문제에서 주어진 <자료>에서 식물 X의 키의 크기는 5, 10, 15, 20, 25, 30, 35 cm의 7개 그룹으로 나눌 수 있다고 하였다. 따라서 식물 X에서 키의 크기는 3개의 유전자좌에 의해 결정된다는 것을 알 수 있다.

오답해설

ㄴ. 다인자 유전에 관여하는 각 유전자좌의 두 대립유전자는 중간유전 양상으로 유전된다.

ㄷ. F_2의 15 cm 그룹은 부가적 대립인자를 2개 가지고 있으므로 부가적 대립인자를 0~2개 가지는 배우자가 만들어진다. 25 cm 그룹은 부가적 대립인자를 4개 가지고 있으므로 부가적 대립인자를 1~3개 가지는 배우자가 만들어진다. 따라서 이들을 교배하면 부가적 대립인자를 1~5개 가진 자손이 나올 것이고, F_3에서 10~30 cm 그룹의 표현형이 나올 것이다.

081 추론 중심

정답 ⑤

자료해석

이 문제는 열성상위에 대해 이해하고 있는지 확인하기 위한 분석·종합·평가형문제이다. 문제에서 주어진 자료를 살펴보면, dd의 표현형이 B_나 bb의 상위에 있다(열성 상위). 문제에서 제시한 가계도를 살펴보면, Ⅰ-1과 Ⅰ-2의 유전자형은 모두 BbDd인 것을 알 수 있다. Ⅱ 세대 구성원들의 유전자형은 다음과 같다.

Ⅱ-1(bbDd), Ⅱ-2(BbDd), Ⅱ-3(__dd), Ⅱ-4(bbD_), Ⅱ-5(BbDd), Ⅱ-6(bbDd)

정답해설

ㄴ. Ⅲ 세대의 모든 구성원들의 유전자형은 정확히 알 수 없다. Ⅲ 세대의 구성원들의 유전자형은 다음과 같다. Ⅲ-1(BbD_), Ⅲ-2(_bdd), Ⅲ-3(bbD_), Ⅲ-4(BbD_), Ⅲ-5(bbD_), Ⅲ-6(BbD_), Ⅲ-7(_bdd)

ㄷ. 검정색 털 생쥐(BbDd)끼리 교배하면, 자손의 표현형은 검정색(B_D_) : 갈색(bbD_) : 베이지색(__dd)이 9 : 3 : 4로 나온다.

오답해설

ㄱ. Ⅱ-1과 Ⅱ-5을 교배하면, 자손에서 검정색 : 갈색 : 베이지색이 3 : 3 : 2의 비로 나타난다. 따라서 검정색과 베이지색이 동일한 비율로 나타난다는 설명은 옳지 않다.

082 추론 중심

정답 ③

자료해석

이 문제는 우성상위에 대하여 이해하고 있는지를 확인하기 위한 분석·종합·평가형문제이다. 문제에서 노랑색 호박 개체 X와 녹색 호박 개체를 교배했더니 자손 개체는 모두 노란색이었다고 하였으므로, X의 유전자형은 AAbb이다. X와 흰색 호박 개체(aaBB)를 교배시켜 얻은 F1을 자가수분 시키면 F2에서는 A_B_ : A_bb : aaB_ : aabb가 9 : 3 : 3 : 1로 나올 것이므로, 흰색 : 노랑색 : 녹색이 12 : 3 : 1로 나오게 된다.

정답해설

ㄱ. X의 유전자형은 AAbb이므로, X는 동형접합성이다.

ㄴ. X(AAbb)와 흰색 호박 개체(aaBB)를 교배시켜 얻은 F1(AaBb)을 자가수분 시키면 F2에서는 A_B_ : A_bb : aaB_ : aabb가 9 : 3 : 3 : 1로 나올 것이므로, 흰색 : 노랑색 : 녹색이 12 : 3 : 1로 나오게 된다.

오답해설

ㄷ. 노랑색 호박은 유전자 A가 아니라 유전자 B에 대하여 항상 열성동형접합성이다.

083 추론 중심

정답 ⑤

자료해석

이 문제는 성연관되어 있는 3종류 유전자를 이용하여 유전자 지도를 작성하는 방법에 대해 이해하고 있는지 확인하기 위한 분석·종합·평가형문제이다. 문제에서 곱슬 털(sn), 무시맥(cv), 주홍색 눈(v)과 야생형 대립유전자를 가지는 이형접합자 암컷을 야생형 수컷과 교배하여 수컷 자손 1,000마리와 암컷 자손 1,000마리를 얻었다고 하였는데, 암컷 자손은 모두 야생형이다. 수컷 중에서 야생형인 개체는 4(=1,000−996)마리이다. 가장 많은 개체 수로 나타난 무시맥, 주홍색 눈인 개체와 곱슬 털인 개체가 부모형이고, 가장 적은 수로 나타난 곱슬 털, 무시맥, 주홍색 눈인 개체와 야생형 개체가 이중교차형이다. 따라서 가운데 위치하는 유전자는 털의 모양을 나타내는 유전자이다. cv-sn 사이의 거리와 sn-v 사이의 거리는 다음과 같다.

cv-sn 사이의 거리 $= \dfrac{(34+32+2+4)\times 100}{1,000} = 7.2\,\text{cM}$

sn-v 사이의 거리 $= \dfrac{(62+64+2+4)\times 100}{1,000} = 13.2\,\text{cM}$

정답해설

ㄱ. 자료해석에서 살펴본 바와 같이, 문제에서 주어진 자료를 통해 초파리의 3가지 형질(털의 모양, 맥의 유무, 눈의 색) 유전자 중 털의 모양을 나타내는 유전자가 가운데 위치한다는 것을 알 수 있다.

ㄴ. cv와 sn 사이의 거리는 7.2 cM이고 sn와 v 사이의 거리는 13.2 cM이므로, cv와 v 사이의 거리는 약 20 cM (≒ 20.4 cM = 7.2 cM + 13.2 cM)이다.

ㄷ. F_1 중에서 암컷은 모두 야생형이다. 따라서 F_1 중에서 ㉠ 개체는 모두 수컷이다.

084 추론 중심

정답 ④

자료해석

이 문제는 연관분석을 통해 RFLP 마커들의 염색체 상에서의 순서를 추정하는 분석·종합·평가형문제이다. 문제에서 제시한 첫 번째 서던블롯팅 실험의 결과를 통해 모(Ⅰ-1)와 부(Ⅰ-2)의 유전자형을 파악할 수 있다. 아버지는 A_S, $p53^+$, B_S의 밴드만 나타나는 것으로 보아 한 쌍의 상동염색체 모두 A_S와 $p53^+$, B_S이 연관된 염색체만을 가지고 있음을 알 수 있다. 아들(Ⅱ-1)의 RFLP 마커의 유전자형을 살펴보면 3곳의 RFLP 마커에서 모두 이형접합성임을 확인할 수 있는데, 아들이 이러한 유전자형을 나타내기 위해서는 어머니(Ⅰ-1)에게서 A_L, $p53^-$, B_L 유전자를 받아야만 한다. 따라서 어머니(Ⅰ-1)는 A_L과 $p53^-$, B_L이 연관된 염색체와 A_S와 $p53^+$, B_S이 연관된 염색체를 각각 가지고 있었다는 것을 알 수 있다.

문제에서 제시한 두 번째 서던블롯팅 실험에서 ㉡을 살펴보면, ㉡의 RFLP 마커들의 유전자형이 A_S, $p53^+$, B_S/A_S, $p53^-$, B_L인 것을 확인할 수 있다. 아버지(Ⅰ-2)의 유전자는 모두 A_S와 $p53^+$, B_S가 연관된 염색체이기에 교차가 발생해도 RFLP 마커의 조합이 그대로인 염색체를 물려줄 것이므로, ㉡은 어머니(Ⅰ-1)에게서 교차가 발생해 A_S, $p53^-$, B_L이 연관된 염색체를 받았음을 추론할 수 있다. 같은 방식으로 ㉢을 보면, 어머니(Ⅰ-1)에게서 교차가 발생하여 B_L과 B_S가 서로 바뀐 염색체를 받았음을 알 수 있다. 이러한 결과가 나타나기 위해서는 3종류의 RFLP 마커는 동원체로부터 A, $p53$, B 순서로 존재해야 한다.

정답해설

④ 자료해석에서 살펴본 바와 같이 자손 ㉢은 난자형성과정 중에 $p53$ 유전자좌와 B 유전자좌 사이에서 교차가 일어나 형성되었다.

오답해설

① 자손 ㉡을 얻기 위해서는 난자형성과정 중에 A 유전자좌와 $p53$ 유전자좌 사이에서 교차가 일어나야 한다.

② 자료해석에서 살펴본 바와 같이 아버지는 A_S, $p53^+$, B_S가 연관된 염색체를, 어머니는 A_S, $p53^+$, B_S/A_L, $p53^-$, B_L이 각각 연관된 염색체를 갖고 있다.

③ 자료해석에서 살펴본 바와 같이, 문제에서 주어진 자료를 통해 $p53$ 유전자좌가 B 유전자좌보다 동원체에 더 가깝게 존재한다는 것을 알 수 있다.

⑤ $p53^-$는 $p53^+$보다 크기가 더 크다. 이러한 결과는 $p53^+$에서 삽입이 일어나 $p53^-$이 형성되었기 때문에 나타난 결과일 수도 있지만, 제한효소 인식자리에서 점돌연변이가 일어났기 때문에 나타난 결과일 수도 있다. 즉, $p53^-$는 $p53^+$에 삽입이 일어나 형성되었다라고 단정할 수 없으므로, 이 보기는 옳은 설명이라고 할 수 없다.

085 추론 중심

정답 ④

자료해석

이 문제는 분자 수준에서 성연관 유전에 대하여 이해하고 있는지 확인하기 위한 분석·종합·평가형문제이다. 문제에서 주어진 자료를 살펴보면, 가계도 상의 모든 남성은 하나의 밴드를 나타내고 여성은 하나(다른 밴드들에 비해 두께가 2배임) 또는 2개의 밴드를 나타내는 것을 알 수 있다. 또한, 가계도 상의 모든 아들들은 그의 어머니가 가지고 있는 밴드를 반드시 가지고 있다는 것과, 딸은 아버지의 밴드 하나와 어머니의 밴드 하나를 반드시 가지고 있다는 것을 확인할 수 있다. 이러한 결과는 유전자 X가 성 염색체(X염색체) 상에 위치하기 때문에 나타난 결과이다.

정답해설

ㄱ. Ⅰ-1와 Ⅲ-1은 서던블롯팅 결과 1개의 밴드(9kb 밴드)만 보이므로, 유전자 X에 대하여 한 종류의 대립유전자만 가진다는 것을 알 수 있다.

ㄷ. Ⅱ-2($X^{9kb}X^{4kb}$)와 Ⅲ-4($X^{9kb}Y$)가 결혼하여 자손을 낳는다면, 자손에서는 4종류 유전자형($X^{9kb}X^{4kb}$, $X^{9kb}X^{9kb}$, $X^{9kb}Y$, $X^{4kb}Y$)이 모두 1/4의 확률로 나타나므로, 전체 자손의 25%는 Ⅲ-4와 같은 밴드 패턴(얇은 9kb 밴드만 존재)을 보이게 된다.

오답해설

ㄴ. Ⅱ-4는 9kb 밴드에 해당하는 대립유전자를 엄마로부터만 받았다.

086 추론 중심

정답 ②

자료해석

이 문제는 종성형질과 집단유전학에 대하여 이해하고 있는지 확인하기 위한 분석・종합・평가형문제이다. 주어진 자료를 살펴보면, 집게손가락의 길이는 종성형질임을 알 수 있다. 즉, 남성에서는 짧은 집게손가락이 우성이고 여성에서는 긴 집게손가락이 우성이다.

정답해설

ㄴ. 이 집단에서 짧은 집게손가락을 가지는 개체는 '0.04+0.32+0.04'이며, 이 중에서 동형접합성 개체는 '0.04+0.04'이므로, 짧은 집게손가락을 가지는 사람의 20%는 동형접합자이다.

오답해설

ㄱ. 이 집단에서 짧은 집게손가락 대립유전자의 빈도가 0.2이므로, 여성의 4%가 짧은 집게손가락을 가진다.

ㄷ. 이 집단에는 긴 집게손가락을 가지는 개체의 빈도($0.8=\frac{(0.64+0.32+0.64)}{2}$)가 짧은 집게손가락을 가지는 개체의 빈도($0.2=\frac{(0.04+0.32+0.04)}{2}$)보다 크다.

087 지식 중심

정답 ④

자료해석

이 문제는 DNA가 유전물질임을 증명한 허시와 체이스의 실험을 이해하고 있는지 확인하기 위한 분석・종합・평가형문제이다. 방사성 황(^{35}S)으로 표지된 파지의 단백질은 유전물질이 아니므로 세균 내부로 들어가지 못하고 밖에 남았다가 믹서기로 흔들 때 떨어져 나온 후 원심분리 시 상등액에 남아 있어 상등액의 방사능 정도를 높게 한다. 방사성 인(^{32}P)으로 표지된 파지의 DNA는 유전물질이므로 세균 내부로 들어가 원심분리 시 침전물로 침전되므로 상등액의 방사능 정도는 낮다.

정답해설

ㄱ. ㉠은 방사성 황(^{35}S)으로 표지된 파지를 이용한 결과이며, ㉡은 방사성 인(^{32}P)으로 표지된 파지를 이용한 결과이다.

ㄴ. (다) 과정에서 파지(phage)의 유전물질은 세균 내부로 주입되었으므로, 대부분은 침전물에 존재한다.

오답해설

ㄷ. <실험 결과>의 그래프 ㉡을 살펴보면 상등액의 방사능 정도가 약 35%인 것으로 나타났다. 이것은 실험에 사용한 방사성 인(^{32}P)으로 표지된 파지의 상당 부분은 세균에 감염하지 못했다는 것을 말해준다.

088 지식 중심

정답 ③

자료해석

이 문제는 진핵생물의 DNA 복제에 대해 이해하고 있는지 확인하는 적용형문제이다. 진핵 생물의 DNA는 원핵생물과 달리 크기가 매우 크기 때문에 세포분열을 위한 DNA 복제를 진행할 때 복제원점 한 개에서만 복제가 진행되면 너무 많은 합성 시간이 소요된다. 따라서 여러 개의 복제원점을 가지고 있음으로써 S기 동안에 DNA 복제를 모두 마칠 수 있게 된다.

오답해설

문제에서 제시한 자료에서 사람세포 X의 핵에는 2.04 m의 DNA가 들어있고 0.34 nm마다 1개의 염기쌍이 존재한다고 제시하였으므로, 사람세포 X의 핵에는 총 $\frac{2.04\,m}{0.34\times10^{-9}\,m}$개의 염기쌍이 존재한다는 것을 알 수 있다. 이 염기쌍이 각 복제분기점에서 분당 2,500 bps의 속도로 합성된다고 하였으므로 양방향복제를 감안하면 각 복제원점에서 분당 2,500×2 bp로 DNA를 합성한다고 추론할 수 있다. 그리고 DNA복제가 일어나는 시기인 S기가 5시간(=5×60분)이라고 하였으므로, 배양 중인 사람세포 X의 핵 안에서 요구되는 최소한의 복제원점 숫자는 4,000 $\left(=\frac{2.04\text{ m}}{0.34\times10^{-9}\text{ m/bp}}\times\frac{1}{2500\times2\text{ bp/min}}\times\frac{1}{5\times60\text{ min}}\right)$개 인것을 알 수 있다.

089 지식 중심

정답 ①

자료해석

이 문제는 대장균에서 DNA가 복제될 때 지체가닥(lagging strand)이 합성되는 과정에 대해 이해하고 있는지 확인하기 위한 이해형문제이다. 문제에서 주어진 자료를 살펴보면, 효소 X는 오카자키 절편의 5′ 말단 부분에 존재하는 RNA 프라이머를 DNA로 바꿔주는 역할을 하는 DNA 중합효소 I이다. DNA 중합효소 I은 핵산외부가수분해효소 활성이 있어 5′ → 3′ 방향으로 이동하면서 앞서 합성된 오카자키 절편의 5′ 말단 부분에 존재하는 RNA 프라이머의 RNA 뉴클레오타이드 잔기를 하나씩 제거할 수 있다. 동시에 5′ → 3′ 중합효소 활성을 가지고 있어서, 제거된 RNA 뉴클레오타이드 잔기 대신에 DNA 뉴클레오타이드를 하나씩 연결해나갈 수 있다. 그러나 DNA 중합효소 I은 이와 같은 대체 DNA 절편 말단을 앞 쪽에 존재하는 프라이머가 제거된 오카자키 절편의 말단과 연결시킬 수는 없다. 이 과정은 DNA 연결효소가 수행할 수 있는데, 이 효소는 오카자키 절편 사이에 생긴 틈을 연결하여 완전한 단일가닥의 딸가닥이 형성되도록 한다((다) 과정).

정답해설

ㄱ. 대장균에서 복제 시 RNA 프라이머를 DNA로 바꾸어 주는 효소 X는 DNA 중합효소 I이다.

오답해설

ㄴ. DNA 중합효소 I은 5′ → 3′ 방향으로 핵산외부가수분해효소 활성이 있으므로 5′ → 3′ 방향으로 이동하면서 RNA 프라이머의 RNA 뉴클레오타이드 잔기를 하나씩 제거한다. 따라서 딸가닥의 왼쪽이 5′ 말단이다. 그러므로 주형가닥은 왼쪽이 3′ 말단이다. 즉, ㉠은 3′ 말단이다.

ㄷ. (다) 과정은 DNA 연결효소에 의해 폴리뉴클레오타이드 절편과 폴리뉴클레오타이드 절편이 서로 연결되는 과정이다. 이러한 현상은 주형 DNA가 풀림에 따라 짧은 길이의 오카자키 절편을 순차적으로 각각 합성한 후, 이들 절편들을 서로 연결시키는 방식으로 복제(불연속적 복제)가 일어나는 가닥인 지체가닥에서 주로 관찰된다.

090 지식 중심

정답 ③

자료해석

이 문제는 DNA 복제에 대한 복제 복합체(replisome) 모델에 대하여 이해하고 있는지 확인하기 위한 이해형문제이다. DNA 복제에 관여하는 여러 단백질은 하나의 커다란 복합체인 DNA 복제 복합체를 형성한다. 핵 구조물에 고정되어 있는 복제 복합체는 헬리케이스(㉡)와 연결 단백질, 두 분자의 DNA 중합효소 Ⅲ(㉠), 슬라이딩 클램프 등으로 구성되어 있는데, DNA가 복제 복합체에 이동해 들어가면서 양쪽 주형 가닥에서 복제가 동시에 일어난다.

정답해설

③ DNA 가닥을 절단하고 회전시킨 후 재결합시키는 효소는 복제분기점에서 멀리 떨어진 앞쪽 부위에서 작용하는 DNA 회전효소이다. 복제 복합체를 형성하여 이중나선을 단일가닥으로 풀어주는 역할을 하는 효소 ㉡은 헬리케이스이다.

오답해설

① 효소 ㉠(DNA 중합효소 Ⅲ)은 3′ → 5′ 핵산외부가수분해효소(exonuclease) 기능을 가지고 있어 교정(proofreading) 기능을 수행할 수 있다.

② 주어진 자료를 살펴보면 ⓐ는 5′ 말단인 것을 알 수 있다.

④ 효소 ㉢(프리메이스)은 RNA 시발체를 합성하는 효소, 즉 RNA 중합효소이다.

⑤ ⓑ는 연속적으로 복제가 일어나는 것으로 보아 선도가닥임을 알 수 있다.

091 추론 중심

정답 ②

자료해석

이 문제는 바이러스 X의 복제와 관련한 자료를 분석 및 종합한 후 보기의 설명이 옳은지 평가하는 분석·종합·평가형문제이다. 문제에서 주어진 자료를 살펴보면, (Ⅰ) 바이러스 X DNA에서 복제원점은 오른쪽 끝 부분에 존재한다는 것을 알 수 있다. 그리고 (Ⅰ)과 (Ⅱ) 바이러스 X DNA의 방향성은, (Ⅲ), (Ⅳ), (Ⅴ) 바이러스 X DNA의 방향성과 서로 반대임을 알 수 있다. 또한 바이러스 X DNA의 복제가 가장 적게 진행된 것은 (Ⅰ)이고, 가장 많이 진행된 것은 (Ⅲ)인 것을 알 수 있다. 또한 복제가 점차 진행됨에 따라 복제분기점의 한 쪽은 위치가 변함이 없는데 반해서 다른 쪽은 위치가 각기 다른 것을 확인할 수 있는데, 이것은 복제가 한 쪽 방향으로만 진행되고 있다는 것을 말해준다.

정답해설

ㄴ. 자료해석에서 살펴본 바와 같이, 문제에서 주어진 자료를 통해 복제를 시작하고 가장 많은 시간이 경과된 바이러스 X DNA는 (Ⅲ)이라는 것을 알 수 있다.

오답해설

ㄱ. 문제에서 주어진 자료를 살펴보면, 어느 한 쪽의 복제분기점만 점차로 커지고 있으므로 바이러스 X DNA는 단일 방향으로 복제가 일어나고 있다는 것을 알 수 있다.

ㄷ. (Ⅰ)과 (Ⅲ)의 방향성은 서로 반대이므로, ㉠ 부위의 염기서열과 ㉡ 부위의 염기서열은 동일하지 않다.

092 추론 중심

정답 ①

자료해석

이 문제는 양방향 복제에 대하여 이해하고 있는지 확인하기 위한 분석·종합·평가형문제이다. 문제에서 제시한 <실험 결과>의 그래프를 살펴보면, 유전자 A와 E의 부근이 방사성 동위원소로 가장 많이 표지되었고 B와 D 부근이 그 다음 많이 표지되었으며 C 부근이 가장 적게 표지된 것을 확인할 수 있다. 이러한 결과는 복제원점이 A 유전자와 E 유전자 사이에 존재하고 이로부터 양방향 복제가 일어났음을 말해준다.

정답해설

ㄱ. 위에서 살펴본 바와 같이, DNA X에서 양방향 복제가 일어났다.

오답해설

ㄴ. 복제원점에 가장 가깝게 위치하는 유전자는 A나 E이다.

ㄷ. (나) 과정에서 DNA가 복제되면서 방사성 물질로 표지되어야 하므로, 방사성 [^{32}P]-dCTP의 ^{32}P는 γ 위치가 아니라 α 위치에 존재해야 한다.

Ⅱ 유전학

093 추론 중심

정답 ④

자료해석

이 문제는 텔로머라아제에 의한 텔로미어의 합성에 대하여 이해하고 있는지 확인하기 위한 이해형문제이다. 진핵생물의 몇몇 세포에 존재하는 텔로머라아제는 역전사효소(RNA-의존성 DNA 중합효소)로서 RNA와 단백질로 구성되어 있다. 텔로머라아제의 RNA 부분은 텔로미어의 반복염기서열에 상보적인 서열로 이루어져 있어, 텔로머라아제는 이것을 주형으로 DNA의 3′-말단 부위를 신장하여 텔로미어의 길이를 길어지게 한다. 텔로미어의 5′-말단 부위는 텔로머라제에 의해서가 아니고, DNA 복제에 관여하는 효소들이 신장시킨다.

정답해설

ㄱ. 텔로머라아제는 역전사효소(RNA-의존성 DNA 중합효소)이다.

ㄴ. (나) 과정은 텔로머라아제에 신장된 3′-말단을 주형으로 5′-말단을 신장하는 과정인데, 이 과정은 DNA 복제를 담당하는 효소(DNA 중합효소, DNA 연결효소)에 의해 진행된다.

오답해설

ㄷ. 텔로미어는 이중가닥 선형 DNA의 양쪽 말단에 존재하므로, 위와 같은 현상은 이중가닥 선형 DNA 양 쪽 말단의 3′-말단 부위에서 모두 일어난다.

094 지식 중심

정답 ④

자료해석

이 문제는 진핵생물의 유전자의 구조와 발현에 대해 이해하고 있는지 확인하기 위한 이해형문제이다. 진핵생물의 유전자는 RNA 중합효소 Ⅱ가 결합하여 하단부의 전사를 개시하는 DNA 서열인 프로모터를 가지고 있다. 인헨서와 같은 많은 조절요소들이 전사개시 조절에 관여한다. 마지막 엑손에는 아데닐산 중합반응(폴리 A) 신호서열이 존재하는데, 이 신호서열은 어디에서 전사를 절단하고 폴리 A 꼬리를 붙여야 하는지에 대한 신호를 나타낸다.

정답해설

ㄴ. RNA 1차 전사체(primary transcript)에는 모든 엑손(D, F, H, J)과 모든 인트론(E, G, I)이 존재한다.

ㄷ. RNA 중합효소와 상호작용하는 단백질이 결합할 가능성이 높은 절편은 조절요소에 해당하는 A와 L이다.

오답해설

ㄱ. 진핵생물인 초파리의 유전자는 SD 서열을 가지지 않는다.

095 지식 중심

정답 ③

자료해석

이 문제는 여러 영양요구주들의 영양요구성을 분석하여 서로 상보적인 그룹을 결정하고 그를 통하여 생합성 경로를 추정할 수 있는지 확인하기 위한 분석·종합·평가형문제이다. 문제에서 주어진 6종류의 영양요구주들의 영양요구성을 분석해보면 3개의 그룹[(A, E, F), (B, D), (C)]으로 나눌 수 있다. 이러한 결과는 최소배지의 전구물질 X로부터 프롤린이 합성되기 위해서는 최소 3개의 단계를 거쳐야 함을 말해준다.

정답해설

ㄱ. 영양요구주 A와 C는 영양요구성이 다르므로 서로 상보적일 가능성이 있다. 이 두 영양요구주를 교배하면 전구물질만 들어있는 최소배지에서 증식 가능한 균주가 발견될 수도 있을 것이다.

ㄴ. 영양요구주 C는 최소배지에서는 증식하지 못하지만 글루타민을 넣어주었을 경우는 증식할 수 있었으므로, 최소배지의 전구물질 X로부터 글루타민을 생합성할 수 없다는 것을 알 수 있다.

오답해설

ㄷ. 프롤린을 합성하는 대사과정은 전구물질 X → 글루타민 → GSA → 프롤린이다.

096 지식 중심

정답 ④

자료해석

이 문제는 원핵세포에서 전사의 신장에 대하여 이해하고 있는지 확인하기 위한 적용형문제이다. 전사의 신장 시, RNA 중합효소가 앞으로 전진하면서 RNA를 계속 합성하게 되는데, 합성이 일어나는 부분의 앞쪽에서 DNA이중나선이 계속해서 풀리면서 RNA합성이 계속해서 앞쪽으로 진행되고, RNA합성이 끝난 뒤쪽 부위에서는 주형 DNA와 새로 합성된 RNA 사이의 염기쌍이 떨어지면서 곧바로 이중나선으로 다시 감기게 되고 따라서 RNA는 이중나선 밖으로 방출된다. 신장이 진행되더라도 RNA 중합효소는 주형 DNA의 약 10~20개 염기쌍을 풀린 것이 계속 유지되도록 한다.

정답해설

④ RNA의 오른쪽이 3′말단이므로, 전사는 왼쪽에서 오른쪽으로 진행한다는 것을 알 수 있다.

오답해설

① 자료를 살펴보면 A는 5′ 말단이란 것을 알 수 있다.
② 전사가 진행되더라도 DNA－RNA 혼성체의 크기는 계속 일정하게 유지된다.
③ (가) 과정이 진행되면 전사기포 앞쪽에서는 과도하게 감김으로 인한 양성초나선(positive supercoil)이 형성된다.
⑤ RNA 중합효소는 3′→5′ 방향의 핵산외부가수분해효소(exonuclease) 활성을 가지고 있지 않아 전사의 오류율이 높다.

097 지식 중심

정답 ③

자료해석

이 문제는 원핵세포의 번역에 대해 이해하고 있는지 확인하기 위한 이해형문제이다. 문제에서 제시한 자료를 살펴보면, 리보솜이 위에서 아래로 이동하므로 번역이 위에서 아래로 진행된다는 것을 알 수 있다. 따라서 mRNA의 위쪽(㉠)은 5′ 말단이고, 아래쪽은 3′ 말단이다. 원핵세포의 리보솜은 70S인데, 이것은 50S 큰 소단위체(B)와 30S 작은 소단위체(A)로 이루어져 있다.

정답해설

③ A(30S 작은 소단위체)는 개시코돈을 인식해서 결합하는 것이 아니라, 리보솜 결합자리(SD 서열)를 인식해서 결합한다.

오답해설

① 자료해석에서 살펴본 바와 같이, ㉠은 5′ 말단이다.
② 번역은 폴리펩타이드의 'N 말단 → C 말단' 방향으로 일어나므로, ㉡은 N-말단이다.
④ 원핵세포인 대장균에서, C(리보솜)에 결합하는 개시 tRNA는 포르밀메티오닌을 운반한다.
⑤ 번역의 개시 시에 A와 B가 합쳐져 C가 형성되는데, 이때 GTP 가수분해 시 방출되는 에너지가 이용된다.

098 지식 중심

정답 ①

자료해석

이 문제는 rRNA 전사에 대하여 이해하고 있는지를 확인하기 위한 적용형문제이다. 사람에게는 5개의 서로 다른 염색체상에 수백 개의 유전자가 직렬 반복으로 존재하여 rRNA 유전자군을 형성하는데, 이들을 인형성체라 한다. 진핵세포에는 rRNA 유전자를 전사하기 위한 RNA 중합효소 I 을 가지고 있으며, rRNA의 합성은 인에서 일어난다.

정답해설

① rRNA 전구체의 길이가 길수록 전사 개시점으로부터 더 멀리 온 것이므로, 전사의 방향은 왼쪽에서 오른쪽이다.

오답해설

② A는 RNA 중합효소 Ⅱ가 아니라 RNA 중합효소 Ⅰ이다.
③ 진핵세포 rRNA 유전자의 경우, 하나의 전사단위 내에 28S rRNA와 18S rRNA, 5.8S rRNA를 암호화한 유전자가 존재한다.
④ RNA 중합효소 Ⅰ에 의한 rRNA 유전자의 전사는 리보솜 소단위체의 조립이 일어나는 인에서 일어난다.
⑤ 합성이 끝난 rRNA 전구체는 세포질이 아니라 인에서 적절한 크기의 rRNA로 가공된 후 리보솜 소단위체로 조립된다.

099 추론 중심

정답 ④

자료해석

이 문제는 DNA-RNA 혼성화 방법을 이용하여 인트론을 확인하는 실험을 분석 및 종합한 후 주어진 보기가 옳은지 평가하는 분석・종합・평가형문제이다. 문제에서 주어진 <실험 과정>을 살펴보면, (가)~(나) 과정에서 유전자 X와 그의 mRNA를 혼성화시키면 유전자 X의 인트론 부분은 혼성화되지 못하고 루프(loop) 형태로 돌출된다. 이 단일가닥의 루프 부분은 (다) 과정에서 처리한 S1 핵산가수분해효소에 의해 분해된다. <실험 결과>에서 S1 핵산가수분해효소를 처리한 경우 2개의 밴드를 관찰할 수 있는데, 이러한 결과는 유전자 X에 존재하는 인트론 개수가 1개라는 것을 말해준다.

정답해설

④ (다) 과정에서 유전자 X의 엑손 부분이 아니라 인트론 부분이 분해된다.

오답해설

① <실험 결과>에서 유전자 X의 DNA-RNA 혼성체에 S1 핵산가수분해효소를 처리한 경우 2개의 밴드를 관찰할 수 있는데, 이러한 결과는 2개의 엑손과 1개의 인트론을 가지고 있을 때 나타난다. 따라서 유전자 X는 2개의 엑손을 가지고 있다는 설명은 옳다.
② (라) 과정에서 섞어주는 데 사용하는 6×Alkaline gel-loading buffer에는 변성제인 NaOH가 들어 있으므로, DNA-RNA 혼성체는 변성된다.
③ <실험 과정> (라)~(마)를 살펴보면, 변성 조건에서 전기영동을 수행한 것을 확인할 수 있다. 따라서 ㉠에 존재하는 핵산은 단일가닥이다.
⑤ (라)~(마) 과정에서는 50 mM NaOH가 들어 있는 6× alkaline gel-loading buffer을 섞어주고 50 mM NaOH가 들어 있는 alkaline agarose gel을 이용하여 전기영동하는데, 이 과정에서 유전자 X의 mRNA는 NaOH에 의해 분해된다.

Ⅱ 유전학

100 추론 중심

정답 ⑤

자료해석

이 문제는 유전암호를 해독하기 위해 수행한 실험을 분석 및 종합하여 보기가 옳은지 평가하는 분석·종합·평가형문제이다. 문제에서 제시한 실험을 살펴보면, AAA와 AAG는 [^{14}C]리실-tRNA^{Lys}를 리보솜에 결합시켰지만, GAA는 결합시키지 못했다. 이러한 실험 결과는 코돈 AAA와 AAG가 아미노산 리신을 암호화하지만 GAA는 암호화하지 않는다는 것을 말해준다.

정답해설

ㄱ. 자료해석에서 살펴본 바와 같이, <실험 결과>를 통해 코돈 AAA와 AAG가 아미노산 리신을 암호화한다는 것을 알 수 있다. 따라서 아미노산 ⓓ는 리신이다.

ㄴ. AGA는 리신 코돈인 AAA나 AAG와 코돈의 2번째 위치의 염기가 다르다. 유전암호의 중복성은 대부분 코돈의 3번째 위치에서 나타나므로 AGA는 [^{14}C]리실-tRNA^{Lys}를 리보솜에 결합시키지 못할 것으로 추정할 수 있다. 따라서 AGA를 이용한 결과는 GAA를 이용한 결과와 유사할 것이다.

ㄷ. 자료해석에서 살펴본 바와 같이, AAA와 AAG가 아미노산 리신을 암호화한다. 즉, 2종류 이상의 코돈이 하나의 아미노산을 지정할 수 있는데, 이것은 하나의 tRNA가 서로 다른 2종류 이상의 코돈과 결합할 수 있기 때문이다.

101 추론 중심

정답 ①

자료해석

이 문제는 해독 시 리보솜이 분해되었다가 다시 조립될 때 다시 짝을 맺는 리보솜을 확인하는 실험 결과를 해석하고 추론하는 분석·종합·평가형문제이다. <실험 결과>를 살펴보면 무거운 질소(^{15}N)가 들어 있는 배지에서 자란 대장균은 70S와 50S, 30S 대신에 86S와 61S, 38S를 가지는 것을 볼 수 있다. 무거운 질소(^{15}N)가 들어 있는 배지에서 자란 대장균을 가벼운 질소(^{14}N)가 들어 있는 배지로 옮겨 3.5세대 동안 배양하면 86S 리보솜은 더 이상 관찰되지 않고 86S와 70S 중간 정도의 침강을 보이는 리보솜이 관찰되는데, 이것은 리보솜이 분리되었다가 다시 조립될 때 리보솜 소단위체가 교환된다는 것을 말해준다.

정답해설

ㄱ. ㉠은 원심 분리관 바닥 쪽이고, ㉡은 원심 분리관 상층부 쪽이다. 침강 계수(S)가 클수록 원심 분리관 아래쪽에서 나타나는 물질에 해당한다.

오답해설

ㄴ. 주어진 실험을 통해 리보솜 소단위체는 대단위체와 분리되었다가 다시 대단위체와 결합할 때 교환된다는 것을 알 수 있다.

ㄷ. 소포체는 진핵생물에만 있는 세포소기관이며 대장균은 원핵생물로, 진핵생물의 리보솜과는 구조적으로 다른 리보솜을 지닌다. 따라서 대장균의 리보솜인 ⓐ 형태의 리보솜은 소포체 표면에서는 관찰될 수 없다.

102 추론 중심

정답 ②

자료해석

이 문제는 단백질 표적화(protein targeting)를 이해하기 위해 수행한 실험을 분석 및 종합한 후 주어진 설명이 옳은지 평가하는 분석·종합·평가형문제이다. 문제에서 제시한 실험에서 사용하는 계면활성제인 Triton X-100을 처리하면 세포막이 파괴되므로 항-단백질 X 항체가 세포 내부로 들어가 세포소기관에 존재하는 단백질 X를 염색할 수 있다. 반면에 Triton X-100을 처리하지 않아 세포막이 파괴되지 않으면 항-단백질 X 항체는 세포 내부로 들어가지 못해 세포 내부에 존재하는 단백질 X를 염색하지 못하고 세포막에 존재하는 단백질만 염색한다.

문제에서 제시한 실험의 결과를 살펴보면, 정상 유전자 X의 cDNA(벡터 A)나 1~9번 아미노산이 제거된 단백질 X를 암호화하는 유전자 X의 cDNA(벡터 B)를 도입한 경우는 단백질 X가 세포막에서 관찰되지 않고 소포체에서만 관찰되는 것을 확인할 수 있다. 이를 통해 이 단백질은 소포체에 머무르는 단백질이라는 것과 1~9번 아미노산은 단백질 X가 소포체에 머무르는 데 있어서 중요하지 않다는 것을 알 수 있다. 반면에 1~14번 아미노산이 제거된 단백질 X나 1~20번 아미노산이 제거된 단백질 X는 세포막에서도 관찰되는 것을 볼 수 있는데, 이를 통해 10~14번 아미노산 서열이 단백질 X가 소포체에 머무르게 하는 역할을 한다는 것을 알 수 있다.

정답해설

ㄷ. 자료해석에서 살펴본 바와 같이, 문제에서 제시한 실험을 통해 10번~14번 아미노산 서열이 단백질 X가 소포체에 머무르게 하는 역할을 한다는 것을 알 수 있다. 따라서 이 서열이 제거되면 단백질 X가 소포체에 머무르지 못하고 세포막으로 보내지게 될 것이다. 따라서 단백질 X에서 10-14번까지의 아미노산만을 제거한다면, C 혹은 D와 같은 결과가 나올 것이라는 설명은 옳다.

오답해설

ㄱ. 단백질 X가 소포체에 머무르기 위해서는 10-14번 아미노산 서열이 필요하다.

ㄴ. 형광이 보이지 않는 <실험 결과>는 도입된 벡터로부터 단백질이 합성되지 않았기 때문에 나타난 결과가 아니라, 세포막이 파괴되지 않은 경우(대조구) 항-단백질 X 항체가 세포 내부로 들어가지 못하는데 단백질 X는 소포체에만 머무르고 있어 염색이 되지 못했기 때문에 나타난 결과이다.

103 추론 중심

정답 ②

자료해석

이 문제는 단백질 표적화(protein targeting)를 이해하기 위해 수행한 실험을 분석 및 종합한 후 주어진 설명이 옳은지 평가하는 분석·종합·평가형문제이다. 진핵세포에서 단백질이 합성될 때, 소포체막의 부착리보솜에서 합성되는 경우 소포체 내강으로 유입되면서 단백질이 합성되는데, 이 때 소포체 내강에서 유입되고 있는 단백질 상에 존재하는 소포체 신호서열이 절단되는 과정을 거친다. 그 후 골지체를 거치는 동안 당의 편집이 일어나며 신호서열에 따라 분류된 후, 소포체에 남거나 골지체, 리소좀, 원형질막, 세포 밖 등으로 보내진다. 자유리보솜에서 합성되는 경우, 리보솜에서 합성된 후 단백질은 각 신호서열에 따라 핵, 미토콘드리아, 퍼옥시좀, 세포질 등으로 곧바로 보내진다.

문제에서 제시한 실험을 살펴보면, (가)에서 마이크로솜 분획을 밀도-구배 원심분리를 이용하여 추가 분획했는데 이 경우 조면소포체에서 유래된 마이크로솜의 경우는 리보솜이 결합되어 있으므로 활면소포체에서 유래된 마이크로솜보다 밀도가 더 커서 아래층(B 층)에 위치하게 된다. (나)의 결과를 살펴보면, 마이크로솜을 넣지 않은 대조구보다 마이크로솜을 넣은 경우가 합성된 면역글로빈 X 경쇄의 크기가 더 작은 것을 확인할 수 있다. 이러한 결과는 마이크로솜 내강에서 합성 중인 면역글로빈 X 경쇄의 N-말단에 존재하던 소포체 신호서열이 절단됐기 때문에 나타났다. (다)의 결과를 살펴보면, 단백질분해효소를 처리하더라도 세포 Y에서 분비된 면역글로빈 X 경쇄와 크기가 동일한 것을 확인할 수 있다. 이러한 결과는 면역글로빈 X 경쇄가 합성되는 과정에 소포체 내강으로 들어가기 때문에 나타난 결과이다. 단백질분해효소는 소포체막(마이크로솜막)을 통과할 수 없기 때문에, 마이크로솜 내강으로 들어간 면역글로빈 X 경쇄를 분해할 수 없다.

정답해설

ㄴ. 면역글로빈 X 경쇄는 분비단백질이다. 분비단백질은 합성될 당시에는 N-말단에 소포체 신호서열을 가지고 있지만, 이 신호서열은 소포체 내강에서 제거된다. 1번 레인(lane)에 존재하는 단백질은 마이크로솜이 없는 상태에서 시험관 내에서 합성된 면역글로빈 X 경쇄이므로 N-말단에 소포체 신호서열이 제거되지 않아 그대로 가지고 있다. 소포체 신호서열은 약 10개의 소수성 아미노산 잔기들을 포함한다. 따라서 1번 레인(lane)에 존재하는 단백질은 N-말단 부위에 약 10개의 소수성 아미노산 잔기들이 존재한다는 설명은 옳다.

오답해설

ㄱ. 문제에서 제시한 <실험 결과>가 나타나기 위해서는, <실험 과정> (나)에서 사용한 마이크로솜은 조면소포체에서 기원된 것이어야 한다. 자료해석에서 살펴본 바

와 같이, <실험 결과> (가)에서 B 층에 조면소포체에서 기원된 마이크로솜이 존재한다. 따라서 '<실험 과정> (나)에서 사용한 마이크로솜은 A 층에 존재하는 것이다'라는 설명은 옳지 않다.

ㄷ. <실험 과정> (다)에서 단백질분해효소를 처리할 때 계면활성제 SDS를 함께 처리하면 마이크로솜 막이 파괴되므로 마이크로솜 내강에 존재하던 면역글로빈 X 경쇄가 모두 분해될 것이다. 따라서 <실험 과정> (다)에서 단백질분해효소를 처리할 때 계면활성제 SDS를 함께 처리하면 (다)와 동일한 결과를 얻지 못할 것이다.

104 지식 중심

정답 ⑤

자료해석

이 문제는 점돌연변이(point mutation)에 대해 이해하고 있는지 확인하기 위한 분석·종합·평가형문제이다. 돌연변이에는 점돌연변이(point mutation)와 염색체돌연변이(chromosomal mutation)가 존재하는데, 점돌연변이는 보통 하나의 염기쌍 변화를 의미한다. 점돌연변이에는 치환(substitution), 삽입(insertion), 결실(deletion) 등이 존재하는데, 치환의 결과 침묵 돌연변이(silent mutation)나 미스센스 돌연변이(missense mutation), 혹은 넌센스 돌연변이(nonsense muation)가 나타난다. 삽입과 결실은 유전자에 뉴클레오타이드쌍이 추가되거나 소실되는 현상인데, 많은 경우 뉴클레오타이드의 삽입이나 결실은 번역틀(reading frame)을 바꾸게 되는 틀이동 돌연변이(frameshift mutation)를 야기한다.

문제에서 제시한 5종류의 돌연변이 균주의 예상되는 표현형을 살펴보면 다음과 같다. 균주 A의 경우는 유전자 X의 암호화부위의 5′ 말단으로부터 $\frac{3}{4}$ 지점에서 미스센스 돌연변이가 발생하였다고 하였으므로, 야생형 단백질과 거의 동일한 크기의 단백질이 만들어질 것이다. 균주 B의 경우는 유전자 X의 암호화부위의 5′말단으로부터 $\frac{3}{4}$ 지점에서 넌센스 돌연변이가 발생하였다고 하였으므로, 야생형 단백질의 $\frac{3}{4}$ 크기에 해당하는 단백질이 만들어질 것이다. 균주 C의 경우 유전자 X의 프로모터가 결실되었다고 하였으므로 유전자가 발현되지 못할 것이다. 균주 D의 경우는 야생형 F^{+} 대장균과 접합이 일어난 균주 B라고 하였으므로, 2종류의 단백질(야생형 단백질과 야생형보다 작은 단백질)을 만들 것이다. 균주 E는 유전자 X의 종결코돈에서 염기 하나의 결실이 일어났다고 하였으므로, 종결코돈이 원래 위치보다 더 뒤로 밀려지게 될 것이므로 합성되는 단백질이 야생형 단백질보다 더 클 것으로 예상된다.

정답해설

균주 A : 레인 1
균주 B : 레인 5
균주 C : 레인 3
균주 D : 레인 4
균주 E : 레인 2

105 지식 중심

정답 ③

자료해석

이 문제는 유전암호에 대해 이해하고 있는지 확인하기 위한 적용형문제이다. 문제에서 제시한 그래프를 살펴보면, 아미노산 A는 코돈수가 1개인 아미노산인 트립토판(Trp)으로 동의코돈(synonym codon)을 가지지 않는다. 이 아미노산 코돈(UGG)은 종결코돈(UAG, UGA, UAA)과 유사하여 염기 치환돌연변이가 발생하면 종결코돈이 될 가능성이 높다. 아미노산 D가 포함되어 있는 그룹 (Ⅲ)의 아미노산들은 6개의 코돈이 동일 아미노산을 지정하는 중복성(redundancy)이 가장 큰 아미노산들이다. 여기에는 류신(C)과 세린(Ser), 아르기닌(Arg)이 포함된다. 유전암호의 중복성은 코돈의 3번째 위치 염기에서 나타나는데, 코돈의 3번째 염기만 다르고 첫 번째와 두 번째 염기는 동일한 경우 동일 아미노산을 지정할 가능성이 높다.

정답해설

ㄷ. 그룹 Ⅱ에 속한 아미노산들은 서로 다른 2개의 코돈이 동일 아미노산을 지정하는데, 이것은 코돈의 첫 번째와 두 번째 염기는 동일하고 세 번째 염기만 서로 다른 4종류의 코돈 모두가 동일 아미노산을 지정할 수 없다는 것을 의미한다. 하지만, 그룹 Ⅲ에 속하는 아미노산들은 서로 다른 6개의 코돈이 동일 아미노산을 지정하므로 코돈의 첫 번째와 두 번째 염기는 동일하고 세 번째 염기만 서로 다른 4개의 코돈 모두가 동일 아미노산을 지정할 가능성이 크다.

오답해설

ㄱ. 자료해석에서 살펴본 바와 같이 Ⅰ~Ⅲ 중에서 하나의 염기가 치환되는 돌연변이가 발생할 때, 종결 코돈으로 바뀔 가능성이 가장 큰 아미노산은 그룹 Ⅰ에 존재하는 트립토판(Trp)이다.

ㄴ. A~D 중에서 하나의 염기가 치환되는 돌연변이가 일어났을 때 동일 아미노산을 지정할 확률이 가장 큰 아미노산은, 중복성이 가장 큰 아미노산인 D이다.

106 지식 중심

정답 ②

자료해석

이 문제는 에임즈 검사(Ames test)에 대하여 이해하고 있는지 확인하기 위한 분석・종합・평가형문제이다. (나)에서 사용한 화학물질 X는 돌연변이 유발성을 가지고 있는지 여부를 알아보기 위한 시험물질인데, 이 물질이 돌연변이유발원(mutagen)이라면, 살모넬라 돌연변이 균주에 돌연변이를 유발하여 복귀돌연변이(his^- → his^+)의 발생비율이 높아질 것이다. (나)에서 사용한 쥐의 간 추출물(rat liver extraction)은 시험물질이 생체 내에서 작용하는 돌연변이유발원인지를 확인하기 위해 사용한 것이다. 쥐의 간 추출물에는 간세포에서 방출된 약물 대사효소가 다량 존재하므로, 생체 내의 간에서 일어나는 것과 같이 약물 대사 효과가 (나) 과정의 시험관에서도 유사하게 일어날 수 있다.

<실험 결과>를 살펴보면, 대조군에서는 복귀돌연변이체가 나타나지 않은 반면 화학물질 X가 존재했을 경우는 다수의 콜로니(돌연변이체)가 형성한 것을 확인할 수 있다. 이것은 화학물질 X가 생체 내에서 돌연변이유발원으로 작용한다는 것을 말해준다.

정답해설

ㄴ. 돌연변이유발원(mutagen)은 발암물질(carcinogen)로 작용한다. 자료해석에서 살펴본 바와 같이 실험을 통해 화학물질 X가 돌연변이유발원임을 알 수 있었다. 따라서 물질 X은 사람의 신체 내에서 발암물질(carcinogen)로 작용할 가능성이 높음을 알 수 있다.

오답해설

ㄱ. (가) 과정에서 살모넬라 균주는 DNA 수선(repair) 기능이 정상인 것보다는 DNA 수선 기능이 결여된 것을 사용하는 것이 더 바람직하다. 왜냐하면, 돌연변이유발원에 의해 유도된 돌연변이가 수선되지 못하고 그대로 남아있게 되어 더 많은 복귀돌연변이체가 나타나게 되므로 실험이 좀 더 효과적으로 수행될 수 있기 때문이다.

ㄷ. (나) 과정에서 쥐의 간 추출물을 넣어주는 주된 이유는 배지에 영양소를 풍부하게 공급해주기 위해서가 아니라, 생체 내의 간에서 일어나는 것과 같이 약물 대사 효과가 (나) 과정의 시험관에서도 유사하게 일어날 수 있게 하기 위해서이다.

107 지식 중심

정답 ⑤

자료해석

이 문제는 염기유사체인 5-BU(5-bromouracil)에 의한 돌연변이 유발에 대해 이해하고 있는지 확인하기 위한 분석・종합・평가형문제이다. 염기유사체는 정상적인 염기와 구조가 비슷하여 복제가 진행되는 동안 DNA에 삽입되게 되므로, 복제중인 DNA에서만 돌연변이를 일으킬 수 있다. 5-BU(5-bromouracil)는 티민유사체로, 아데닌은 물론이고 구아닌과도 염기쌍을 형성할 수 있으므로, A : T ↔ G : C 양방향으로의 전이(transition)을 일으킬 수 있다.

정답해설

ㄴ. 5-BU은 A : T ↔ G : C 양방향으로의 전이를 일으킬 수 있으므로, 'A : T → G : C' 변화가 일어난 돌연변이체에 5-BU을 처리하면, 복귀돌연변이체를 얻을 수 있게 된다.

ㄷ. 5-BU는 A : T ↔ G : C 양방향으로의 전이(transition)는 일으킬 수 있지만, 전좌(transversion)는 일으킬 수 없다.

오답해설

ㄱ. 5-BU의 돌연변이 유발효과는 1세대가 지나서는 나타나지 않으며, 적어도 3세대가 지난 후부터 나타난다.

108 지식 중심

정답 ①

자료해석

이 문제는 결실을 이용하여 유전자지도를 작성하는 방법에 대해 이해하고 있는지 확인하는 분석 · 종합 · 평가형문제이다. 문제에서 위우성은 하나의 열성대립인자만을 가지고 있음에도 불구하고 열성표현형이 나타나는 현상을 의미한다고 하였는데, 만일 이형접합자가 가지고 있는 2개의 상동염색체 중 어느 하나(우성대립유전자들이 위치하는 염색체)에서만 결실이 일어나면 결실이 일어나지 않은 염색체에서 결실이 일어난 부위에 존재하는 열성 대립유전자들은 위우성을 나타내게 된다.

오답해설

문제에서 제시한 표를 살펴보면, 동원체 포함 결실을 통해 유전자 a와 e, l, 그리고 r은 동원체 바로 인근에 존재하는 대립유전자들임을 알 수 있다. 또한 동원체 비포함 위우성을 나타내는 경우를 살펴봄으로써 어느 대립유전자들이 서로 인접해서 연관되어 위치하는지 알 수 있는데, 결실 유형 1과 6을 통해 염색체의 한 쪽 팔에 대립유전자들이 j-e-l 순서로 위치하는 것을 알 수 있다. 또한 결실 유형 3과 5를 통해 염색체의 다른 쪽 팔에 대립유전자들이 a-d-y 순서로 위치한다는 것을 알 수 있다. 이러한 추론들을 종합해보면, 염색체 상에서의 7종류 대립유전자들의 순서가 'j-e-l-동원체-r-a-d-y'라는 것을 알 수 있다.

109 추론 중심

정답 ②

자료해석

이 문제는 염색체 비분리 현상에 대해 이해하고 있는지를 확인하기 위한 분석 · 종합 · 평가형문제이다. 제 1 감수분열 시 비분리가 일어나면 한 부모의 2개의 대립유전자가 모두 자손에게 전달되고, 제 2 감수분열 때 비분리가 일어나면 한 부모의 2개의 대립유전자 중 어느 하나(자매염색분체 2개)가 자손에게 전달된다.

오답해설

문제에서 주어진 그림 (나)를 살펴보면, Ⅰ-1과 Ⅱ-2에서 나타난 밴드는 총 4종류인 것을 알 수 있는데 편의상 가장 큰 것부터 작은 것으로 번호를 (1), (2), (3), (4)로 매겨보자. 문제에서 유전자 X는 3개의 대립유전자만 존재한다고 하였으므로 Ⅱ-1～Ⅱ-4의 FRLP 결과를 고려해보면, Ⅰ-1이 가지는 2개의 대립유전자는 (2)+(4)와 (3)이고 Ⅰ-2가 가지는 대립유전자는 (1)과 (3)인 것을 알 수 있다. 만일 Ⅰ-1에서 제 2 감수분열 중에 염색체 비분리가 발생했다면, 자손에게 ((2)+(4))×2인 밴드나 (3)×2인 밴드를 전달했을 것이다. 그리고 Ⅰ-2에서 제 1 감수분열 중에 염색체 비분리가 발생했다면 (1)과 (3) 밴드를 자손에게 전달했을 것이다. 만일 Ⅰ-1로부터 (3)을 전달 받았다면 B에서 (3) 밴드의 두께는 2배가 될 것이다. 이와 같은 점을 고려해서 살펴보면 ②번이 정답임을 알 수 있다.

110 추론 중심

정답 ②

자료해석

이 문제는 이중 돌연변이체를 이용하여 동일한 대사과정이나 동일한 신호전달경로에 관여하는 서로 다른 유전자들의 작용 순서를 추정하는 분석·종합·평가형문제이다. 세포 내에서 일어나는 동일한 대사과정이나 동일한 신호전달경로에 관여하는 서로 다른 유전자들의 이중 돌연변이체의 표현형을 통해서 각 유전자들이 참여하는 과정의 순서를 정할 수 있다.

동일한 대사과정에 관여하는 효소들의 유전자에서 이중 돌연변이가 발생하면 생합성 경로에서 보다 앞쪽 단계를 촉매하는 효소를 암호화하는 유전자의 돌연변이 표현형이 나타난다. 문제에서 제시한 자료 (가)를 살펴보면, 유전자 A와 B가 모두 돌연변이가 생기면 중간산물 Ⅰ이 축적된 것을 확인할 수 있다. 이러한 결과는 유전자 A의 산물이 보다 앞쪽 단계인 '중간산물 Ⅰ→중간산물 Ⅱ' 단계를 촉매한다는 것을 말해준다. 따라서 대사경로는 '전구체→중간산물 Ⅰ→중간산물 Ⅱ→생성물'이라는 것을 알 수 있다(대사과정이 3단계로 진행되는 경우).

문제에서 제시한 자료 (나)를 살펴보면 유전자 C가 돌연변이 되면 반응이 억제되고 유전자 D가 돌연변이 되면 반응이 항상 일어나는데, 유전자 C와 D가 모두 돌연변이가 생기면 반응이 억제되는 것을 확인할 수 있다. 이를 통해 신호전달경로에서 C가 D보다 신호전달경로에서 더 나중 단계에 관여함을 알 수 있다. 또한, 유전자 C에 돌연변이가 일어나면 반응이 억제되므로 유전자 C가 있어야 반응이 진행됨을 알 수 있다. 또한, 유전자 D에 돌연변이가 일어나면 반응이 일어나는 것으로 보아 유전자 D의 산물이 존재하면 유전자 C 산물의 작용이 억제될 것임을 추론할 수 있다.

정답해설

ㄴ. 자료해석에서 살펴본 바와 같이, 자료 (나)를 통해 유전자 C의 생성물은 D의 생성물에 의해 작용이 억제된다는 것을 알 수 있다.

오답해설

ㄱ. 자료해석에서 살펴본 바와 같이, 문제에서 제시한 자료 (가)를 통해 유전자 A의 생성물이 B의 생성물보다 앞단계의 대사과정을 촉매한다는 것을 알 수 있다. 따라서 유전자 B의 생성물이 유전자 A의 생성물보다 전단계의 대사과정을 촉매한다는 설명은 옳지 않다.

ㄷ. (나)의 이중 돌연변이의 표현형이 '반응이 억제된다'가 아니라 '반응이 항상 일어난다'이었다면, 유전자 D가 유전자 C보다 신호전달경로에서 더 나중 단계에서 작용했을 것이다. 이런 경우 유전자 D의 산물이 존재하면 반응이 억제되고, 유전자 C의 산물이 존재하면 유전자 D의 산물이 억제되어 반응이 일어남을 알 수 있다. 따라서 유전자 C의 산물이 유전자 D 산물의 작용을 억제할 것이다.

111 추론 중심

정답 ④

자료해석

서로 다른 유전자에서 돌연변이가 발생한 X와 Y는 23℃에서는 증식하지만 32℃에서는 증식하지 못한다. 따라서 온도민감성 돌연변이가 발생하였다. 또한 X-Y 이배체는 32℃에서도 증식하기 때문에 X와 Y에서 발생한 돌연변이는 열성이다. X의 원인유전자를 동정한 후 PCR 결과에서 *ura3⁻*가 가진 X의 원인유전자 야생형과 크기가 같았다. 제한효소로 절단한 후 서든블롯한 결과에서 DNA 절편의 길이가 달랐다. 따라서 제한효소 *Eco*RI의 인식 부위에서 돌연변이가 발생한 것이다.

정답해설

ㄴ. 23℃에서는 증식하지만 32℃에서는 증식하지 못하므로 온도민감성 돌연변이다.

ㄷ. PCR 결과와 서든블롯 결과에서 *Eco*RI의 인식 부위에서 돌연변이가 발생하였음을 알 수 있다.

오답해설

ㄱ. X-Y 이배체는 32℃에서도 증식하기 때문에 X와 Y에서 발생한 돌연변이는 열성이다.

112 추론 중심

정답 ⑤

자료해석

이 문제는 돌연변이 균주들의 상보성에 대해 이해하고 있는지 확인하기 위한 분석·종합·평가형문제이다. 만일 박테리오파지의 어떤 돌연변이 표현형이 2개의 유전자좌에 의해서 결정된다면, 각 유전자의 기능상실돌연변이는 동일한 표현형을 나타나게 된다. 이들 돌연변이를 각각 포함하는 2종류의 파지가 동일한 숙주세포에 동시에 감염한다면, 이들 사이에서 유전자 재조합이 일어나 야생형 파지가 출현할 수 있다. 문제에서 주어진 자료를 살펴보면 T4의 mut.1과 mut.2 rⅡ$^-$ 돌연변이체가 동시에 감염된 균주에서는 야생형 표현형이 나타나지 않았는데, 이러한 결과는 mut.1과 mut.2 모두는 rⅡ 지역에 존재하는 동일 유전자에서 돌연변이가 일어났다는 것을 말해준다. 반면에 mut.1과 mut.3 rⅡ$^-$ 돌연변이체가 동시에 감염된 균주에서는 야생형 표현형이 나타났는데, 이러한 결과는 mut.1과 mut.3은 rⅡ 지역에 존재하는 서로 다른 유전자에서 각각 돌연변이가 일어났다는 것을 말해준다.

정답해설

ㄴ. T4 파지 유전체의 rⅡ 지역에는 mut.1과 mut.2 rⅡ$^-$ 돌연변이체에서 동시에 돌연변이가 일어난 유전자와 mut.3 rⅡ$^-$ 돌연변이체에서 돌연변이가 일어난 유전자가 존재한다. 따라서 T4 파지 유전체의 rⅡ 지역에는 적어도 2개의 유전자가 존재한다는 것을 알 수 있다.

ㄷ. 실험을 통해 mut.1과 mut.2 rⅡ- 돌연변이체는 동일한 유전자에서 돌연변이가 일어났지만, mut.1과 mut.3 rⅡ$^-$ 돌연변이체는 서로 다른 유전자에서 돌연변이가 일어났다는 것을 알 수 있다. 따라서 서로 다른 유전자에서 돌연변이가 일어난 두 돌연변이체인 mut.2과 mut.3를 이용하여 (나)~(라) 실험을 수행하면, 야생형 표현형이 관찰(mut.1과 mut.3를 이용한 실험의 결과)될 수 있을 것이다.

오답해설

ㄱ. 자료해석에서 살펴본 바와 같이, 실험을 통해 mut.1과 mut.3은 서로 다른 유전자에서 돌연변이가 일어났다는 것을 알 수 있다.

Ⅱ 유전학

113 추론중심

정답 ②

자료해석

이 문제는 생합성경로의 돌연변이체들을 이용하여 생합성경로 순서를 추론하는 분석·종합·평가형문제이다. 세균 P는 최소배지에서 생장한다. 따라서 최소배지에서 제공되는 전구물질은 유전자 g1~g4에서 유래한 효소 G1~G4에 의해 물질 X로 전환된다. 돌연변이 균주 A~D는 각각 g1~g4에 돌연변이가 발생해 물질 X의 합성에 필요한 효소 기능 하나가 결핍되어 있다. 돌연변이 균주 A~D를 혼합 배양하여 세균의 생장 여부를 분석한 결과 물질 X 합성에 사용되는 G1~G4의 순서는 다음과 같다.

$$\text{전구물질} \xrightarrow{G1} \text{물질1} \xrightarrow{G3} \text{물질2} \xrightarrow{G4} \text{물질3} \xrightarrow{G2} \text{물질X}$$

오답해설

1차로 도말한 세균은 생장하지는 못하지만 각각의 특성에 따라 어느 단계까지 진행된 중간 산물을 합성한다. 즉, 배지의 조성이 변하게 된다. 이후 2차로 도말한 세균은 배지에 존재하는 물질에 따라 최종적으로 물질 X 생산이 가능하여 생장이 가능하다. 문제에서 제시한 <실험 결과>를 살펴보면, 추가적으로 도말한 균주 B는 배지 Ⅰ~Ⅳ 중 어떠한 배지에서도 생장하지 못하였다. 따라서 균주 B의 G2 효소는 물질 X의 합성에서 마지막 단계를 촉매하는 효소이다. 전구물질이나 이로부터 전환된 물질1~물질3이 제공되더라도 물질3을 물질 X로 전환하지 못하면 세균은 생장할 수 없다. 반면, 균주 A는 균주 B~D의 어느 것과 배양하여도 세균 생장이 일어난다. 따라서 균주 A에서 돌연변이가 일어난 효소인 G1은 최소배지에서 제공되는 전구물질을 제일 먼저 전환시키는 효소이다. 동일한 방식으로 분석하면 전구물질로부터 물질 X의 합성에 사용되는 효소의 순서는 G1 → G3 → G4 → G2이다.

114 추론중심

정답 ④

자료해석

그림은 시토신의 탈아미노화 현상으로 발생한 돌연변이(DNA 상에 U 존재)를 수선하는 염기 절제수선(base excision repair system) 과정을 나타낸 것이다. 수선은 다음과 같은 단계를 거쳐 일어난다.

① C → U 돌연변이 발생

② 효소 A(uracil DNA glycosylase)가 비정상적인 염기(U)를 특이적으로 인식 및 글리코실 결합을 절단하여 AP site 형성

③ 효소 B(AP nuclease)가 AP site를 인식하고 인산디에스터라아제가 함께 작용하여 당-인산 결합 절단

④ DNA 중합효소 Ⅰ에 의한 올바른 뉴클레오티드의 중합과 DNA 연결효소를 통한 사슬 연결(가)

정답해설

ㄱ. 시토신에서 탈아미노화가 발생하면 우라실로 변경된다. 따라서 문제에서 제시한 돌연변이(㉠)는 시토신의 탈아미노화로 인해 발생할 수 있다.

ㄷ. (가) 단계(DNA 연결효소에 의한 사슬 연결)에 작용하는 효소는 에너지를 이용하여 DNA 폴리뉴클레오타이드 사슬과 사슬을 연결해준다.

오답해설

ㄴ. 자료해석에서 살펴본 바와 같이 효소 A는 uracil DNA glycosylase로서, 비정상적인 염기(U)를 특이적으로 인식 및 글리코실 결합을 절단하여 AP 자리(AP site)를 형성하는 효소이다. 핵산내부가수분해효소(endonuclese)는 DNA 사슬 중간 부위에서 당-인산 골격을 절단하는 효소이다. 따라서 '효소 A는 핵산내부가수분해효소(endonuclese)이다'라는 설명은 옳지 않다.

115 추론 중심

정답 ③

자료해석

DNA 손상 수리기작은 크게 DNA 광의존성 수리(light-dependent repair), 절단 수리(excision repair), 미스매치 수리(mismatch repair), SOS 반응 등이 있다.

uvr A 와 *rec A* 에 돌연변이가 일어난 돌연변이체는 야생형에 비해 생존률이 낮다. 이는 *uvr A* 와 *rec A* 가 각각 자외선에 의해 손상된 DNA의 수리 기작에 관여하기 때문이다. *uvr A* 와 *rec A* 의 이중 돌연변이체의 경우 단일 돌연변이체보다 생존률이 급격히 낮아지는 것으로 보아 *uvr A* 와 *rec A* 는 서로 다른 수리기작에 관여한다는 것을 알 수 있다. 어느 하나의 수리기작이 망가지더라도 다른 수리기작을 통해 DNA를 수선할 수 있기 때문이다. *rec A* 는 에러나기 쉬운 수리(error-prone repair)인 SOS 반응을 조절하는 유전자 중 하나이며, 에러나기 쉬운 수리에서는 다른 수리기작과 다르게 돌연변이율이 급증하게 된다.

uvr A, *uvr B*, *uvr C*는 절단수리 과정에 필요한 엑시뉴클라아제(excinuclease)의 활성에 필요하다.

정답해설

ㄱ. *uvr A rec A* 이중 돌연변이체는 단일 돌연변이체보다 더 자외선에 민감하게 반응하여 생존률이 급격히 감소한다. 두 유전자가 같은 수리기작에 관여한다면 이중 돌연변이체는 단일 돌연변이체와 비슷한 세포 생존율을 보일 것이다.

ㄴ. *uvr A uvr B* 혹은 *uvr A uvr C* 의 이중 돌연변이체는 단독 돌연변이와 유사한 생존곡선을 보인다고 하였다. *uvr A* 와 *uvr B* 또는 *uvr C*가 서로 다른 회복기작에 관여한다면 손상된 DNA가 수선되지 못해 *uvr A rec A* 이중 돌연변이체처럼 생존률이 급격히 떨어질 것이다.

오답해설

ㄷ. 대장균의 DNA 중합효소 I은 절단수선 기작에서 절제된 뉴클레오티드를 대체하기 위해 사용된다. 따라서 DNA중합효소 I의 돌연변이체를 이용하면 <실험 결과>의 단일 돌연변이체와 비슷하게 세포 생존율이 감소된 것을 관찰할 수 있을 것이다.

116 지식 중심

정답 ④

자료해석

이 문제는 박테리오파지의 용균성 생활사(lytic cycle)에 대하여 이해하고 있는지 확인하기 위한 이해형문제이다. 용균성 생활사는 감염된 숙주세포가 파괴되어 자손 바이러스를 방출하기 때문에 붙여진 이름이다. 바이러스가 숙주세포에 부착(단계 1)한 후 바이러스 DNA를 세포로 주입(단계 2)하면, 파지 DNA로부터 초기 유전자(early gene)의 전사와 번역이 일어난다(단계 3). 이어서 파지 DNA의 복제와 캡시드 단백질 등의 합성이 일어나고(단계 4), 이들이 함께 조립된다(단계 5). 마지막으로 파지가 생산한 용해효소에 의해 세균의 세포벽이 분해되면서 조립된 파지들이 방출된다(단계 6).

정답해설

④ 숙주 DNA를 파괴하는 효소를 암호화하는 파지 유전자는 감염 초기에 발현되고, 숙주세포벽을 파괴하는 효소(용해효소)를 암호화하는 파지 유전자는 감염 후기에 발현된다. 따라서 숙주 DNA를 파괴하는 효소를 암호화하는 파지 유전자가 숙주세포벽을 파괴하는 효소를 암호화하는 파지 유전자보다 먼저 발현된다는 설명은 옳다.

오답해설

① 박테리오파지의 꼬리 섬유는 숙주세포 표면에 존재하는 수용체를 특이적으로 인식하여 부착하는 역할을 수행한다.

② 캡시드 단백질은 파지의 초기 유전자(early gene) 산물이 아니라 후기 유전자(late gene) 산물이다.

③ 단계 3에서 바이러스 단백질은 바이러스 리보솜이 아니라 숙주 리보솜에 의해 합성된다.

⑤ 단계 1 이후에서부터 단계 6까지 모두 경과되는데 37℃에서 보통 30분 정도의 시간이 소요된다.

117 지식 중심

정답 ③

자료해석

이 문제는 박테리오파지의 용원성 생활사(lysogenic cycle)에 대하여 이해하고 있는지 확인하기 위한 이해형문제이다. 박테리오파지 λ 는 용원성 생활사를 가지는데, 숙주세포를 파괴하는 용균성 생활사(lytic cycle)와는 달리 용원성 생활사에서는 숙주세포를 파괴하지 않은 채 파지의 유전체가 복제된다. 파지 λ 가 숙주세포에 부착한 후, 자신의 DNA를 숙주세포 내로 주입하면, 숙주세포 내에서 λ DNA 분자는 원형으로 변한 후 숙주 DNA 안으로 끼어들어가 프로파지(prophage)가 된다. 숙주세포가 세포분열을 하면 바이러스 DNA도 숙주 DNA와 함께 복제되는데, 프로파지는 숙주의 유전체 내에서 수천 세대 동안 불활성화 상태로 머물면서 바이러스 DNA의 많은 사본을 만든다. 하지만 만약 숙주세포가 제대로 자라지 못하면 바이러스는 즉시 용균성 생활사로 전환하는데, 이 과정에서 프로파지가 숙주 염색체에서 잘려 나와 증식한다.
바이러스의 두 조절단백질인 cI과 Cro가 파지 DNA의 용균성/용원성 전환에 관여하는데, 빠르게 성장 중인 대장균 숙주세포에서는 Cro 합성이 낮아 cI이 승리하고 파지는 용원성 생활사로 들어간다. 하지만, 숙주의 성장이 느리면, Cro 합성이 높아지고 용균에 관여하는 유전자들이 활성화된다.

정답해설

ㄱ. 세포 X는 용균성 생활사로 막 들어간 세포이고, 세포 Y는 용원성 생활사로 막 들어간 세포이다.
따라서 $\frac{[\text{Cro 단백질}]}{[\text{cI 단백질}]}$ 값은 용원성 생활사로 막 들어간 세포 Y에서 더 작다.

ㄷ. (가) 과정은 조립이 완성된 파지가 세균의 세포벽을 파괴하고 방출되는 과정인데, 이 과정이 일어나기 위해서 파지 DNA는 숙주세포벽을 파괴하는 용해효소를 생산해야 한다. (다) 과정에서는 파지 DNA가 생산한 가수분해효소에 의해서 숙주 DNA가 분해되는 일이 일어난다.

오답해설

ㄴ. (나) 과정에서 바이러스 단백질은 바이러스의 리보솜이 아니라 숙주의 리보솜에 의해 합성된다.

118 지식 중심

정답 ①

자료해석

이 문제는 독감 바이러스에 대하여 이해하고 있는지 확인하기 위한 이해형문제이다. 독감 바이러스는 급성 호흡기 질병인 독감을 일으키는 바이러스이다. 독감 바이러스는 음성 극성(negative polarity)을 가진 단일가닥의 RNA(single-stranded RNA)를 핵산으로 갖는데, 8개의 조각으로 조각나 있다. 자료에서 보면, A는 인지질 이중층인 바이러스의 외피이며, C는 바이러스의 핵산이다.

정답해설

ㄱ. 외피의 인지질 이중층은 숙주세포 내의 소포체에서 만들어진 후 세포막으로 보내져 세포막을 구성하고 있던 인지질이다.

오답해설

ㄴ. 자료에서 뉴라미니다아제(neuraminidase)는 시알산 잔기와 다른 당 사이의 글리코시드 결합을 분해하여 바이러스를 세포로부터 분리시킨다고 하였으므로, B의 작용을 억제하면 바이러스는 숙주세포에서 방출되지 못할 것이다.

ㄷ. C는 프로바이러스(provirus)에서 합성된 것이 아니고, RNA-의존성 RNA 중합 효소에 의해 RNA로부터 합성된 것이다.

119 지식 중심

정답 ⑤

자료해석

이 문제는 세균의 생장곡선에 대해 이해하고 있는지 확인하기 위한 적용형문제이다. 시험관이나 플라스크 등의 밀폐된 용기에서 배양하는 회분배양(batch culture)에서는 지수생장이 지속적으로 일어날 수 없으며 유도기((가)), 지수기((나)), 정지기((다)), 사멸기((라))를 포함하는 생장주기를 나타낸다. 유도기는 세균이 새로운 환경에 세포가 적응하는 기간으로, 이 기간은 배양된 상태 및 생장 조건 등에 따라 달라질 수 있다. 지수기 동안 세포는 분열하여 2개의 세포를 만들고 이 세포들은 각각 다시 분열하여 두 배가 된다. 필요한 양분이나 조건이 충족되면 당분간 이런 식으로 생장이 지속된다. 지수기에 있는 세포들이 화학적, 생리적 특성이 가장 균일하다. 따라서 지수기 중간에 있는 세포들이 효소나 다른 세포 물질들을 연구하는 데 바람직하다.

정답해설

ㄱ. (라) 단계는 사멸기인데, 사멸기는 세균의 사멸 비율이 생장 비율보다 더 높다. 세균이 사멸되었다 하더라도 세균의 잔해물은 그대로 배지에 남아서 흡광도에 영향을 주므로, 사멸기는 흡광도를 측정해서는 정지기와 구분할 수 없고(그래프 B) 생균수를 측정해야만 알 수 있다(그래프 A).

ㄴ. 자료해석에서 살펴본 바와 같이 지수기((나)) 단계에 있는 세균이 생리적 특성이 가장 균일하다.

ㄷ. 만일 (나) 단계(지수기)의 생장주기에 있는 세균 X를 새로운 동일한 배지에 접종하면, (가) 단계(유도기) 없이 즉시 지수생장이 시작된다.

120 지식 중심

정답 ③

자료해석

이 문제는 형질도입(transduction)에 대해 이해하고 있는지 확인하기 위한 이해형문제이다. 세균에서 서로 다른 두 개체의 DNA에서 일어나는 수평적 유전자 전달 방법에는 형질전환, 형질도입, 접합 등이 있다. 형질도입은 박테리오파지가 한 숙주세포에서 다른 숙주세포로 유전자를 옮겨 세균 간에서 유전자 재조합이 일어나는 현상이다. 용균성 생활사를 진행할 때 박테리오파지의 캡시드에 자신의 DNA의 포장이 일어나는데 때로는 이 과정에서 자신의 DNA 대신에 세균(세균 X) DNA 절편이 포장되기도 한다. 이렇게 형성된 비리온이 다른 세균(세균 Y)을 감염할 때, 세균(세균 X) DNA가 새로운 숙주세포로 주입된다. 이렇게 다음 세균으로 들어간 DNA가 수용체 세포 염색체에 DNA 재조합 과정을 통해 삽입되면 재조합 세포가 생성된다.

정답해설

ㄱ. 용균성 생활사를 갖는 박테리오파지는 감염 초기((가) 과정)에 바이러스의 핵산분해효소가 합성되어 숙주 염색체를 모두 가수분해시키는데, 이렇게 생성된 뉴클레오타이드를 자신(바이러스)의 DNA 합성에 이용한다.

ㄴ. 세균의 염색체 DNA는 고리 구조이므로, 박테리오파지에 의해 전달된 세균 X의 DNA가 세균 Y의 염색체 DNA 내로 도입되는 과정에서 두 곳에서 상동 재조합이 일어나게 된다.

오답해설

ㄷ. 문제에서 제시한 그림은 형질전환(transformation)이 아니라 형질도입(transduction)을 나타낸 것이다.

121 지식 중심

정답 ⑤

자료해석

이 문항은 돌연변이 균주를 이용한 실험을 통하여 대장균 젖당 오페론의 구조와 기능을 이해하는지 확인하는 분석・종합・평가형문제이다. (가)의 돌연변이 균주 X는 젖당오페론이 항상 발현되는 돌연변이 균주이다. 젖당오페론이 항상 발현되는 돌연변이 X는 정상적인 I 단백질(억제자)이 생성되지 않는 돌연변이인 $lac\,\mathrm{I}^-$이거나, 작동자에 돌연변이가 생겼기 때문에 정상 I 단백질(억제자)이 결합할 수 없는 경우인 $lac\,\mathrm{O}^c$일 수 있다. 돌연변이 X가 $lac\,\mathrm{I}^-$라면, 정상 젖당 오페론과 $lac\,\mathrm{I}^+$ 유전자를 갖는 F′인자를 돌연변이 균주 X에 도입하여 만든 부분이배체 균주 Y는 평소에는 *lac* 오페론이 발현되지 않다가, 젖당을 첨가했을 때만 정상적으로 *lac* 오페론이 발현되는 정상 표현형을 보인다. 그 이유는, F′인자에 있는 $lac\,\mathrm{I}^+$유전자가 두 작동자에 결합할 수 있는 충분한 양의 I 단백질(*lac* 억제자)을 생산할 수 있기 때문에 정상 $lac\,\mathrm{I}^+$ 유전자 산물이 세균 염색체와 플라스미드에 있는 두 오페론을 모두 조절하기 때문이다. 이 경우 젖당이 없으면 두 오페론은 모두 발현되지 않고, 젖당이 있어서 오페론이 발현될 경우 *lac* 오페론의 구조유전자가 정상 균주(*lac* 오페론을 1개만 갖는 균주)에 비해서 두 배 있으므로 단백질의 발현양도 두 배가 된다.
시험관 D는 젖당을 추가하지 않은 부분이배체 균주 Y인데, 이때 흡광계측값이 1 미만이므로 오페론이 발현되지 않았다는 것을 의미한다. 이 결과로부터 돌연변이 X는 $lac\,\mathrm{O}^c$가 아닌 $lac\,\mathrm{I}^-$라는 것을 알 수 있다.

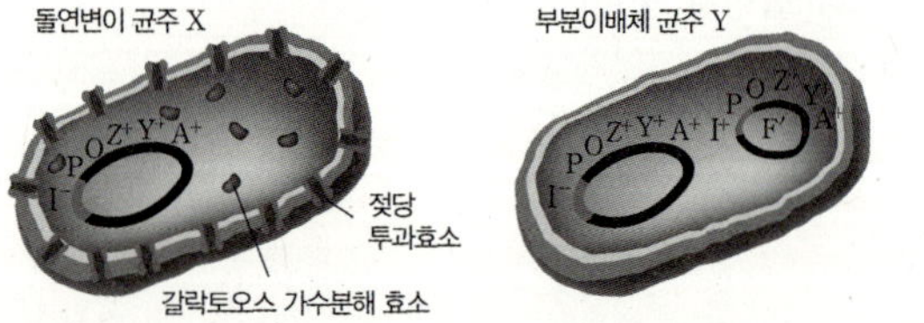

정답해설

ㄴ. 자료해석에서 살펴본 바와 같이, (나) 과정에서 시험관 D의 대장균(부분이배체)이 가지는 F′인자에 있는 $lac\,\mathrm{I}^+$ 유전자가 충분한 양의 I 단백질(*lac* 억제자)을 생산할 수 있으므로, F′인자에서 생산된 *lac* 억제자가 F′인자 상에 존재하는 *lac* 오페론은 물론이고 염색체 DNA 상의 *lac* 오페론을 억제하여 갈락토오스분해효소가 거의 생산되지 못한다.

ㄷ. 시험관 C 속에는, (가)의 부분이배체 균주 배양액에 (나)에서 젖당을 첨가하여 젖당 오페론을 유도한 후 (다)에서 초음파로 대장균을 터뜨린 것이므로 젖당 오페론의 구조유전자 산물이 존재한다. 부분이배체 균주

는 세균 염색체와 F′인자에 각각 젖당 오페론을 가지므로 구조유전자의 양이 정상세균에 비해 두 배가 들어 있다. 그러므로 젖당 오페론이 유도되면 구조유전자 산물이 두 배로 생성되어 흡광계측값 ⓐ는 세균 염색체만 있었던 시험관 A보다 2배 이상으로 측정될 수 있다. 실제로 이 실험은 1950년대 자콥과 모노가 수행한 것으로 당시 측정된 흡광계측값은 220%이었다.

오답해설

ㄱ. 자료해석에서 살펴본 바와 같이 실험을 통해 (가)의 돌연변이 균주 X는 작동자에 돌연변이($lac\ O^c$)가 있어 젖당 오페론이 항상 발현되는 것이 아니라, 조절 유전자에 돌연변이가 있어($lac\ I^-$) 젖당 오페론이 항상 발현된다는 것을 추정할 수 있다.

122 추론 중심

정답 ②

자료해석

이 문제는 접합 중단 실험에 대하여 이해하고 있는지 확인하기 위한 적용형문제이다. 문제에서 제시한 실험을 살펴보면, b^+는 d^+와 2분 거리만큼 떨어져 있고, d^+는 c^+와 11분 거리만큼 떨어져 있으며, c^+는 f^+와 11분 거리만큼 떨어져 있고, f^+는 e^+와 18분 거리만큼 떨어져 있으며, e^+는 g^+와 14분 거리만큼 떨어져 있다는 것을 알 수 있다.

정답해설

ㄴ. 위에서 살펴본 바와 같이 f^+는 c^+보다 e^+로부터 더 멀리 떨어져 있다.

오답해설

ㄱ 실험에서 g^+와 b^+가 어느 정도 떨어져 있는지 알 수 없으므로, Hfr 균주의 염색체 DNA 모두가 F^- 균주로 전달되기 위해서는 59분이면 충분한지 알 수 없다.

ㄷ. Hfr1과 Hfr2의 F 플라스미드 복제원점은 염색체 DNA를 서로 반대 방향으로 복제한다.

123 추론 중심

정답 ④

자료해석

이 문제는 F^- 대장균 균주와 고빈도재조합(Hfr) 균주를 이용하여 유전자지도를 작성하는 방법에 대해 이해하고 있는지 확인하기 위한 분석 · 종합 · 평가형문제이다. 고빈도재조합(Hfr) 균주는 F 플라스미드를 자신의 염색체 DNA에 지니고 있는 균주이다. 고빈도재조합 균주와 F^- 대장균 균주 간 접합이 발생할 때 고빈도재조합 균주가 가진 성선모를 통해 F^- 대장균 균주에게 회전환 복제를 통해 DNA가 전달된다. 이 때 F 인자의 복제 원점에 가까운 순서대로 F^- 대장균 균주로 순차적으로 전달이 된다.

문제에서 제시한 실험의 결과를 살펴보면, Hfr1 균주는 *arg*, *pro*, *phe*, *cys*, *met* 순서로 F^- 균주에게 DNA를 전달했음을 알 수 있다. 또한 Hfr2 균주의 경우는 *phe*, *pro*, *arg*, *met*, *cys* 순서로 전달했음을 알 수 있다.

정답해설

ㄱ. 자료해석에서 살펴본 바와 같이, 고빈도 재조합 균주는 회전환 복제를 통해 DNA를 전달한다. 그런데 F^- 균주를 Hfr1 균주와 교배할 때와 Hfr2 균주와 교배할 때의 유전자가 전달된 순서를 비교해보면, 유전자가 서로 반대 방향으로 전달되고 있음을 파악할 수 있고, 이에 따라 복제 방향이 서로 반대임을 유추할 수 있다.

ㄷ. Hfr2에서 접합을 통해 F^- 대장균 균주로 DNA가 전달될 때, *phe*가 가장 먼저 전달되고 *cys*가 가장 나중에 전달되었으므로, F 플라스미드가 삽입된 위치의 양옆에 존재하는 두 유전자는 *phe*과 *cys*라고 추론할 수 있다.

오답해설

ㄴ. 전달된 시간의 차이에 따라 각 유전자간의 거리를 짐작할 수 있는데, Hfr1 균주의 실험 결과 5분의 간격을 두고 *arg*과 *pro*가 전달되었으므로 이 두 유전자의 거리가 가장 가까움을 알 수 있다. 따라서 대장균의 염색체 DNA에서 가장 가깝게 존재하는 두 유전자는 *met*과 *cys*이라는 설명은 옳지 않다.

124 추론 중심

정답 ④

자료해석

이 문제는 *trpD* 유전자 돌연변이 균주들에 대한 교배실험 결과를 해석하여 Hfr 균주들의 점돌연변이 위치를 파악하는 분석 · 종합 · 평가형문제이다. *trpD* 유전자에 점돌연변이가 일어난 5종류의 서로 다른 대장균 Hfr 균주(㉠~㉤)와 *trpD* 유전자의 일부가 결실되어 그 기능이 상실된 3종류의 F^- 대장균 균주(Ⅰ~Ⅲ) 사이에서 접합이 일어나면, Hfr 균주(㉠~㉤)에서 F^- 균주(Ⅰ~Ⅲ)로 유전자 전달이 일어날 것이다. 만일 점돌연변이가 결실된 위치에서 일어나지 않았다면, 접합 후에 *trpD* 유전자의 기능이 다시 회복될 수 있다. 반면에 점돌연변이가 결실된 위치에서 일어났다면, 접합 후에도 *trpD* 유전자의 기능이 다시 회복될 수 없다. 이를 바탕으로 <실험 결과>를 분석해보면, ㉠은 점돌연변이가 ⓓ 영역에서 일어났고, ㉡은 점돌연변이가 ⓒ 영역에서 일어났으며, ㉢은 점돌연변이가 ⓔ 영역에서 일어났고, ㉣은 점돌연변이가 ⓐ나 ⓕ 영역에서 일어났으며, ㉤은 점돌연변이가 ⓑ 영역에서 일어났다는 것을 알 수 있다.

정답해설

ㄱ. 접합이 일어날 때, Hfr 균주에서 F^- 균주로 *trpD* 유전자 전달이 일어난 후 F^- 균주에서 재조합이 일어나 정상적인 *trpD* 유전자가 생성된다. 따라서 (다)에서 콜로니를 형성한 균주는 F^-이라는 설명은 옳다.

ㄴ. 자료해석에서 살펴본 바와 같이, 문제에서 주어진 실험을 통해 ㉢은 ⓔ 영역에 돌연변이가 있다는 것을 알 수 있다.

오답해설

ㄷ. 5종류의 Hfr 균주(㉠~㉤) 중 4종류(㉠, ㉡, ㉢, ㉤)는 *trpD* 유전자의 영역 ⓐ~ⓕ 중 어느 영역에서 돌연변이가 일어났는지 정확히 알 수 있다. 하지만 ㉣은 점돌연변이가 ⓐ 영역에서 일어났는지 혹은 ⓕ 영역에서 일어났는지 정확히 알 수 없다.

125 추론 중심

정답 ②

자료해석

이 문제는 고빈도재조합 균주(Hfr 균주)를 이용한 접합 실험을 분석하고 종합한 후, 주어진 보기가 옳은지 평가하는 분석 · 종합 · 평가형 문제이다. 문제에서 제시한 실험을 살펴보면, Hfr 균주(($strstyrA^-$ $cycC^+glyA^+$)를 F^-균주($strrtyrA^+cycC^-glyA^-$)와 접합시킨 후 스트렙토마이신과 티로신, 글리신을 함유한(시스테인 미함유) 최소배지에서 선별하였으므로, 선별된 1,100개의 재조합된 균주는 모두 스트렙토마이신에 대해 저항성($strr$)이 있고 $cycC^+$인 F^-균주이란 것을 알 수 있다. 접합 실험에서 Hfr 균주로부터 전달받은 선형의 DNA가 고리 구조인 F^-균주의 염색체 DNA 상으로 재조합되기 위해서는 짝수의 교차(2번 혹은 4번 등)가 일어나야 하는데, 2번의 교차가 일어날 확률보다는 4번의 교차가 일어날 확률이 더 낮으므로 4번의 교차로 형성되는 재조합 균주가 가장 적게 나타난다. 즉, 균주 유형 3이 가장 적게 나타났으므로 이것이 4번의 교차를 통해 형성된 것임을 알 수 있다. 그리고 이것은 $tyrA^+$가 세 유전자 중 가운데에 위치한다는 것을 말해준다.

정답해설

ㄴ. 위에서 살펴본 바와 같이, (나)에서 얻은 재조합된 균주는 모두 $cycC^+$를 가지는 F^-균주이다.

오답해설

ㄱ. 접합 실험을 통해 Hfr 균주의 염색체 DNA 상에서 $tyrA^+$가 세 유전자 중 가운데에 위치한다는 것을 알 수 있다. 문제에서 $cycC^+$가 세 유전자 중에서 가장 늦게 F^-균주로 이동한다고 하였으므로, Hfr 균주의 염색체 DNA에서 $tyrA$ 유전자좌가 $glyA$ 유전자좌보다 $cycC$ 유전자좌에 더 가깝게 존재한다는 것을 알 수 있다.

ㄷ. 균주 유형 4는 2번에 걸친 교차를 통해서 형성된 것이지만, 균주 유형 3는 4번에 걸친 교차를 통해서 형성된 것이다.

126 추론 중심

정답 ④

자료해석

젖당과 저해자가 결합하지 못하도록 저해자의 결합자리의 구조가 변형된 $I^\#$의 경우는 젖당이 존재하더라도 저해자가 작동자에 붙어 구조유전자의 전사를 저해할 수 있다. 따라서 $I^\#O^+Z^+$의 구조유전자는 항상 발현되지 않는다. 작동자에 염기서열 돌연변이가 일어나 저해자가 결합하지 못하는 O^*의 경우, 젖당이 없더라도 활성화된 저해자가 구조유전자의 전사를 막을 수 없다. 따라서 $I^+O^*Z^+$의 구조유전자는 항상 발현된다.

정답해설

ㄱ. 구조유전자가 가장 많이 발현되는 것은 기본적으로 부분이배체에서 구조유전자 Z가 모두 정상이어야 한다. 따라서 A, E, G가 가능하지만 위에서 언급하였듯이 실험그룹은 A는 구조유전자가 발현되지 않으므로 배제된다.

ㄷ. 젖당과 저해자가 결합하지 못하도록 저해자의 결합자리의 구조가 변형된 $I^\#$의 경우는 젖당이 존재하더라도 저해자가 작동자에 붙어 구조유전자의 전사를 저해할 수 있다. 따라서 실험그룹 A와 B는 모두 구조유전가 발현되지 않는다.

오답해설

ㄴ. 작동자에 염기서열 돌연변이가 일어나 저해자가 결합하지 못하는 O^*의 경우, 젖당이 없더라도 활성화된 저해자가 구조유전자의 전사를 막을 수 없다. 따라서 보기 ㄴ에서 $I^+O^*Z^+/I^+O^+Z^+$ 부분이배체 중 $I^+O^*Z^+$의 구조유전자는 항상 발현된다. 하지만 부분이배체의 나머지 하나 $I^+O^+Z^+$는 젖당에 의한 조절을 받으므로 실험그룹 G와 H에서 β-galatosidase의 발현량은 다르다.

II 유전학

127 추론 중심

정답 ①

자료해석

감쇠 조절은 mRNA 합성의 조기 종결에 의해 유전자 발현이 억제되는 기작이다. 선도서열에 트립토판을 암호화하는 코돈이 두 개 연속으로 존재한다. 트립토판의 농도가 충분할 경우, 트립토파닐-tRNA가 잘 형성되므로 리보솜이 빠르게 선도 펩티드를 합성해나가고 3:4 고리가 형성된다. 그러면 전사를 진행중이던 RNA 중합효소의 작용이 방해되고 전사가 조기 종결된다. 반면 트립토판 결핍 시에는 트립토파닐-tRNA의 농도가 부족해 리보솜의 이동이 잘 안되고 2:3 고리가 형성된다. 그러면 전사가 정상적으로 진행되어 구조유전자의 발현이 일어난다. 트립토판 오페론의 구조유전자들은 트립토판 생합성 경로에 관여한다.

정답해설

ㄱ. 트립토판의 농도가 충분할 경우 트립토파닐-tRNA가 잘 형성되므로 리보솜이 빠르게 선도 펩티드를 합성해 나가고 3:4 고리가 형성된다. 그러면 전사를 진행 중이던 RNA 중합효소의 작용이 방해되므로 전사가 조기 종결된다.

오답해설

ㄴ. 감쇠 조절(attenuation)은 번역 시스템을 이용하여 전사를 조절하는 것이다. 따라서 감쇠 조절은 전사와 번역이 동시에 일어나는 세균에서만 가능하고, 진핵세포에서는 일어날 수 없다.

ㄷ. 선도 펩티드의 합성이 일어날 때 (나)보다 (가)에서 리보솜의 이동이 더 빠르다.

128 지식 중심

정답 ③

자료해석

이 문제는 위성 DNA(satellite DNA)에 대하여 이해하고 있는지 확인하기 위한 분석 · 종합 · 평가형문제이다.

주어진 자료를 살펴보면, 진핵 세포에서 분리된 대부분의 DNA는 일정한 밀도로 띠를 형성하는데(㉠), 일부 DNA는 약간 작은 부력 밀도를 보이는 별도의 띠로 나타나는 것(㉡)을 확인할 수 있다. 이런 별도의 DNA는 위성 DNA라고 하는데, 매우 많은 수의 직렬 반복으로 존재한다. 자료에서처럼 별도의 띠로 나타나는 이유는 대부분의 DNA와는 다른 염기 조성을 가지고 있기 때문이며, 위성 DNA의 A-T 함량이 더 높기 때문에 더 작은 부력 밀도를 보인다.

정답해설

ㄱ. 부력 밀도가 더 큰 DNA(㉠)가 더 큰 G-C 함량을 가진다.

ㄴ. (㉡)는 간기에도 항상 이질 염색질로 존재하는 항구적 이질 염색질(constitutive heterochromatin)이다.

오답해설

ㄷ. 원핵생물인 대장균(*E. coli*)은 위성 DNA를 가지지 않는다.

129 지식 중심

정답 ④

자료해석

이 문제는 램프브러시염색체에 대하여 이해하고 있는지 확인하기 위한 이해형문제이다. 고도로 응축된 염색체에서는 유전자의 전사가 일어날 수 없다. 전사가 일어나기 위해서는 전사 기구가 접근할 수 있도록 염색질이 개방되어야 한다. 전사를 위한 염색질 개방의 대표적인 예는 양서류 난자에서 관찰된 램프브러시 염색체이다. 감수분열 전기 I 상태에 있는 난모세포의 염색체는 응축되는 대신 길게 늘어나 있는데, 중앙의 응축되어 있는 중심축과 그로부터 풀려 뻗어 나온 많은 측면고리(lateral loop)가 존재한다. 이러한 램프브러시 모양의 염색체에서 측면고리는 전사가 일어날 수 있도록 풀려져 있는 느슨한 부분이다.

정답해설

ㄴ. 측면 고리는 염색체가 풀려있는 부분으로서, 전사가 활발하게 일어난다.

ㄷ. 삼중수소 우리딘(^{3}H-uridine)를 이용하여 표지하면 중심축보다는 전사가 일어나고 있는 고리부분이 주로 표지된다.

오답해설

ㄱ. 중심축에는 2개의 염색분체를 구성하는 DNA 분자만 존재한다.

II 유전학

130 지식 중심

정답 ②

자료해석

이 문제는 염색질 구조와 유전자 발현에 대하여 이해하고 있는지 확인하기 위한 적용형문제이다. DNase I 은 DNA를 분해하는 효소인데, DNase I 민감성 부위는 DNase I 에 의해 분해가 잘 일어나는 지역을 의미한다. 이 효소가 DNA를 분해하는 능력은 염색질 구조에 달려 있는데, DNA가 히스톤 단백질과 단단히 결합되어 있을 때 DNA는 DNase I 에 민감하지 않다. 반면에 히스톤에 결합되지 않은 DNA는 DNase I 에 아주 민감하다.

정답 및 오답해설

특정 유전자에 대한 DNase I 민감성은 그 유전자의 활성과 관련이 있다. 전사가 활발히 일어나는 유전자는 DNase I 에 민감한데, 이는 염색질 구조가 전사가 일어나는 동안에 DNase I 에 더 많이 노출된다는 것을 의미한다. 문제에 제시된 자료를 살펴보면, 닭에서 수정 후 2~6일 사이에 배아의 헤모글로빈 유전자가 발현되어 헤모글로빈이 합성되며 발생을 시작한 지 14일 후 배아의 헤모글로빈은 성체형의 헤모글로빈으로 대체된다고 하였다. 따라서 수정 후 5일이 경과된 적아세포에서는 배아의 글로빈 유전자(U)가 DNase I 에 민감할 것이고, 수정 후 14일 경과된 적아세포에서는 성체 글로빈 유전자(a^D, a^A)가 DNase I 에 민감할 것이다. 따라서 ②번이 정답이다.

131 지식 중심

정답 ②

자료해석

이 문제는 히스톤의 변형과 유전자 발현 조절에 대해 이해하고 있는지 확인하기 위한 이해형문제이다. 염색질은 히스톤 단백질과 DNA로 구성되어 있다. 염색질에서 가장 흔한 히스톤들은 H2A, H2B, H3, H4이다. 히스톤 단백질을 구성하는 아미노산의 5분의 1은 세포의 환경에서 양전하를 띠는 염기성 아미노산(리신이나 아르기닌 등)들로, 음전하를 띠는 DNA와 단단하게 결합한다.

뉴클레오솜에 있는 각 히스톤 분자의 N 말단은 뉴클레오솜의 바깥쪽으로 돌출되어 있다. 이러한 히스톤 꼬리에 있는 리신에 아세틸기($-COCH_3$)가 결합하는 것을 히스톤 아세틸화라고 하고, 아세틸가 제거되는 것을 탈아세틸화라 한다. 리신이 아세틸화되면 리신의 양전하는 중화되어 히스톤 꼬리는 더 이상 주변에 있는 뉴클레오솜과 결합하지 못한다. 뉴클레오솜과 히스톤 간의 강한 결합에 의해 염색질은 더욱 간결한 구조로 응축되므로, 히스톤의 아세틸화로 이와 같은 결합이 저해되면 염색질은 좀 더 느슨한 구조로 존재하게 된다. 그 결과, 전사 단백질은 아세틸화된 부위에 있는 유전자에는 쉽게 접근할 수 있으므로 유전자 발현이 활성화된다.

정답해설

ㄷ. 자료해석에서 살펴본 바와 같이, 히스톤 꼬리의 리신이 아세틸화되면 리신의 양전하가 중화되어 히스톤 꼬리는 더 이상 주변에 있는 뉴클레오솜과 결합하지 못한다. 즉, 아세틸화된 히스톤 꼬리는 아세틸화되지 않은 히스톤 꼬리보다 DNA에 대한 친화력이 더 작다.

오답해설

ㄱ. ㉠(히스톤 단백질)은 아스파르트산이나 글루탐산 같은 산성 아미노산을 많이 함유하고 있지 않다. 그 대신 히스톤 단백질(㉠)을 구성하는 아미노산의 5분의 1은 리신이나 아르기닌 같이 세포의 환경에서 양전하를 띠는 염기성 아미노산들로 구성되어 있다.

ㄴ. 그림 (나)에서 왼쪽의 뉴클레오솜 구조(더욱 간결한 구조로 응축된 상태)는 해당 부위의 유전자에 전사인자의 접근이 어려워 유전자가 발현될 수 없지만, 오른쪽의 뉴클레오솜 구조(좀 더 느슨한 구조)는 전사인자가 접근할 수 있어 유전자가 발현될 수 있다. 따라서 (Ⅰ) 과정은 유전자 발현의 활성화이고, (Ⅱ) 과정은 유전자 발현의 억제라는 것을 알 수 있다.

132 지식중심

정답 ①

자료해석

효모는 진핵생물로서, 오페론이 아닌 전사인자로 인한 유전자 발현 조절을 한다. 따라서 한 대사 과정에 관여하는 유전자들이 여러 염색체에 흩어져 있다.

정답해설

ㄴ. 6개 유전자는 모두 갈락토오스 대사에 관여한다. 6개 유전자 모두 갈락토오스가 함유된 배지에서 전사량이 증가되는 것으로 보아, 갈락토오스와 연계된 공통된 특정 조합의 조절 요소를 가져 갈락토오스 신호가 올 경우 동시에 전사량이 늘어나게 된 것이라 추론할 수 있다.

오답해설

ㄱ. ㄱ에서 설명하는 전사 종결 과정은 원핵생물에서 일어나는 과정이다.

ㄷ. 효모는 진핵생물이기 때문에 하나의 프로모터에 1개의 유전자의 전사가 조절된다(mono-cistron). 반면, 원핵생물의 경우 하나의 프로모터에 의해 여러 개의 유전자의 전사가 조절되는 poly-cistron 시스템인 오페론 기작을 가지고 있다.

[참고]

진핵생물의 경우 전사 종결은 성숙한 전사체의 3′ 말단 뒤에 존재하는 다중 아데닐화 염기서열(AAUAAA)에 의해 mRNA 전구체의 절단이 유도된다.

133 지식중심

정답 ③

자료해석

이 문제는 비암호성 RNA(noncoding RNA)에 해당하는 작은간섭 RNA(small interfering RNA, siRNA)에 대해 이해하고 있는지 확인하기 위한 이해형문제이다. siRNA는 여러 동물세포에서 다양한 역할을 수행하는데, 대표적인 예가 바이러스에 대한 방어이다. siRNA는 긴 이중가닥 RNA로부터 형성된다. RNA를 핵산으로 가지는 일부 바이러스는 생활사의 특정 시기에 이중가닥 RNA를 형성한다. 다이서(Dicer)가 이러한 이중가닥 RNA와 결합한 후, 짧은 절편(약 23뉴클레오티드 쌍)으로 잘라서 siRNA를 형성한다. 이러한 짧은 이중가닥 RNA는 RNA-유도 침묵복합체(RNA-induced silencing complex, RISC)와 결합하며, RISC는 siRNA 이중가닥을 풀어서 한 가닥을 제거하게 된다. RISC에 남아 있는 다른 한 가닥의 RNA 서열은 상보적인 서열을 지닌 표적 RNA 분자와 결합하게 된다. RISC에 결합된 표적 RNA는 분해되며, 이후 RISC는 동일한 표적 RNA 분자에 반복적으로 작용하게 된다.

정답해설

ㄱ. RNA를 핵산으로 가지는 일부 바이러스의 경우 증식 과정 중에 이중가닥 RNA(㉠)를 생성한다.

ㄷ. 몇몇 바이러스는 이중가닥 RNA 유전체를 지니고 있다. 동물세포는 이중가닥 RNA에서 발견되는 상보적인 서열을 지닌 RNA의 분해를 유도할 수 있기 때문에, 이러한 기작은 바이러스 감염에 대한 자연적인 방어 기작의 하나로서 진화되었을 것이라 생각된다. 즉, 문제에서 제시한 비암호성 RNA(noncoding RNA)에 의해 유전자의 발현이 조절되는 기작은 바이러스 감염에 대한 방어기작으로 이용될 수 있다.

오답해설

ㄴ. ㉡은 miRNA 아니라 siRNA이다. 이중가닥 RNA에 결합한 다이서(Dicer)에 의해 잘려져서 생성된 짧은 절편(약 23뉴클레오티드 쌍)의 dsRNA를 siRNA라고 한다. 주어진 그림의 ㉡은 siRNA 이중가닥 중 한 가닥이 제거된 상태이다.

134 추론 중심

정답 ④

자료해석

이 문제는 DNA 메틸화와 조직특이적인 유전자 발현조절에 대하여 이해하고 있는지 확인하기 위해 수행한 실험을 분석하고 종합한 후 주어진 보기가 옳은지 평가하는 분석·종합·평가형문제이다. 진핵생물에서는 오랜 기간 동안 유전자를 불활성화시키기 위해 CG서열의 C를 메틸화시킨다. 문제에서 제시한 실험을 살펴보면, 닭의 적혈구에서 분리한 유전체 DNA는 α 글로빈 유전자 양 옆에 존재하는 CCGG 서열이 *Hpa* Ⅱ에 의해 절단되었으므로 메틸화되어 있지 않다. 즉, 적혈구에서는 발현된다. 하지만, 닭의 뇌세포에서 분리한 유전체 DNA는 α 글로빈 유전자 양 옆에 존재하는 CCGG 서열이 *Hpa* Ⅱ에 의해 절단되지 않았으므로 메틸화되어 있다. 즉, 뇌세포에서는 발현되지 않는다.

정답해설

ㄴ. 위에서 살펴본 바와 같이, α 글로빈 유전자는 적혈구에서는 발현되지만 뇌에서는 발현되지 않는다.

ㄷ. 적혈구에서의 결과를 보면 *Msp* Ⅰ 처리 시 1.45 kb 크기의 밴드만 검출되었으므로, CCGG 서열은 α 글로빈 유전자 내에는 존재하지 않는다는 것을 알 수 있다.

오답해설

ㄱ. *Msp* Ⅰ은 CCGG 서열 혹은 $C^{m}CGG$ 서열을 모두 절단하므로, 뇌세포에서 *Msp* Ⅰ의 결과는 ㉡ 위치에서만 밴드가 검출된다.

135 추론 중심

정답 ③

자료해석

이 문제는 결손분석(deletion analysis)에 대하여 이해하고 있는지 확인하기 위한 분석·종합·평가형문제이다. 결손분석은 유전자(DNA)에 존재하는 조절요소(control element)의 특성을 이해하기 위해 수행하는 실험법이다. 문제에서 주어진 <실험 결과>를 살펴보면, 유전자 X의 조절부위 중 절편 (Ⅳ)가 없으면(㉡~㉣) 4종류의 세포 유형(A~D) 모두에서 *lacZ* 유전자의 암호화부위를 발현하지 못하므로 절편 (Ⅳ) 부위에는 프로모터가 존재한다는 것을 알 수 있다. 하지만 절편 (Ⅰ)과 (Ⅳ)가 존재하면(㉤) 세포 A와 B에서 *lacZ* 유전자의 암호화부위의 발현이 급격히 증가하므로, 절편 (Ⅰ)에는 세포 A와 B에서 발현을 촉진시키는 조절요소가 존재한다는 것을 알 수 있다. 반면에 절편 (Ⅰ)과 (Ⅱ), 그리고 (Ⅳ)가 존재하면(◎) 세포 A에서는 *lacZ* 유전자의 암호화부위의 발현이 다시 최소 수준으로 떨어진 것을 확인할 수 있는데, 이러한 결과는 절편 (Ⅱ)에는 세포 A에서 발현을 억제시키는 조절요소가 존재한다는 것을 알 수 있다. 또한 절편 (Ⅲ)와 (Ⅳ)가 존재하면(㉦) 세포 C와 D에서 *lacZ* 유전자의 암호화부위의 발현이 더욱더 급격히 증가하므로, 절편 (Ⅲ)에는 세포 C와 D에서 발현을 촉진시키는 조절요소가 존재한다는 것을 알 수 있다.

정답해설

ㄱ. <실험 결과>에서 절편 (Ⅰ)과 (Ⅳ)가 존재하면(㉤) 세포 A와 B에서 *lacZ* 유전자의 암호화부위의 발현이 급격히 증가한 것을 확인할 수 있는데, 이러한 결과는 세포 A와 B에는 절편 (Ⅰ)에 결합하는 활성자 단백질이 존재한다는 것을 말해준다.

ㄴ. 자료해석에서 살펴본 바와 같이, 유전자 X의 조절부위에는 프로모터 이외에도 적어도 3종류의 서로 다른 조절요소(각각 절편 (Ⅰ), (Ⅱ), (Ⅲ)에 각각 존재)가 존재한다는 것을 알 수 있다.

오답해설

ㄷ. 재조합 DNA ㉦과 ㉧을 이용한 <실험 결과>를 비교해보면, 절편 (Ⅱ)는 세포 D에서는 *lacZ* 유전자의 암호화부위의 발현을 억제하지 않는다는 것을 알 수 있다.

136 추론 중심

정답 ④

자료해석

이 문제는 당질코르티코이드 수용체(glucocorticoid receptor; GR)의 특성과 조절 방식을 이해하기 위해 수행한 실험을 분석 및 종합한 후 주어진 설명이 옳은지 평가하는 분석·종합·평가형문제이다. 당질코르티코이드인 코티솔은 지용성 호르몬이므로 세포막을 자유롭게 통과할 수 있다. 따라서 대부분 세포 내부에 존재하는 수용체와 결합한 후, 전사인자로 작용하여 유전자의 발현을 조절함으로써 세포의 반응이 일어나게 한다.
문제에서 제시한 실험을 살펴보면, 당질코르티코이드를 처리하지 않은 경우 수용체가 세포질에 존재하고 CAT의 발현이 되지 않는 것을 확인할 수 있다. 이를 통해 GR은 당질코르티코이드가 없으면 세포질에 머무르는데, 그로 인해 핵에서 재조합 DNA Ⅱ의 발현을 유도하지 못하였다는 것을 알 수 있다. 당질코르티코이드를 처리한 경우는 키메라수용체가 핵에서 발견됐고 CAT 활성이 나타난 것을 확인할 수 있다. 이를 통해 당질코르티코이드는 세포 내부로 들어가 세포질에 존재하는 GR에 작용하여 GR이 핵 내부로 이동하게 한다는 것을 알 수 있다.

정답해설

④ 자료해석에서 살펴본 바와 같이, 문제에서 제시한 실험을 통해 당질코르티코이드 처리는 세포 X에서 키메라수용체가 세포질에서 핵으로 이동하게 한다는 것을 알 수 있다.

오답해설

① 당질코르티코이드가 없을 때 GR이 전사활성을 나타내지 못한 이유는 당질코르티코이드가 없어 GR이 전사활성이 일어나는 구획인 핵으로 이동하지 못했기 때문이다.
② 지용성호르몬(당질코르티코이드)의 수용체인 GR은 세포질에 존재해야 하므로 재조합 DNA Ⅰ을 제작할 때, 소포체 신호서열이 포함되도록 제작하면 안 된다.
③ 핵에서 정상적으로 발현이 조절되는 CAT유전자가 존재한다면, 실험방법과 상관없이 CAT활성이 보일 것이기 때문에 당질코르티코이드 유무에 따른 실험 결과를 비교할 수 없게 된다. 따라서 정상적으로 발현이 조절되는 CAT유전자가 존재해선 안 된다.
⑤ 당질코르티코이드 수용체는 세포막에 존재하지 않고 세포 내부에 존재한다. 따라서 당질코르티코이드는 세포막에 존재하는 수용체와 결합하여 신호전달경로를 활성화시킨다는 설명은 옳지 않다.

137 추론 중심

정답 ⑤

자료해석

이 문제는 겔이동성변화분석(electrophoretic mobility shift assay, EMSA)에 대해 이해하고 있는지 확인하기 위한 분석·종합·평가형 문제이다. 만일 DNA에 단백질이 결합하게 되면 전기장 하에서 DNA의 이동속도가 느려져 단백질이 결합하지 않았을 때의 이동거리보다 더 짧게 이동한다. <실험 결과>의 레인 Ⅰ에서 나타난 밴드는 방사성 동위원소로 표지된 유전자 X의 조절부위이다. 레인 Ⅱ의 결과를 살펴보면 단백질 A는 방사성 동위원소로 표지된 유전자 X의 조절부위에 결합하여 이동성을 감소시켰다는 것을 알 수 있다. 레인 Ⅲ의 결과에서도 역시 이동성 감소가 나타났는데, 이러한 결과는 <실험 과정> (가)에서 이용한 상피조직의 핵에는 유전자 X의 조절부위에 결합하는 단백질이 존재한다는 것을 말해준다. 레인 Ⅴ의 결과를 살펴보면, 방사성 비표지 ΔX의 조절부위는 핵 추출물이 유전자 X의 조절부위에 결합하는 것을 방해하지 못한다는 것을 알 수 있다. 이러한 결과는 ΔX의 결실된 부위에 단백질 A의 결합자리가 존재한다는 것을 말해준다. 마지막으로 레인 Ⅵ의 결과를 살펴보면, 항-단백질 A 항체의 처리로 이동성이 감소한 것으로 보아 세포 Y의 핵추출물에는 단백질 A가 존재한다는 것을 알 수 있다.

정답해설

ㄱ. 자료해석에서 살펴본 바와 같이, 문제에서 제시한 실험을 통해서 단백질 A는 유전자 X의 조절부위에 직접 결합한다는 것을 알 수 있다.
ㄴ. 자료해석에서 살펴본 바와 같이, <실험 결과>를 통해서 ΔX의 결실부위에 단백질 A의 결합자리가 존재한다는 것을 알 수 있다.
ㄷ. 자료해석에서 살펴본 바와 같이, 문제에서 주어진 실험을 통해 세포 Y의 핵추출물에는 단백질 A가 존재한다는 것을 알 수 있다.

138 추론 중심

정답 ①

자료해석

이 문제는 암세포주 Y에 정상적인 유전자 X(항체 중사슬을 암호화하는 유전자)를 가진 재조합 플라스미드와 유전자 X를 변형시킨 재조합 플라스미드를 형질전환하여 발현된 단백질 X의 양을 조사한 것으로, 결과를 분석하고 종합하여 보기의 내용을 평가하는 복합 추론형문제이다.

(Ⅰ) 플라스미드 벡터는 정상 유전자 X를 포함하고 있으며 (Ⅱ) 플라스미드는 유전자 X의 A1 → A2 부위를 제거하였고, (Ⅲ) 플라스미드는 A1 → A2 부위를 거꾸로 재조합 하였으며, (Ⅳ) 플라스미드는 A1 → A2 부위를 ⓐ 부위로 이동시켜 재조합하였다.

<실험 결과>의 레인 1은 형질전환 시키지 않은 암세포주 Y에서 추출한 단백질을 이용한 전기영동 결과인데 단백질 X가 존재하지 않는 것으로 관찰된다. 즉, 암세포주 Y에서는 유전자 X가 발현되지 않는다는 것을 알 수 있다. 레인 2는 (Ⅰ)의 정상적인 유전자 X로 재조합된 벡터를 이용한 형질전환 결과인데, 단백질 X가 관찰 된다. 따라서 암세포주 Y에는 유전자 X의 전사를 활성화시킬 수 있는 전사인자가 존재하는 것으로 추론할 수 있다. 레인 3에는 2번째 인트론에 A1 → A2 부위 제거한 (Ⅱ)의 벡터를 형질전환시킨 결과인데, 단백질 X가 검출되지 않으므로 A1 → A2 부위는 전사에 필수적인 서열임을 알 수 있다. 레인 4에는 2번째 인트론에 A1 → A2 부위가 거꾸로 위치된 (Ⅲ)의 벡터를 형질전환시킨 결과인데, 단백질 X가 관찰되므로 A1 → A2 부위의 방향은 전사와 무관함을 알 수 있다. 레인 5에는 2번째 인트론에 A1 → A2 부위를 ⓐ부위로 이동시킨 (Ⅳ)의 벡터를 형질전환시킨 결과인데, 단백질 X가 관찰되므로 A1 → A2 부위의 위치가 멀리 떨어져 있어도 전사가 가능함을 알 수 있다.

위 내용들을 종합하여 A1 → A2 부위는 인핸서(enhancer)임을 추론해 볼 수 있다.

정답해설

ㄱ. 자료해석의 내용처럼 암세포주 Y에서 유전자 X가 발현되는 것으로 보아 유전자 X의 전사인자가 존재할 것이라고 추론할 수 있다.

오답해설

ㄴ. 자료해석의 내용처럼 A1 → A2 부위는 방향과 위치에 상관없이 전사를 활성화시킬 수 있으므로, 2번째 인트론의 A1 → A2 부위를 ⓐ 부위에 거꾸로 위치시켜도 유전자 X는 발현될 것이다.

ㄷ. 유전자 X는 항체 중사슬을 암호화 하는 유전자라고 하였다. 따라서 암세포주 Y에는 유전자 X의 전사를 활성화시키는 전사인자가 존재하므로, $CD8^+$ T세포 유래의 암세포가 아니라 항체를 발현하는 B세포 유래의 암세포임을 추론해 볼 수 있다.

139 추론 중심

정답 ②

자료해석

이 문제는 대체 RNA 스플라이싱(alternative RNA splicing)에 대해 이해하고 있는지 확인하기 위한 분석・종합・평가형문제이다. 문제에서 제시한 전기영동 실험의 결과(Ⅰ)를 살펴보면, 섬유아세포에서는 3종류의 재조합 벡터(A~C) 중 어느 것이 도입되었는가에 따라 3종류의 재조합 벡터(A~C)의 엑손 크기에 상응하는 단백질들이 각각 발현된 것을 확인할 수 있다. 하지만 근육세포에서는 재조합 벡터 A가 도입된 경우, 재조합 벡터 C가 도입된 경우와 동일한 크기의 단백질이 합성된 것을 확인할 수 있다. 이를 통해 근육세포에서는 엑손 2가 대체 RNA 스플라이싱을 통해 mRNA에서 제거되었음을 알 수 있다.

문제에서 제시한 키나아제 활성을 조사한 실험(Ⅱ)의 결과를 살펴보면, 근육세포에서는 엑손 1과 3만 있을 때인 A와 C에서만 기질 Y에 대해 키나아제 활성을 보임을 확인할 수 있다. 반면에 섬유아세포에서는 엑손 1과 2, 3이 모두 있는 경우(A)에는 기질 X에 대해 키나아제 활성을 가지고, 엑손 1, 3만 가지는 경우(C)에는 기질 Y에 대해 키나아제 활성을 갖는 것을 확인할 수 있다. 즉, 엑손 1과 2만 발현된 경우(B)는 키나아제 활성이 없지만, 엑손 1과 엑손 3이 발현되면(근육세포 A와 C, 섬유아세포 C) 기질 Y에 대한 키나아제 활성이 나타나며, 엑손 1과 2, 3이 모두 발현되면(섬유아세포 A) 기질 X에 대한 키나아제 활성이 나타난다. 이러한 결과는 엑손 3이 키나아제 활성을 나타낸다는 것과 엑손 2는 키나아제가 기질 Y보다는 기질 X를 더 선호하도록 작용한다는 것을 말해준다.

정답해설

ㄴ. 자료해석에서 살펴본 바와 같이, 문제에서 제시한 실험을 통해 엑손 2는 엑손 3(단백질 키나아제)의 기질 인식에 영향을 주어 기질 Y가 아닌 기질 X가 선호되게 한다는 것을 알 수 있다. 따라서 섬유아세포에서 엑손 2는 엑손 3(단백질 키나아제)의 기질 인식에 영향을 준다는 설명은 옳다.

오답해설

ㄱ. 문제에서 제시한 <실험 결과> (Ⅱ)를 살펴보면, 근육세포에 도입된 재조합 벡터 A가 발현되는 경우 대체 RNA 스플라이싱이 일어나 엑손 2가 제거되지만, 그렇다 하더라도 기질 Y에 대한 키나아제 활성이 나타나는 것을 확인할 수 있다. 따라서 근육세포에서 유전자 A의 mRNA 스플라이싱 과정 중에 엑손이 하나 제거되어 키나아제 활성이 결손된다는 설명은 옳지 않다.

ㄷ. 근육세포에서는 유전자 ㉠의 산물(단백질 키나아제)은 엑손 1과 엑손 3의 발현 산물만으로 구성되어 있으므로, 기질 Y만을 특이적으로 이용할 것이다. 따라서 근육세포에서 유전자 ㉠의 산물은 기질 X만을 특이적으로 이용한다는 설명은 옳지 않다.

140 추론 중심

정답 ①

자료해석

철은 소장에서 능동수송으로 흡수되어 철 도입-수송 단백질인 트랜스페린 수용체-트랜스페린에 의해 혈액을 통해 세포 내로 운반되고, 사용하고 남은 철은 대부분 간에서 철 저장 단백질인 페리틴의 형태로 저장된다. 세포 내 철 농도가 높을 때 세포 내로 더이상의 철 유입을 막아야 하므로 철 도입-수송 단백질의 번역은 억제되어야 하며, 과잉의 철을 저장해야 하므로 철 저장 단백질의 번역은 증가해야 한다. 따라서 (가)는 철 저장 단백질, (나)는 철 도입-수송 단백질에 대한 조절임을 알 수 있다.

정답해설

ㄱ. (가)에서 세포 내 철 농도가 높을 때는 해독이 일어나는 반면 철 농도가 낮을 때는 해독이 억제되므로, 철 저장 단백질에 대한 조절이란 것을 추정할 수 있다. (나)에서 세포 내 철 농도가 높을 때는 mRNA의 분해가 많이 일어나는 반면 철 농도가 낮을 때는 mRNA의 분해가 억제되므로, 철 도입-수송 단백질에 대한 조절이란 것을 추정할 수 있다.

오답해설

ㄴ. 5′ UTR 지역의 IRE는 IRE-BP의 결합을 통해 번역의 개시를 조절한다. 반면 3′ UTR 지역에 IRE가 존재하는 경우 mRNA는 여전히 번역할 수 있다. 이들은 번역의 개시에는 관여하지 않으나, IRE-BP의 결합을 통해 번역 후 분해를 조절한다.

ㄷ. 세포 X에서 철 저장 단백질의 발현은 번역단계의 조절이므로, mRNA 전사량을 확인하는 노던블롯팅을 수행했을 때 철의 농도에 따라 밴드의 두께가 변한다고 할 수 없다.

141 지식 중심

정답 ②

자료해석

이 문제는 세균을 이용하여 외래 단백질(foreign protein)을 대량 생산하는 재조합 DNA 조작기술에 대해 이해하고 있는지 확인하기 위한 이해형문제이다. 세균을 이용하여 외래 단백질을 대량 생산하기 위해서는 먼저 외래 단백질 유전자를 발현벡터에 삽입시켜야 한다. 발현벡터는 숙주세포에서 전사와 번역에 필요한 적절한 서열(프로모터, 전사종결서열 등)을 가지고 있다. 그런 다음 외래 단백질 유전자가 삽입된 재조합 발현벡터를 세균에 형질전환시키면, 발현벡터에 있는 외래 유전자는 세균에서 발현된다. 이러한 세균으로부터 외래 단백질을 수거하여 질병 치료 등 여러 목적으로 이용할 수 있다.

정답해설

ㄴ. 발현벡터 X에 존재하는 *Bam*HI 인식서열이 외래 유전자가 삽입되는 클로닝 자리이다. 따라서 *Bam*HI 인식서열과 프로모터 사이에 존재하는 ㉡은 리보솜 결합서열이어야 한다. 그리고 *Bam*HI 인식서열 뒤쪽에 존재하는 ㉢은 전사종결서열이어야 한다.

오답해설

ㄱ. 발현벡터 X는 세균에서 외래 유전자를 발현시킬 수 있도록 제작되어 있다. 따라서 ㉠(프로모터)는 세균의 RNA 중합효소가 인식하는 프로모터일 것이다. RNA 중합효소 Ⅱ는 진핵생물의 RNA 중합효소이므로 ㉠(프로모터)을 인식하여 결합하지 못할 것이다.

ㄷ. 진핵생물인 사람의 유전자 산물을 원핵세포에서 생산하기 위해서는 cDNA를 이용하야 한다. 따라서 '㉣은 세포의 핵에 존재하는 DNA에서 분리한 유전자이다'라는 설명은 옳지 않다.

142 지식 중심

정답 ⑤

자료해석

본 문항은 재조합 DNA를 제작하기 위한 실험 과정으로 각 과정에 대한 이해를 바탕으로 한 이해형문제이다.

(가) 과정은 외래 유전자를 도입하기 위하여 플라스미드 DNA에 제한효소를 처리하는 과정이고, (나) 과정은 절단된 플라스미드 DNA를 회수하기 위하여 페놀 추출법과 에탄올 침전법을 이용하여 플라스미드 DNA를 얻는 과정이다. (다) 과정은 포스파타아제(calf intestinal phosphatase)를 처리하여 플라스미드의 5′ 인산을 제거하는 과정으로, 이를 통해 플라스미드가 자가연결(self-ligation)되는 것을 방지한다. (라) 과정은 포스파타아제를 변성시키고 제거하는 과정이고, (마) 과정은 전기영동으로 플라스미드 DNA를 분리하는 과정이다. (바)와 (사) 과정은 겔 상에 있는 플라스미드 DNA를 회수하는 과정이다. (아) 과정은 준비한 플라스미드 DNA와 외래 유전자를 리가아제(ligase)를 이용하여 재조합하는 과정이다.

정답해설

ㄱ. (가)와 (아) 과정에서 사용하는 제한효소는 동일한 것을 사용하는 경우가 대부분이지만 꼭 동일해야 하는 것은 아니다. 예를 들면 점착 말단(sticky end)으로 자르는 제한효소이면서 서로 다른 염기서열을 인식하지만 같은 end를 만들어내는 *Bam*HⅠ과 *Bgl*Ⅱ가 대표적이다. 또한, 무딘 말단(blunt end)으로 자르는 제한효소를 이용한다면 염기서열의 상보성과는 무관하게 ligation이 가능하므로 플라스미드 DNA와 외래 유전자를 제한효소 처리할 때, 동일한 제한효소가 아니어도 ligation이 가능하다.

ㄴ. 자료해석의 내용처럼 (다) 과정은 포스파타아제(calfintestinal phosphatase)를 처리하여 플라스미드의 5′ 인산을 제거하는 과정으로, 이를 통해 플라스미드가 자가연결(self-ligation)되는 것을 억제하므로 재조합 효율이 높아지게 된다.

ㄹ. 플라스미드 벡터에 비해서 삽입하고자 하는 외래 유전자를 많이 넣으면 재조합 플라스미드의 수율을 높일 수 있다. 실험적으로는 벡터 : 외래 유전자의 비율을 1 : 3 정도로 한다.

오답해설

ㄷ. (다)~(마) 과정은 플라스미드가 자가연결(self-ligation)되는 것을 방지하고 분리하는 과정이다. 도입할 외래 유전자에 대해서도 이 과정을 수행할 경우 ligation에 필요한 인산이 없어지므로 재조합 DNA를 얻기 어려워진다.

143 지식 중심

정답 ③

자료해석

T-DNA : 대략 20 kb 크기의 DNA 영역으로, opine 합성에 관여하는 유전자, 옥신 합성에 관여하는 유전자를 가진다.

정답해설

ㄷ. T-DNA 부위로서 식물생장호르몬인 옥신과 시토키닌 생합성 유전자를 가지며 또한 *Agrobacteria*의 에너지원인 당과 아미노산의 화합물인 opine 생합성 유전자를 동시에 가지고 있어 식물체에 T-DNA가 형질전환되었을 때, 식물의 근두암종이라는 'crown gall'을 형성하여 식물 세포분열을 증가시킨다.

오답해설

ㄱ. T-DNA는 식물 염색체 DNA에 삽입된 후 염색체 DNA가 복제될 때 함께 복제된다. 따라서 유전공학에 이용할 때, (A)에는 별도로 복제원점이 존재하지 않는다.

ㄴ. 식물체에 감염 시 식물 체내로 Ti plasmid는 이동하지 않으며 T-DNA가 Ti plasmid에서 절단되어 식물체의 핵으로 이동되어 T-DNA를 식물체 염색체 내로 삽입시킨다.

144 지식 중심

정답 ③

자료해석

이 문제는 RT-PCR(Reverse Transcription PCR)에 대해 이해하고 있는지 확인하기 위한 적용형문제이다. RT-PCR을 수행하기 위해서는 먼저 세포에서 분리한 mRNA를 주형으로 역전사효소를 이용하여 첫 번째 가닥의 cDNA를 합성한다. 그런 다음 합성산물을 주형으로 *Taq* DNA 중합효소를 이용하여 PCR을 수행하여 증폭 산물을 얻는 실험법이다. 실험에는 2종류의 프라이머를 사용해야 하는데, 첫 번째 가닥의 cDNA를 합성할 때에는 보통 올리고(dT) 프라이머(oligo(dT) primer)를 이용하고 두 번째 가닥의 cDNA를 이용할 때에는 유전자 X에 특이적인 것을 사용한다.

정답해설

③ ㉠은 mRNA의 5′ 말단 쪽을 주형으로 합성된 첫 번째 가닥의 cDNA의 말단 쪽이므로, 3′ 말단인 것을 알 수 있다.

오답해설

① 문제에서 주어진 그림을 살펴보면, 증폭하고자 하는 길이의 dsDNA 산물은 PCR의 2번째 사이클(cycle)에서 최초로 생성되는 것을 확인할 수 있다.

② (가) 과정은 cDNA를 만드는 과정이므로, 단위체로 dGTP, dCTP, dATP, dTTP를 사용해야 한다.

④ (가) 과정(역전사 과정)에서 X의 mRNA 서열에 특이적인 프라이머를 쓸 수도 있지만, 올리고(dT) 프라이머를 사용할 수도 있다.

⑤ RT-PCR은 mRNA를 주형으로 수행하는 실험이므로, PCR 산물에서 인트론서열이 발견되지 않는다.

145 지식 중심

정답 ②

자료해석

이 문제는 벡터에 제한효소를 처리하여 생성된 제한절편을 전기영동한 결과를 보고 보기의 내용을 해석하는 단순 분석·종합·평가형문제이다. 자료의 벡터를 통해 각 제한효소의 자리를 확인할 수 있으며, 전기영동 결과를 통해 관찰되는 벡터의 상태도 추론해 볼 수 있다.

만약 A 레인(lane)이 효소를 처리하지 않은 초나선(supercoiled) DNA라면, 벡터에 하나의 제한효소만 처리한 결과는 선형의 DNA가 되므로 초나선(supercoiled) DNA보다 전기영동 시 느리게 이동할 것이므로 A 레인(lane)의 밴드보다 위쪽에서 밴드가 관찰될 것이다. 만약 두 종류의 제한효소를 처리한다면 2조각의 선형 DNA가 만들어질 것이므로 길이에 따라 B와 같은 두 종류의 밴드가 관찰될 것이다.

정답해설

ㄴ. (다) 과정에서는 벡터에 *Eco*R I과 *Bam*H I을 동시에 처리하였으므로, 자료와 같이 2조각의 선형 DNA가 생성될 것이다. 따라서 (다) 과정의 벡터를 이용한 전기영동 결과는 레인(lane) B이다.

오답해설

ㄱ. (가) 과정에서는 대장균에서 분리한 벡터가 초나선(supercoiled) DNA 이므로, 전기영동 시 선형의 DNA보다 더 빠르게 이동할 것이다. 따라서 (가) 과정의 벡터를 이용한 전기영동 결과는 레인(lane) C가 아닌 레인(lane) A일 것이다.

ㄷ. 벡터에 위상이성질화효소 Ⅱ(topoisomerase Ⅱ)를 처리하면 DNA의 이중나선이 잘리면서 초나선(supercoiled) DNA가 풀리게 된다. 따라서 제한효소를 처리하지 않은 초나선(supercoiled) DNA로 전기영동한 레인 A의 위치보다 위쪽에서 밴드가 나타날 것이다.

146 지식 중심

정답 ④

자료해석

이 문제는 3가지 유형의 블롯팅(blotting) 기술에 대해 이해하고 있는지 확인하기 위한 이해형문제이다. 서던블롯팅(southern blotting)은 전기영동으로 분리된 여러 종류의 DNA 분자들을 나일론 막(nylon membrane)으로 옮긴 후(blotting), 혼성화탐침을 이용한 혼성화와 자기방사법(autoradiography)을 이용하여 특정 DNA 분자만을 검출하는 방법이다. 노던블롯팅(northern blotting)은 서던블롯팅과 유사한 실험법인데, 다만 분석하는 대상물질이 RNA라는 점이 다르다. 웨스턴블롯팅(western blotting)도 서던블롯팅과 유사한 기술인데, 다만 SDS-PAGE를 이용하여 분리된 단백질에 대한 분석이라는 점과 분리된 단백질 중에서 특정 단백질만 검출하기 위하여 단백질-특이 항체를 이용한다는 점이 다르다.

정답해설

ㄱ. 문제에서 (가)는 노던블롯팅이고 (다)는 서던블롯팅이라고 하였으므로, ㉠에는 RNA가 들어 있을 것이고 ㉢에는 DNA가 들어 있을 것이다.

ㄷ. SDS는 단백질 전기영동에 사용하는 물질로 핵산 전기영동에서 사용하지 않는다. 따라서 겔 ⓐ ~ 겔 ⓒ 중에서 겔 ⓑ에만 SDS가 들어 있다.

오답해설

ㄴ. (가)와 (다)의 Ⅲ 과정에서는 특정 분자만을 검출하기 위해 동위원소로 표지된 cDNA를 이용하지만, (나)의 Ⅲ 과정에서는 특정 분자만을 검출하기 위해 단백질-특이 항체를 이용한다.

Ⅱ 유전학

147 지식 중심

정답 ⑤

정답해설

이 문제는 단순반복서열(STR)을 이용한 유전 프로파일에 대해 이해하고 있는지 확인하기 위한 분석・종합・평가형 문제이다. 문제에서 주어진 자료를 살펴보면 가계도 상의 어머니인 ㉠은 대립유전자 A와 B를 가지고 있고 아버지인 ㉡은 대립유전자 B와 C를 가지고 있다. 이들 부부의 자식들에게서 나타날 수 있는 대립유전자 조합은 A/B, A/C, B/B. B/C이다. 레인 ⑤에서는 대립유전자가 A와 B, C 3개가 존재하므로 정상적인 경우는 나타날 수 없다.

148 지식 중심

정답 ④

정답해설

ㄴ. DNA는 당-인산골격(인산기)에 의해 (−)전하를 띠므로, 전기적 인력에 의해 (+)으로 이동한다.

ㄷ. 디데옥시리보스는 3′ -OH 대신 3′ -H를 가지고 있으므로, 다음에 제공되는 dNTP와 포스포디에스터 결합을 형성할 수 없어서 중합반응이 중단된다. 그러므로 중단된 부위의 상보적인 염기서열을 알 수 있게 된다.

오답해설

ㄱ. 전기영동 결과 가장 아래쪽에 있는 밴드가 가장 짧은 조각이므로 DNA 복제가 가장 먼저 중단된 가닥임을 알 수 있다. 따라서 아래쪽에 있는 밴드부터 위로 순서대로 확인해보면 복제된 가닥은 5′ -CGACGGT-3′ 이다. 주형 DNA의 염기는 복제가닥에 상보적이므로 5′-ACCGTCG-3′ 이다.

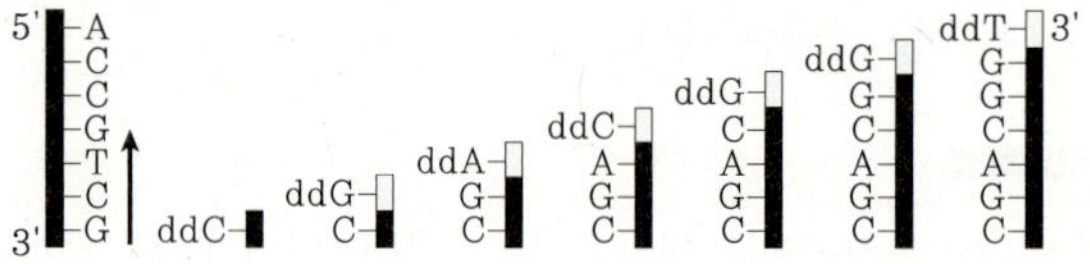

149 추론 중심

정답 ①

자료해석

이 문제는 유전자 도서관(gene library)에 대해 이해하고 있는지 확인하기 위한 적용형문제이다. 유전체(genome)를 제한효소로 처리하였을 때 생긴 모든 절편들 중에서 하나의 절편을 가지고 있는 플라스미드 클론의 집단을 유전체 도서관(genomic library)이라고 하며, 특정 조직에서 분리한 mRNA를 이용하여 합성한 모든 cDNAs 중에서 하나의 cDNA를 가지고 있는 플라스미드 클론의 집단을 cDNA 도서관(cDNA library)이라고 한다. 따라서 유전체 도서관에는 한 생명체에 존재하는 모든 유전자가 포함되지만, cDNA 도서관에는 특정 조직에서 발현되는 유전자만 존재한다. 또한, cDNA 유전자 도서관은 단백질을 암호화하는 부위만 클론닝한 것이지만, 유전체 도서관은 암호화부위는 물론이고 인트론이나 스페이서 같이 단백질을 암호화하지 않는 비암호화부위도 클로닝한 것이다.

정답해설

ㄱ. 자료해석에서 살펴본 바와 같이, 유전체 도서관은 모든 유전자를 포함한다.

ㄴ. 자료해석에서 살펴본 바와 같이, 유전체 도서관은 비암호화부위도 클로닝한 것이므로 인트론 부위에 존재하는 레트로트랜스포존(retrotransposon)에 대한 연구를 할 수 있다.

오답해설

ㄷ. 유전체 도서관에 존재하는 유전자는 인트론을 포함하고 있으므로, 유전자 발현 과정 중에 인트론을 제거하는 단계가 없는 원핵생물에 도입하면 기능적인 유전자 산물을 얻을 수 없다.

ㄹ. 서로 다른 조직에서 발현되는 유전자를 확인하기 위해서는, 특정 조직에서 발현되는 유전자만을 클로닝한 cDNA 도서관을 이용해야 한다.

150 추론 중심

정답 ②

자료해석

이 문제는 제한효소의 부분적인 절단(partial digestion) 실험에 대하여 이해하고 있는지 확인하기 위한 분석・종합・평가형문제이다. 제한효소의 부분적인 절단은 주어진 DNA 상에 존재하는 모든 제한자리에서 절단이 이루어지지 못하고 일부 제한자리에서만 절단이 이루어진 것을 의미하는데, 제한효소를 사용해야할 양보다 적게 이용하거나, 충분한 반응시간을 제공하지 않으면 부분적인 절단이 일어날 수 있다. 문제에서 제시한 <실험 결과>를 살펴보면, SV40 DNA를 1 unit의 *Hind* Ⅲ를 이용하여 1시간 동안 절단한 경우 6개의 제한절편으로 완전하게 절단된 것(실험 [Ⅱ]의 결과)을 확인할 수 있다. 실험 [Ⅲ]에서는 실험 [Ⅱ]에 비해서 제한효소를 적게 사용하였을 뿐만 아니라 반응시간도 더 적게 주었으므로, 부분적인 절단이 일어났을 것으로 추정해볼 수 있다.

정답해설

ㄷ. 실험 (Ⅲ)에서는 부분적인 절단이 일어났을 것으로 추정되므로, 절편 B와 절편 C 사이에서 절단이 일어나지 않은 경우 2,270 bp 크기의 밴드가 관찰될 수 있다.

오답해설

ㄱ. 실험 (Ⅲ)에서 *Hind* Ⅲ를 0.2 unit 사용하므로 1 unit/μL 농도의 *Hind* Ⅲ 0.2 μL를 사용하면 된다. 또한 분리한 SV40 DNA의 농도가 0.25 μg/μL이므로 1 μg을 이용하기 위해서는 4 μL를 사용해야 한다. 여기에 10X 완충액 1 μL를 더하면 총 5.2 μL이므로 필요한 증류수의 양은 4.8 μL이다.

ㄴ. 작은 크기의 제한절편일수록 전기장 하에서 더 빠르게 이동하므로 가장 작은 크기의 제한절편이 존재하는 쪽인 ㉡이 (+)극이다.

Ⅱ 유전학

151 추론 중심

정답 ②

자료해석

이 문제의 유형은 애기장대의 줄기생장과 관련된 유전자의 유전자형을 파악하기 위해 수행한 실험을 분석하고 종합하는 분석·종합·평가형문제이다. 주어진 자료에 따르면 유전자 A는 애기장대의 줄기생장이 정상적으로 일어나게 한다. 그러나 이 유전자 A 중간에 T-DNA를 삽입하여 그 기능을 잃게 하면 열성 유전자 a가 된다. 또한 유전자 A와 a의 표현형은 멘델 법칙에 따르므로 AA와 Aa는 정상키 표현형을 보이고, aa는 키가 작은 표현형을 보인다.

전기영동에서 프라이머 1과 3조합을 이용하여 PCR을 수행한 경우를 해석하면 다음과 같다. 이 때 (I), (Ⅱ), (Ⅲ)에서는 두 종류의 밴드가 나타난다. 전기영동 결과 사진에서 상대적으로 위쪽에 위치하는 밴드에 존재하는 DNA('큰 DNA')는 T-DNA가 재조합된 유전자에서 증폭된 DNA를 의미하는 것으로, 유전자형은 a이다. 사진에서 상대적으로 아래쪽에 위치하는 밴드에 존재하는 DNA('작은 DNA')는 T-DNA가 재조합되지 않은 유전자에서 증폭된 DNA를 의미하는 것으로, 유전자형은 A이다. 그러므로 '작은 DNA' 위치에서만 밴드가 나타난 (I)의 경우는 유전자형이 AA이다. 또한 '큰 DNA' 위치에서만 밴드가 나타난 (Ⅲ)의 경우는 유전자형이 aa이다. 그리고 '작은 DNA'와 '큰 DNA' 위치에서 모두 밴드를 형성한 (Ⅱ)의 경우는 유전자형이 Aa이다.

전기영동에서 프라이머 2와 3조합을 이용하여 PCR을 수행한 후 전기영동을 할 때 밴드가 형성된다는 것은 T-DNA가 존재한다(유전자형 a)는 것을 의미한다. 프라이머 2와 3조합을 이용한 경우에 (Ⅰ)에서는 밴드가 형성되지 않았다. 이것은 (Ⅰ)의 유전자에는 T-DNA가 없음(유전자형 a가 없음)을 의미한다. (Ⅱ), (Ⅲ)에서는 밴드가 나타나므로 유전자에 T-DNA가 있음(유전자형 a가 있음)을 의미한다.

정답해설

ㄴ. 자손 (Ⅰ)은 유전자형이 AA이고, 자손 (Ⅲ)은 aa이다. AA와 aa를 교배하면 자손은 모두 Aa이므로 표현형은 정상키이다. 그러므로 자손 (Ⅰ)과 (Ⅲ)을 교배하면, 모두 정상키의 식물들이 발견될 것이다.

오답해설

ㄱ. 자손 (Ⅰ)은 유전자형이 AA이고, 자손 (Ⅱ)는 Aa이므로 정상키를 보인다. 하지만 자손 (Ⅲ)은 aa이므로 작은 키 표현형을 보인다. 그러므로 자손 세대 중, 자손 (Ⅲ)의 키가 가장 작을 것이다.

ㄷ. 자손 (Ⅲ)은 유전자형이 aa이므로 동형접합자이다.

152 추론 중심

정답 ⑤

자료해석

이 문제는 부갑상선호르몬 유전자(PTH)와 Gγ-글로빈 유전자(HBG2)의 연관 상태를 이해하기 위해 수행한 실험을 분석 및 종합한 후 주어진 설명이 옳은지 평가하는 분석·종합·평가형문제이다. 문제에서 제시한 실험을 살펴보면, 반수체인 정자는 한 세트의 염색체만 갖고 있기 때문에 <실험 결과>에서 2개의 대립유전자 중에서 어느 하나의 스팟(spot)에서만 혼성화가 일어난 것을 확인할 수 있다. PCR을 수행 시 특정 유전자를 증폭시키기 위해 한 쌍의 프라이머(2종류의 프라이머)가 필요한데, 문제에서 제시한 실험에서는 2개의 유전자를 동시에 증폭시키므로 2쌍의 프라이머(4종류의 프라이머)가 필요하다. 그리고 이 프라이머들이 특정 결합 온도(annealing temperature)에서 모두 결합이 일어나야하므로 4종류 프라이머의 T_m 값은 유사하거나 동일해야 한다.

<실험 결과>를 살펴보면, 결과 1을 나타나게 한 정자의 유전자형은 Ab이고 결과 2를 나타나게 한 정자의 유전자형은 AB이며, 결과 3을 나타내게 한 정자의 유전자형은 aB이고 결과 4를 나타나게 한 정자의 유전자형은 Ab이며, 결과 5를 나타나게 한 정자의 유전자형은 ab인 것을 알 수 있다.

정답해설

⑤ 200개의 정자를 조사한 결과 <실험 결과> 1과 같은 형태(Ab)가 90개 나왔고 5와 같은 형태(ab)가 10개가 나왔다면, <실험 결과> 2와 같은 형태(AB)는 10개가 나왔을 것이고 3과 같은 형태(aB)는 90개가 나왔을 것이라 추론할 수 있다. 따라서 두 유전자는 상반연관되어 있고, 교차율은 $10\%(=\frac{20}{200}\times 100)$이다.

오답해설

① (가) 과정에서는 총 4종류의 프라이머가 필요하다.

② (가) 과정에서 제작하는 프라이머들의 T_m 값은 유사하거나 동일해야만 정해진 결합 온도(annealing temperature)에서 4종류 프라이머가 모두 표적 서열에 결합할 수 있어 증폭이 일어날 수 있게 된다.

③ 3번 정자의 유전자형은 aB이다.

④ (나) 과정에서는 섬유아세포(fibroblast)와 같은 2배체 세포는 이용할 수 없고, 정자와 같은 반수체 세포를 이용해야 한다.

153 추론 중심

정답 ⑤

자료해석

이 문제는 상염색체 우성 유전에 대하여 이해하고 있는지를 확인하기 위한 분석·종합·평가형문제이다. 문제에서 주어진 그림 (가)와 그림 (나)를 살펴보면, '형질 X 있음'을 나타내는 대립유전자인 X1은 RFLP 유전자좌(R)의 R2 대립유전자와 연관되어 있고 '형질 X 없음'을 나타내는 대립유전자인 X2는 RFLP 유전자좌(R)의 R1 대립유전자와 연관되어 있음을 알 수 있다. 또한 Ⅱ-1과 Ⅱ-2의 경우 이형접합성이면서 형질 X를 가지고 있음을 확인할 수 있는데, 이것은 대립유전자 X1이 대립유전자 X2에 대해 우성임을 말해준다.

정답해설

ㄴ. Ⅱ-2의 유전자형은 X1R2/X2R1이고 Ⅱ-3의 유전자형은 X2R1/X2R1이다. R1 대립유전자와 R2 대립유전자를 모두 가지면서 형질 X를 가지지 않는 개체의 유전자형은 X2R2/X2R1이다. 문제에서 제시한 자료에서 RFLP 유전자좌(R)와 형질 X 유전자좌는 10 cM 거리로 연관되어 있다고 하였다.
즉, X1R1 : X1R2 : X2R1 : X2R2 = 1 : 9 : 9 : 1이므로 Ⅱ-2가 유전자형이 X2R2인 배우자를 만들 확률은 5%이다. 따라서 Ⅲ-1이 R1 대립유전자와 R2 대립유전자를 모두 가지면서 형질 X를 가지지 않을 확률은 5%이다.

ㄷ. 자료해석에서 살펴본 바와 같이, 문제에서 주어진 자료를 통해서 X1은 우성 대립유전자이고 X2는 열성 대립유전자임을 알 수 있다.

오답해설

ㄱ. 그림 (나)를 살펴보면, 가계도 상의 구성원들이 어느 한 대립유전자의 밴드(다른 밴드들에 비해 두께가 2배임) 또는 두 대립유전자의 밴드 모두를 나타내는 것을 확인할 수 있다. 이것은 각 구성원이 성별에 관계없이 모두 2개의 대립유전자를 갖는다는 것을 의미한다. 따라서 형질 X 유전자는 성염색체가 아니라 상염색체에 존재한다.

154 추론 중심

정답 ③

자료해석

이 문제는 RNAi를 이용하여 특정 유전자를 불활성화시키는 실험에 대하여 이해하고 있는지 확인하기 위한 분석·종합·평가형문제이다. 시험관에서 불활성화시키고자 하는 유전자의 이중가닥의 RNA를 합성하여 세포에 주입하면, 세포 내에서는 다이서(Dicer) 등의 효소가 작용하여 RISC(RNA-induced silencing complex)가 형성되는데, RISC는 표적 유전자의 mRNA와 상보적(특이적)으로 결합하여 mRNA를 분해시키게 된다. 결과적으로 세포는 특정 유전자 자체가 파괴된 것과 같은 효과가 나타난다.

정답해설

ㄷ. (마)에서 탐침으로는 mRNA와 상보적인 서열인 안티센스 RNA를 이용한다.

오답해설

ㄱ. dsRNA가 주입된 배아에서도 유전자 *X*의 전사가 일어나지만, RISC에 의해서 파괴된다.

ㄴ. (가) 과정에서 유전자 X의 암호화 서열이 필요하므로, 유전체 DNA(genomic DNA)와 cDNA를 모두 사용할 수 있다.

155 추론 중심

정답 ①

자료해석

이 문제는 유전자 결손 생쥐(gene knockout mouse)를 만드는 방법에 대한 이론 및 추론 과정을 평가하는 적용형문제이다. *Bmp7* 유전자 결손 생쥐를 만들기 위해서는 먼저 *Bmp7* 유전자를 제한효소로 절단한 후 유전자 중간에 네오마이신(neomycin) 저항성을 나타내는 유전자(*neor*)를 삽입하여 *Bmp7* 유전자를 비기능적으로 만든다. 이 과정은 표적 유전자 기능 상실(knock out)을 유도하는 동시에 해당 유전자의 재조합 여부를 확인하기 위한 선택 마커(selection marker)를 도입한 과정이다. 이 유전자를 배아줄기세포에 전기천공법으로 도입하면, 유전자가 도입된 일부 세포에서 일종의 교차 과정인 상동재조합(homologous recombination)에 의해 정상 유전자가 기능 상실 유전자로 치환되게 된다. 이때 네오마이신이 함유된 배지에서 이들 세포를 배양하면, 기능상실 유전자로 상동재조합이 일어난 세포만 정상적으로 증식한다. 일반적으로 상동재조합의 빈도는 매우 낮으므로, 세포 내의 한 쌍의 유전자 좌위에서 모두 상동재조합이 일어나는 가능성은 매우 희박하고, 따라서 이때 선택된 세포는 *Bmp7* 유전자에 대해 이형접합자(heterozygote)일 가능성이 크다.

정답해설

ㄱ. 대리모에서 태어난 생쥐는 선별된 배아줄기세포에서 기원된 세포(B)와 이식에 사용한 포배가 원래 가지고 있던 안쪽세포 덩어리(ICM) 세포에서 유래된 세포로 구성되어 있다. 즉, 대리모에서 태어난 생쥐가 가지는 세포 중 일부만 B와 동일한 유전정보를 가지고 있다.

오답해설

ㄴ. 교배 시 다음 세대로 *Bmp7* 유전자 결손이 전달되려면 포배에 이식된 세포가 생식세포로 분화해야 한다. 따라서 확률은 알 수 없다.

ㄷ. 배아줄기세포는 다능성(pluripotent)를 가진 세포이다. 따라서 (가) 과정에서 다능성을 갖지 못하는 낭배를 이용할 수 없다.

MEMO

156 지식중심

정답 ④

자료해석

이 문제는 사람의 상피조직에 대해 이해하고 있는지 확인하기 위한 이해형문제이다. 사람의 상피조직은 한 겹으로 된 세포가 평면적으로 연결되어 있는 단층 상피와 두 겹 이상인 중층 상피로 나뉜다. 또한 세포의 형태 및 부속물, 나열 방법 등을 바탕으로 입방상피, 단층원주상피(A), 단층편평상피(B), 거짓다층섬모원주상피, 다층편평상피(C) 등으로 나뉜다.

정답해설

입방상피는 신장세관, 갑상샘, 침샘 등 많은 샘들의 상피조직에서 볼 수 있으며, 단층원주상피(A)는 소장의 내강을 둘러싸고 있으면서 소화액을 분비하고 영양물질을 흡수한다. 단층편평상피(B)는 영양물질과 기체의 확산이 중요한 혈관과 폐의 공기 주머니 벽을 감싸고 있다. 거짓다층섬모원주상피는 호흡관 안쪽을 둘러싸는 점막을 형성하며, 다층편평상피(C)는 주로 바깥 피부와 입, 항문, 질 등의 내벽과 같이 잘 마모되는 표면에서 발견된다. 따라서 A-소장 내강, B-폐포, C-항문 내벽이 연결되어 있는 ④번이 정답이다.

157 지식중심

정답 ⑤

자료해석

- (a) : 가로무늬 → 골격근
- (b) : 가로무늬, 간극연접(사이원판) → 심근
- (c) : 가로무늬× → 평활근

정답해설

ㄱ. 골격근은 체성운동신경의 조절을 받는 수의근이고, 평활근은 자율운동신경의 조절을 받는 불수의근이다.

ㄴ. 심근세포들의 세포막은 특수화된 부위인 사이원판(intercalated disk)으로 단단히 연결되어 있는데, 사이원판에 존재하는 간극연접에 의해 세포들 사이에 전기적인 연결이 이루어짐으로써 수축 시 모든 세포가 단일기능단위로 행동한다.

ㄷ. 평활근인 ©는 골격근인 (a)보다 천천히 수축하지만, 피로에 대한 내성은 더 크므로 더 오랫동안 지속적으로 수축할 수 있다.

오답해설

ㄹ. 평활근은 골격근과 심근에 비해 근소포체가 잘 발달되어 있지 않다. 따라서 수축시 근소포체의 Ca^{2+} 보다 세포막을 칼슘 통로를 통해 세포외기질로부터 Ca^{2+} 의 유입이 일어난다.

158 추론 중심

정답 ③

자료해석

이 문제는 사람의 위에서 관찰되는 기본 조직들을 나타낸 모식도를 통해 보기의 내용을 판단하는 이해형문제이다. 먼저 (가)는 상피조직으로 동물의 체표면이나 소화관 등의 내부 표면을 덮는 조직이다. 신체의 체표면을 덮고 있는 상피조직은 외배엽 기원인 표피세포로 구성되어 있으며, 소화관 내부 표면을 덮고 있는 상피조직은 내배엽 기원인 세포로 구성되어 있다.

(나)는 결합조직으로 체내의 조직이나 기관을 결합하고 지지하는 역할을 한다. 세포와 세포 사이에는 여러 가지 세포 간 물질로 가득 차 있고, 세포들은 대개의 경우 낱개로 흩어져 있다. 결합조직의 주성분은 섬유성 단백질인 콜라겐이며, 탄력성 섬유의 주요 구성물질은 엘라스틴이다.

(다)는 근육조직으로 몸의 근육이나 내장기관을 만들고 있는 조직으로 가늘고 긴 근세포들로 이루어져 있으며, (다)의 근육은 소화기관을 구성하는 근육인 평활근이다.

정답해설

ㄱ. (가)는 소화관 내부 표면을 둘러싸고 있는 상피조직이다.

ㄴ. 결합조직에는 성긴결합조직, 섬유성결합조직, 뼈, 혈액, 지방조직, 연골 등이 있다. (나)는 성긴결합조직으로 콜라겐을 분비하는 섬유아세포(fibroblast)로 구성되어 있으며 가장 널리 존재하는 결합조직 중 하나이다.

오답해설

ㄷ. (다)를 이루고 있는 근육(평활근)의 수축은 칼슘과 칼모듈린 단백질의 결합으로 가능하게 된다.

159 추론 중심

정답 ③

자료해석

이 문제는 피부에 존재하는 조직에 대해 이해하고 있는지 확인하기 위한 이해형문제이다. 피부는 가장 바깥쪽(표피)에 존재하는 상피조직(조직 A)과 견고한 진피(진피는 성긴 결합조직[조직 B]과 섬유성 결합조직[조직 C]으로 구성됨), 그 아래의 하피의 지방성 결합조직으로 구성된 커다란 기관이다. 각 조직은 문제에서 주어진 자료에서 볼 수 있는 것처럼 다양한 세포로 구성되어 있다. 진피와 하피에는 혈관과 신경이 발달되어 있는데, 어떤 신경 섬유는 표피까지 뻗어 있다.

정답해설

ㄱ. 조직 A는 상피세포들로 이루어진 표피이다. 표피의 가장 바깥쪽 층에는 방수가 잘되는 각질층(keratinized layer)이 존재하여 수분을 유지하는 역할을 한다.

ㄴ. 위에서 살펴본 바와 같이, 조직 B는 성긴 결합조직이고 조직 C는 섬유성 결합조직이다.

오답해설

ㄷ. 세포 밖의 결합조직 기질에 가장 많이 존재하는 섬유 X(콜라겐 섬유)의 주성분은 콜라겐 단백질이다. 튜불린은 세포 내에 존재하는 세포골격 미세소관의 주성분이다.

160 지식중심

정답 ③

자료해석

이 문제는 설탕의 분해와 흡수에 대해 이해하고 있는지 확인하기 위한 이해형문제이다. 문제에서 주어진 그림 (나)는 작은창자 상피세포의 정단막 부위에서 일어나는 현상을 나타낸 것이다. 설탕을 분해하는 효소 X는 수크라아제(sucrase)인데, 수크라아제는 설탕을 포도당(㉠)과 과당(㉡)으로 가수분해시킨다. 포도당(㉠)은 Na^+의 농도 기울기를 이용하는 2차 능동수송 펌프에 의해 상피세포로 흡수되는데 반하여, 과당(㉡)은 운반체 단백질에 의한 촉진확산으로 상피세포로 흡수된다. 그림 (가)에서 A는 위이고, B는 작은창자이며, C는 큰창자이다.

정답해설

ㄱ. 자료해석에서 살펴본 바와 같이, (나)의 작용은 작은창자(B)에서 일어난다.

ㄴ. 자료해석에서 살펴본 바와 같이, 문제에서 주어진 자료를 통해 ㉠은 포도당이고 ㉡은 과당인 것을 알 수 있다.

오답해설

ㄷ. 효소 X는 이자에서 분비된 것이 아니라 작은창자 세포가 생산한 것이다.

161 지식중심

정답 ②

자료해석

이 문제는 단백질가수분해효소의 불활성 전구체의 활성화에 대하여 이해하고 있는지 확인하기 위한 이해형문제이다. 많은 단백질가수분해효소(protease)는 불활성 전구체(proenzyme) 형태로 합성·분비된 후, 기능을 수행해야 할 장소에서 활성화된다. 키모트립신과 트립신은 키모트립시노겐과 트립시노겐으로 각각 합성, 분비된다. 이 전구체들의 특정 부분에 특이적 절단이 일어나면 단백질 입체형태의 변화가 일어나 효소의 활성자리가 표면으로 나오게 되면서 활성화된다.

정답해설

ㄴ. 자료에서 볼 수 있는 것처럼, 효소 B(엔테로펩티다아제)는 단백질내부가수분해효소(endopeptidase)이다.

오답해설

ㄱ. 효소 A(트립신)의 최적 활성은 십이지장 내강의 약알카리성 조건에서 나타난다.

ㄷ. 십이지장에서 분비되는 콜레시스토키닌(CCK)은 이자에서 ㉠과 ㉡이 분비되도록 자극한다.

162 지식 중심

정답 ①

자료해석

이 문제는 위액 분비와 이자액 분비에 대해 이해하고 있는지 확인하기 위한 이해형문제이다. 문제에서 주어진 자료를 살펴보면, 그림 (가)의 세포 X는 중탄산이온(HCO_3^-)을 분비하는 세포이므로 이자의 외분비 세포라는 것을 알 수 있다. 그림 (나)에서 보여주는 세포 Y는 염산($H^+ + Cl^-$)을 분비하므로 위의 벽세포라는 것을 알 수 있다.

정답해설

ㄱ. 작은창자 내강에서 세포 X에서 분비된 이자액 성분($NaHCO_3$)은 위의 벽세포(세포 Y)에서 분비된 HCl과 반응하여 NaCl과 H_2CO_3($CO_2 + H_2O$)를 생산하는데, 이들은 작은창자에서 대부분 재흡수된다.

오답해설

ㄴ. (나) 과정은 작은창자에서 분비되는 세크레틴에 의해서 억제된다.

ㄷ. 중탄산이온(HCO_3^-)을 분비하는 세포 X는 이자에 존재하고, 염산($H^+ + Cl^-$)을 분비하는 세포 Y는 위에 존재한다.

163 지식 중심

정답 ③

자료해석

그림에서 원심성 신경세포는 신경절후 신경세포가 짧으므로 부교감신경이다. 따라서 신경말단에서 분비되는 신경전달물질 ⓐ는 아세틸콜린(ACh)이다. 십이지장에 지방 소화산물이 유입될 때 십이지장에서 분비되어 담낭의 수축을 촉진하는 호르몬 ⓑ는 콜레시스토키닌(CCK)이다.

정답해설

ㄱ. 담낭은 부교감신경 자극에 의해 수축이 촉진되어 비어진다.

ㄴ. 지방은 비교적 소화에 오랜 시간이 걸린다. CCK는 위액분비 및 위의 운동을 억제하여 십이지장에 기존의 영양분들이 소화 및 흡수되는데 필요한 시간을 제공한다.

오답해설

ㄷ. 소화의 조절은 연수에서 기원된 자율신경계에 의해 일어난다. 따라서 '중추신경계는 대뇌이다'라는 설명은 옳지 않다.

164 지식 중심

정답 ①

자료해석

이 문제는 흡수 후기(postabsorption period)에 신체에서 일어나는 지질 대사에 대해 이해하고 있는지 확인하기 위한 이해형문제이다. 식사를 한 후에도 음식물은 한동안 창자에 남아 있어 영양소가 흡수될 수 있도록 하는데, 이를 흡수기(absorption period)라 한다. 위와 창자가 일단 비워지면 영양소는 더 이상 흡수되지 않는데, 이를 흡수 후기(postabsorption period)라고 한다. 영양소는 흡수기 동안 비축한 것을 흡수 후기에 적절하게 사용될 수 있도록 조절되어야 하는데, 이자에서 분비되는 2가지 호르몬인 인슐린과 글루카곤이 이를 조절한다. 흡수 후기 동안은 위와 창자가 비워져 있어 더 이상 포도당을 공급하지 못하므로 혈당량이 낮아진다. 혈당량이 낮아지면 이자의 알파세포에서 글루카곤이 분비되는데, 글루카곤의 자극을 받은 간세포는 글리코겐분해(glycogenolysis) 및 포도당신생합성(gluconeogenesis)(나)을 통하여 혈액에 포도당을 제공한다. 글루카곤의 자극을 받은 지방세포는 저장되어 있는 지방(트리아실글리세롤)을 분해(가)하여 혈액에 글리세롤과 지방산을 제공한다. 간세포는 이렇게 제공된 글리세롤을 이용하여 포도당을 합성하고, 일부 지방산은 케톤체로 전환시킨다. 골격근은 지방조직에서 제공한 지방산이나 간에서 제공한 케톤체를 연료분자로 이용하여 ATP를 생산한다.

정답해설

ㄱ. 자료해석에서 살펴본 바와 같이, (가) 과정(지방 분해)은 혈당량이 낮아졌을 때 이자의 알파세포에서 분비한 글루카곤이 촉진한다.

오답해설

ㄴ. (나) 과정(포도당신생합성)에서는 조면소포체가 아니라 활면소포체에 존재하는 효소의 작용이 필요하다. 포도당신생합성의 마지막 단계인 포도당 6-인산이 포도당으로 전환되는 과정은 활면소포체 효소인 포도당 6-인산 탈인산화효소(glucose 6-phosphatase)가 촉매한다.

ㄷ. (다) 과정(지방산의 β-산화)은 주로 미토콘드리아 기질에서 일어난다.

165 지식 중심

정답 ④

자료해석

- (가)의 십이지장에서 분비되는 콜레시스토키닌은 미주신경의 축삭 말단에 작용하여 뇌에 포만감 신호를 전달하여 음식물 섭취를 억제한다. 또한, 콜레시스토키닌은 쓸개에도 작용하여 수축하도록 한다. 이를 통해서 쓸개가 담고 있던 쓸개즙이 십이지장으로 분비되고 지방의 소화를 촉진시킨다. 이자에서는 소화효소 분비를 촉진하며 중탄산염 분비를 자극하는 세크레틴의 효과를 강화시킨다. 마지막으로 위에 작용하여 그렐린의 분비를 억제한다. 그렐린은 공복 때 위에서 분비되는 호르몬으로서 뇌에 작용하여 배고픔을 느끼게 한다.
- (나)는 시간에 따른 혈장 그렐린 농도를 나타낸 그래프이다. 그렐린은 위에서도 언급하였듯이 공복 때 위에서 분비되며 우리로 하여금 배고프다는 것을 인지하도록 한다. 그렇기 때문에 식사 직전에 그렐린의 농도가 가장 높고 식사 후 위가 음식물로 인해 팽창하게 되면 그렐린의 분비는 감소한다.

정답해설

④ 콜레시스토키닌은 십이지장에 음식물이 들어왔을 때 분비되는 호르몬이다. 이 호르몬은 미주신경의 축삭 말단에 작용하여 뇌에 포만감 신호를 보낸다. 이를 통해서 음식물의 섭취를 억제한다.

오답해설

① 콜레시스토키닌의 분비의 주된 자극 요인은 십이지장 내 아미노산과 지방산의 유무이다. 십이지장으로 음식물이 들어오면 음식물 내의 아미노산과 지방산이 소장 상피에 존재하는 내분비세포를 자극하게 되고 이 내분비세포는 반대편의 혈액으로 콜레시스토키닌을 분비한다. 십이지장 내강의 pH 감소는 주로 세크레틴의 분비를 촉진한다.

② 콜레시스토키닌은 쓸개를 수축하여 쓸개즙이 십이지장으로 분비되도록 한다. 쓸개는 단지 쓸개즙을 저장하는 역할만을 수행하며 쓸개즙은 간에서 생성된다. 또한 콜레시스토키닌은 위에 작용하여 위산 분비와 운동성을 억제한다.

③ 그렐린은 공복 시 위에서 분비되는 호르몬이다. 반면 콜레시스토키닌은 십이지장 내 음식물이 들어왔을 때 분비되는 호르몬이므로 콜레시스토키닌이 그렐린의 분비를 촉진한다는 것은 옳지 않다.

⑤ 이자에서 중탄산나트륨의 분비를 촉진하는 것은 세크레틴이다. 콜레시스토키닌은 이자에 작용하여 주로 소화효소의 분비를 촉진하고 세크레틴의 효과를 증대시키는 역할을 한다.

166 추론 중심

정답 ④

자료해석

이 문제는 위장벽의 내분비세포와 외분비세포에 대해 이해하는지 확인하기 위한 이해형문제이다. 내분비세포(A)는 위 내강의 아미노산과 펩티드의 자극, 혹은 미주신경의 자극으로 인해 가스트린을 분비하는 G세포 혹은 가스트린에 의해 히스타민을 분비하는 장크롬 친화성 세포(ECL세포)이다. 외분비세포(B)는 (나)에서 알 수 있는 것처럼 위 내강으로 HCl을 분비하는 벽세포이다. 위샘에는 이 외에도 알칼리성 점액을 분비하는 점액세포, 펩시노겐을 분비하는 주세포가 있으며, 측분비 세포로 소마토스타틴을 측분비하는 D세포가 있다. 히스타민은 벽세포를 자극하며 소마토스타틴은 벽세포, G세포, ECL세포를 억제한다.

정답해설

ㄴ. 벽세포에서 분비되는 HCl은 주세포에서 분비하는 가수분해효소인 펩시노겐을 펩신으로 활성화시킨다.

ㄷ. 부교감신경계에서 분비되는 아세틸콜린은 소화기능을 촉진하는 작용을 한다. 따라서 아세틸콜린은 위내강과 접하고 있는 세포 B의 세포막에서 염산 분비에 관여하는 수송 단백질 ㉠(H^+-K^+ ATPase)의 수를 증가시킬 것이다.

오답해설

ㄱ. 세포 A는 미주신경이나 아미노산 등의 자극으로 가스트린을 혈관으로 분비하는 내분비세포인 G세포이다. 가스트린은 벽세포(외분비세포 (B))에서 HCl을 분비하도록 자극하고 주세포에서 펩시노겐을 분비하도록 자극한다. 세포 A에서는 세크레틴을 분비하지 않으므로 세포 A에서 분비된 세크레틴은 세포 B의 외분비를 촉진한다는 설명은 옳지 않다.

III 동물생리학

167 추론 중심

정답 ②

자료해석

이 문제는 위(stomach)의 기능 조절에 대해 이해하고 있는지 확인하는 적용형문제이다. 입에 음식물이 들어가면 음식물자극에 의해 연수에서 부교감신경을 자극하고, 이로 인해 침분비가 증가한다. 그 후 식도를 통해 음식물이 위에 진입하고, 위에 들어가 위벽에 단백질 자극이 주어지면 위벽의 G세포에서 가스트린을 분비한다. 이때 부교감신경의 자극도 가스트린의 분비를 촉진한다. 이렇게 분비된 가스트린은 혈관을 따라 위의 벽세포를 자극해 염산의 분비를 촉진한다. 그 후 위에서 생성된 산성유미즙이 유문을 통과해 소장으로 들어가면, 소장벽에서 세크레틴과 콜레시스토키닌의 분비가 일어나 산성유미즙의 중화 및 소장에서의 소화가 촉진된다.

그래프의 (가) 시기는 혈장 가스트린 농도는 높지 않지만 침분비가 점차로 증가하고 있는 것으로 보아 위의 기능 조절 중 뇌상이 주로 일어난다. 이 시기는 아직 식사 전이기는 하지만 음식물 냄새나 음식물을 보는 것이 자극이 되어 뇌가 부교감신경계를 통해 침분비를 촉진한다. (나) 시기는 혈장 가스트린의 농도가 높게 증가하고 있는 것으로 보아 위의 기능 조절 중 위상이 주로 일어난다고 볼 수 있다. 이 시기에는 위에 존재하는 단백질이나 위의 팽창 등이 자극이 되어 가스트린 분비가 촉진되는데, 그 결과 위산 분비와 위운동이 활발히 일어난다. (다) 시기는 이자효소 분비량이 높게 일어나고 있으므로 위의 기능 조절 중 장상이 주로 일어난다고 볼 수 있다. 소장 내강에 존재하는 단백질 소화산물이나 지방 혹은 십이지장 팽창 등이 자극이 되어 CCK와 같은 엔테로가스트론이 분비되는데, 엔테로가스트론은 위산분비와 위배출을 억제하여 산성유미즙이 소장으로 천천히 배출되도록 해준다.

정답해설

ㄱ. 자료해석에서 살펴본 바와 같이, (가) 시기는 위의 기능 조절 중 뇌상이 주로 일어나므로 신경적 조절이 호르몬적 조절보다는 우세하다.

ㄹ. (다) 시기에는 소장에서 소화가 일어나고 동시에 흡수가 일어나므로 혈중 포도당 농도가 높아진다. 그로 인해서 이자 베타세포에서 분비가 촉진된 인슐린의 작용으로 간세포의 세포질의 과당인산키나아제 Ⅰ(PFK Ⅰ)의 활성이 증가되어 해당과정이 촉진된다.

오답해설

ㄴ. (나) 시기에는 위산 분비와 위의 연동운동이 활발히 일어나는 위상이 주로 일어난다. 위의 연동운동이 활발히 일어나면 위배출이 활발히 일어난다. 따라서 (나) 시기는 위의 연동운동이 억제되어 위배출량이 적다는 설명은 옳지 않다.

ㄷ. 아미노펩티다아제(aminopeptidase)는 소장에서 분비되는 효소이다. 따라서 (다) 시기에 이자에서 아미노펩티다아제(aminopeptidase)가 활발히 분비된다는 설명은 옳지 않다. (다) 시기에 이자에서는 트립시노겐과 키모트립시노겐, 프로카복시펩티다아제 등이 분비된다.

168 추론 중심

정답 ③

자료해석

이 문제는 신경전달물질이나 호르몬의 자극에 의해 촉진되는 이자세포에서의 외분비에 대해 이해하고 있는지 확인하기 위한 이해형문제이다. 문제에서 주어진 자료를 살펴보면, 신경전달물질 ㉡과 호르몬 CCK, 세크레틴의 자극으로 이자의 세포에서 분비소낭의 세포외방출 작용이 촉진되는 것을 확인할 수 있다. 따라서 신경전달물질 ㉡은 소화를 촉진하는 작용을 하는 부교감신경계의 신경전달물질인 아세틸콜린이다.

정답해설

ㄱ. ㉠(분비소낭)의 내부에는 이자에서 분비되는 다양한 소화효소가 들어 있다. 단백질외부가수분해효소(exopeptidase)인 procarbo xypeptidase가 대표적인 예이다.

ㄷ. 문제에서 주어진 자료를 살펴보면 호르몬 CCK와 세크레틴이 이자세포 X에서 소화효소 분비를 촉진할 때 G단백질이 포함되는 신호전달경로가 이용되는 것을 확인할 수 있다. 따라서 이자세포 X에서 G단백질의 활성화가 저해되면 지방 소화가 잘 이루어지지 못할 것임을 알 수 있다.

오답해설

ㄴ. ㉡은 아세틸콜린이다.

169 추론 중심

정답 ①

자료해석

이 문제는 지방 조직에 저장된 트리아실글리세롤(triacylglycerol)의 동원에 대하여 이해하고 있는지 확인하기 위한 이해형문제이다. 저혈당에 반응하여 분비되는 호르몬인 글루카곤과 에피네프린은 지방세포의 아데닐산 고리화효소를 활성화하여 cAMP를 생산한다. cAMP는 단백질 인산화효소 A(PKA)를 활성화시키고, PKA는 호르몬-민감성 리파아제(hormone-sensitive lipase)를 활성화시켜 지방 방울에 저장되어 있는 트리아실글리세롤을 1분자의 글리세롤과 3 분자의 지방산으로 가수분해시킨다. 유리지방산은 지방세포를 떠나 혈청 알부민과 결합하여 혈액을 타고 골격근이나 심장, 신장 등으로 운반된 후 산화되어 에너지를 생산한다.

정답해설

ㄱ. 호르몬 X는 이자에서 분비된다고 하였고, 트리아실글리세롤의 분해를 촉진하므로 글루카곤이다.

ㄴ. A는 단백질 인산화효소 A(PKA)이다. PKA는 cAMP에 의해 활성화되는 인산화효소이다. 저혈당일 때 글리코겐에 의해 지방세포 내 cAMP가 증가하면 PKA가 활성화되어 호르몬 민감성 리파아제를 활성화시킨다.

오답해설

ㄷ. β-산화, 시트르산 회로, 전자전달 및 화학삼투적인산화 과정을 포함한 (가) 과정은 근육세포 미토콘드리아의 기질과 내막에서 일어난다.

ㄹ. 유리지방산과 결합하여 B의 기능을 수행하는 주된 단백질은 혈청 알부민이다.

170 추론 중심

정답 ②

자료해석

이 문제의 유형은 간과 근육에서 호르몬에 의해 글리코겐의 합성과 분해가 조절되는 기작을 이해하기 위한 실험을 분석 및 종합하고 평가하는 분석·종합·평가형문제이다. 자료에서 주어진 바와 같이 포도당-6-인산 가수분해효소는 포도당-6-인산을 인산과 포도당으로 가수분해하는 효소이다. 이 효소는 당신생과정중 포도당-6-인산을 인산과 포도당으로 가수분해하는 단계를 촉매하는 효소이다. 그러므로 이 효소의 활성이 높은 간세포에서는 당신생과정이 일어나고, 이 효소의 활성이 없는 골격근세포에서는 당신생과정이 일어나지 않음을 알 수 있다. <실험 결과>를 해석하면 다음과 같다. 탄수화물이 풍부한 먹이를 먹은 그룹 X에 속하는 쥐들은 간과 골격근세포에 글리코겐 과립이 많이 들어있다. 이것은 동물세포가 글리코겐 과립의 형태로 세포내에 에너지를 저장하기 때문이다. 그룹 X′은 인위적인 호르몬처리 없이 10시간 동안 기아상태에 놓여있다. 이들의 간세포에는 글리코겐 과립이 적게 들어있다. 하지만 근육세포에 글리코겐 과립의 양은 변화가 없다. 이 결과로부터 기아상태에서는 간에 들어있는 글리코겐 과립만 혈당량을 높이기 위해서 포도당으로 분해되어 이용되었음을 추론할 수 있다. 그룹 Y는 글루카곤이 투여된 그룹이다. 이 결과를 그룹 X와 비교하면 간에서는 글리코겐 과립이 분해되어 양이 감소되거나 관찰되지 않았으나, 골격근에는 영향을 미치지 않았다는 것을 알 수 있다. 이로부터 골격근세포에는 글루카곤 수용체가 없고 간에는 글루카곤의 수용체가 있으며, 간이 글루카곤의 표적기관이라는 것을 추론할 수 있다. 그룹 Z는 에피네프린이 투여된 그룹이다. 이 결과를 그룹 X와 비교하면 간과 골격근세포에서 모두 글리코겐 과립이 분해된 것을 확인할 수 있다. 이로부터 간과 골격근세포 모두에 에피네프린수용체가 있고, 에피네프린의 표적기관이라는 것을 추론할 수 있다.

정답해설

ㄱ. 그룹 Y는 글루카곤이 투여된 그룹이다. 이 결과를 그룹 X와 비교하면 간에서는 글리코겐 과립이 분해되어 양이 감소되거나 관찰되지 않았으나, 골격근에는 영향을 미치지 않았다는 것을 알 수 있다. 이로부터 골격근세포에는 글루카곤 수용체가 없고 골격근은 글루카곤의 표적기관이 아니라는 것을 추론할 수 있다.

ㄴ. 그룹 Z는 에피네프린이 투여된 그룹이다. 이 결과를 그룹 X와 비교하면 간과 골격근세포에서 모두 글리코겐 과립이 분해된 것을 확인할 수 있다. 이로부터 간과 골격근세포 모두에 에피네프린수용체가 있고, 에피네프린의 표적 기관이라는 것을 추론할 수 있다.

ㄷ. <실험 결과>를 보면 그룹 Y에서 글루카곤을 투여한 경우 간세포의 글리코겐 과립이 분해되었다. 그룹 Z에서 에피네프린을 투여한 경우 골격근세포의 글리코겐 과립이 분해되었다. 그러므로 글루카곤과 에피네프린은 간세포에서 글리코겐 분해를 촉진한다는 사실을 확인할 수 있다.

오답해설

ㄹ. 그룹 X′의 경우 10시간동안 단식을 해서 혈당을 높여야 하는 상황임에도 불구하고 골격근세포의 글리코겐 과립은 분해가 되지 않았다. 또한 혈당량을 높이는 호르몬인 글루카곤을 투여한 그룹 Y의 경우에도 골격근세포의 글리코겐 과립은 분해되지 않았다. 그러므로 골격근 세포에 저장된 글리코겐은 혈당을 올리는데 사용되지 않는다.

171 추론 중심

정답 ③

자료해석

이 문제는 포도당신생합성 조절에 대해 이해하고 있는지 확인하기 위한 적용형문제이다. 문제에서 주어진 그림 (가)에서 효소 X는 포도당신생합성을 촉매하는 효소[과당-1, 6-이인산가수분해효소 I(FBPase I)]이다. 그래프 (나)를 살펴보면, 효소 X의 활성은 과당-2, 6-이인산과 AMP에 의해 억제된다는 것을 추정할 수 있다.

정답해설

ㄱ. 그래프 (나)를 살펴보면, 과당-2, 6-이인산은 효소 X의 억제자라는 것을 알 수 있다.

ㄴ. 그래프 (나)를 통해 효소 X의 활성은 AMP에 의해 억제된다는 것을 추정할 수 있다. 따라서 효소 X의 활성은 세포질의 AMP의 농도는 낮고 ATP의 농도는 높을 때 높다는 것을 알 수 있다. 즉, $\frac{[AMP]}{[ATP]}$ 비율이 높을 때보다 낮을 때 효소 X의 활성이 더 높다.

오답해설

ㄷ. 이자의 β세포에서 분비되는 호르몬은 인슐린이다. 간세포는 혈당량이 낮아졌을때 포도당신생합성을 통해 생성된 포도당을 공급하는 역할을 한다. 따라서 혈당이 높을 때 분비되는 호르몬인 인슐린은 포도당신생합성을 억제(효소 X의 기능을 억제)할 것으로 추정할 수 있다.

172 지식 중심

정답 ⑤

자료해석

이 문제는 호흡운동에 대해 이해하고 있는지 확인하기 위한 적용형문제이다. 포유류의 숨쉬기는 음압 숨쉬기(negative pressure breathing)인데, 근육을 수축하여 흉강의 부피를 넓혀 폐의 기압을 외부보다 낮춤으로써 공기가 콧구멍과 입을 통해 호흡관을 타고 폐포까지 들어오게 한다. 즉, 흡기(inspiration)는 흡기근육의 수축으로 인해 일어나는데, 횡격막이 평평하게 수축하고 외부 늑간근(external intercostal muscle)이 수축하여 흉강 내의 부피가 증가되면서 폐의 부피도 증가하고 그 결과 폐 내의 압력이 낮아져 기압차(혹은 압력차)로 인해 외부의 공기가 허파 내부로 들어오게 된다. 호기(expiration)는 흡기근육이 이완됨으로써 일어나는데, 횡격막과 외부 늑간근이 이완되면서 폐가 원래의 수축 상태로 되돌아가면서 폐 내의 압력이 높아지면서 공기가 외부로 배출된다.

정답해설

ㄱ. 흉강 내 압력은 흡기 말인 t_1 시점에서 최저가 되고, 이때 폐에 공기가 최대로 채워지게 되므로 폐의 부피는 호흡주기 동안에서 최대가 된다.

ㄴ. t_2 시점(호기 말)에 공기는 폐에 계속 남아있기 때문에 기체교환은 폐로 흐르는 혈액과 폐포 안에 있는 공기 사이에서 일어난다.

ㄷ. 횡격막의 장력은 횡격막의 수축이 최대로 일어나는 흡기 말(t_1 시점)이 가장 크다.

173 지식 중심

정답 ⑤

자료해석

이 문제는 폐 모세혈관을 지나는 혈액의 산소 분압증가 과정을 나타내는 그래프를 해석하고 추론하는 문제이다. 혈액이 폐 모세혈관을 지나면서 확산 장소에 머무는 시간은 약 0.3초로 짧다. 폐 모세혈관을 지날 때 혈액의 산소 분압의 증가는 확산 법칙을 따르는데, 초기에 폐포와 모세혈관 사이의 큰 분압차는 시간이 흐름에 따라 감소하여 확산율은 감소된다.

정답해설

ㄱ. ㉠ 시점이 ㉡ 시점보다 산소의 분압차가 더 크므로 산소의 확산 속도가 더 빠르다.

ㄴ. 폐포와 모세혈관 사이의 산소 분압차는 점점 감소하다가 0.3초 이내에 평형에 도달한다.

ㄷ. 폐섬유증 환자는 폐 내에 섬유질 물질이 쌓여 폐포와 모세혈관 사이의 거리가 멀어지게 된다. 거리가 멀어짐에 따라서 확산 속도가 느려지므로 모세혈관 끝 부위에 도달했을 때 혈액의 산소 분압이 정상인의 동맥혈 산소 분압인 100 mmHg에 도달하지 못하게 될 수 있다.

174 지식 중심

정답 ④

자료해석

이 문제는 산소와 이산화탄소의 운반 기작에 대해 이해하는지 확인하기 위한 이해형문제이다. (가)는 조직이며 (나)는 폐를 나타낸다. 조직에서 이산화탄소는 혈장과 적혈구로 확산되며, 전체 CO_2 중 약 5%는 혈장에 녹아 운반되고 약 20%는 헤모글로빈과 결합하여 카바미노헤모글로빈을 형성한다. 그 외 대부분의 이산화탄소는 적혈구와 혈관 내피세포의 탄산탈수효소의 작용으로 중탄산이온으로 전환되어 이동한다. 헤모글로빈이 O_2와 결합하는 능력은 pH에 의해 영향을 받으며 이를 보어효과(Bohr effect)라고 한다.

정답해설

ㄴ. Cl^-은 우세한 혈장음이온으로 전기적 중성을 유지하기 위해 중탄산이온과 반대로 수송되는데 전기적 기울기에 따라 조직에서는 적혈구 안으로, 폐에서는 적혈구 밖으로 이동한다.

ㄷ. 옥시헤모글로빈(HbO_2)에 H^+와 CO_2가 결합하면 O_2를 방출시킨다. 이에 반해 디옥시헤모글로빈은 HbO_2의 경우보다 CO_2와 H^+에 대한 친화력이 커서 조직 모세혈관에서 Hb로부터 O_2가 분리되면 CO_2와 H^+의 결합이 촉진된다.

오답해설

ㄱ. BPG(2,3-bisphosphoglycerate)는 해당과정에서 생기는 대사산물로, 적혈구는 산소분압이 낮아질 때 해당과정의 대사속도를 증가시켜 BPG를 생성한다. BPG는 헤모글로빈에 가역적으로 결합하여 O_2 친화도를 낮춘다. 따라서 BPG와 결합한 헤모글로빈은 그렇지 않은 헤모글로빈에 비해 더 많은 O_2를 방출할 수 있다. 따라서 산소 분압이 더 높은 폐(나)보다 조직(가)에서 BPG가 더 많이 생성될 것임을 알 수 있다.

175 지식 중심

정답 ④

자료해석

이 문제는 호흡운동에 대해 이해하고 있는지 확인하기 위한 적용형문제이다. 안정 상태에서 호흡운동은 흡기근육(외부늑간근, 횡격막)의 수축과 이완에 의해 일어나는데, 흡기근육이 수축하면 흡기가 일어나고 흡기근육이 이완하면 호기가 일어난다. 호흡중추인 연수에서 발생한 활동전위가 횡격막신경과 외부늑간근신경을 통해 흡기근육을 자극할 때 흡기근육의 수축이 일어난다. 운동 시 연수에서 발생한 활동전위가 내부늑간근신경을 통해 호기근육(내부늑간근)을 자극하면, 호기근육의 수축으로 강제호기가 일어난다.

정답해설

ㄱ. t_1 시점은 흡기의 중간 지점이다. 흡기 시 폐포내압은 대기압보다 작아 공기가 대기에서 허파로 밀려들어온다. 따라서 t_1 시점에서 폐포내압은 대기압보다 작다는 설명은 옳다.

ㄴ. (가)에서 제시한 그래프를 살펴보면, 호기근의 수축을 자극하는 내부늑간근신경이 주기적으로 활성화되는 것을 확인할 수 있다. 호기근의 수축은 강제호기가 일어나게 하는데, 이러한 현상은 안정 상태에서는 나타나지 않고 운동을 할 때 나타난다.

오답해설

ㄷ. ㉠은 횡격막신경에서 발생한 활동전위이다. 횡격막신경은 골격근인 횡격막의 수축을 자극한다.

176 지식 중심

정답 ⑤

자료해석

이 문제는 환기(ventilation)와 혈장의 산-염기 평형에 대한 자료를 바탕으로 보기의 내용을 추론하는 적용형문제이다. 먼저 문제에서 제시한 표에서 정상 호흡을 보면, 1회 호흡량이 500 mL이고 환기율이 분당 12회이므로 총 폐 환기량은 약 6 L/min인 것을 알 수 있다. (가) 호흡은 1회 호흡량이 300 mL이고 환기율이 분당 20회이므로 총 폐 환기량은 정상과 동일한 약 6 L/min인 것을 알 수 있다. 마찬가지로 계산해보면 (나) 호흡의 총 폐 환기량도 약 6 L/min인 것을 알 수 있다. 총 폐 환기량은 모두 동일하나 (가)와 (나) 호흡에서 폐포 환기량이 차이가 나는 것으로 보아 폐포에 도달하는 신선한 공기의 양인 폐포 환기용적이 (가) 호흡보다 (나) 호흡이 더 클 것임을 추론할 수 있다. 따라서 (가) 호흡을 지속하면 호흡성 산증이 유발될 것이고, (나) 호흡을 지속하면 호흡성 알카리증이 유발될 것이다.

정답해설

ㄱ. (가) 호흡은 정상보다 폐포 환기량이 적어 이산화탄소가 혈액에서 잘 제거되지 못하므로, (가) 호흡을 지속하는 사람은 호흡성 산증이 유발될 것이다. 즉, (가) 호흡을 지속하면 동맥혈의 pH가 정상수준보다 낮아진다.

ㄷ. (나)의 폐포 환기량은 정상보다 크므로 과환기가 일어나 호흡성 알카리증이 유발될 수 있다. 과호흡에 의해 산-염기 불균형이 나타난 경우, 비닐봉지를 이용하여 자기가 내쉰 날숨을 다시 들이마시는 방법으로 증상을 완화시킬 수 있다.

오답해설

ㄴ. 자료해석의 내용처럼 총 폐 환기량을 계산해 보면 정상 호흡과 (가), (나) 호흡 모두 약 6 L/min인 것을 알 수 있다.

| 참고 |

산-알칼리증 시의 원위세뇨관의 산 분비 조절

- A형 사이세포 : 산증 시에 작동하며 H^+는 분비, HCO_3^-는 재흡수
- B형 사이세포 : 알칼리증 시에 작동하며 H^+는 재흡수, HCO_3^-는 분비

177 추론 중심

정답 ⑤

자료해석

이 문제는 최대로 숨을 들이 쉬고 최대한으로 강제로 숨을 내쉬는 동안에 나타나는 기류 속도의 변화를 나타낸 그래프에 대하여 이해하고 있는지 확인하기 위한 적용형문제이다. 문제에서 제시한 그래프 자료를 보면 최대한의 노력으로 공기를 내쉴 때 공기의 흐름이 최대속도에 도달한 이후에는 계속 노력함에도 불구하고 공기의 흐름속도는 더 이상 증가하지 않는다는 것을 알 수 있다. 이것은 강제로 숨을 내쉴 때 폐포 외부에서 작용하는 압력도 커지지만 기도 외부에서 작용하는 압력도 커져 기도저항이 증가되기 때문이다.

정답해설

ㄴ. ㉠시점은 호기가 진행 중인 시점이고, ㉡시점은 흡기가 진행 중인 시점이다. 호기 때에는 폐포 내압이 대기압보다 크고, 흡기 때에는 폐포 내압이 대기압보다 작다. 그러므로 ㉠시점이 ㉡시점보다 폐포 내압이 더 높다.

ㄷ. 폐활량(vital capacity)은 숨을 힘껏 들이마신 후 내쉴 때 허파에서 내쉴 수 있는 공기의 양을 의미한다. 따라서 폐활량은 총 폐용량에서 ㉢(잔기량, residual capacity)을 뺀 값이다.

오답해설

ㄱ. 문제에서 제시한 자료를 보면, 폐용적이 작아질수록 호기 시 기류 속도(expiratory flow rate)는 증가하여 최댓값에 도달했다가 다시 작아지는 것을 볼 수 있다.

178 추론 중심

정답 ⑤

자료해석

이 문제는 가스의 헤모글로빈 해리곡선에 대해 이해하고 있는지 확인하기 위한 적용형문제이다. 문제에서 주어진 자료를 살펴보면, 산소의 경우는 분압이 100 mmHg일 때 거의 100% 포화되었지만 분압이 40 mmHg가 되면 약 70% 정도만 포화되며, 분압이 0 mmHg에 가까워지면 포화도가 거의 0이 되는 것을 알 수 있다. 하지만, 가스 X는 분압이 5 mmHg 이하일 때에도 벌써 100% 포화되는 것을 확인할 수 있다. 즉, 헤모글로빈에 대한 친화도는 산소보다 가스 X가 훨씬 큰 것을 알 수 있다. 따라서 문제에서 가스 X는 헤모글로빈 분자 내 헴의 산소 결합 위치와 같은 곳에 결합한다고 하였으므로, 만일 가스 X가 약간만 존재(수 mmHg 정도의 분압)한다고 해도 헤모글로빈의 산소운반능력은 0으로 떨어지리라고 추정할 수 있다. 이러한 특성을 갖는 대표적인 호흡가스에는 일산화탄소(CO)가 있다.

정답해설

ㄱ. 위에서 살펴본 바와 같이, 그래프 자료를 통해 가스 X가 산소보다 헤모글로빈에 대한 친화도가 더 크다는 것을 알 수 있다.

ㄴ. 헤모글로빈에 대한 친화도가 산소보다 훨씬 큰 가스 X가 존재하면 그만큼 헤모글로빈은 산소와 결합하기 어려워질 것이므로, 가스 X는 헤모글로빈의 산소운반 능력을 감소시킨다는 것을 추정할 수 있다.

ㄷ. 건물 화재의 연기에 노출되어 위독한 사람은 가스 X에 중독되어 산소운반이 원활하게 일어나지 못하는 위독한 상황에 처하게 되는데, 이때 산소의 분압이 높은 고압실에 들어가면 헤모글로빈에 결합되어 있던 가스 X가 산소로 치환되면서 회복될 수 있게 된다.

179 추론 중심

정답 ⑤

자료해석

이 문제는 환기에 영향을 주는 요인에 대하여 이해하고 있는지 확인하기 위한 분석·종합·평가형문제이다. 문제에서 주어진 자료를 살펴보면, 그래프 (가)를 보이는 환자는 흡기 동안에 정상인에 비하여 더 느리게 폐포 단위에 공기가 채워지는 것을 확인할 수 있는데, 이것은 기도 저항이 증가한 천식 환자에서 볼 수 있는 그래프이다. 그래프 (나)를 보이는 환자는 흡기 동안에 정상인에 비하여 폐포 단위에 공기가 1/2 밖에 채워지지 못한 것을 확인할 수 있는데, 이것은 폐섬유화증 환자에서 볼 수 있는 그래프이다.

정답해설

ㄱ. 위에서 살펴본 바와 같이, 천식 환자는 그래프 (가)이다.

ㄴ. (가)는 기도 저항이 증가되어 있는 천식 환자인데, 기도 저항이 증가하게 되면 τ가 커지게 된다. 이런 환자의 폐포 단위는 정상보다 더 느리게 공기가 채워지고 비워지게 된다.

ㄷ. (나)를 보이는 폐포 단위는 환기가 충분히 이루어지지 못해 가스교환이 충분히 이루어지지 못하게 되므로, 동맥혈의 산소분압이 낮아지는 원인이 될 수 있다.

180 추론 중심

정답 ④

자료해석

헤모글로빈의 산소 친화도에 영향을 주는 2,3- BPG의 작용과 해당과정 효소의 결손에 따른 산소 친화도의 변화를 분석하는 적용형문제이다. <자료>의 첫 번째 그림은 해당과정의 중간 산물인 1,3-BPG로부터 2,3-BPG가 생성되는 과정을 나타낸 것으로, 1,3-BPG는 BPG 뮤타아제(mutase)에 의해 2,3-BPG로 전환된다(㉠ 과정). 2,3-BPG는 헤모글로빈의 산소 친화도를 감소시켜 조직 세포와 모세혈관 사이에서 산소를 해리하는 과정에 중요하게 작용한다. 생성된 2,3-BPG는 2,3-BPG 포스파타아제(phospha tase)에 의해 3PG로 분해되기도 한다(㉡ 과정).

<자료>의 두 번째 그림은 해당과정의 특정 단계를 촉매하는 효소의 결손에 따른 산소친화도의 변화를 나타낸 것으로, 피루브산 키나아제가 결핍된 경우에는 해당과정의 후반부가 제대로 이뤄지지 못하여 2,3-BPG가 3PG로 전환되는 과정 역시 감소하게 된다. 그 결과, 정상에 비해 2,3-BPG가 더 높은 농도로 존재하게 되어 동일 산소 분압에서 더 낮은 산소 친화도를 나타내게 된다. 따라서 피루브산 키나아제의 작용이 억제된 경우에는 곡선 B와 같은 그래프를 나타낼 것이다. 반면에 헥소키나아제가 결핍된 경우에는 해당과정의 초반부가 제대로 이뤄지지 못하여 2,3-BPG로 전환될 중간 산물이 부족해지게 된다. 그로 인해 정상에 비해 2,3-BPG 농도가 더 낮아지게 되어 동일 산소 분압에서 더 높은 산소 친화도를 나타내게 된다. 따라서 헥소키나아제의 작용이 억제된 경우에는 곡선 A와 같은 그래프를 나타낼 것임을 알 수 있다.

정답해설

ㄱ. 자료해석에서 설명한 바와 같이 그래프 A는 헥소키나아제의 작용이 억제되었을 때의 그래프이고, 그래프 B는 피루브산 키나아제의 작용이 억제되었을 때의 그래프이다.

ㄷ. 정상 적혈구에서 2,3-BPG의 생성은 옥시헤모글로빈의 농도가 높을 때 보다 낮을 때 증가된다. 즉, 정상 적혈구 내의 2,3-BPG의 농도는 산소 분압이 높을 때 보다 낮을 때 더 높다.

오답해설

ㄴ. ㉡ 과정을 촉매하는 효소인 2,3-BPG 포스파타아제(pho sphatase)가 결핍되면, 체내에 2,3-BPG의 양이 증가할 것이므로, 그로 인해 헤모글로빈의 산소 친화도는 더욱 감소할 것이다.

181 추론 중심

정답 ①

자료해석

이 문제는 서로 다른 강도의 운동 시 환기량과 동맥(동맥혈)의 산소분압(P_{O_2}), 동맥(동맥혈)의 이산화탄소 분압(P_{CO_2}), 동맥(동맥혈)의 pH 변화에 대해 이해하고 있는지 확인하기 위한 적용형문제이다. 문제에서 주어진 자료에서 살펴볼 수 있는 것처럼 운동은 호흡의 속도와 깊이의 증가를 일으킴으로써 폐포의 환기를 촉진한다. 운동 과호흡(excercise hyperventilation)은 대뇌 운동피질에서부터의 신호와 말초 수용기로부터의 감각 되먹임의 결과이다. 운동 과호흡은 운동 강도의 증가에 따라 폐포환기를 꾸준하게 증가시킴으로써 동맥(동맥혈)의 산소분압(P_{O_2}), 동맥(동맥혈)의 이산화탄소 분압(P_{CO_2}), 동맥(동맥혈)의 pH를 안정 상태와 거의 유사하게 유지한다. 이것은 운동하는 동안 환기가 증가하는 원인으로 높은 동맥(동맥혈)의 이산화탄소분압이나 낮은 동맥(동맥혈)의 산소분압이 될 수 없음을 의미한다. 그러므로 운동 강도의 증가에 따른 환기량 증가는, 일정하게 유지되는 동맥혈의 산소분압과 이산화탄소 분압으로는 설명할 수 없다.

정답해설

ㄱ. 근육세포에서 산소 소비가 증가하면 헤모글로빈에서 더 많은 산소가 제거되기 때문에, 운동이 증가하면 정맥(정맥혈)의 산소분압은 안정 상태보다 낮아진다. 따라서 ㉠ 시점(가벼운 운동 시)에 비해 ㉡ 시점(중간 강도의 운동 시)에서 동맥(동맥혈) 산소분압과 정맥(정맥혈) 산소분압의 차이가 더 클 것이다.

오답해설

ㄴ. 자료해석에서 살펴본 바와 같이, 문제에서 주어진 자료를 통해 중간 강도(50%의 O_2 소비)의 운동 시 동맥(동맥혈) 이산화탄소 분압은 안정 상태와 거의 유사한 것을 확인할 수 있다. 따라서 중간 강도의 운동 시 동맥(동맥혈)의 이산화탄소분압 변화가 환기의 증가를 자극하지 못한다.

ㄷ. 문제에서 주어진 자료를 살펴보면, 강한 운동(80% 이상의 O_2 소비) 시 동맥(동맥혈) 이산화탄소 분압은 안정 상태와 거의 유사하거나 오히려 낮은 것을 확인할 수 있다. 따라서 강한 운동 시 활동 중인 근육에서 방출되는 CO_2로 인해 동맥(동맥혈) pH가 안정 상태보다 낮아진다고 볼 수 없다.

182 지식 중심

정답 ②

자료해석

이 문제는 심전도와 심근세포의 활동전위에 대해 이해하고 있는지 확인하기 위한 이해형문제이다. 심전도에서 P파는 심방의 탈분극을 의미하고, QRS파는 심실의 탈분극, T파는 심실의 이완과 재분극을 의미한다. 문제에서 제시해준 자료를 살펴보면 심장 근육 X의 활동전위는 심실이 수축하는 시기에 발생하였으므로, 심장 근육 X는 심실근육임을 알 수 있다.

정답해설

ㄴ. t_1 시점은 심실 수축기말이고, t_2 시점은 심실 이완기말이다. 대동맥은 심실 수축기말 혈압이 심실 이완기말 혈압보다 더 높으므로, t_1 시점보다 t_2 시점에서 대동맥의 혈압이 더 낮다는 것을 알 수 있다.

오답해설

ㄱ. 문제에서 주어진 자료를 통해, 근육 X는 심실의 근육임을 알 수 있다.

ㄷ. 심실근육에서 (Ⅰ)(전압상승)은 Na^+의 유입을 통해 일어난다.

183 지식 중심

정답 ③

자료해석

이 문제는 심장 주기에 대해 이해하고 있는지 확인하기 위한 이해형문제이다. 그림 (가)의 좌심실의 용적 변화를 나타낸 그래프에서 ㉠은 심실 충만기, ㉡은 등용적성 수축기, ㉢은 심박출기, ㉣은 등용적성 이완기, ㉤은 심실 충만기를 각각 나타낸다. 그림 (나)의 좌심실 압력-부피 그래프에서, ⓐ는 등용적성 이완기, ⓑ는 심실 충만기, ⓒ는 등용적성 수축기, ⓓ은 심박출기를 각각 나타낸다.

정답해설

문제에서 주어진 심장 그림을 살펴보면, 심실은 수축을 하고 있고 심실의 혈액이 동맥으로 박출되고 있는 상태(심박출기)를 나타낸 것을 확인할 수 있다. 이와 같은 심장 상태를 나타낸 것은 ㉢과 ⓓ이고, 이것이 묶여 있는 ③번이 정답이다.

184 지식 중심

정답 ②

정답해설

ㄱ. 정맥에서 혈액흐름 속도가 감소하면 모세혈관의 혈류량이 증가하여 모세혈관의 혈압이 높아질 것이다.

ㄹ. 히스타민은 소동맥을 이완시킨다. 이완된 소동맥은 모세혈관의 혈류량을 증가시켜 모세혈관의 혈압을 증가시킨다.

오답해설

ㄴ. 격렬한 운동을 계속하게 되면 심박출량이 증가되어 소동맥 혈압이 높아져 모세혈관에서 물질교환이 증가한다. 하지만 정상적인 경우에 체온을 식히기 위하여 땀이 많이 분비되어 부종이 발생하지는 않는다.

ㄷ. 조직에서의 pH 가 낮아진다는 뜻은 산성화된다는 것을 의미한다. 조직이 산성화되면 혈액을 통한 물질교환으로 조직의 pH 를 정상 pH 로 되돌려야 한다. 모세혈관에서 물질교환을 증가시키기 위해서 전 모세혈관 괄약근이 이완할 것이다.

185 지식 중심

정답 ①

자료해석

이 문제는 혈뇌장벽에 대하여 이해하고 있는지 확인하기 위한 이해형 문제이다. 혈뇌장벽은 혈액 내의 위험한 요소들로부터 뇌를 보호하는데, 뇌에서 모세혈관을 이루는 내피세포들은 밀착연접(tight junction)으로 아주 조밀하게 서로 붙어 있어 혈액물질이 모세혈관 밖으로 쉽게 통과할 수 없게 한다. 문제에서 제시한 자료를 살펴보면 아교세포 A는 혈뇌장벽을 형성시키는 성상교세포이다.

정답해설

ㄱ. 성상교세포인 아교세포 A는 줄기세포(stem cell)로 기능하여 신경세포와 아교세포의 형성에 기여한다.

오답해설

ㄴ. 혈뇌장벽으로 인해, (나)에 존재하는 혈장성분은 모세혈관 혈압에 의해 여과되어 (가)부위로 이동할 수 없다.

ㄷ. 밀착연접은 성상교세포 사이(㉠)가 아닌 그 안쪽의 혈관내피세포 사이에 형성되며, 그 결과 혈뇌장벽이 구성된다.

186 지식 중심

정답 ⑤

자료해석

본 문항은 모세혈관에서 물질교환이 일어나는 원리를 이해하고 이를 바탕으로 주어진 조건에서의 상황을 추론하는 적용형문제이다. 문제에서 주어진 그래프를 보면, 물질교환은 세동맥 말단 쪽에서는 여과가 일어나고, 세정맥 쪽으로 갈수록 혈압이 감소하여 재흡수가 일어나는 것을 확인할 수 있다. 모세혈관의 각 지점에서 외압은 (모세혈관의 혈압-조직액압)-(혈장 교질삼투압-조직액의 교질삼투압)으로 결정된다.

정답해설

ㄱ. 간이 손상되면 혈장 단백질이 제대로 생산되지 못하기 때문에 혈장 교질삼투압 값이 감소(내압 그래프가 더 아래로 이동)한다. 따라서 ㉠ 면적이 증가하여 부종이 일어날 수 있다.

ㄴ. 조직액의 교질삼투압은 혈액을 조직액으로 여과시키는 힘으로 작용한다. 따라서 A 지점에서 조직액의 교질삼투압은 혈장을 조직액으로 이동시키는데 기여한다.

ㄷ. 소동맥의 이완은 모세혈관 혈압을 증가시키므로, 외압 그래프가 I 방향으로 이동하게 한다.

187 지식 중심

정답 ②

자료해석

이 문제는 적혈구 용적률(헤마토크리트, hematocrit)에 대해 이해하고 있는지 확인하기 위한 적용형문제이다. 사람 A는 정상인에 비해 더 낮은 헤마토크리트를 보이는 빈혈 환자이다. 빈혈은 여러 원인에서 생길 수 있는데, 겸상적혈구 대립유전자를 동형접합성으로 갖는 사람(용혈성 빈혈)이나 비타민 B_{12}를 소화관에서 적절하게 흡수하지 못하는 사람(악성 빈혈)에게서 나타날 수 있다. 사람 B는 적혈구 과다증인데, 정상인에 비해 더 높은 헤마토크리트를 보인다. 적혈구 과다증은 골수에 종양(myeloprolifera tive neoplasm)이 생긴 환자나 고산지대에 순화된 사람에게서 나타난다.

정답해설

ㄷ. 위에서 살펴본 바와 같이, 혈액 B는 골수에 종양이 생긴 환자나 고산지대에 순화된 사람에서 볼 수 있다.

오답해설

ㄱ. 헤마토크리트(hematocrit)는 전체 혈액 중 적혈구가 차지하는 비율을 말한다. 따라서 A는 정상인에 비해 헤마토크리트가 더 낮으며, B는 헤마토크리트가 가장 높다. 따라서 세 사람(정상인, A, B)의 헤마토크리트(hematocrit)는 동일하다는 설명은 옳지 않다.

ㄴ. 심하게 땀을 흘린 사람의 적혈구 용적률은 탈수로 인해 정상인보다 더 높으므로, 혈액 A가 아니라 혈액 B처럼 나타날 것이다. 혈액 A는 빈혈 환자에서 볼 수 있다.

188 지식 중심

정답 ③

자료해석

이 문제는 경동맥동 압력수용기와 순환조절에 대해 이해하고 있는지 확인하기 위한 적용형문제이다. 경동맥벽에는 경동맥동이라 불리는 혈압을 감지하는 압력수용기가 존재하는데, 혈압이 증가함에 따라 이 곳에서 활동전위의 발생 빈도는 증가한다. 총경동맥을 폐색하면 경동맥동의 압력이 감소하여 압력수용기의 흥분이 감소하고 심혈관중추의 억제 효과가 사라진다. 그로 인해 심혈관중추는 더 흥분하여 평균동맥 혈압이 상승하게 된다.

정답해설

ㄱ. 총경동맥동을 폐색하면 경동맥동의 혈류량이 감소하므로, 경동맥동 혈압 수용기의 흥분이 감소하게 된다. 즉, 경동맥동 혈압 수용기에서 활동전위 발생빈도는 t_1 시점(폐색 전)이 t_2 시점(폐색 후)보다 더 크다는 것을 알 수 있다.

ㄴ. 총경동맥 폐색 직후 경동맥동 압력수용기에 의한 심혈관중추의 억제효과가 사라지므로 심혈관중추는 더 흥분하여 말초 순환계의 정맥과 소동맥을 수축시킨다. 따라서 말초 순환계의 정맥과 소동맥의 혈관 저항은 폐색시키기 전보다 증가한다.

오답해설

ㄷ. 그림 (나)를 살펴보면, 그래프가 정상에서 A로 바뀌면 심박동율이 증가하며 그래프가 정상에서 B로 바뀌면 심박동율이 감소한다. 정상 상태에서 경동맥을 폐색하면, 심혈관중추는 더 흥분하여 심박동율이 증가하게 된다. 따라서 정상 상태에서 경동맥을 폐색하면, (나)에서 그래프는 정상에서 A로 바뀌게 됨을 알 수 있다.

189 추론 중심

정답 ③

정답 및 오답해설

이 문제는 동방결절 심박조율기세포와 심근세포의 활동전위에 대해 이해하고 있는지 확인하기 위한 적용형문제이다. 문제에서 제시한 자료 (가)를 살펴보면, 약물 X의 처리로 인해 동방결절 심박조율기세포에서 과분극이 일어났고 활동전위 상승기의 기울기의 감소가 일어난 것을 확인할 수 있는데, 이러한 결과는 약물 X가 K^+ 통로를 활성화시켰기 때문이다. 그래프 (나)를 살펴보면, 심근세포에서 활동전위 상승기의 경사도가 작아졌고 탈분극된 정도도 감소한 것을 확인할 수 있는데, 이러한 결과는 전압의존성 Na^+ 통로가 억제되었기 때문에 나타나는 현상이다.

190 추론 중심 정답 ②

자료해석

이 문제는 심장주기에 대하여 이해하고 있는지 확인하기 위한 적용형 문제이다. 좌심실 압력-용적 곡선(ventricular pressure-volume loop)은 좌심실의 용적과 압력의 변화를 기초로 심장 주기를 나타낸 것이다. 좌심실 압력-용적 곡선에서 심장 주기는 크게 4개의 시기로 나눌 수 있는데, 등용적성 수축기(isovolumetric contraction), 심박출기(ventricular ejection), 등용적성 이완기(isovolumetric relaxation), 심실충만기(ventricular filling)가 그것이다. 그래프 (가)는 교감신경계의 흥분으로 인해 심장의 수축력이 증가했을 때 관찰되는 좌심실 압력-용적 곡선인데, 1회 박출량이 증가하고 수축기말 용적이 감소한 것을 확인할 수 있다. 그래프 (나)를 보면 심실 충만이 안정 상태의 정상인에 비해서 더 많이 된 것을 볼 수 있는데, 그 결과 1회 박출량이 증가한 것을 확인할 수 있다.

정답해설

ㄷ. 문제에서 제시한 그래프 자료를 살펴보면 수축기말 용적은 (가)가 대조군보다 더 작아진 것을 확인할 수 있고, 이완기말 용적은 (나)가 대조군보다 더 커진 것을 확인할 수 있다.

오답해설

ㄱ. 그래프 (나)는 대동맥 압이 증가된 경우에서 관찰될 수 있는 것이 아니라, 정맥환류량이 많아졌을 때(전부하 증가) 관찰된다.

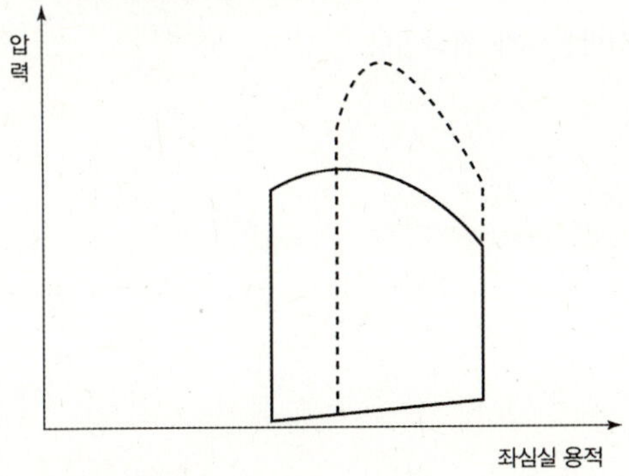

ㄴ. 대조군과 비교했을 때, 1회 박출량은 (가)와 (나) 모두 더 크다.

191 추론 중심 정답 ④

자료해석

이 문제는 혈압수용기와 순환 조절에 대해 이해하고 있는지 확인하기 위한 적용형문제이다. 문제에서 제시한 자료를 살펴보면, A는 대동맥궁이나 경동맥동에 있는 혈압수용기이다. 혈압의 감지는 기계수용체(mechanoreceptor)인 신장수용기에 의해 일어나는데, 경동맥동 압력수용기(carotid sinus baroreceptor)와 대동맥궁 압력수용체(aortic arch baroreceptor)가 여기에 해당한다. 평균 동맥 혈압이 증가하면 이들 수용기에서 활동전위 발생빈도가 증가하고 그 결과 연수는 혈압을 낮추기 위한 조절을 수행한다. 혈압이 감소하면 이들 압력수용기의 활동전위 발생빈도가 감소하고, 그 결과 연수는 혈압을 높이기 위한 조절을 수행한다.

정답해설

ㄱ. 혈압수용기에서 활동전위 발생 빈도가 더 작을 때가 혈압이 더 낮으므로 (가)에서보다 (나)에서 더 낮다.

ㄷ. 혈압이 낮을 때((나)일 때), 보상작용으로 총말초혈관 저항을 증가시켜 혈압을 증가시키게 된다. 즉, 혈압이 낮을 때 교감신경이 흥분되어 소장 등에 분포되어 있는 소동맥들이 수축한다.

오답해설

ㄴ. 레닌은 혈압이 낮을 때 결사구체기구(juxtaglomerular apparatus JGA)에서 분비되는 호르몬이므로, 혈장 레닌의 분비는 (가)일 때보다 (나)일 때 더 크게 자극된다.

III 동물생리학

192 추론 중심

정답 ④

자료해석

이 문제는 심장근에 대해 이해하고 있는지 확인하기 위한 적용형문제이다. 문제에서 주어진 그림 (가)를 살펴보면, 인체에서 발견되는 횡문근 X에 아세틸콜린을 첨가하였더니 과분극이 일어나는 것을 확인할 수 있다. 횡문근에는 골격근과 심장근이 존재한다. 골격근은 운동뉴런 말단에서 분비된 아세틸콜린의 자극에 의해 흥분성 시냅스후 전위(탈분극)가 발생하고 그로 인해 수축이 일어난다. 심장근(심방근)은 부교감신경 말단에서 분비된 아세틸콜린의 자극에 의해 K^+의 투과도가 증가하고 그로 인해 K^+의 유출이 증가하여 과분극이 일어난다. 즉, 그림 (가)는 심장근에 의해 나타나는 그래프이고, 따라서 횡문근 X는 심장근이다. 그림 (나)의 (Ⅰ)은 수용체가 이온통로인 이온성 수용체(ionotropic receptor)인데, 이러한 아세틸콜린 수용체에는 니코틴성 아세틸콜린수용체가 있다. (나)의 (Ⅱ)는 수용체가 이온통로가 아니고 이온통로의 개폐를 조절할 수 있는 신호전달경로를 시작하게 해주는 대사성 수용체(metabotropic receptor)인데, 이러한 아세틸콜린 수용체에는 무스카린성 아세틸콜린수용체가 있다.

정답해설

ㄱ. 부교감신경 말단에서 분비된 아세틸콜린은 표적세포막에 존재하는 무스카린성 아세틸콜린 수용체를 통해 작용한다. 무스카린성 아세틸콜린 수용체는 대사성 수용체이다. 따라서 횡문근 X(심장근)에 존재하는 아세틸콜린 수용체는 대사성 수용체인 ㉡이다.

ㄷ. 심장근인 횡문근 X는 근육 수축에 필요한 Ca^{2+}을 세포외액과 소포체로부터 제공받는다.

오답해설

ㄴ. 자료해석에서 살펴본 바와 같이, (가)에서 아세틸콜린 처리 직후 나타나는 막전위 감소는 K^+의 유출을 통해서 일어난다.

193 추론 중심

정답 ⑤

자료해석

이 문제는 자율신경계의 구조와 자율신경계에 의한 심장의 기능 조절에 대하여 이해하고 있는지를 확인하기 위한 적용형문제이다. 심장에 대한 신경조절은 자율신경계에 의해서 수행되는데, 심장박동수와 1회 박출량이 조절된다. 심장의 여러 작용 부위에서 교감신경과 부교감신경은 반대효과를 나타내는데, 심실에서는 교감신경계에 의해서 우선적으로 조절된다. 주어진 자료를 살펴보면 (가)는 연수이고 (나)는 교감신경계의 신경절, (다)는 동방결절, A는 부교감신경, B는 교감신경이다.

정답해설

ㄱ. (가)는 심혈관 중추가 존재하는 장소인 연수이다.

ㄴ. 자율신경계의 절전신경 말단에서는 신경전달물질로 아세틸콜린을 이용하므로, (나)에서 작용하는 신경전달물질은 아세틸콜린이다. 운동뉴런과 골격근세포 사이의 시냅스인 신경근육접합(neuromuscular junction)에서 작용하는 신경전달물질도 아세틸콜린이다. 따라서 (나)에서 작용하는 신경전달물질은 신경근육접합(neuromuscular junction)에서도 작용한다는 설명은 옳다.

ㄷ. 부교감신경계는 박동수를 느리게 하므로 부교감신경인 A가 흥분하면 동방결절의 심박조율기 세포에서는 K^+에 대한 투과도가 증가하여 심박조율기전위 생성속도가 느려지게 된다. 반면에 교감신경계(B)는 동방결절의 심박조율기 세포에서 Ca^{2+}에 대한 투과도를 증가시켜 심박조율기전위 생성속도가 빨라지게 하고, 그 결과 심박동수가 빨라진다.

194 추론 중심

정답 ⑤

자료해석

자료에서 보면, 말초혈관이 이완된 상태(혈관저항 감소 상태)가 되면 신체는 동맥압을 일정하게 유지시키기 위해 자율신경계를 통해 심박출량을 증가시키는 것을 확인할 수 있다. 자율신경계가 차단된 상태에서는 말초혈관이 이완된 상태가 되어도 심박출량의 증가가 일어나지 못하고 따라서 동맥압이 감소하는 것을 볼 수 있다.

정답해설

ㄱ. 디니트로페놀이 처리되면 말초혈관이 이완되어 동맥압이 감소할 수 있다. 이에 대한 보상기작으로 교감신경계가 심장박동수를 증가시키고 심장의 수축력을 증가시킴으로써 동맥압을 일정하게 유지할 것이다.

ㄴ. DNP 주입에 의해 말초혈관이 이완되어 총 말초혈관저항이 감소된다. 이 때 교감신경(자율신경)이 작용하지 않으면 동맥압은 크게 감소한다.

ㄷ. 운동 시 교감신경이 흥분되어 동맥압은 증가한다. 또한 운동으로 인해 근육에서 국부적 O_2 농도가 감소하여 인접한 소동맥 평활근이 이완하여 근육에 분포하는 국부적 소동맥을 확장한다. 따라서 근육에서의 혈관 저항은 이러한 국소조절 메커니즘에 의해 감소한다.

195 추론 중심

정답 ③

자료해석

이 문제는 혈액 소실 시 체내에서 일어나는 반응에 대해 이해하고 있는지 확인하기 위한 적용형문제이다. 평균동맥압의 조절(외인성 조절)은 신경계와 내분비계에 의하여 이루어지는데, 신경계에 의한 조절은 동맥벽에 존재하는 압력수용기에 의한 반사작용이다. 출혈이 일어나면 혈액량이 감소하므로 평균동맥혈압이 감소한다. 평균동맥혈압이 감소하면 동맥 압력수용기에서 연수로의 활동전위 발사빈도가 감소하는데, 연수는 교감신경을 통해 심박동수와 1회 박출량을 증가시키고 총말초혈관저항을 증가시킴으로써 평균동맥혈압을 다시 상승시킨다. 문제에서 주어진 자료를 살펴보면 혈액량의 약 45%가 제거됨으로 인해 평균동맥혈압이 감소한 후 다시 증가할 때 혈장교질삼투압이 점차 감소하는 것을 확인할 수 있다. 이러한 혈장교질삼투압의 감소는 단백질을 거의 포함하지 않는 조직액이 혈액으로 이동하여 혈액이 희석되었기 때문에 나타난 결과이다.

정답해설

ㄷ. 혈액량 감소로 평균동맥혈압이 감소하면 모세혈관의 정수압도 감소하므로, 각 조직의 모세혈관에서 혈액으로부터 조직액으로의 이동량은 감소하고 조직액으로부터 혈액으로의 이동량은 증가한다.

따라서 $\dfrac{\text{조직액에서 혈액으로 이동량}}{\text{혈액에서 조직액으로 이동량}}$ 값은 t_1일 때에 비해서 t_3일 때 더 클 것이다.

오답해설

ㄱ. 문제에서 주어진 그래프 자료를 살펴보면, 혈액양의 45%가 감소하더라도 2시간까지는 보상기전으로 인해 평균동맥혈압이 거의 정상 수준으로 회복한 것을 확인할 수 있다. 즉, 혈액양의 45%가 감소하더라도 2시간 이내에는 사망하지 않는다. 하지만 그 후 시간이 더 경과되면 평균동맥혈압은 다시 하강하기 시작하여 결국 사망하게 된다.

ㄴ. 동맥의 압력수용기는 신장수용기이므로 평균동맥혈압이 증가하면 더 크게 활성화된다. 혈액이 소실되면 평균동맥혈압은 감소한다. 따라서 전체 혈액의 45%가 소실되기 전인 t_1일 때보다 혈액의 소실로 평균동맥혈압이 감소한 t_2일 때가 압력수용기에서의 활동전위 발생빈도가 더 작을 것이다.

Ⅲ 동물생리학

196 지식 중심

정답 ⑤

자료해석

- 포식세포의 세포막에 존재하는 TLR
  (가): 보조단백질과 함께 지질다당체를 인식하는 TLR4
  (나): 플라젤린을 인식하는 TLR5
- 포식세포의 포낭(vesicle)막에 존재하는 TLR
  (다): DNA의 CpG 영역을 인식하는 TLR9
  (라): 바이러스의 이중가닥 RNA를 인식하는 TLR5

정답해설

ㄱ. TLR에 병원균 분자가 결합하면 신호전달경로를 개시하고, 이는 궁극적으로 비특이적 및 특이적 방어에 관여하는 유전자들의 전사를 일으킨다.

ㄴ. TLR4는 세균세포벽의 지질다당체를 인식하는데, 이때 CD14 등과 같은 보조단백질이 필요하다. 세포내도입(endocytosis) 과정에서 형성된 포낭의 내막에 존재하는 TLR3은 바이러스 특이적인 핵산의 형태인 이중가닥 RNA를 인식한다.

ㄷ. 포식세포의 세포막에 발현된 TLR은 병원균의 표면을 인식하는데 유리하고, 포낭내부에 존재하는 TLR은 핵산과 같은 병원균의 내부물질을 인식하는 데 유리하다.

197 지식 중심

정답 ④

자료해석

보체의 활성화 경로에는 항체의 의한 고전적 경로, 렉틴에 의한 렉틴 경로, 병원체에 의한 직접적으로 활성화되는 대체 경로 등이 있다. <실험 결과>를 통해 알 수 있듯이 적혈구의 용혈이 일어나기 위해서는 보체와 항체가 모두 필요하며, 항체가 있는 조건에서 열처리하지 않은 보체를 첨가하였을 때와는 달리 열처리한 보체를 첨가하였을 때 용혈이 일어나지 않는 것으로 보아 보체는 열처리에 의해 그 활성을 잃게 됨을 알 수 있다. 그러나 항체는 56℃에서 30분간 열처리에도 활성을 유지한다.

정답해설

ㄱ. 보체는 단백질 분해 효소의 활성이 필요하므로 56℃에서 30분간 열처리하면 활성을 잃는다. 항체가 있는 조건에서 열처리하지 않은 보체는 용혈을 일으키지만 열처리한 보체는 용혈을 일으키지 못하는 것에서 알 수 있다.

ㄷ. 용혈이 일어나는 조건은 항체와 보체가 모두 활성을 가지는 경우이다. 곧, 적혈구의 용혈 현상이 일어나기 위해서는 항체와 보체의 작용이 모두 필요함을 추론할 수 있다.

오답해설

ㄴ. 적혈구 표면에 결합한 항체를 보체가 인식하여 용혈 시킨다.

198 지식 중심

정답 ④

자료해석

이 문제는 B 림프구의 성숙과 클론선택에 대하여 이해하고 있는지 확인하기 위한 이해형문제이다. 문제에서 제시한 그림에서 (가) 과정은 골수에서 일어나는 B 림프구의 성숙과정인데, 이 과정에서 항원수용체(항체)의 유전자 재배열이 일어나 각각 서로 다른 항원수용체 유전자를 가지는 미감작 B 세포(naive B lymphocyte)들이 형성된다. (나) 과정은 림프절이나 비장같은 말초 림프조직에서 일어나는 항원인식과정이며, 수많은 종류의 미감작 B 림프구 집단에서 항원 X에 특이적인 항원수용체를 가지는 세포만 항원 X를 인식할 수 있다. (다) 과정은 항원 X를 인식한 특정 미감작 B 세포만 활성화되어 항체를 분비하는 작동세포인 형질세포로 분화되는 과정이다. T 의존성 항원인 경우 이 과정에서 항체 중쇄 유전자의 C 부위에서 다시 한 번 유전자 재배열(중쇄동형전환)이 일어나 분비성 항체를 생산하게 된다.

정답해설

④ 문제에서 항원 X가 T 의존성 항원이라고 하였으므로, (다) 과정에서 항체 유전자가 다시 한 번 재배열되기 때문에 세포 ㉡과 세포 ㉢은 유전적으로 동일하지 않다.

오답해설

① 세포 ㉠과 세포 ㉡은 항원수용체 유전자가 서로 다르게 재배열되었으므로 유전적으로 동일하지 않다.
② B 림프구의 성숙과정인 (가) 과정은 골수에서 일어난다.
③ 미감작 B 림프구의 항원인식과정인 (나) 과정은 말초 림프 조직인 림프절이나 비장에서 일어난다.
⑤ (다) 과정에서 분비되는 항체는 분비성 항체이므로 IgG 나 IgA, IgE가 될 수 있다.

199 지식 중심

정답 ④

자료해석

이 문제는 형광유세포 분류기를 이용한 T 세포의 유형을 확인하는 실험 과정과 결과를 해석하는 분석·종합·평가형문제이다. <실험 과정>에서 항-CD4 항체는 붉은색 형광표지를 하고, 항-CD8 항체는 초록색 형광표지를 하였으므로 붉은색 형광표지가 위치한 구역은 CD4를 갖는 세포가 있고, 초록색 형광표지가 위치한 구역은 CD8을 갖는 세포가 있다. CD4를 갖는 세포는 T_h 세포이고, CD8을 갖는 세포는 T_c 세포이다. 따라서 A 구역에는 T_h 세포가 존재하고, B 구역에는 이중 양성 T 세포가 존재하고, C 구역에는 이중 음성 T세포가 존재하고, D 구역에는 T_c 세포가 존재한다. T 세포가 성숙하는 과정은 다음과 같다. 먼저 골수에서 생성된 조혈모세포가 혈액을 통해서 흉선으로 이동한다. 흉선에서 T 세포 전구세포에서는 T세포수용체(TCR) 유전자가 재배열되는데, 이중 음성 T 세포가 이중 양성 T 세포가 되고, 이후로 단일 양성 T 세포가 된다.

정답해설

ㄱ. HIV는 CD4를 갖는 T 세포에 감염한 후 파괴시켜 인체의 면역력을 저하시키는 바이러스이다. A 구역의 세포들은 T_h 세포이므로 HIV의 주요 표적세포가 된다.
ㄷ. T세포 중에서 세포를 사멸시킬 수 있는 세포는 세포독성 T세포(CTL)이다. 세포독성 T세포는 세포막에 CD8은 가지고 있지만 CD4는 가지고 있지 않으므로 주로 D 구역에 존재한다.

오답해설

ㄴ. C 구역에는 이중 음성 T세포가 존재하는데, 이중 음성 T세포의 T세포수용체(TCR) 유전자는 유전자재배열이 아직 일어나지 않았다. 따라서 C 구역에 있는 세포들은 유전적으로 서로 동일하다.

200 지식중심

정답 ②

자료해석

이 문제는 T림프구의 활성화를 위해 항원제시세포가 항원을 처리하고 제시하는 과정에 대해 이해하고 있는지 확인하기 위한 이해형문제이다. 항원처리 경로는 세포 외 혹은 세포 내에서 유래된 단백질 항원을 단백질 조각(펩티드)으로 분해하고 이들 펩티드를 MHC 분자에 결합시켜 T림프구에 제시하는 것이다. 모든 유핵 세포는 자신이 생산하는 단백질 샘플을 토막 내어 Ⅰ형 MHC 분자에 결합 후 세포막에 제시한다. $CD8^+$ T세포는 세포질 단백질에서 유래되고 Ⅰ형 MHC 분자를 통해 제시되는 펩티드를 인식한다. 수지상세포나 대식세포는 식세포작용을 통해 섭취한 항원을 가공한 후 2형 MHC 분자에 결합시켜 세포막에 제시한다. $CD4^+$ T세포는 세포 내로 이입된 세포외 단백질로부터 유래되고 Ⅱ형 MHC 분자에 의해 제시되는 펩티드를 인식한다.

정답해설

ㄱ. 문제에서 제시한 그림을 살펴보면 단백질 조각이 CD8 결합부위를 가지는 MHC 분자, 즉 Ⅰ형 MHC 분자에 제시되고 있는 것을 확인할 수 있다.

ㄹ. 세포 X 표면에 MHC 분자에 결합한 상태로 제시되는 단백질 조각은 T림프구(흉선에서 성숙하는 림프구)의 T세포 수용체(TCR)에 의해 인식된다.

오답해설

ㄴ. 적혈구는 핵을 갖고 있지 못하므로 Ⅰ형 MHC 분자를 통해 항원을 제시할 수 없다.

ㄷ. 위 과정은 말초 림프조직뿐만 아니라 감염 장소(각 세포가 위치하는 조직 부위)에서도 일어난다.

201 지식중심

정답 ④

자료해석

이 문제는 미감작 T림프구의 활성화에 대해 이해하고 있는지 확인하기 위한 이해형문제이다. 림프절과 같은 말초 림프기관에서 항원제시 수지상세포는 미감작 T림프구(naive T lymphocyte)와 상호작용한다. 미감작 $CD4^+$ T림프구(㉢)는 2종 MHC 분자에 결합한 항원 펩티드와 상호작용하고, 미감작 $CD8^+$ T림프구(㉡)는 1종 MHC 분자에 결합한 항원 펩티드와 상호작용한다. 미감작 T림프구의 T세포 수용체(TCR)가 MHC분자에 결합되어 있는 항원 펩티드와 결합하면, 미감작 T림프구는 활성화 반응을 진행한다. 활성화된 T세포는 유전적으로 동일한 딸세포를 많이 만들어내기 위해 분열하는데, 이를 클론 확장이라고 한다. 활성화된 $CD8^+$ T림프구가 클론 확장을 거칠 때, 딸세포들은 세포독성T세포(cytotoxic T cell, CTL)(㉣)로 분화한다. 활성화된 $CD4^+$ T림프구가 클론 확장을 거칠 때, 딸세포들은 도움T세포(helper T cell)(㉤)로 분화한다.

정답해설

④ ㉡과 ㉢을 포함하는 모든 유핵세포는 세포막에 1종 MHC 유전자를 발현한다.

오답해설

① 세포 ㉠(수지상세포)은 부모가 물려준 T세포 수용체(TCR) 유전자를 그대로 가지고 있지만, 세포 ㉡(미감작 $CD8^+$ T림프구)은 성숙과정 중에 재배열이 일어난 T세포 수용체 유전자를 가지고 있다.

② 위의 현상은 병원균의 감염이 일어난 피부와 같은 상피조직에서 일어나는 것이 아니라, 림프절과 같은 말초 림프조직에서 주로 일어난다.

③ ㉢(미감작 $CD4^+$ T림프구)은 세포막에 CD8 단백질을 가지고 있지 않고 CD4 단백질을 가지고 있다.

⑤ ㉤(도움T세포)이 표적세포를 활성화시키고, ㉣(세포독성T세포)은 표적세포를 죽인다.

202 지식 중심

정답 ②

자료해석

이 문제는 항원제시세포(대식세포)와 도움T세포(T_H 세포) 간의 상호작용에 대해 이해하고 있는지 확인하기 위한 이해형문제이다. 항원에 결합하고 있는 분비 항체(㉠)는 대식세포 표면에 존재하는 수용체에 결합한 후 세포 내로 도입된다(옵소닌 작용). 세포 내로 들어온 항원(단백질)은 리소좀 효소에 의해 펩티드로 가수분해 된 후 세포 표면에 제시된다. 이렇게 Ⅱ형 MHC 분자(㉡)에 결합된 상태로 세포 표면에 제시되고 있는 항원 펩티드는 도움T세포의 T세포 수용체(㉢)에 의해 인식되고 결합한다.

정답해설

ㄴ. ㉡은 세포 표면에 항원 펩티드를 제시해주는 MHC 분자인데, 도움T세포(T_H 세포)의 T세포 수용체(㉢)에 항원 펩티드를 제시해주므로 Ⅱ형 MHC 분자라는 것을 알 수 있다.

오답해설

ㄱ. ㉠은 옵소닌 작용에 관여하는 분비 항체로서, IgG가 대표적인 예이다. IgD는 분비 항체가 아니고 세포막에서 B세포의 항원수용체로서 역할을 수행하는 막단백질이다.

ㄷ. ㉢(T세포 수용체)은 단백질 항원의 3차 구조를 인식하지 못한다. 대신, MHC 분자와 결합된 가공된 펩티드의 아미노산 서열을 인식한다.

203 지식 중심

정답 ④

자료해석

이 문제는 세균에 대한 체액성 면역반응에 대해 이해하고 있는지 확인하기 위한 이해형문제이다. 감염된 세균은 세균 표면의 항원에 특이적인 항원수용체(㉠)를 가지고 있는 미감작 B세포(ⓐ)에 직접 인식되어 결합한 후 세포 내부로 유입되어 가공되는데, 그 후 2종 MHC 분자는 가공되어 형성된 항원 펩티드를 세포 표면에 제시한다. 항원제시세포인 B세포 상에 존재하는 2종 MHC 분자-항원 펩티드 복합체는 도움T세포 상에 존재하는 알맞은 수용체와 상호작용하는데, 이러한 상호작용으로 인해 B세포는 활성화된다. 활성화된 B세포는 유전적으로 동일한 딸세포를 많이 만들어내기 위해 분열하는데, 이를 클론확장이라고 한다. 클론확장을 거칠 때, 딸세포 중 일부는 형질세포로 분화하여 방대한 양의 항체를 분비한다. 분비된 항체는 항원을 중화하거나 옵소닌으로 작용하고, 보체를 활성화(㉢)시키기도 하는 등 여러 체액성면역의 효과기작을 야기한다.

정답해설

④ 자료해석에서 살펴본 바와 같이, 세포 ⓐ(항원제시세포로 활성화된 B세포)의 항원수용체는 항원(감염된 세균)을 직접 인식하여 결합한다. 그 후 항원은 세포 내부로 유입되어 가공되는데, 가공된 항원은 2종 MHC 분자와 결합된 상태로 세포 표면에 제시하게 된다. 또한 세포 ⓐ는 유핵세포이므로 1종 MHC 분자를 발현한다.

오답해설

① (가) 과정에서 세포 ⓐ의 항원수용체는 항원(감염된 세균)을 직접 인식한다. 즉, (가) 과정에서 세포 ⓐ는 항원제시세포에 의해 가공된 항원을 인식하지 않는다. 항원제시세포에 의해 가공된 항원은 T세포에 의해 인식된다.

② ㉠과 ㉡의 항원 특이성은 서로 동일하다.

③ (가)와 (나) 과정은 상처 난 손가락의 피부 조직에서 일어나는 것이 아니라, 상처 난 부위와 가까운 말초림프조직(림프절 등)에서 일어난다.

⑤ 문제에서 주어진 자료를 살펴보면, ㉢은 단량체이고 옵소닌으로도 기능을 수행하므로 IgM이 될 수 없다.

204 추론 중심

정답 ④

자료해석

이 문제는 MHC 제한(MHC restriction)에 대해 이해하고 있는지 확인하기 위한 분석 · 종합 · 평가형문제이다. 골수의 줄기세포로부터 유래된 T세포 전구세포는 흉선으로 이동하여 T세포 수용체를 발현하고 양성선택과 음성선택 과정을 거치면서 미감작 T세포로 성숙한다. 양성선택은 흉선의 피질세포가 제시하고 있는 자가 MHC를 인식하는 T세포를 생존시키는 과정으로, 자가 MHC를 인식하지 못하는 T세포는 사멸하게 된다. 양성선택 과정이 끝난 후, 자기항원을 제시하고 있는 흉선 수질의 수지상 세포에 의해 음성선택 과정이 일어난다. 이 과정에서 수지상세포가 제시하는 자기항원을 인식하게 되면, 그 T세포는 제거된다. 따라서 성숙을 끝내고 순환계로 들어가는 성숙 T림프구는 자신의 MHC 분자를 통해 외래 항원(항원 펩티드)을 제시하는 항원제시세포만 인식하고 반응할 수 있다.

문제에서 제시한 <실험 결과>를 살펴보면, LCM 바이러스-감염에 의해 활성화된 비장세포(세포독성T세포)는 자신의 MHC 유전자형과 동일한 MHC 유전자형을 가지는 LCMV-감염 ^{51}Cr-표지 표적세포만을 공격하여 살해하는 것을 확인할 수 있다.

정답해설

ㄱ. A의 경우 LCM 바이러스-감염에 의해 활성화된 비장세포(세포독성 T 세포)의 MHC 유전자형은 H-2^d이고 LCMV-감염 ^{51}Cr-표지 표적세포의 유전자형은 H-$2^{b/d}$이므로 H-2^d가 서로 일치한다. 따라서 비장세포가 표적세포를 인식할 수 있어 공격하고 파열시킬 수 있다. B의 경우 LCM 바이러스-감염에 의해 활성화된 비장세포(세포독성T세포)의 MHC 유전자형은 H-2^b이고 LCM-감염 ^{51}Cr-표지 표적세포의 유전자형은 H-2^d이므로 MHC 유전자형이 서로 다르다. 따라서 비장세포가 표적세포를 인식할 수 없어 공격하고 파열시킬 수 없다. 따라서 A는 '+'이고, B는 '−'이라는 설명은 옳다.

ㄷ. <실험 결과>를 살펴보면, ㉡(B10[H-2^b]인 마우스)에서 분리한 비장세포는 LCMV-감염 ^{51}Cr-표지 표적세포(B10[H-2^b])를 살해한 것을 확인할 수 있다. 이러한 결과는 ㉡의 비장에 LCMV 유래 펩티드를 인식하는 CD8^+ T세포가 존재했었다는 것을 말해준다.

오답해설

ㄴ. 항원제시세포(LCMV가 감염된 세포)가 항원(이 경우 내인성항원임)을 제시할 때, LCMV의 항원 단백질(감염세포 내부에서 만들어진 LCMV 단백질)을 프로테아좀에서 분해하여(가공하여) 생성된 항원 펩티드를 소포체로 보내어 소포체에서 1종 MHC 분자와 결합시킨 후 세포 표면에 제시한다. 따라서 ㉠은 리소좀에서 가공된 펩티드 항원을 H-2^k MHC 분자에 표지한 후 세포 표면에 제시한다는 설명은 옳지 않다.

205 추론 중심

정답 ④

자료해석

이 문제는 종양면역에 대해 이해하고 있는지 확인하기 위한 분석·종합·평가형문제이다.

종양은 체세포 돌연변이(somatic mutation)의 결과로 발생한다. 돌연변이 결과로 정상 조직세포에서는 발견되지 않는 신생항원(neoantigen)이 생성되는데, 이를 종양항원(tumor antigene)이라고 한다. 문제에서 주어진 실험을 살펴보면, 화학적 돌연변이원인 MCA(methylcholanthrene)에 의해 생쥐 X와 Y에서는 종양 A와 종양 B가 각각 유도되었다. 생쥐 X에 유도된 종양을 제거한 후 종양 A 유래의 종양세포를 이식하였을 때 종양이 다시 증식하지 못했는데, 이러한 결과는 생쥐 X에서 생성된 종양 A에 대한 기억세포가 종양 A 유래의 종양세포의 증식을 막았기 때문이다. 반면에 생쥐 Y에 유도된 종양을 제거한 후 종양 A 유래의 종양세포를 이식하였을 때 종양이 다시 증식하였는데, 이러한 결과는 생쥐 Y에서 생성된 종양 B에 대한 기억세포는 종양 A 유래의 종양세포의 증식을 막지 못했기 때문이다.

정답해설

ㄱ. 종양에 대한 면역반응은 세포독성T세포(CTL)가 관여하는 세포성면역이다. 따라서 생쥐 ㉠의 항원제시세포는 1종 MHC 분자에 종양 A의 종양항원을 제시하여 미감작 $CD8^+$ T세포를 세포독성T세포로 분화시켰을 것이다.

ㄷ. 자료해석에서 살펴본 바와 같이, 문제에서 제시한 실험을 통해 한 생쥐에서 화학적으로 유도된 종양에 대한 기억세포는 동일 발암원에 의해 다른 생쥐에서 유도된 다른 종양에 대해서 2차 면역반응을 일으키지 않는다는 것을 알 수 있다.

오답해설

ㄴ. <실험 결과>을 통해 생쥐 ㉡은 종양 A의 종양항원에 대한 기억세포를 가지고 있지 않다는 것을 알 수 있다. 하지만, 생쥐 ㉡은 종양 B의 종양항원에 대한 기억세포를 가지고 있을 것이다.

206 추론 중심

정답 ①

자료해석

이 문제는 중쇄 동형전환(class switching)에 대해 이해하고 있는지 확인하기 위한 이해형문제이다. 그림 (나)의 중쇄 동형전환(isotype switching)은 B세포가 형질세포로 분화되어가는 도중에 항체 중사슬 유전자의 변이부위가 재배열되는 현상으로, 중쇄 동형전환 결과 형성된 항체 중사슬 유전자는 γ, α, ε 등의 중쇄 동형(isotype)을 생산한다. 생산된 중쇄의 동형에 따라 형질세포는 IgG나 IgA, IgE 등의 항체를 분비한다. 중쇄 동형전환이 일어나기 위해서는 보조T세포가 분비한 IFN-γ나 IL-4 등의 사이토카인의 자극이 필요하다. 그림 (가)의 세포 A를 살펴보면 B세포수용체(BCR)을 가지고 있으므로 미감작 B세포로 추정되며, 세포 B를 살펴보면 T세포수용체(TCR)과 CD8을 가지고 있으므로 미감작 $CD8^+$ T세포로 추정된다.

정답해설

ㄱ. 골수 전구세포가 미감작B세포(naive B lymphocyte)로 성숙되는 과정에서 항체(중쇄) 유전자는 변이부위에서 재배열이 일어나 일부 부위가 결손되므로 작은 변이 부위를 갖게 된다. 하지만 성숙 중인 B세포가 아닌 나머지 모든 신체의 세포는 항체(중쇄) 유전자의 변이부위에서의 재배열은 일어나지 않으므로 온전한 긴 변이부위를 가지고 있다. 따라서 ㉠ 부위의 DNA 크기는 세포 A(미감작B세포)가 세포 B(미감작T세포)보다 더 작을 것이다.

오답해설

ㄴ. ⓐ 과정은 골수에서 일어나지 않고 말초 림프조직에서 일어난다.

ㄷ. IgG는 분비성 항체이다. 따라서 IgG의 중사슬을 암호화하는 유전자는 ㉡ 부위(불변부위)에 막관통 영역에 대한 서열을 가지고 있지 않을 것이다.

207 추론 중심

정답 ④

자료해석

이 문제는 합텐에 대해 이해하고 있는지 확인하기 위한 분석·종합·평가형문제이다. 문제에서 제시한 실험을 살펴보면, 비단백질성의 작은 유기분자인 DNP(dinitrophenol)는 스스로는 항체 생산을 유도하지 못하지만, BGG(bovine gamma globulin) 단백질에 공유결합된 형태(BGG-DNP)이거나 OVA(ovalbumin) 단백질에 공유결합된 형태(OVA-DNP)일 경우에는 항체 생산을 유도할 수 있다는 것을 확인할 수 있다. 이것은 DNP가 면역반응을 유발하는 면역원성(immunogenicity)은 가지고 있지 않지만, 항체에 의해 인지되는 항원성(antigenicity)을 가지고 있다는 것을 말해준다. 이러한 DNP와 같은 비단백질성의 작은 유기분자를 합텐(hapten)이라고 한다. 그리고 BGG나 OVA와 같이 합텐과 결합하여 합텐에 대한 항체의 생성을 유도하는 단백질을 운반자(carrier)라고 한다.

정답해설

ㄱ. 실험을 통해 DNP는 스스로는 항체 생산을 유발하지 못하지만 BGG나 OVA에 공유결합된 형태일 때에는 항-DNP 항체 생산을 유발할 수 있다는 것을 알 수 있는데, 이러한 결과를 통해 DNP에 대한 항체가 만들어지기 위해서는 수지상세포(항원제시세포)와 T세포, B세포의 작용이 필요하다는 것을 알 수 있다.

ㄷ. 생쥐 ㉠은 BGG(bovine gamma globulin) 단백질에 DNP가 공유결합된 형태(BGG-DNP)의 항원을 2번에 걸쳐 주사한 생쥐인데, 이 생쥐에서는 항-DNP 항체가 생산된 것을 확인할 수 있다. 이러한 결과는 생쥐 ㉠은 BGG 특이적인 $CD4^+$ T세포를 가지고 있다는 것을 말해준다.

오답해설

ㄴ. 그룹 Ⅳ에서 생산된 항-DNP 항체(㉡)는 2차 면역반응을 통해 생성된 것이 아니라, 1차 면역반응을 통해 생성된 것이다.

208 추론 중심

정답 ⑤

자료해석

본 문항은 알러지(allergy)에 대해 이해하고 있는지 확인하기 위한 분석·종합·평가형문제이다. 알러지는 알레르겐(allergen)의 자극으로 염증반응이 과도하게 일어날 때 발생한다. 알러지가 일어나기 위해서는 알레르겐(알레르기항원)의 1차 침입을 통해 생성된 IgE가 피하에 존재하는 비만세포에 부착한 상태로 존재해야만 한다. 이런 상태에서 동일 알레르기항원이 다시 침입을 하여 비만세포 표면에 부착되어 있는 IgE에 결합하게 되면, 비만세포에서 과도한 히스타민 등이 방출된다. 이렇게 방출된 히스타민 등은 부종, 고열, 과한 통증 등 알러지의 특징적인 반응을 유발하게 된다.

문제에서 제시한 실험을 살펴보면, 처리 Ⅰ(비만세포에 IgE를 다량 처리하여 IgE를 수용체에 결합시킴)의 결과와 처리 Ⅱ(수용체에 결합하고 있는 2개의 IgE를 교차결합으로 연결시킴)의 결과, 그리고 처리 Ⅲ(IgE 수용체에 대한 항체를 처리하여 2개의 수용체에 동시에 결합하게 함)의 결과를 비교해보았을 때 비만세포 내에서 분비소낭과 세포막이 융합하기 위해서는 2개의 IgE 수용체가 교차결합을 해야 함을 알 수 있다. 또한 처리 Ⅳ(칼슘 아이오노포어(ionophore) 처리)의 결과를 통해 비만세포 내의 $[Ca^{2+}]$의 증가가 분비소낭과 세포막의 융합을 일으킨다는 것을 알 수 있다.

정답해설

ㄱ. 자료해석에서 살펴본 바와 같이, 문제에서 제시한 실험을 통해 IgE 수용체의 이량체화가 일어나야만 히스타민이 분비된다는 것을 알 수 있다.

ㄴ. 특정 항원수용기(epitope)가 한 개만 존재하는 항원은 비만세포에서 IgE 수용체의 이량체화를 일으킬 수 없을 것이므로 히스타민 분비가 일어나지 못할 것이다.

ㄷ. 자료해석에서 살펴본 바와 같이, 문제에서 제시한 실험을 통해 비만세포 내 칼슘농도가 증가하면서 히스타민이 방출된다는 것을 알 수 있다. 저칼슘혈증의 경우는 적절한 알레르겐의 자극이 있다고 하더라도 세포 외부에서의 칼슘이온의 유입이 충분히 일어나지 못해 히스타민 분비가 충분히 일어나지 못할 것이다. 그로 인해 염증 반응이 저하될 수 있다.

209 추론 중심

정답 ③

자료해석

이 문제는 바이러스에 대한 방어반응에 대해 이해하고 있는지를 확인하기 위한 이해형문제이다. 그림에서 (가)는 CTL이고 (나)는 NK 세포이다. 바이러스에 감염된 세포의 표면에 존재하는 MHC 분자인 ㉠은 1종이고 대식세포 표면에 존재하는 MHC 분자인 ㉡은 2종 MHC 분자이다.

정답해설

③ (다)의 예로 IgG와 IgM를 들 수 있다.

오답해설

① (가)는 세포독소를 분비하여 바이러스 감염세포를 특이적으로 사멸시키는 세포독성 T세포(CTL)이고, (나)는 항체 매개로 바이러스 감염세포를 사멸시키는 자연살해(NK) 세포이다.

② ㉠은 1종 MHC 분자이고, ㉡은 2종 MHC 분자이다.

④ ㉢은 표적세포를 비특이적으로 활성화시키는 역할을 하는 INFγ 이다.

⑤ (라)는 세포 내부로 도입된 후 리소솜으로 보내져 분해되는데, 리소솜에서 2종 MHC 분자에 표지되어 세포 표면에 제시된다.

210 추론 중심

정답 ③

자료해석

이 문제는 이식거부반응에 대해 이해하고 있는지 확인하기 위한 분석·종합·평가형문제이다. 유전학적으로 서로 관련이 없는 사람에게 이식편을 이식하면 이식된 이식편이 죽게 되고 떨어져 나가는데 이를 거부(rejection)이라 한다. 이식편 거부는 근본적으로는 T세포에 의해서 매개된 면역반응이다. 동종이식의 경우는 피부를 이식하면, 이식편이 초기에는 붙어 있다가 이식 후 12~14일 정도가 되면 거부되는데, 이러한 반응을 1차 거부(first-set rejection)이라 한다. 이전에 이식편을 거부하였던 수혜자에게 같은 공여자의 피부를 재이식하는 경우 이식편은 보다 더 빨리(6~8일) 거부되는데, 이를 2차 거부(second-set rejection)라 한다. 문제에서 주어진 <실험 결과>를 살펴보면, <실험 과정> (가)에서 거부반응을 일으킨 토끼 X(㉠)는 A 혈통의 피부조직에는 거부반응을 보이지 않았지만 C 혈통의 피부조직에는 1차 거부를 일으켰고 B 혈통의 피부조직에는 2차 거부를 일으킨 것을 확인할 수 있다. 이러한 결과는 (가) 과정에서 토끼 X에 이식한 피부조직은 B혈통 토끼의 피부조직임을 말해준다.

정답해설

ㄱ. 자료해석에서 살펴본 바와 같이, 실험을 통해 (가) 과정에서 토끼 X에 이식한 피부조직은 B혈통 토끼의 피부조직임을 알 수 있다. 따라서 <실험 과정> (가)에서 거부반응을 일으킨 토끼 X(㉠)는 B 혈통 토끼의 피부조직에 대한 기억T세포를 가지고 있을 것이다.

ㄴ. 문제에서 주어진 실험을 살펴보면, <실험 과정> (가)에서 거부반응을 일으킨 토끼 X(㉠)는 A 혈통의 피부조직에는 거부반응을 보이지 않은 것을 확인할 수 있다. 이러한 결과는 토끼 X의 MHC 유전자형은 A~C 혈통 중 A 혈통 토끼의 MHC 유전자형과 가장 유사하다는 것을 말해준다.

오답해설

ㄷ. 토끼 X에 이식된 동종이식편에 특이적인 미감작 림프구(naive lymphocyte)의 효과 세포(effector cell)로의 분화는 이식편 내부에서 일어나는 것이 아니라, 림프절과 같은 말초림프조직에서 일어난다.

211 추론 중심

정답 ④

자료해석

조직이식거부반응의 주원인은 MHC 분자의 불일치 때문이다.

이식된 공여자 생쥐 조직의 세포표면에는 공여자 생쥐의 MHC형이 존재한다. 수여자 생쥐의 T세포는 수여자의 흉선에서 양성선택과 음성선택 반응을 거쳐 성숙이 일어났다. 그러므로 수여자의 T세포는, 공여자의 MHC 분자가 수여자의 MHC와 일치하지 않을 경우 공여자의 조직을 비자기로 인식하여 공격한다. 즉, 공여자 생쥐의 MHC형과 수여자 생쥐의 MHC형이 일치하면 조직이식거부반응이 일어나지 않고, 일치하지 않으면 조직이식거부반응이 일어난다.

(가)의 경우 공여자 생쥐 조직의 MHC형은 MHC^{a}이다. 수여자 생쥐의 경우도 같은 MHC^{a}이므로 이때 조직이식거부반응이 일어나지 않는다. (나)의 경우 공여자 생쥐 조직의 MHC형은 MHC^{a}이다. 수여자 생쥐의 MHC형은 MHC^{b}이므로 이때 조직이식거부반응이 일어난다. (다)의 경우 공여자 생쥐 조직의 MHC형은 MHC^{a}이다. 수여자 생쥐의 MHC형은 $MHC^{a\times b}$이므로 이 때 수여자의 T세포가 이식된 조직의 MHC^{a}를 자신의 것으로 인식하여 조직이식거부반응이 일어나지 않는다.(㉠) (라)의 경우 공여자 생쥐 조직의 MHC형은 $MHC^{a\times b}$이다. 수여자 생쥐의 MHC형은 MHC^{a}이므로 이 때 수여자의 T세포가 이식된 조직의 MHC^{b}를 비자기로 인식하여 조직이식거부반응이 일어난다.

정답해설

ㄱ. (다)의 경우 공여자 생쥐 조직의 MHC형은 MHC^{a}이다. 수여자 생쥐의 MHC형은 $MHC^{a\times b}$이므로 이 때 수여자의 T세포가 이식된 조직의 MHC^{a}를 자신의 것으로 인식하여 조직이식거부반응이 일어나지 않는다. 즉, ㉠은 ×이다.

ㄷ. (라)의 경우 공여자 생쥐 조직의 MHC형은 $MHC^{a\times b}$이다. 수여자 생쥐의 MHC형은 MHC^{a}이므로 이 때 수여자의 T세포가 이식된 조직의 MHC^{b}를 비자기로 인식하여 조직이식거부반응이 일어난다는 보기의 설명은 옳다.

오답해설

ㄴ. 조직이식거부는 MHC 분자의 불일치 때문이다. 따라서 공여자와 수여자의 다른 모든 유전자가 일치하고 MHC의 유전자만 차이가 생긴다 하더라도 조직이식거부는 일어난다. (나)의 경우는 공여자 생쥐와 수여자 생쥐의 MHC형이 다른 경우이다. 그러므로 다른 모든 유전자가 일치한다 하더라도 조직이식거부는 일어난다.

212 추론 중심

정답 ②

자료해석

그림에서 그레이브스병을 유발하는 갑상선자극호르몬수용체(TSHR)에 대한 항체가 태반을 통과하여 이동하므로, IgG일 가능성이 높다. 태아로 넘어간 TSHR에 대한 항체가 태아의 갑상선을 자극하여 태아에게서도 갑상선기능항진증이 나타난다. 하지만 출생 후 엄마의 항체가 사라짐에 따라 증상도 사라지게 된다.

정답해설

ㄴ. 산모의 흉선과 골수에서는 TSHR을 특이적으로 인식하는 항원수용체를 가지는 미성숙림프구(B세포, T세포)가 제거되지 못했기 때문에 TSHRAb가 생산될 수 있었다.

오답해설

ㄱ. TSHRAb는 태반을 통과할 수 있어야 하므로, IgM형은 될 수 없다. TSHR에 대한 항체는 IgG형이다.

ㄷ. 정상 유전자형의 그레이브스병 신생아는 처음에는 갑상선자극호르몬(TSH)의 혈장 농도가 정상인보다 낮은 수준을 보이지만 시간이 지남에 따라 곧 정상수준으로 회복된다.

213 추론 중심

정답 ⑤

자료해석

이 문제는 중증 근무력증(myasthenia gravis)에 대해 이해하고 있는지 확인하기 위한 적용형문제이다. 중증 근무력증은 신경근육접합부에 발생하는 질병 중 가장 흔하고 대표적인 질병인데, 신경근육접합부(neuromuscular junction)는 말초신경의 신경말단(nerve ending)과 근육섬유의 종판(end plate)으로 구성된 생리학적 구조이다. 중증 근무력증 환자는 운동종판에 존재하는 아세틸콜린 수용체(ACh receptor)에 대한 특이 항체(항 ACh 수용체 IgG)를 생산하는데, 이 항체로 말미암아 신경근육접합부에서 신호전달이 방해받아 안검하수, 근육 약화, 피로감 등의 증상이 나타나게 된다.

정답해설

ㄱ. 중증 근무력증 환자에서 분리한 혈청에는 항 ACh 수용체 IgG가 존재하므로, 이것을 정상인의 근육세포추출물과 섞어주면 항원-항체 반응이 일어나 면역침전(immunoprecipitation)이 일어난다.

ㄴ. 아세틸콜린에스터라아제는 신경연접에서 아세틸콜린을 분해한다. 아세틸콜린에스터라아제 억제제는 분비된 아세틸콜린이 오랫동안 작용하여 신경근육접합부에서의 신경전달을 강화시키므로 중증 근무력증 완화에 효과를 낼 수 있다. 그러나 치료효과를 나타낼 수 있는 농도 범위가 매우 좁으므로 유의해야 한다.

ㄷ. 문제에서 제시한 자료를 살펴보면, 중증 근무력증 환자의 경우는 ACh 수용체에 대한 자가항체(항-ACh 수용체 IgG)가 생산되어 분비된 ACh의 결합을 차단한다거나 ACh 수용체의 수가 감소하게 함으로써 증상이 나타난다는 것을 추정할 수 있다. 중증 근무력증 환자에서 분리한 혈청에는 ACh 수용체에 대한 자가항체가 포함되어 있으므로, 분리한 혈청을 면역반응이 억제된 실험동물에 주사하면, 중증 근무력증과 유사한 증상이 나타날 수 있다.

214 지식중심

정답 ④

자료해석

이 문제는 환경온도에 따른 상대적대사율의 변화양상을 보고 외온동물과 내온동물을 구분하고 그들에 대한 지식을 활용하는 적용형문제이다. 동물 A는 환경의 온도가 증가함에 따라 대사율이 거의 비례하여 증가하므로 외온동물이다. 동물 B는 하한임계온도와 상한임계온도가 있는 내온동물이다. 임계온도보다 아래로 환경온도가 내려가면 체온을 높이기 위해 대사율이 증가한다. 또한 상한임계온도이상으로 환경온도가 올라가면 열을 방출하기 위해 대사율이 증가한다.

정답해설

ㄱ. 동물 A는 외온동물이고, 동물 B는 내온동물이다. 주어진 그래프에서 A의 대사율과 B의 대사율을 보면 모든 온도에서 A의 대사율이 더 낮다. 이것은 외온동물인 A가 체온유지를 위해 주로 환경의 온도를 이용하기 때문에 항온동물 B에 비해서 비교적 에너지를 소모하지 않기 때문이다. 즉, 외온동물(A)이 항온동물(B)보다 체온조절에 에너지를 적게 사용한다.

ㄷ. 추운지방에 사는 내온동물은 열을 빼앗기지 않기 위해 몸통이 크고 몸의 말단이 작다. 이는 알렌의 법칙인데, 이 법칙에 의하면 일반적으로 북방(고위도, 저온)에 사는 동물일수록 몸의 체표면에 부착된 부속기관(귀, 꼬리, 목)이 작거나 짧다. 그러므로 추운 지방의 B는 더운 지방의 B보다 몸통이 크고 몸의 말단이 작아져있다.

오답해설

ㄴ. 동물 B는 내온동물이다. 그러므로 하한임계온도 아래로 환경의 온도가 내려가면 체온을 높이기 위해 대사율이 증가한다. 30℃는 온도중립범위 내에 해당하고 26℃는 하한임계온도에 가까운 온도이다. 따라서 동물 B는 26℃에 위치할 때 자신의 정상 체온을 유지할 수 있다.

215 지식중심

정답 ②

자료해석

이 문제는 내온동물의 체온조절에 대해 이해하고 있는지 확인하기 위한 적용형문제이다. 어떻게 체온조절을 하는가에 따라서 동물은 내온동물(endotherm)과 외온동물(ectotherm)로 나눈다. 내온동물은 물질대사에 의해 생성된 열에 의해서 체온을 조절하는 동물로 조류와 포유류가 해당한다. 외온동물은 주위에서 열을 흡수하여 자신을 따뜻하게 하는 동물로 양서류와 파충류, 어류, 무척추동물 등이 여기에 해당한다. 또한 체온의 가변성에 따라 항온동물(homeotherm)과 변온동물(poikilotherm)로 나누는데, 항온동물은 체온을 일정하게 유지하는 동물로, 내온동물은 대부분 항온동물이다. 변온동물은 환경의 온도변화에 맞추어 체온을 변화시키는 동물인데, 외온동물은 대부분 변온동물이다.
문제에서 제시한 그래프 자료를 살펴보면, 포유동물 B가 포유동물 A에 비해서 주변 환경의 온도가 낮아졌을 때 더 민감하게 대사율 증가가 일어난 것을 확인할 수 있다. 이를 통해 포유동물 B는 포유동물 A에 비해서 주변 환경의 온도가 더 높은 곳에 서식한다는 것을 추정할 수 있다. 주변 환경의 온도가 더 높은 곳에 서식하는 동물(고온 적응 동물)은 주변 환경의 온도가 더 낮은 환경에 서식하는 동물(저온 적응 동물)에 비해서 피하지방과 두꺼운 가죽 등이 발달되어 있지 않을 것이고, 몸의 말단부가 커 열이 잘 발산되도록 적응되어 있을 것이다.

정답해설

ㄴ. 자료해석에서 살펴본 바와 같이, 문제에서 제시한 자료를 통해 포유동물 A(저온에 적응한 동물)가 포유동물 B(고온에 적응한 동물)보다 더 많은 지방과 두꺼운 가죽을 가졌을 것임을 알 수 있다.

오답해설

ㄱ. 문제에서 제시한 그래프를 살펴보면, 포유동물 A와 B는 모두 주변 환경의 온도가 낮아짐에 따라 자신의 체온을 유지하기 위해 대사율이 높아지는 것을 알 수 있다. 즉, A와 B는 모두 항온동물(homeotherm)이다.

ㄷ. 역류열교환장치에서는 몸 말단으로 혈액을 보내는 동맥과 심장으로 혈액을 되돌려 보내는 정맥이 서로 맞닿아 혈액이 서로 반대 방향으로 흐르게 하는데, 이렇게 함으로써 온도가 높은 동맥에서 정맥으로 열을 제공함으로 정맥의 온도가 높아진 상태로 몸 중심부(몸통)로 보내지므로 상대적으로 열손실을 줄일 수 있게 하는 시스템이다. 이는 온도가 낮은 상황에서 열손실을 줄이고 체온을 높은 상태로 유지하는데 유리한 시스템이고, 따라서 역류열교환장치는 온도가 감소할수록 더 효율적일 것이다.

216 지식 중심

정답 ③

자료해석

이 문제는 내온동물의 체온조절에 대하여 이해하고 있는지 확인하기 위한 적용형문제이다. 문제에서 제시한 자료를 살펴보면, 동물 X는 시상하부의 온도가 설정점보다 내려가면 대사율이 증가되는 것을 확인할 수 있는데, 이러한 반응은 대사활동으로 열을 만들어내거나 열손실에 대한 적극적인 대응 메카니즘을 사용하여 체온을 조절하는 동물인 내온성 동물에서 볼 수 있다. 내온성 동물은 피부에서 주변 온도를 감지하여 이것을 피드포워드(feedforward) 정보로 이용한다. 즉 주변 온도로 인해 예상되는 온도 변화를 대비하기 위해 미리 온도조절반응을 활성화시키는데, 이것은 피부 온도가 시상하부의 설정점을 변화시킴으로써 나타난다. 설정점은 피부가 차가울 때는 높고, 피부가 따뜻할 때는 낮다.

정답해설

ㄷ. 감염이 일어나면 내인성 발열물질(endogenous pyrogen)에 의해 시상하부의 온도 설정점이 상승하여 오한을 느끼고 발열이 일어난다. A→B로의 주변 온도 변화 또한 설정점의 변화로 대사율이 상승하며 열 생산이 증가한다.

오답해설

ㄱ. 설정점은 피부온도를 피드포워드(feedforward) 정보로 하여 주변 온도에 대비하기 위해 변화한다. A는 주변의 온도가 25℃일 때, B는 5℃일 때의 그래프이다. 시상하부의 온도 설정점은 A일 때 약 36℃이며 B일 때 약 38℃이다.

ㄴ. 문제에서 주어진 그래프를 살펴보면, 동물 X는 시상하부의 온도가 설정점보다 내려가면 대사율이 증가되는 것을 확인할 수 있다. 따라서 동물 X는 체온이 낮아지면 대사활동을 통해 열을 만들거나 열손실에 대한 대응 메카니즘을 사용하여 체온을 정상수준으로 회복할 수 있는 내온성 동물이다.

217 추론 중심

정답 ②

자료해석

이 문제는 갈색지방에 대해 이해하고 있는지 확인하기 위한 이해형문제이다. 추위를 감지했을 때 교감신경이 활성화되어 교감신경 말단에서 노르에피네프린(가)이 분비되면 갈색지방 세포는 써모제닌(thermogenin)이라는 단백질(짝풀림 단백질)(나)의 발현을 증가시키고 저장하고 있던 중성 지방을 지방산으로 분해해 미토콘드리아에서 양성자 기울기 생성에 이용한다. 짝풀림 단백질은 미토콘드리아 막간 강에 농축된 양성자가 ATP 합성효소를 통하지 않고 미토콘드리아 기질로 다시 돌아갈 수 있는 우회 경로를 제공함으로써 양성자 농도구배에 의해 형성된 에너지를 열로 방출하게 한다.

정답해설

ㄴ. 포유류 초기(유아) 때는 몸집의 크기가 상대적으로 작고 비활동적이므로 저체온증의 위험이 있어서 갈색 지방이 목덜미, 어깨, 척추 등 여러 부위에 존재하여 체온을 유지한다.

오답해설

ㄱ. 갈색 지방세포 수용체는 노르에피네프린의 분비를 통한 교감 신경계에 의해 활성화된다. (가)는 교감신경에 의해 분비된 노르에피네프린이다.

ㄷ. (나)는 ATP 생산 없이 양성자 기울기를 해소시켜 열을 발생시키는 단백질인 써모제닌(thermogenin)이다. 따라서 (나)는 미토콘드리아 기질의 $\frac{[ATP]}{[ADP]}$ 비율을 증가시키지 않는다.

III 동물생리학

218 추론 중심

정답 ②

자료해석

포유류는 미생물 감염에 대한 반응으로 특정 백혈구들이 인터류킨-1(IL-1)과 같은 발열원(pyrogen)을 방출한다. 발열원은 시상하부 체온 조절 중추에 작용하여 온도 조절장치의 지정온도를 높이는 작용을 한다.

정답해설

ㄷ. B 구간에서는 열기준점이 내려가 실제 체온이 이보다 높은 상태이므로 체온을 기준점까지 낮추기 위해 땀 분비가 증가한다.

오답해설

ㄱ. A 구간에서는 열기준점보다 실제 중심 체온이 낮아진 상태이므로 열손실을 줄이기 위해 교감신경의 활성이 증가하여 피부를 지나는 혈관이 수축할 것이다.

ㄴ. 발열원 투입 시, 시상하부는 정상 체온을 유지하는 대신 발열원에 의해 높게 지정된 온도에 맞추어 체온을 조절한다.

219 지식 중심

정답 ⑤

자료해석

이 문제는 네프론의 기능에 대해 이해하고 있는지 확인하기 위한 적용형문제이다. 네프론은 하나의 긴 관과 사구체로 되어 있는데, 사구체를 둘러싸고 있는 관의 막힌 끝 부분은 보우만 주머니이다. 혈액이 사구체에서 보우만 주머니로 여과되면서 여과액이 생성되는데, 여과액은 근위세뇨관과 헨레고리, 원위세뇨관을 지나면서 처리된다. 그 후 다수의 네프론에서 가공된 여과액이 집합관에 모여 신우로 이동한다. 각 네프론은 수입소동맥을 통해 혈액을 공급받는데, 수입소동맥은 사구체 모세혈관으로 나뉘었다가 다시 모여 수출소동맥을 형성한다. 이것이 나뉘어 세뇨관주위 모세혈관을 형성하기도 하고 일부는 헨레고리가 있는 수질 지역에 머리핀 모양의 직행혈관을 형성한다.

정답해설

ㄱ. A 부위(직행혈관의 하행지)에서는 혈액이 피질에서 수질로 내려가면서 확산에 의해 물이 관 밖으로 빠져나가고 NaCl이 관 내부로 들어오게 되므로, A는 수질로 내려갈수록 내부 혈액의 오스몰 농도가 높아지게 된다.

ㄷ. 혈장의 오스몰 농도가 높으면 시상하부에서 항이뇨호르몬(ADH)을 분비하여 집합관에서 수분재흡수를 촉진시킨다. 따라서 혈장의 오스몰 농도가 낮을 때보다 높을 때, C 부위(집합관)에 들어 있는 용액의 오스몰 농도가 더 높아지게 된다.

오답해설

ㄴ. B 부위(원위세뇨관)에서는 헨레고리 상행지에서 NaCl이 능동수송을 통해 재흡수되어 오스몰 농도가 100 mOsm/L로 떨어진 여과액이 흐른다. 따라서 B 부위에서 내강액(여과액)의 오스몰 농도는 간질액의 오스몰 농도인 300 mOsm/L보다 낮다.

220 지식 중심

정답 ④

자료해석

이 문제는 사구체여과율에 영향을 주는 인자에 대해 이해하고 있는지 확인하기 위한 적용형문제이다. 신장에서의 사구체여과율에 영향을 주는 인자에는 사구체 혈압, 보먼주머니 정수압, 혈장 교질삼투압(colloid osmotic pressure) 등이 있는데, 사구체 혈압이 상승하면 사구체여과율이 증가하고 사구체 혈압이 하강하면 사구체여과율은 낮아진다. 보먼주머니 정수압과 혈장 교질삼투압은 여과를 억제하므로 이들의 값이 작아지면 사구체여과율이 증가한다.

문제에서 제시한 그래프를 살펴보면 수입소동맥저항이 증가할수록 신혈류량이 점차 감소하는 것을 볼 수 있는데, 혈류량이 감소하면 사구체 혈압도 감소하게 되므로 사구체여과율 또한 감소하게 된다. 또한 수입소동맥저항이 정상의 약 3배 정도로 높아지면 신혈류량이 너무 작아져서 사구체에서 여과가 일어나지 못하는 것을 확인할 수 있다.

정답해설

ㄱ. 혈관수축인자인 엔도텔린이 수입소동맥에 처리되면, 수입소동맥 혈관이 수축되므로 혈관저항이 커져 신혈류량이 감소하게 된다. 그로 인해 사구체 혈압도 감소하는데, 이것은 사구체여과율의 감소를 야기한다.

ㄷ. 문제에서 제시한 그래프를 살펴보면, 수입소동맥저항이 1로 정상일 때 신혈류량이 약 1000 mL/분인 것을 확인할 수 있다. 이는 사람 X의 심박출량인 5000 mL/분의 약 20%에 해당하는 값이다. 따라서 심박출량의 약 20%가 신장으로 보내진다는 설명은 옳다.

오답해설

ㄴ. 문제에서 제시한 그래프를 살펴보면 수입소동맥저항이 정상보다 3배 증가하면 사구체에서 여과가 거의 일어나지 못하는 것을 확인할 수 있다(수입소동맥저항이 정상보다 3배 증가하면 사구체여과율은 125 mL/분에서 0 mL/분으로 감소함.). 따라서 수입소동맥저항이 정상보다 3배 증가하면, 사구체여과율은 정상보다 3배 감소한다는 설명은 옳지 않다.

221 지식 중심

정답 ⑤

자료해석

사구체에서 보우만주머니로 여과된 포도당은 능동수송을 통해 근위세뇨관에서 모두 재흡수된다. 따라서 건강한 사람의 소변에서는 포도당이 검출되지 않는다. 그러나 혈장 포도당 농도가 높아져 여과액 내의 포도당 농도가 포도당의 최대 수송률(375 mg/min, 기질에 의해 운반체가 포화된 상태에서의 수송률)로 모두 재흡수할 수 없을 정도로 높아지면, 표의 D와 같이 포도당이 소변으로 배설된다. 이러한 증상을 당뇨라 한다.

정답해설

ㄱ. 사구체여과율(GFR)은 다음과 같은 공식을 이용하여 구할 수 있다.
물질의 혈장 농도 × GFR = 여과된 물질의 양
표에서 주어진 혈장 농도와 여과량을 위의 식에 대입하여 사구체여과율을 구해보면, 125 mL/min으로 일정함을 알 수 있다.

ㄴ. 문제에서 제시한 사람의 포도당 최대 수송률은 D일 때 '여과량-배설량'을 통해 구할 수 있다. 따라서 최대 수송률은 375 mg/min이다. 포도당의 혈장 농도가 B일 때와 C일 때 모두 여과량이 최대 수송률보다 작으므로, 여과된 포도당이 모두 재흡수된다. 따라서 신장에서 단위시간당 재흡수되는 포도당의 양은 B일 때와 C일 때 서로 다르다는 설명은 옳다.

ㄷ. 신장 역치란 포도당이 처음으로 오줌에서 검출될 때의 혈장에서의 포도당 농도를 의미한다. 포도당의 최대 수송률이 일정하기 때문에 사구체여과율이 증가하게 되면 더 낮은 혈장 포도당 농도에서도 소변에 포도당이 검출될 수 있다.

222 지식 중심

정답 ③

자료해석

이 문제는 심방나트륨이뇨펩타이드(atrial natriuretic peptide, ANP)에 대해 이해하고 있는지 확인하기 위한 이해형문제이다. 혈액량이 과다하거나 혈압이 높아지는 것에 반응하여 심방벽에서 합성·분비되는 호르몬 X는 ANP이다. ANP는 신장의 곁사구체기구(JGA)로부터의 레닌 분비를 억제하고, 수입세동맥을 확장시킴으로써 GFR을 증가시키고 집합관에서의 NaCl의 재흡수를 억제하며, 알도스테론 및 바소프레신의 분비도 억제한다. 이러한 작용은 혈액량과 혈압을 감소시키는 것이다.

정답해설

ㄱ. 자료해석에서 살펴본 바와 같이, ANP인 호르몬 X는 혈액량이 과다하거나 혈압이 높아지는 것에 의하여 심방 수용체가 정상보다 더 신장될 때 분비가 증가한다.

ㄴ. 혈장에 농도가 증가한 ANP는 부신 피질에서 알도스테론의 분비를 감소(↓)(㉠)시키며, 신장에서 레닌 분비를 감소(↓)(㉡)시키고, 뇌하수체 후엽에서 항이뇨호르몬의 분비를 감소(↓)(㉢)시킨다. 따라서 ㉠, ㉡, ㉢은 모두 '↓(감소)'이다.

오답해설

ㄷ. 호르몬 X는 혈관 평활근 이완을 자극한다. 그로 인해 혈관 직경이 증가하여 혈압을 낮추게 한다.

223 지식 중심

정답 ⑤

자료해석

이 문제는 혈장의 삼투 농도가 정상 수준에 비하여 낮을 때 그의 보상 작용으로 일어나는 변화에 대하여 이해하고 있는지를 확인하기 위한 적용형문제이다. 주어진 자료를 보면, 여과액이 집합관 거의 끝부분에 도달했을 때 삼투 농도가 50인 것으로 보아 매우 희석된 다량의 소변을 배설할 것이라는 것을 알 수 있다. ㉠ 부위에서는 여과액과 주변 조직액의 삼투 농도가 동일하므로 물에 대한 투과성이 높다는 것을 알 수 있으며, ㉡ 부위와 ㉢ 부위에서는 주변 조직액에 비해서 여과액의 삼투 농도가 더 낮아 차이가 많이 나므로 물에 대한 투과성이 낮다는 것을 알 수 있다.

정답해설

ㄱ. ㉠ 부위의 물의 투과성은 크지만 ㉡ 부위의 물의 투과성은 크지 않다.

ㄴ. 보상 작용의 결과로 정상 수준보다 다량의 희석된 소변을 배설하게 된다.

ㄷ. ㉡ 부위와 ㉢ 부위에서는 Na^{+}가 능동수송으로 활발히 재흡수된다.

224 지식 중심

정답 ①

자료해석

이 문제는 신장에 의한 혈장 삼투조절에 있어 ADH가 미치는 영향에 대하여 이해하는지를 확인하기 위한 적용형문제이다. 주어진 자료를 살펴보면 ADH 수준이 정상 수준보다 매우 높을 때는 총여과액의 약 1% 정도를 추가적으로 더 재흡수하여 결국 약 1.9 L/일의 수분을 획득하게 된 것을 알 수 있다. ADH 수준이 정상 수준보다 매우 낮을 때는 총여과액의 약 12% 정도를 덜 재흡수하여 결국 약 20.9 L/일의 수분이 손실되었음을 알 수 있다.

정답해설

ㄱ. ㉠은 약 21 L/일이다.

오답해설

ㄴ. ADH의 혈장 수준이 매우 높다고 하더라도, 수분은 원위세뇨관 이전의 부위에서 대부분의 양이 흡수된다.

ㄷ. (가)와 (다)의 결과를 살펴보면, 혈장의 ADH의 수준이 정상일 때 집합관과 원위세뇨관에서 재흡수되는 수분의 양은 전체 여과액의 약 12% 정도란 것을 알 수 있다.

III 동물생리학

225 추론 중심

정답 ④

정답해설

이 문제는 픽의 원리를 이용하여 신장혈장류량을 계산하는 적용형문제이다. 문제에서 주어진 PAH는 신장에서 대사되지도 합성되지도 않고 신장혈장류량을 변화시키지 않는다고 하였으므로, 신장혈장류량의 계산에 이용될 수 있다. 주어진 자료에 의해 신장으로 들어온 PAH의 양을 계산하면 '(1 mg/100 mL)×RPF'이고, 신장에서 나오는 PAH의 양은 '(1 mL/min)×600 mg/100 mL'이다. 두 값이 같기 때문에 RPF는 600 mL/min이다.

226 추론 중심

정답 ②

정답해설

② 나트륨 이온은 물과 함께 용해된 형태로 세뇨관 밖으로 이동된다. 따라서 농도 변화가 없는 것이지 분비, 재흡수가 일어나지 않는 것은 아니다. 즉, 이온의 이동이 일어난다.

오답해설

① 포도당이나 아미노산은 근위세뇨관에서 모두 재흡수된다. 따라서 포도당은 A와 같은 그래프 양상을 보이게 된다.

③ 탄산수소 이온은 여과액에서 재흡수되며 그 농도가 점점 줄어든다. 여과된 HCO_3^-는 H^+와 결합하여 CO_2를 형성하며, 이 CO_2는 근위세뇨관 세포 내로 확산되어 들어온다. CO_2는 세포 내에서 탄산무수화효소에 의해 HCO_3^-를 형성하고 이것이 Na^+-HCO_3^- 공동수송체에 의해 모세혈관으로 재흡수된다.

④ 모든 물질의 X축 절편이 100인 것을 보았을 때, 사구체에서 보먼 주머니로 바로 여과된 여과액은 혈장과 농도 차이가 거의 나지 않는다.

⑤ 근위세뇨관에서 분비되는 물질인 크레아틴은 근위세뇨관에서 일부 재흡수되는 물질인 염소 이온의 농도보다 더 농축된다.

227 추론 중심

정답 ④

정답해설

ㄱ. A 환자의 혈장 내 포도당 농도가 400 mg/100 ml이므로 사구체여과율이 120 ml/min일 때 480 mg/min 만큼의 포도당을 여과한다.
그래프에서 포도당의 최대 수송치가 375 mg/min이므로 480 mg/min－375 mg/min＝105 mg/min만큼의 포도당이 재흡수되지 못해 배설되게 된다.
그러므로 하루 동안 배설되는 포도당의 양은 105 mg/min×1,440 min/day＝151.2 g이다.

ㄴ. A 환자의 혈장의 포도당 농도가 신장의 역치인 300 mg/100 ml를 넘으면 포도당은 배설되기 시작하고, 포도당의 제거율이 증가하여 사구체여과율에 근접하게 된다.

오답해설

ㄷ. 포도당은 근위세뇨관에서 재흡수된다. 근위세뇨관의 포도당 수송체에 이상이 생기는 질환으로는 판코니 증후군(Fanconi syndrome) 등의 유전질환이 있다.

228 추론 중심

정답 ②

자료해석

이 문제는 소변 pH에 따른 약산과 약염기의 신장청소율에 대해 이해하고 있는지를 확인하기 위한 적용형문제이다. 소변의 pH가 낮아지면 약산은 AH형으로 존재하고 약염기는 BH^{+}형으로 존재하게 되는데, 이런 조건에서는 AH는 세포막을 자유롭게 통과하므로 세뇨관 내강에서 혈액으로 역확산이 일어나 신장청소율은 감소하게 되며, BH^{+}은 역확산이 일어나지 않아 신장청소율은 높게 유지된다.

정답해설

ㄴ. ㉠은 신장 세뇨관에서 분비된다. 왜냐하면 역확산에 의해 재흡수가 일어나지 않는 조건에서 C/GFR 값이 2에 가까운 값이기 때문이다.

오답해설

ㄱ. ㉠은 약염기인 물질 Y이고, ㉡은 약산인 물질 X이다.

ㄷ. 문제에서 AH는 여과되는 물질이라고 하였으므로 소변의 pH와는 상관없이 비이온화형(AH)과 이온화형(A^{-})은 모두 여과된다.

229 추론 중심

정답 ③

자료해석

이 문제는 혈장 삼투조절에 대해 이해하고 있는지 확인하기 위한 적용형문제이다. 짠 음식을 먹은 경우(나트륨 섭취량이 많은 경우) 정상인은 ADH의 분비를 늘려 신장에서 물의 재흡수를 증가시킴으로써 나트륨 섭취로 인해 혈장 삼투압이 높아지지 않게 한다.

문제에서 제시한 그래프를 살펴보면, 환자 A는 나트륨 섭취량이 증가함에 따라 체내 나트륨 농도가 급격하게 증가하는 것으로 보아 ADH 역할에 이상이 있는 환자로 추정된다. 환자 B는 나트륨 섭취량이 증가하더라도 정상인과 마찬가지로 체내 나트륨 농도 증가가 매우 완만하게 일어나는 것을 확인할 수 있는데, 이를 통해 환자 B는 ADH 분비가 정상적으로 이루어지고 있음을 알 수 있다. 즉, 환자 B는 알도스테론의 역할에 이상이 있는 환자이다.

정답해설

ㄱ. 자료해석에서 살펴본 바와 같이, 문제에서 제시한 자료를 통해 A는 ADH 역할에 이상이 있는 환자임을 알 수 있다.

ㄷ. B는 알도스테론의 역할에 이상이 있는 환자이므로 나트륨 섭취로 인한 혈장 나트륨 농도 증가가 일어나면, 혈장의 삼투조절을 위해서 ADH의 분비가 증가하게 된다.

오답해설

ㄴ. ㉠일 때는 나트륨 섭취량이 적을 때이다. 따라서 ADH 분비가 상대적으로 적게 일어나 신장에서 수분 재흡수가 상대적으로 적어질 것이므로 소변량은 상대적으로 많을 것이다. 반면에 ㉡일 때는 나트륨 섭취량이 많을 때이다. 따라서 ADH 분비가 상대적으로 많이 일어나 신장에서 수분 재흡수가 상대적으로 많아질 것이므로 소변량은 상대적으로 적을 것이다. 따라서 정상인의 경우 나트륨 섭취량이 ㉠일 때보다 ㉡일 때 소변량이 더 많다는 설명은 옳지 않다.

230 추론 중심

정답 ⑤

자료해석

이 문제는 집합관 사이세포(intercalated cell)에서 일어나는 산-염기 균형 조절에 대해 이해하고 있는지 확인하기 위한 적용형문제이다. 산-염기 균형이 유지되기 위해서는 산이 첨가되는 속도와 동일한 속도로 배설되어야 하는데, 만일 산의 첨가가 배설보다 많다면 산증(acidosis)이며, 그 반대의 경우 알카리증(alkalosis)이 유발된다. 산증인 경우 보상작용으로 근위세뇨관과 헨레고리 상행지, 집합관 사이세포 등에서 중탄산염의 재흡수가 활발히 일어나게 된다. 문제에서 제시한 세포 X는 산증시 활성이 높아지는 집합관에 존재하는 A- 또는 α-사이세포이다. 이 세포에서 수소이온과 중탄산염은 이산화탄소의 수화에 의해 생성된다. 이 반응은 탄산탈수소효소에 의해 매개된다. 수소이온은 첨부측 세포막의 H^+-ATPase와 H^+/K^+-ATPase를 통해 분비된다. 중탄산염은 기저측막의 Cl^-/HCO_3^- 교환운반체를 통해 세뇨관 주위 모세혈관으로 이동된다.

정답해설

ㄴ. 페닐케톤뇨증(PKU) 환자의 경우는 페닐피루브산이 축적되어 산증이 나타나는데, 따라서 보상작용으로 HCO_3^-의 재흡수가 활발히 일어날 것이므로 정상인에 비해 A의 활성이 높게 나타난다.

ㄷ. 문제에서 제시한 그림을 살펴보면 세포 X의 작용으로 K^+의 재흡수가 일어나는 것을 알 수 있다. 즉, 산증 시 집합관의 A-사이세포에 보상작용이 일어나면 고칼륨혈증이 유발된다. 세포외액의 K^+의 농도가 높아지면 심장근세포에서 K^+의 유출이 적어지므로 휴지막전위가 상승하여 정상일 때보다 역치에 더 가까워지게 된다.

오답해설

ㄱ. 세포 X는 근위세뇨관에는 존재하지 않고 집합관에 존재한다.

231 추론 중심

정답 ④

자료해석

체액의 균형이 깨졌을 때 체액의 조성이 변화하는 그래프를 분석하는 문항으로, '항상성의 조절' 단원에서 가장 중요한 그래프 중 하나이다. 헤마토크릿(hematocrit)의 개념이 출제된 적이 있는데 헤마토크릿과 위 그래프를 연관시켜 분석해볼 필요가 있다.

정답해설

④ (다)의 경우 세포내액의 양은 증가하였는데 세포외액의 양은 감소하였으므로, 혈장단백질 농도가 증가하게 된다.

오답해설

① (나)는 농도의 변화(y축)는 없고 세포외액의 양만 감소하였으므로, 체액과 유사한 삼투 농도의 체액이 설사 형태로 빠져나간 경우이다. 대표적인 예로 콜레라의 외독소(exotoxin)에 의해 Cl^- 채널인 CFTR이 과활성화된 경우이다.

② 출혈이 일어나는 경우 오스몰 농도의 변화는 일어나지 않으면서 세포외액의 양만 감소하게 되므로, (나)와 같은 현상이 나타날 수 있다. (나)의 경우 세포내액의 양은 변화가 없는데 세포외액의 양은 감소하였으므로, 헤마토크릿(hematocrit)의 증가가 일어난다.

③ (다)는 전체적인 용적 크기는 변함 없으면서 삼투 농도는 감소하고 세포내액이 증가하였으므로, 세포외액의 삼투 용질로 작용하는 물질들이 감소하여 세포외액의 물이 세포내액으로 삼투현상에 의해 이동하였음을 알 수 있다. 염분 섭취가 저하되거나 알도스테론의 분비 이상에 의해 세뇨관에서 염분 재흡수가 이루어지지 못할 때 이와 같은 양상이 나타날 수 있다.

⑤ (라)는 탈수현상이 나타난 경우이다. 수분이 빠져나가므로 세포외액의 삼투질 농도가 증가한다. 세포 내에서 세포 외로 수분이 이동하기 때문에 적혈구 세포의 용적이 감소한다. 하지만 혈장의 부피도 감소하므로 헤마토크릿은 정상과 크게 차이나지 않는다.

III 동물생리학

232 지식 중심

정답 ②

자료해석

G 단백질-결합 수용체(G protein-coupled receptor, GPCR)는 대사성 수용체라고도 불리며, 매우 다양한 세포의 신호분자에 대한 반응을 매개한다. 세포막을 일곱 번 왕복하여 통과하는 하나의 폴리펩타이드 사슬로 이루어진 7회 막관통 수용체 단백질 구조를 형성하고 있으며, 단백질, 작은 펩타이드, 아미노산, 지방산 유도체 등 다양한 신호분자가 결합한다.

<G 단백질-결합 수용체(G protein-coupled receptor)의 신호전달과정>

① G 단백질은 α, β, γ의 세 단백질 소단위체로 구성되며, 자극을 받지 않은 상태에서 α 소단위체는 GDP(A)와 결합하고 있다.

② 신호물질이 수용체에 결합하여 활성화되면, α 소단위체에서 GDP가 유리되고 대신에 그 자리에 GTP가 결합하여 G 단백질이 활성화된다.

③ 활성화된 G 단백질은 α 소단위체와 $\beta\gamma$ 복합체로 분리되며, 이들은 세포막을 따라 독립적으로 이동하여 신호를 전달한다.

④ 일정 시간이 지나면 α 소단위체에 결합된 GTP는 GDP로 가수분해되며, 이후에 α 소단위체는 $\beta\gamma$ 복합체와 재결합하여 신호전달은 중단된다.

정답해설

ㄴ. G 단백질에서 분리된 α 소단위체는 아데닐산 고리화효소, PLC, 포스포디에스터레이스(PDE) 등 다양한 효소를 통해 신호전달과정을 촉발한다. 그 중에서 α 소단위체에 의해 활성화된 아데닐산 고리화효소는 ATP를 cAMP로 전환시키고, 세포질의 cAMP 농도 증가는 PKA를 활성화시켜 신호를 전달한다.

오답해설

ㄱ. A는 GDP이고 B는 GTP이다. 따라서 A의 분자량이 B의 분자량보다 더 크다는 설명은 옳지 않다.

ㄷ. α 소단위와 $\beta\gamma$ 복합체의 재결합은 α 소단위체에 결합되어 있던 B(GTP)가 A(GDP)로 다시 교체되면서 일어나는 것이 아니라, α 소단위체GTP 가수분해효소 활성이 나타나면서 B(GTP)가 A(GDP)로 가수분해되면서 일어난다.

233 지식 중심

정답 ③

자료해석

- 세포막을 구성하는 인지질은 신호전달에도 관여한다. 가장 잘 알려진 인지질인 포스파티딜 이노시톨 2인산(PIP_2)이 관여하는 신호전달 기작은 주로 G단백질 결합 수용체(Gprotein coupled receptor, GPCR)가 신호분자를 수용함으로써 시작된다. GPCR에 리간드가 결합하면 G단백질이 활성화되어 G단백질 α소단위체의 GDP가 GTP로 대체되며, 이 α소단위체는 PLC와 같은 효소를 활성화시킨다.
- (가) : PLC(phospholipase C)
  (나) : DAG(diacylglycerol)
  (다) : IP_3(inositol triphosphate)

정답해설

ㄱ. G단백질의 α소단위체는 GTP 가수분해효소 활성을 가져 GTP를 GDP+P_i로 가수분해하여 신호전달을 자발적으로 멈출 수 있다.

ㄴ. PLC(포스포리파아제 C)는 G단백질에 의해 활성화되어 PIP_2의 소수성 부분인 글리세롤(DAG)과 친수성 부분인 이노시톨(IP_3) 사이의 결합을 가수분해한다. 각각은 모두 2차 전달자로 작용하여 서로 다른 경로를 활성화한다.

ㄹ. IP_3는 물에 매우 잘 녹기 때문에 세포질로 확산되어 소포체막의 Ca^{2+} 채널의 리간드로 작용하여 Ca^{2+} 채널을 연다. 소포체 내부에 축적되어 있던 Ca^{2+}은 채널을 통해 빠져나와 2차 신호전달자로서 작용하여 PKC 및 다른 단백질을 활성화한다.

오답해설

ㄷ. 세포막에 남은 DAG는 소포체로부터 유래한 Ca^{2+}과 함께 PKC(protein kinase C)와 같은 효소를 활성화시킨다.

234 지식 중심

정답 ④

자료해석

이 문제는 성장인자의 신호전달경로에 대해서 이해하고 있는지 확인하기 위한 이해형문제이다. 성장인자가 결합하면, 성장인자의 수용체인 수용체 티로신 인산화효소 2개가 서로 집결하여 이량체를 형성한 후, 자기 인산화과정을 진행한다. 수용체의 세포질 꼬리 쪽에 존재하는 티로신 잔기가 인산화되면, GRB2와 같은 매개단백질이 결합하여 Sos 인자를 찾게 되는데, 이 인자는 구아니-뉴클레오티드 교환인자(GEF)로 작용한다. Sos는 Ras에서 GDP를 분리시키고 GTP를 결합시켜 활성화시킨다. 활성화된 Ras는 MEK의 인산화 과정을 촉매하는 Raf 단백질로 시작되는 일련의 인산화 과정을 활성화 시킨다.

정답해설

ㄱ. 성장인자 수용체인 수용체 티로신 인산화효소는 티로신 잔기인 A에 인산기를 첨가한다.

ㄷ. Raf인 C는 세린/트레오닌 키나아제이다.

오답해설

ㄴ. Sos인자인 B는 구아닌-뉴클레오티드 교환인자(GEF)로 작용하여, Ras에서 GDP를 분리시키고 GTP를 결합시켜 활성화시킨다.

235 지식 중심

정답 ③

자료해석

이 문제는 세포표면수용체인 이온통로수용체에 대하여 이해하고 있는지 확인하기 위한 적용형문제이다. 이온통로수용체는 신호물질(리간드)의 결합으로 이온통로 문의 개폐가 조절되는 수용체를 의미하는데, 주로 시냅스의 시냅스후세포막에 존재하여 차등성전위인 시냅스후전위를 생성하는 역할을 한다.

정답해설

ㄱ. A는 세포표면수용체에 결합하는 신호물질이므로 수용성신호물질이다. 따라서 물에 잘 용해된다.

ㄴ. B는 세포막단백질이므로, 조면소포체에서 합성된 후 분비경로를 통해 세포막에 보내어진 것이다.

오답해설

ㄷ. 축삭의 세포막에 존재하여 활동전위를 생성하는 역할을 하는 이온통로는 전압-의존성 이온통로이다. B는 주로 시냅스의 시냅스후세포막에 존재하여 차등성전위인 시냅스후전위를 생성하는 역할을 한다.

236 지식 중심

정답 ④

자료해석

이 문제는 타이로신 인산화효소 수용체(receptor tyrosine kinase, RTK)와 인산화 연쇄반응(phosphorylation cascade)에 대해서 이해하고 있는지 확인하기 위한 분석·종합·평가형문제이다. 타이로신 인산화효소 수용체는 인산기를 타이로신 잔기에 결합시키는 세포막 수용체이다. 성장인자와 같은 신호물질이 결합하면, 두 수용체 폴리펩티드가 결합하여 이중체를 형성하여 서로 상대방의 타이로신 인산화효소 부위를 활성화시켜 상대편 폴리펩티드 상의 타이로신 부위에 ATP로부터 온 인산기를 결합시킨다. 이런 방식으로 완전히 활성화된 수용체는 어댑터(adaptor) 단백질을 활성화시키고 이것은 다시 구아닌 뉴클레오티드 교환인자(GEF)를 활성화시킨다. GEF는 Ras에 결합되어 있는 GDP를 GTP로 대치시켜 Ras를 활성화시킨다. 활성화된 Ras는 Raf(MAP 인산화효소 인산화효소 인산화효소, MAPKKK)를 활성화시켜 인산화 연쇄반응(phosphorylation cascade)이 시작될 수 있게 한다. 인산화 연쇄반응의 마지막 단계에서 활성화된 MAP 인산화효소(MAPK)는 세포 내의 여러 단백질들을 인산화시켜 세포의 반응이 일어나게 한다.

정답해설

문제에서 제시한 돌연변이를 살펴보면, *Sev* 돌연변이는 타이로신 인산화효소 수용체(RTK)를 생산할 수 없으므로, Boss의 자극이 있다고 하더라도 미분화 전구 세포는 R7 세포로 분화유도될 수 없다. *Ras* 돌연변이는 GTP 가수분해 능력을 상실한 Ras 단백질을 암호화하므로, 일단 활성화되면 불활성화되지 않을 것이다. 따라서 Ras를 활성화시키는 자극이 존재하면, 미분화 전구 세포는 R7 세포로 분화유도될 수 있다. 항상 활성을 띠는 Ras-GEF를 암호화하는 *Sos* 돌연변이에서는 Ras가 항상 활성을 띨 것이므로, Boss 신호 유무와 상관없이 미분화 전구 세포는 R7 세포로 분화유도될 수 있다. *Raf* 돌연변이는 MAP 인산화효소 인산화효소 인산화효소(MAPKKK, Raf)를 생산할 수 없으므로 R7 세포로 분화유도될 수 없다.

신호전달경로에 참여하는 2종류 이상의 중계 단백질을 암호화하는 유전자에서 동시에 돌연변이가 발생하면, 그 세포의 표현형은 신호전달경로 상에서 더 하류(downstream)에서 작용하는 중계 단백질의 돌연변이 표현형이 나타난다. 예를 들면, '*Sev* 돌연변이 + *Sos* 돌연변이'의 이중 돌연변이의 경우는 더 하류 단계에서 작용하는 *Sos* 돌연변이의 표현형이 나타난다. 따라서 <보기> ㄱ~ㄷ 중에서 R7 세포로 분화유도될 수 있는 경우는 ㄱ(*Sev* 돌연변이 + *Sos* 돌연변이)과 ㄷ(*Sev* 돌연변이 + *Sos* 돌연변이 + *Ras* 돌연변이)이다.

237 추론 중심

정답 ①

자료해석

이 문제는 호르몬-수용체의 농도-반응곡선에 대해서 이해하고 있는지 확인하기 위한 분석·종합·평가형문제이다. 그래프 (가)를 살펴보면 리간드 Y의 작용제(agonist)인 약물 A와 약물 B의 농도 변화에 따른 수용체 X에 대한 결합은 미카엘리스-멘텐식을 따르는 쌍곡선형으로 나타나는 것을 확인할 수 있다.

정답해설

ㄱ. 효능은 약물이 표적세포에서 낼 수 있는 최대 효과를 의미한다고 하였는데, 충분히 높은 농도에서 약물 A와 약물 B는 수용체와 최대로 결합할 수 있으므로 모두 리간드 Y와 동일한 최대 효과를 낼 수 있다는 것을 알 수 있다.

오답해설

ㄴ. 수용체에 대한 친화도 K_d 값은 전체 수용체의 50%가 리간드에 의하여 점유되었을 때의 리간드 농도에 해당하는데, K_d 값이 작을수록 리간드-수용체 결합이 더 강하다. 약물 A의 K_d 값이 약물 B의 K_d 값보다 더 작으므로, 약물 A의 수용체에 대한 친화도가 더 크다.

ㄷ. 그래프 (가)를 살펴보면 약물 A와 약물 B의 농도 변화에 따른 수용체 X에 대한 결합은 미카엘리스-멘텐식을 따르는 쌍곡선형으로 나타나는 것을 확인할 수 있는데, 이것은 약물 A가 수용체 X에 결합하면 수용체 X의 약물 A에 대한 친화도가 증가하는 양성 협동성이 나타나지 않는다는 것을 말해준다. 양성 협동성이 존재하는 경우, 농도-반응 곡선은 쌍곡선이 아니라 S자형(sigmoid) 곡선으로 나타나게 된다.

238 추론 중심

정답 ③

자료해석

- 실험에서 성장인자를 주입하면 YFP가 결합된 Ras 단백질이 활성화되어 붉은색 형광물질이 융합된 GTP 복합체와 결합하게 될 것이다.
- 476 nm의 빛을 쪼인 상태에서 성장인자를 처리하면476 nm의 빛이 먼저 Ras 단백질의 YFP에 흡수되어528 nm의 형광이 나타날 것이고 이 528 nm의 빛은 Ras단백질과 결합한 GTP의 붉은색 형광물질에 흡수되어 결국 617 nm의 형광을 방출할 것이다
- 따라서 617 nm의 형광세기는 Ras의 활성화 정도를 측정하는 척도로 볼 수 있다.

정답해설

ㄱ. 성장인자를 처리하면 수용체가 인산화되어 활성화되고, 이 신호는 Ras 단백질에 전달되어 Ras 단백질과 GTP가 결합하여 활성화된다.

ㄴ. Ras 단백질의 GTPase 활성은 Ras 단백질이 활성화되기 전의 시점인 t_1 시점보다 활성화되었다거 다시 활성이 감소하고 있는 시점인 t_2 시점이 더 높다.

오답해설

ㄷ. 성장인자를 처리하면 Ras가 활성화되어 GTP와 결합함으로써 YFP로부터 방출된 528 nm의 빛이 GTP와 결합한 붉은색 형광물질에 흡수되므로 528 nm의 형광세기가 감소할 것이다.

239 추론 중심

정답 ④

자료해석

이 문제는 새롭게 발견된 스테로이드 호르몬 X의 수용체 Y의 특성을 이해하기 위해 수행한 실험을 분석 및 종합한 후 주어진 설명이 옳은지 평가하는 분석·종합·평가형문제이다.

문제에서 제시한 실험을 살펴보면, 첫 번째와 두 번째 <실험 결과>를 통해서 수용체 Y는 호르몬 X의 자극이 없으면 세포질에만 머물고 전사활성(lacZ 유전자의 발현)을 나타내지 못하지만, 호르몬 X의 자극이 있으면 수용체 Y는 핵으로 이동하고 전사활성도 나타내는 것을 확인할 수 있다. 위에서 세 번째 <실험 결과>를 살펴보면 4번 영역이 없으면 호르몬 X의 자극이 있더라도 핵으로 이동하지 못하고 전사활성도 나타나지 못하는 것으로 보아 영역 4는 호르몬 X와 상호작용하는 영역인 수용체 도메인인 것을 알 수 있다.

위에서 네 번째 <실험 결과>에서 수용체 Y에서 영역 1과 2만 존재하면 호르몬 X의 처리와 상관없이 재조합 수용체 Y가 항상 핵에만 존재하고 β-갈락토시다아제 활성도 항상 나타난다는 것을 알 수 있다. 이를 통해 영역 1과 2가 DNA 결합 영역이나 전사활성 영역 중 어느 하나라는 것을 추정할 수 있다. 위에서 다섯 번째 <실험 결과>를 살펴보면, 영역 1이 존재하지 않으면 핵 속에 재조합 수용체 Y가 존재하더라도 β-갈락토시다아제 활성이 나타나지 않는 것을 확인할 수 있다. 또한 위에서 여섯 번째 <실험 결과>를 살펴보면, 영역 2가 존재하지 않으면 재조합 수용체 Y는 핵이나 세포질에 모두 존재하고 β-갈락토시다아제 활성도 나타나지 않는 것을 확인할 수 있다. 이를 통해 영역 2가 DNA 결합 영역이라는 것을 알 수 있다. 따라서 영역 1은 전사활성 영역이다.

마지막 남은 영역 3은 자연스럽게 hsp 90 결합 영역이 된다. 위에서 일곱 번째 <실험 결과>를 살펴보면, 영역 3이 존재하지 않으면 재조합 수용체 Y는 호르몬 X의 자극이 없다고 하더라도 세포질에 존재하지 못하는 것을 확인할 수 있다. 이를 통해 영역 3은 호르몬 X의 자극이 없을 때 수용체 Y를 세포질에 붙잡아두는 역할을 하는 영역임을 추론할 수 있다. 즉, 호르몬 X의 자극이 없을 때 hsp 90는 수용체 Y와 결합하여 수용체 Y가 핵으로 이동하지 못하게 억제하는데, 호르몬 X의 자극은 hsp 90의 이러한 작용을 방해하여 수용체 Y가 핵으로 이동하게 해준다는 것을 알 수 있다.

정답해설

ㄱ. 자료해석에서 살펴본 바와 같이, 문제에서 제시한 자료를 통해 영역 1이 전사활성 영역임을 알 수 있다.

ㄷ. 자료해석에서 살펴본 바와 같이, hsp 90은 수용체 Y의 3번 영역(hsp 90 결합 영역)에 결합하여 수용체 Y가 핵으로 이동하지 못하고 세포질에만 머무르게 한다는 것을 알 수 있다. 따라서 hsp 90이 존재하지 않는 세포에서는 이런 역할이 수행되지 못하므로, 수용체 Y는 세포질에는 존재하지 못하고 핵에만 존재하게 될 것

이다. 따라서 'hsp 90이 존재하지 않는 세포에 정상 수용체 Y를 발현시키면, 수용체 Y는 주로 핵에서만 발견될 것이다'라는 설명은 옳다.

오답해설

ㄴ. 문제에서 제시한 위에서 여섯 번째 <실험 결과>를 살펴보면, DNA 결합 영역이 없는 재조합 수용체 Y라고 할지라도 호르몬 X를 처리하면 핵으로 이동하는 것을 확인할 수 있다. 따라서 DNA 결합 영역이 없는 재조합 수용체 Y는 호르몬 X를 처리하더라도 핵으로 이동하지 못할 것이라는 설명은 옳지 않다.

240 추론중심

정답 ④

자료해석

문제의 수용체는 티로신 인산화효소 수용체이다(Y는 티로신을 나타내는 단일문자이다). 티로신 인산화효소 수용체는 세포 밖의 신호결합 부위, 막관통 α나선, 여러 개의 티로신을 가지는 세포 내 꼬리를 가진다. 신호물질(리간드)이 수용체에 결합하면 이합체를 형성하여 활성화되고, 이후 키나아제활성 부위에 의해 ATP로부터 인산기를 전이받아 티로신 잔기가 활성화되어 세포 내의 다른 단백질들을 활성화시킨다.

정답해설

ㄱ. 수용체 1만 발현시킨 경우, (나)에서 인산화가 일어났음을 확인할 수 있다. 따라서 수용체 1은 자가인산화가 가능하다.

ㄷ. (나)에서 수용체 2만 발현했을 때와 수용체 2+3을 발현했을 때의 결과를 비교하면 수용체 3의 키나아제 활성 부위가 수용체 2의 인산화 부위를 인산화시킴을 확인할 수 있다. 수용체 3은 인산화 부위가 돌연변이되어 자가인산화가 불가능하므로 수용체 2+3에서 인산화되는 것은 수용체 2의 인산화 부위이다.

오답해설

ㄴ. 수용체를 면역침전 시킬 때 수용체의 인산화 부위에 특이적인 항체를 사용하였다면, 수용체 3만을 발현시킨 경우 면역침전물이 없었을 것이다. 따라서 <실험 결과> (가)에서 밴드가 관찰되지 않았을 것이다. 즉, 수용체를 면역침전 시킬 때 이용한 항체는 수용체의 인산화 부위에 특이적인 항체가 아니다.

241 추론 중심

정답 ④

자료해석

이 문제는 대장균의 화학주성(chemotaxis)을 이해하기 위해 수행한 실험을 분석 및 종합한 후 주어진 보기가 옳은지 평가하는 분석·종합·평가형문제이다. 문제에서 주어진 실험을 살펴보면, R Ⅰ을 가지지 못하는 돌연변이 대장균 균주(M2, M3)는 디펩티드에 대해 양성 화학주성 반응을 일으키지 못하였으므로 R Ⅰ은 화학주성물질 디펩티드에 대한 수용체인 것을 알 수 있다. 또한 R Ⅱ를 가지지 못하는 돌연변이 대장균 균주(M4)는 세린에 대해서만 양성 화학주성 반응을 일으키지 못하였으므로 R Ⅱ는 화학주성물질 세린에 대한 수용체인 것을 알 수 있다. 마찬가지로 R Ⅲ는 화학주성물질 아스파르트산에 대한 수용체, R Ⅳ는 화학주성물질 5탄당(리보오스)에 대한 수용체인 것을 알 수 있다.

정답해설

ㄱ. 자료해석에서 살펴본 바와 같이, 문제에서 제시한 실험을 통해 R Ⅱ는 세린에 대한 양성 화학주성반응을 일으키는 수용체임을 알 수 있다.

ㄷ. 돌연변이 균주는 온전한 수용체로 R Ⅰ과 R Ⅲ를 가지고 있으므로, 리보오스와 세린에 대해 화학주성 반응을 일으키지 못할 것이다. 따라서 ㉡과 ㉢은 모두 1보다 작은 값을 나타낼 것이다.

오답해설

ㄴ. ㉠에 존재하는 대장균의 대부분은 아스파르트산에 대한 양성 화학주성 반응을 통해 미세관으로 들어간 것이다. 대장균의 편모운동은 직접적으로 ATP를 이용하는 운동이 아니라, 양성자의 전기화학적기울기를 이용하는 운동이다.

242 추론 중심

정답 ①

자료해석

이 문제는 단백질 분리와 면역침전 실험에 대하여 이해하고 실험 결과를 분석 및 종합한 후 주어진 보기가 옳은지 평가하는 분석·종합·평가형문제이다. 면역침전법은 단백질 혼합물 중에서 특정 단백질만 선별적으로 분리하기 위해 사용하는 실험법이다. <실험 과정>을 살펴보면, (다)에서 균등질에 항-단백질 Y 항체를 넣고 이후 과정에서 침전시켰으므로, 단백질 Y가 침전되었을 것이다. 실험 결과를 살펴보면, 항-단백질 Y 항체를 이용하여 웨스턴 블롯팅을 수행하였을 때, 신호물질 X를 처리했을 때나 처리하지 않았을 때 모두에서 단백질 Y의 밴드 두께가 거의 유사 했으므로, 신호물질 X의 처리에 의해 단백질 Y의 합성이 조절되는 것은 아님을 알 수 있다. 그리고 항-인산화티로신 항체를 이용하여 웨스턴 블롯팅을 수행하였을 때, 신호물질 X를 처리하지 않았을 때는 밴드의 두께가 얇았지만 신호물질 X를 처리한 경우는 밴드의 두께가 두꺼운 것을 확인할 수 있는데, 이것은 단백질 Y는 신호물질 X의 자극이 없이도 일부 인산화될 수 있다는 것과 신호물질 처리에 의해서 인산화되는 정도가 더 증가한다는 것을 말해준다.

정답해설

ㄱ. <실험 결과>를 살펴보면, 단백질 Y는 신호물질 X의 자극이 없더라도 일부 인산화 될 수 있다는 것을 알 수 있다.

오답해설

ㄴ. (나) 과정에서 항-단백질 Y 항체 대신에 항-인산화티로신 항체를 이용하면, 신호물질 X를 처리했을 때와 처리하지 않았을 때 침전되는 정도가 다르므로 동일한 결과를 기대할 수 없다.

ㄷ. <실험 결과>를 살펴보면, 신호물질 X는 단백질 Y의 합성을 유도하지는 않는다는 것을 알 수 있다.

243 지식 중심

정답 ⑤

자료해석

이 문제는 부신에서 분비되는 수용성 호르몬과 지용성 호르몬의 분비와 수송, 표적세포에 작용하는 방식에 대해 이해하고 있는지 확인하기 위한 이해형문제이다. 부신 피질에서는 지용성 호르몬인 글루코코르티코이드(코티졸)와 무기질코르티코이드(알도스테론)를 분비하고 부신 수질에서는 수용성 호르몬인 에피네프린을 분비한다. 문제에서 주어진 자료를 살펴보면, 내분비세포 B는 세포외방출작용을 통해 호르몬 Y를 분비하고 호르몬 Y는 표적세포의 세포막 수용체를 통해 작용하는 것을 확인할 수 있는데, 이것은 호르몬 Y는 수용성 호르몬이라는 것과 내분비세포 B는 부신 수질에 존재한다는 것을 말해준다. 반면에 내분비세포 A에서 분비된 호르몬 X는 수송 단백질에 결합한 상태로 혈액을 통해 수송되고 표적세포의 세포내 수용체를 통해 작용하는 것을 확인할 수 있는데, 이것은 호르몬 X는 지용성 호르몬이라는 것과 내분비세포 A는 부신 피질에 존재한다는 것을 말해준다.

정답해설

ㄴ. 자료해석에서 살펴본 것처럼, 주어진 자료를 통해 내분비세포 B는 부신 수질에 존재한다는 것을 알 수 있다. 부신 수질에서 분비되는 호르몬은 에피네프린과 노르에피네프린이다. 이들은 부신수질뿐 아니라 신경세포에서도 분비되어 신경전달물질로서의 기능을 하기도 한다.

ㄷ. 시상하부에서 분비되는 부신피질자극호르몬 분비호르몬(CRH)은 뇌하수체 전엽으로부터 부신피질자극호르몬(ACTH)의 분비를 촉진하며, 이를 통해 분비된 부신피질자극호르몬은 부신 피질에서의 호르몬 분비를 자극한다. 그리고 자율신경의 중추에서는 교감신경을 통해 부신 수질에서 호르몬 분비를 자극한다. 즉, 뇌(brain)는 호르몬 X와 Y의 분비를 모두 자극할 수 있다.

오답해설

ㄱ. 수용성 호르몬인 호르몬 Y는 분비세포가 합성하여 세포 내에 저장해 놓지만, 지용성 호르몬은 미리 합성하여 저장하지 않고 필요할 때 합성하여 곧 분비한다.

244 지식 중심

정답 ④

자료해석

이 문제는 호르몬이 표적세포에 작용하는 경로에 대해 이해하고 있는지 확인하기 위한 이해형문제이다. 내분비세포에서 분비되는 호르몬이 어떤 조절 기작에 의해서 분비되며 표적세포에 어떻게 작용하는지 알아야 한다. (가)는 시상하부-뇌하수체전엽-내분비세포-표적기관으로 진행되는 호르몬 분비과정이고, (나)는 내분비세포가 직접 자극을 인지하여 호르몬을 분비하는 경로이다.

정답해설

ㄱ. 혈중 포도당 농도의 감소는 이자의 내분비세포인 α 세포를 직접 자극하여 글루카곤의 분비를 촉진한다. 예를 들어, 표적세포가 간인 경우 글리코겐이 분해되어 포도당이 혈관으로 분비되어 혈중 포도당 농도를 증가시킨다.

ㄴ. 부신피질호르몬인 코티졸은 (가)와 같은 경로(호르몬의 단계적 반응경로)를 가진다.

오답해설

ㄷ. ㉠은 뇌하수체 전엽으로 종양으로 과다 분비 현상이 생길 경우 음성피드백에 의해 시상하부에서 방출되는 방출호르몬의 농도는 낮아진다.

245 지식 중심

정답 ⑤

자료해석

이 문제는 항이뇨호르몬의 분비조절과 작용에 대해 이해하고 있는지 확인하기 위한 적용형문제이다. 문제에서 제시한 자료를 살펴보면, 호르몬 X는 경동맥이나 대동맥에 존재하는 압력수용기와 시상하부에 존재하는 삼투수용기로부터 오는 자극을 받아 시상하부의 신경세포에 의해서 합성된 후 뇌하수체 후엽을 통해 분비되는 호르몬인 항이뇨호르몬임을 확인할 수 있다. 체액의 삼투질 농도와 순환혈관계의 용적과 혈압은 항이뇨호르몬의 분비를 조절하는 주된 요인이다.

정답해설

ㄴ. 호르몬 X(항이뇨호르몬)의 혈장 수준이 증가하면, 신장의 집합관에서 수분 재흡수가 촉진되어 배설되는 오줌의 양은 감소하고 혈액의 양은 증가한다.

ㄷ. 음주 시 섭취하는 알코올은 호르몬 X(항이뇨호르몬)의 분비를 억제하여 수분성 이뇨(water diuresis)가 일어나게 하여 탈수되게 한다.

오답해설

ㄱ. 신경 A의 활성이 증가한다는 것은 혈압이 높다는 것을 의미하는데, 높은 혈압은 호르몬 X(항이뇨호르몬)의 분비를 억제한다.

246 지식 중심

정답 ②

자료해석

그림 (가)와 (나)의 세포 A는 뼈를 분해하는 파골세포이다. 파골세포는 지름이 20~100 ㎛인 거대세포로 50개 가량의 핵을 포함하고 있으며 골 흡수와 밀접한 관계가 있는 세포이다. 단핵 파골세포가 세포융합으로 다핵의 파골세포가 되어 골 표면에 접착하여 활성화 되면 리소좀 효소 등이 분비되어 골 분해가 일어난다.

그림 (가)와 (나)의 세포 B는 뼈를 생성하는 조골세포이다. 조골세포는 골 기질을 합성, 분비하고, 기질에 칼슘, 마그네슘 등의 무기질을 침착시킴으로써 골 조직을 석회화시키는 능력을 가지고 있는 세포이다.

그림 (가)의 세포 C는 골세포이며 분열능이 없고, 뼈 속 공간에 위치한다. 그림 (가)처럼 골세포들은 소관계로 연결되어 있으며 간극연접을 통해 신호전달물질이나 작은 분자들을 공유한다.

정답해설

ㄷ. 칼시토닌은 조골세포인 세포 B를 자극함으로써 혈액으로부터 뼈로 칼슘을 침착시킨다. 따라서 혈액 내의 칼슘농도는 감소하게 된다.

오답해설

ㄱ. 콜라겐을 합성하고 기질에 칼슘, 마그네슘 등의 무기질을 침착시키는 능력을 갖고 있는 세포는 A의 파골세포가 아닌 B의 조골세포이다.

ㄴ. 조골세포인 세포 B는 결합 조직세포이므로 흥분성 세포가 아니다. 따라서 활동전위를 발생할 수 없고 다른 세포에 전달할 수도 없다. 흥분성 세포에는 신경세포와 근육세포 등이 있다.

247 지식 중심

정답 ⑤

자료해석

이 문제는 혈장의 Ca^{2+} 농도 조절에 대하여 이해하고 있는지 확인하기 위한 이해형문제이다. 문제에서 제시한 자료를 살펴보면 분비샘 X는 칼시토닌을 분비하는 갑상선이고 분비샘 Y는 부갑상선호르몬을 분비하는 부갑상선이다. 칼시토닌은 뼈에 존재하는 파골세포의 활성을 억제하여 혈장의 Ca^{2+} 수준을 낮추며, 부갑상선호르몬은 뼈에 존재하는 파골세포를 활성화하여 뼈가 분해되도록 해서 혈장의 Ca^{2+} 수준을 높인다.

정답해설

ㄴ. 혈장 Ca^{2+} 농도가 정상 수준보다 낮아지면 부갑상선호르몬이 분비되어 파골세포인 세포 A의 작용이 촉진된다.

ㄷ. 파골세포인 세포 A는 단핵구-대식세포계에 속하는 백혈구의 일종이다.

오답해설

ㄱ. Y에서 분비된 호르몬인 부갑상선호르몬은 신장에서 Ca^{2+}의 재흡수는 촉진하고 인산의 재흡수는 억제한다.

248 지식 중심

정답 ⑤

자료해석

이 문제는 부신 수질과 부신 수질 호르몬에 대해서 이해하고 있는지 확인하기 위한 이해형문제이다.

부신 수질은 교감 신경계와 관련되어 있는 특수화된 신경 분비 조직이다. 부신 수질은 일반적으로 변형된 교감 신경절로 묘사된다. 신경 절전 교감 뉴런(자율 신경계)은 척수에서 부신 수질로 뻗어 있으며, 그곳에서 절후 신경 세포와 시냅스를 이룬다. 신경 절후 뉴런은 정상적으로 표적세포로 뻗는 축삭이 결여되어 있고, 신경 호르몬인 에피네프린을 직접 혈액으로 분비한다.

A : 교감 신경, B : 아세틸콜린,
C : 신경 절후 뉴런, D : 에피네프린

정답해설

⑤ D는 에피네프린으로서 티로신에서 유래된 카테콜 아민 호르몬이다.

오답해설

① A는 교감 신경계 운동뉴런이다.

② B는 교감 신경계 절전뉴런에서 분비되는 신경전달물질인 아세틸콜린이다.

③ C는 교감 신경계 절후 세포이다. 즉, 신경세포이다.

④ D(에피네프린)는 단기 스트레스시 분비된다.

249 지식 중심

정답 ②

자료해석

이 문제는 소화에 관련된 호르몬인 인슐린과 글루카곤, 세크레틴에 대하여 이해하고 있는지 확인하기 위한 적용형문제이다. 문제에서 제시한 자료를 살펴보면, 포도당의 글리코겐으로의 합성을 촉진하는 역할을 하는 호르몬 X는 흡수기(absortion period)에 분비되는 인슐린이고, 글리코겐에서 포도당으로의 분해를 촉진하는 역할을 하는 호르몬 Y는 흡수 후기(postabsortion period)에 분비되는 글루카곤이란 것을 알 수 있다. 흡수기 동안에는 호르몬 X(인슐린)의 작용으로 간은 혈액으로부터 받은 포도당을 글리코겐과 지질로 저장하고 지방세포는 혈액으로부터 받은 포도당을 지질로 저장한다. 흡수 후기 동안에는 호르몬 Y(글루카곤)의 작용으로 간은 글리코겐을 분해하여 혈액에 포도당을 제공하고 지방조직은 혈액에 지방산을 제공하여 체내 대부분의 세포가 지방산을 대사연료로 사용할 수 있게 한다.

정답해설

ㄴ. 호르몬 Y(글루카곤)은 지방세포를 자극하여 지방질 가수분해효소(lipase)에 의한 지방 분해를 증가시켜 혈액에 지방산과 글리세롤을 공급한다.

오답해설

ㄱ. 세크레틴은 십이지장에서 소화액을 분비시키는데 특히 중탄산이온이 풍부한 이자액의 분비를 자극한다. 세크레틴은 식사 후 흡수기 때 주로 분비된다. 그러므로 세크레틴의 혈중 농도는 흡수기 때 주로 작용하는 인슐린(호르몬 X)의 혈중 농도가 높을 때 높다.

ㄷ. 교감신경계의 흥분은 호르몬 Y(글루카곤)의 분비를 촉진하고, 호르몬 X(인슐린)의 분비는 억제한다.

250 추론 중심

정답 ④

자료해석

당뇨병 환자의 혈당이 높은 이유는 인슐린 분비량이 부족하거나 인슐린 민감도가 낮기 때문이다. 1형 당뇨병은 인슐린 의존성 당뇨병이라고 하며 β 세포가 파괴되거나 인슐린 분비가 결핍되면 발생하는데, 주로 β 세포가 자가 면역 공격에 의해 파괴될 때 일어난다. 2형 당뇨병은 비인슐린 의존성 당뇨병이라고 하며 인슐린에 대한 조직의 민감도가 낮아져 일어나는데, 보통 유전적이고 비만인 사람에게 많이 나타난다. A는 혈당과 인슐린 농도가 둘 다 높으므로 인슐린 민감도가 낮은 2형 당뇨병이고, B는 정상, C는 혈당은 높지만 인슐린 농도가 낮으므로 1형 당뇨병이다.

정답해설

ㄱ. 소아보다는 성인에서 주로 발견되는 당뇨병은 2형 당뇨병이다. 2형 당뇨병은 인슐린에 대한 조직의 민감도가 낮아져 일어나는데, 보통 비만인 성인에게 많이 나타난다. 환자 A의 경우 인슐린은 정상적으로 분비되나 인슐린의 작용이 잘 일어나지 않는 것을 자료를 확인할 수 있는데, 이것은 2형 당뇨병에서 관찰되는 특징이다.

ㄷ. A의 경우 인슐린은 정상적으로 분비되나 인슐린의 작용이 잘 일어나지 않는다. 따라서 비정상적인 인슐린 수용체가 생성되면 A와 같은 경향을 보일 것이다.

오답해설

ㄴ. 이자 랑게르한스섬의 β 세포에서 인슐린이 분비되므로 β 세포를 제거하면 C 환자와 같이 인슐린이 부족한 1형 당뇨병 증상이 나타날 것이다.

251 추론 중심

정답 ③

자료해석

이 문제는 성장호르몬 분비이상에 대해서 이해하고 있는지 확인하기 위한 적용형문제이다. 문제에서 제시한 자료를 살펴보면, 그룹 A에 속한 사람들은 정상인에 비하여 인슐린-유사 성장인자 I(IGF-I)의 수준이 높아져 있는 것을 알 수 있는데, 뇌하수체에 종양이 있어 성장호르몬(GH)이 높은 수준으로 분비되는 사람이 이러한 증상을 나타낼 수 있다. GH는 간에서 IGF-I이 분비되도록 자극하는데, 유년기부터 높은 수준의 IGF-I의 영향을 받으면 거대증(gigantism)이 유발되고 성장이 끝난 성인에서 높은 수준의 IGF-I의 영향을 받으면 말단비대증(acromegaly)이 유발된다. 그룹 B에 속한 사람들은 정상인에 비하여 인슐린-유사 성장인자 I(IGF-I)의 수준이 낮아져 있는 것을 알 수 있는데, 뇌하수체 이상으로 성장호르몬(GH)이 정상적으로 분비되지 못하는 사람이 이러한 증상을 나타낼 수 있다. 유년기부터 성장호르몬(GH)이 정상적으로 분비되지 못하면 뇌하수체 난쟁이증(pituitary dwarfism)이 유발된다.

정답해설

ㄱ. 그룹 A의 사람들 중 일부는 거대증을 보일 것이고 그룹 B에 속해 있는 사람들의 일부는 뇌하수체 난쟁이증을 보일 것이므로, 그룹 A의 사람들의 평균 키는 그룹 B에 속해 있는 사람들의 평균 키보다 크다고 추정할 수 있다.

ㄴ. 성장호르몬은 간에서 인슐린-유사 성장인자 I(IGF-I)의 분비를 자극하는 영양호르몬(trophic hormone)으로 작용한다. IGF-I은 뇌하수체 전엽과 시상하부에 작용하여 성장호르몬 분비에 음성되먹임 효과를 보인다. IGF-I은 뼈와 연조직의 성장을 자극한다.

오답해설

ㄷ. 성장호르몬(GH)은 성장촉진 작용이 이외에도 근육의 포도당흡수를 억제하고 지질 동원을 자극하여 혈중 포도당을 아낄 수 있도록 하여 혈당량을 증가시키는 작용을 하는데, 따라서 당뇨병 증상을 보일 가능성이 있는 사람은 혈장 GH 수준이 높을 것으로 추정되는 그룹 A의 사람들이다.

252 추론 중심

정답 ④

자료해석

이 문제는 생식샘저하증(hypogonadism)과 관련한 자료를 분석하고 종합한 후 제시된 보기의 내용이 옳은지 평가하는 분석・종합・평가형 문제이다. 문제에서 제시한 자료를 살펴보면, Ⅰ-1과 Ⅰ-2는 GnRH 수용체 유전자를 이형접합성으로 가지고 있고 혈장 호르몬 수치는 정상인 것을 확인할 수 있다. 그리고 Ⅱ-1과 Ⅱ-2는 GnRH 수용체 유전자로 두 종류의 돌연변이 대립유전자를 이형접합성으로 가지며, 조사한 호르몬의 수치가 정상보다 낮은 것을 확인할 수 있다(생식샘저하증). 이러한 자료는 돌연변이 GnRH 수용체 대립유전자는 정상 대립유전자에 대해 열성이란 것을 말해준다. 또한 Ⅱ-1과 Ⅱ-2는 GnRH 수용체에 결함이 있어 LH와 FSH가 정상적으로 분비되지 못하므로, 성적 성숙이 일어나지 못하고 생식세포의 발달이 정지되어 있는 증상을 나타낸다.

정답해설

ㄱ. 테스토스테론은 정자 형성을 촉진할 뿐 아니라 2차 성징이 나타나게 하는 데에도 관여하는 호르몬이다. 따라서 Ⅱ-2는 사춘기가 되어도 성적 성숙이 일어나지 못해 남성의 2차 성징이 나타나지 않는다.

ㄴ. Ⅰ-1과 Ⅰ-2는 이형접합성임에도 불구하고 정상 호르몬 수치를 보이므로, 정상 수용체 대립유전자는 돌연변이 수용체[Ala(171)Thr] 대립유전자에 대해 우성으로 작용한다는 것을 알 수 있다.

오답해설

ㄷ. Ⅱ-1은 GnRH 수용체 유전자에 문제가 생겨 생식샘저하증이 나타난 것이므로, GnRH를 투여한다고 하더라도 생식샘기능을 정상으로 회복시킬 수 없다.

253 추론 중심

정답 ②

자료해석

이 문제는 갑상선기능저하증(hypothyroidism)에 대해 이해하고 있는지 확인하기 위한 적용형문제이다. 문제에서 제시한 자료의 환자 X의 증상(추위에 견디기 힘들어 하고 땀이 거의 없음, 무기력하고 수면 시간이 매우 길고, 쉽게 피로하고 과도한 체중을 보임)은 갑상선기능저하증의 증상이다. 갑상선기능저하증은 갑상선(A)의 손상(갑상선염)이나 뇌하수체의 손상(뇌하수체염) 등의 원인으로 발생한다. 문제에서 환자 X의 혈중 TSH 농도가 정상치보다 매우 낮다고 하였으므로, 환자 X는 뇌하수체 전엽의 손상으로 인한 갑상선기능저하증이 발병하였음을 추정할 수 있다.

정답해설

ㄷ. 환자 X의 경우 갑상선은 정상일 것으로 추정되므로, 갑상선자극호르몬(TSH)을 환자 X에게 정맥주사하면 혈중 갑상선호르몬의 수치가 올라가 증상이 완화될 수 있을 것이다.

오답해설

ㄱ. 자료해석에서 살펴본 바와 같이, 환자 X는 갑상선(A)이 아니라 뇌하수체 전엽의 손상으로 인한 갑상선기능저하증이 발병하였음을 추정할 수 있다.

ㄴ. 뇌하수체 전엽의 손상으로 인한 갑상선기능저하증인 환자 X는 갑상선종(goiter) 증상이 관찰되지 않을 것이다. 갑상선종은 부적절하게 음식을 섭취하였다거나(요오드 결핍), 갑상선기능항진증 등에서 나타난다.

254 추론 중심

정답 ④

자료해석

이 문제는 인슐린의 분비특성에 대해 이해하고 있는지 확인하기 위한 적용형문제이다. 식후 흡수기에는 혈중 포도당 농도가 정상 수준보다 높아지므로 이자의 베타 세포에서 인슐린이 분비되는데, 인슐린은 간이나 근육, 지방세포와 같은 여러 표적세포에 작용하여 혈장 포도당 농도가 정상 수준으로 되돌아오게 해준다.

문제에서 주어진 그림을 살펴보면, 그래프에서 포도당을 주입하자 인슐린이 짧은 시간 내에 급격하게 증가했다가 감소한 후 다시 서서히 증가하는 것을 확인할 수 있다. 인슐린이 짧은 시간 내에 급격히 증가했다가 감소한 이유는 이자의 β세포에 만들어져 세포질의 분비소낭에 저장하고 있던 인슐린이 혈장 포도당 수준 증가라는 자극에 반응하여 세포외방출작용으로 일시적으로 빠르게 분비되었기 때문이다. 나중에 혈장 인슐린 수준이 다시 서서히 증가한 것은 혈장 포도당 수준 증가라는 자극에 반응하여 핵에 있는 인슐린 유전자가 발현이 점차 증가하여 인슐린이 새롭게 합성되어 분비되었기 때문이다.

정답해설

ㄴ. 혈장 포도당 농도가 높으면 더 많은 포도당이 베타세포로 유입되어 세포호흡 속도가 빨라지므로, 단위시간당 생성되는 ATP의 양이 증가하여 베타세포 세포질의 $\frac{[ATP]}{[ADP]}$ 값이 높아진다. 즉, 혈장 포도당 농도의 증가는 이자 베타 세포 내의 $\frac{[ATP]}{[ADP]}$ 값의 증가로 반영된다. 따라서 '이자는 베타세포 내의 $\frac{[ATP]}{[ADP]}$ 값이 높을 때가 낮을 때보다 더 많은 인슐린을 분비할 것이다'는 설명은 옳다.

ㄷ. 인슐린은 간(liver) 세포의 글리코겐 합성효소의 활성을 증가시켜 포도당을 글리코겐으로 저장하게 함으로써 혈중 포도당 농도를 낮춘다. 포도당 주입 후 약 10분이 경과되었을 때가 약 30분이 경과되었을 때보다 혈장 인슐린 수준이 더 낮으므로, '간(liver) 세포의 글리코겐 합성효소의 활성은 포도당 주입 후 약 10분이 경과되었을 때가 약 30분이 경과되었을 때보다 더 낮다'는 설명은 옳다.

오답해설

ㄱ. 자료해석에서 살펴본 바와 같이, 포도당 주입 직후 인슐린 분비가 급격히 증가한 것은 β세포 세포질의 분비소낭에 저장하고 있던 인슐린이 혈장 포도당 수준 증가라는 자극에 반응하여 세포외방출작용으로 일시적으로 빠르게 분비되었기 때문이다. 따라서 이자 베타세포에 ^{14}C-류신을 주입하고 혈장에 포도당을 주입하더라도 ㉠ 시기에서 분비되는 인슐린의 대부분은 방사성 표지가 되어 있지 못할 것이다. 반면에 ㉡ 시기에 분비되는 인슐린은 혈장 포도당 수준 증가라는 자극에 반응하여 새롭게 합성된 후 분비된 것이므로, 주입해준 ^{14}C-류신을 이용하여 합성되었을 것이다. 따라서 이자 베타세포에 ^{14}C-류신을 주입하고 혈장에 포도당을 주입하면, 혈장 인슐린의 방사성 활성은 ㉡ 시기가 ㉠ 시기보다 높은 것이다.

255 추론 중심

정답 ④

자료해석

지방세포에 대한 인슐린 작용기전을 조사한 실험 결과를 해석하여 보기의 내용을 판단하는 분석·종합·평가형문제이다. 먼저 실험 Ⅰ은 인슐린을 처리한 지방세포와 처리하지 않은 지방세포에서의 포도당 농도에 따른 흡수율을 조사하여 결과를 그래프로 나타낸 것이다. 인슐린을 처리하지 않은 지방세포에 비해 처리한 지방세포에서 포도당 농도가 높아질수록(10 mM 정도까지) 포도당 흡수율이 급격히 증가하는 것을 확인 할 수 있다.

실험 Ⅱ에서는 인슐린을 처리한 지방세포와 처리하지 않은 지방세포 모두에 ^{3}H-cytochalasin B를 처리하고 자외선을 쪼인 후, 원형질막이나 내막계막의 방사성 정도를 측정하였다. 인슐린 비처리 지방세포에 비해서 인슐린을 처리한 지방세포는 원형질막의 방사성 정도가 높게 측정 되었다는 결과를 통해, 인슐린을 처리하면 지방세포의 내막계막의 포도당 수송체가 원형질막으로 이동하여 포도당의 흡수를 높이게 됨을 추론할 수 있다.

정답해설

ㄱ. 자료해석의 내용처럼 인슐린은 지방세포에서 포도당 수송체의 세포막 삽입을 촉진하여 포도당 흡수율을 높이게 됨을 추론할 수 있다.

ㄷ. Ⅰ형 당뇨병은 이자의 랑게르한스섬에 있는 베타세포가 파괴되어 인슐린이 분비되지 못하는 당뇨병이므로 지방세포의 인슐린에 대한 민감도는 정상 지방세포와 차이가 없을 것이다. 따라서 Ⅰ형 당뇨병 환자의 지방세포로 <실험 Ⅱ>를 진행해도 측정된 방사성 정도는 차이가 없을 것이다.

오답해설

ㄴ. <실험 Ⅱ>의 결과 비교를 통해 인슐린 처리에 의한 지방세포막 포도당 수송체 양의 증가는 번역의 증가가 아닌, 인슐린에 의해 내막계막의 포도당 수송체가 원형질막으로 이동된 것임을 확인 할 수 있다. 따라서 번역의 증가로 일어난 것이라는 보기의 내용이 잘못되었다.

256 추론 중심

정답 ④

자료해석

이 문제는 쿠싱증후군(cushing's syndrome)과 쿠싱병(cushing's disease)에 대해 이해하고 있는지 확인하기 위한 적용형문제이다. 환자 X와 Y는 모두 소변의 코티졸 수준이 정상인보다 높은 코티졸 과다증(hypercortisolism) 환자이다. 이들은 코티졸의 혈중 수준이 높기 때문에, 고혈당과 조직손실(근육소모) 등의 증상을 보일 것이다. 환자 X는 고농도의 덱사메타손 주사로 인해 소변의 코티졸 수준이 낮아졌으므로, 시상하부나 뇌하수체의 종양으로 인해 소변의 코티졸 수준이 높아진 쿠싱병(cushing's disease) 환자이다. 환자 Y는 고농도의 덱사메타손을 주사하더라도 소변의 코티졸 수준이 계속 높게 유지되었으므로, 부신 피질의 종양으로 인해 소변의 코티졸 수준이 높아진 쿠싱증후군(cushing's syndrome) 환자이다.

정답해설

ㄱ. 환자 X와 Y는 모두 코티졸 과다증(hypercortisolism) 환자이므로, 모두 고혈당 증세를 보인다.

ㄷ. 환자 Y는 쿠싱증후군(cushing's syndrome)이므로 혈장 속의 많은 양의 코티졸은 시상하부와 뇌하수체전엽에 음성되먹임 작용을 한다. 따라서, ACTH 수준이 정상인보다 낮게 유지되었을 것이다.

오답해설

ㄴ. 환자 X는 시상하부나 뇌하수체 종양으로 인해 ACTH가 과다분비되어 코티졸의 분비가 정상인보다 높은 쿠싱병 환자이므로, 혈장 안드로겐 수준은 정상인보다 높을 것이다.

257 추론 중심

정답 ③

자료해석

이 문제는 쿠싱병(cushing's disease)에 대해 이해하고 있는지 확인하기 위한 적용형문제이다. 쿠싱병은 뇌하수체 종양으로 인해 ACTH가 과다 분비되어 혈중 코티솔 농도가 정상치보다 높아져 발생하는 질병이다. 코티솔이 과잉 분비되면, 당뇨병과 유사한 고혈당이 나타나고, 근육단백질 분해와 지방 분해로 인해 조직의 손실이 초래되고, 식욕증가로 인해 몸통과 얼굴에 여분의 지방을 축적하는 중심비만이 나타난다.

정답해설

③ 합성 글루코코르티코이드인 덱사메타손(dexamethasone)을 다량 투여하면, 음성되먹임에 의해 뇌하수체 전엽의 종양 세포에서 ACTH 분비가 억제되므로, 환자 X의 혈중 ACTH의 농도는 낮아질 수 있을 것이다.

오답해설

① 문제에서 주어진 자료를 살펴보면, 환자 X는 코티솔이 과잉 분비되었을 때의 증상을 보인다. 코티솔이 과잉 분비되는 원인은 여러 가지가 있는데, 부신피질에서 종양이 발생하였다거나(쿠싱증후군, cushing's syndrome) 혹은 뇌하수체 전엽에서 종양이 발생한 것(쿠싱병, cushing's disease)이 대표적인 원인이다. 문제에서 제시한 자료에서 환자 X의 혈중 ACTH의 농도가 정상치보다 높다고 하였으므로, 환자 X는 부신피질(A)에 종양이 발생하였다기보다는 뇌하수체 전엽에 종양이 발생하였을 것으로 추정된다.

② 문제에서 주어진 자료를 통해 환자 X는 혈중 글루코코르티코이드의 농도가 정상치보다 높은 쿠싱병임을 알 수 있다.

④ 환자 X의 증상은 코티솔의 과잉 분비로 인해 야기된다. 높은 혈중 코티솔 농도는 시상하부에서의 CRH 분비를 억제하므로, 환자 X의 혈중 CRH 농도는 정상치보다 낮을 것으로 추정된다.

⑤ B(부신 수질)에서 분비되는 호르몬은 카테콜아민(catecholamine)인 에피네프린이다. 카테콜아민은 아미노산 티로신으로부터 합성된다.

258 지식 중심

정답 ④

자료해석

이 문제는 활동전위와 불응기에 대하여 이해하고 있는지 확인하기 위한 적용형문제이다. 문제에서 제시한 자료를 살펴보면, 신경세포에 일정 시간 동안 가해주는 자극의 세기가 더 커지면 활동전위의 발생빈도는 더 증가하는 것을 알 수 있는데, 이것은 자극의 세기가 더 커지면 그만큼 활동전위의 상대적 불응기의 시간이 짧아지기 때문이다.

정답해설

ㄱ. 문제에서 주어진 자료를 살펴보면, ㉠은 막전위가 −55 mV보다 높을 때에만 발생하는 것을 확인할 수 있다. 따라서 ㉠의 발생은 실무율의 원리를 따른다는 설명은 옳다.

ㄷ. ㉠과 ㉡은 활동전위이다. 활동전위는 전압-개폐성 이온통로에 의해 생성된다.

오답해설

ㄴ. 활동전위의 크기가 동일하므로, 활동전위가 발생할 때 열려진 전압의존성 Na^+ 통로의 최대 개수는 ㉠과 ㉡에서 서로 같다.

259 지식 중심

정답 ⑤

자료해석

이 문제는 활동전위가 발생하는 동안 Na^+의 전도도와 K^+의 전도도 변화에 대해 이해하고 있는지 확인하기 위한 적용형문제이다. 신경세포에서 활동전위의 발생 단계는 상승기, 하강기, 과분기 등으로 나눌 수 있는데, 상승기는 전압의존성 Na^+ 통로를 통한 Na^+의 유입으로 인해 나타나고 하강기는 전압의존성 K^+통로를 통한 K^+의 유출로 인해 나타난다. 또한 휴지상태일 때 막 투과도는 Na^+보다 K^+가 훨씬 더 큰 것으로 알려져 있다. 이러한 사실을 기초로 문제에서 주어진 그래프를 살펴보면, 이온 X는 K^+이고 이온 Y는 Na^+인 것을 알 수 있다. 또한 이온 ㉠은 K^+이고 이온 ㉡은 Na^+인 것도 알 수 있다. 활동전위의 상승기에는 Na^+(이온 ㉡)의 전도도가 급격하게 증가하므로 $\frac{\text{이온 Y의 전도도}}{\text{이온 X의 전도도}}$ 값도 급속도로 증가하게 된다.

정답해설

ㄴ. 활동전위의 상승기에서 이온 ㉡(Na^+)은 전압의존성 Na^+ 통로를 통해 신경세포 A의 내부로 급격하게 유입된다.

ㄷ. 인공 뇌척수액의 이온 Y(Na^+)의 농도가 낮아지면 활동전위의 상승기 때에 유입되는 Na^+의 양이 감소하므로, ⓐ 부위(정점)의 높이는 더 낮아지게 된다.

오답해설

ㄱ. 자료해석에서 살펴본 바와 같이, 이온 ㉠(K^+)은 이온 X이다.

260 지식 중심

정답 ③

자료해석

이 문제는 유수신경에서 일어나는 도약전도에 대하여 이해하고 있는지 확인하기 위한 적용형문제이다. 전압의존성 Na^+ 통로와 전압의존성 K^+ 통로는 랑비에르 결절(nodes of Ranvier)이라고 불리는 수초가 없는 지역에 집중분포하고 있고, 결절 사이의 수초로 둘러싸인 부분에는 없다. 따라서 활동전위는 축삭을 따라서 계속 재생(발생)되는 것이 아니라, 랑비에르 결절에서만 발생한다. 수초(myelin sheath)는 여러 겹의 세포막으로 구성되어 있어 절연층으로 작용한다. 주어진 자료를 살펴보면, 결절 부위(A 부위)에서는 동일한 거리를 이동하는 데에 많은 시간이 소요되지만, 수초 지역(B 부위)에서는 적은 시간이 소요되는 것을 확인할 수 있다. 즉, 신경신호의 전도속도는 결절 부위보다는 수초 지역에서 더 크다는 것을 알 수 있다.

정답해설

ㄷ. 전압개폐성 소듐통로와 전압개폐성 포타슘통로가 랑비에르 결절이라 불리는 수초가 없는 지역(A 부위)에 높은 밀도로 존재하지만 수초 지역(B 부위)에는 매우 낮은 밀도로 존재한다. 그 결과 활동전위는 결절에서만 발생한다. 즉, 전압개폐성 이온통로는 B 부위보다 A 부위에 더 높은 밀도로 존재한다는 설명은 옳다.

오답해설

ㄱ. 문제에서 주어진 자료는 말초신경계 축삭이라고 하였으므로, ㉠은 희소돌기세포(oligodendocyte)가 아니라 슈반세포이다.

ㄴ. 그래프를 살펴보면, 신경신호의 전도속도는 결절 부위인 A 부위를 통과할 때는 느리고 수초 지역인 B 부위를 통과할 때는 빠르다는 것을 알 수 있다.

261 지식 중심

정답 ④

자료해석

이 문제는 화학적 시냅스에서 신경신호의 전달에 대해 이해하고 있는지 확인하기 위한 적용형문제이다. 자극으로 인해 발생한 활동전위가 시냅스전 신경세포의 축삭말단에 도달하게 되면 전압-의존성 칼슘이온 통로가 열리면서 세포 밖에서 세포 내부로 칼슘이온이 유입되는데, 그 결과 시냅스 소낭의 세포외방출작용을 통해 신경전달물질이 시냅스틈으로 방출된다. 시냅스틈으로 방출된 신경전달물질은 확산되어 시냅스후 신경세포의 세포막에 존재하는 수용체와 결합하는데, 그 결과 시냅스후 막에 존재하는 이온 통로가 열리게 되어 시냅스후 신경세포의 막전위가 변하게 된다(시냅스후 전위 발생). 문제에서 제시한 자료를 살펴보면, 시냅스 전달 결과 시냅스후 신경세포의 탈분극(흥분성 시냅스후 전위(EPSP))이 나타난 것을 확인할 수 있다. 즉, 두 신경세포는 흥분성 시냅스를 맺고 있다.

정답해설

ㄱ. 위에서 살펴본 바와 같이, 자극으로 인해 발생한 활동전위가 시냅스전 신경세포의 축삭말단에 도달하게 되면 전압-의존성 칼슘이온 통로가 열리면서 세포 밖에서 세포 내부로 칼슘이온이 유입되는데, 그로 인해 Ca^{2+}의 유입(I_{Ca})이 일어나게 된다.

ㄴ. 시냅스후 전위인 A는 차등성 전위이므로, 자극이 크기가 커지면 그 크기가 더 커지게 된다. 즉, 시냅스전 신경세포에 더 강한 자극을 주면, 더 많은 신경전달물질이 분비될 것이고 그 결과 시냅스후 세포에서 발생하는 A(시냅스후 전위)의 크기는 더 커지게 된다.

오답해설

ㄷ. 문제에서 제시한 자료를 살펴보면 시냅스 전달 결과 시냅스후 신경세포에서 시냅스후 전류는 내향성으로 나타난 것을 확인할 수 있는데, 내향성 전류가 나타나기 위해서는 양이온이 유입된다거나 음이온이 유출되어야 한다. <보기>에서 제시한 것처럼 시냅스후 세포막에서 양이온의 유출이 일어났다면 흥분성 시냅스후 전위(EPSP)가 아니라 억제성 시냅스후 전위(IPSP)가 발생했어야 한다.

262 지식중심

정답 ⑤

자료해석

이 문제는 신경신호에 대해 이해하고 있는지 확인하기 위한 분석·종합·평가형문제이다. 문제에서 제시한 실험 과정 (나)의 결과를 살펴보면, 아세틸콜린을 달팽이의 신경세포 X에 처리하였을 때 신경세포 X에서 과분극이 일어나 활동전위의 발생이 중지된 것을 확인할 수 있는데, 이러한 결과는 아세틸콜린이 Cl^- 통로를 열리게 하였고 그로 인해 Cl^-가 신경세포 X 내부로 유입되기 때문에 나타난 것임을 추정할 수 있다. 실험 과정 (다)의 결과를 살펴보면, Cl^-가 존재하지 않는 신경세포 X의 배양액에 아세틸콜린을 처리하였을 때 신경세포 X에서 탈분극이 일어나 활동전위의 발생 빈도가 증가된 것을 확인할 수 있는데, 이러한 결과는 아세틸콜린이 Cl^- 통로를 열리게 하였고 그로 인해 Cl^-가 오히려 신경세포 X 외부로 유출되기 때문에 나타난 것임을 추정할 수 있다. 즉, 정상적인 상황에서 달팽이 신경세포 X에 대해서 아세틸콜린은 억제성 신경전달물질로 작용하지만, 세포안팎의 농도 기울기가 변하면(세포외액의 Cl^- 농도를 세포 안쪽보다 낮게 하면) 흥분성 신경전달물질이 될 수도 있다는 것을 알 수 있다.

정답해설

ㄱ. 자료해석에서 살펴본 바와 같이, 문제에서 제시한 실험을 통해 달팽이의 신체에서 아세틸콜린은 신경세포 X에 대하여 억제성 신경전달물질로 작용할 것임을 추정할 수 있다.

ㄴ. 문제에서 '아세틸콜린 수용체인 Cl^- 통로'라는 조건이 제시되어 있으므로, Cl^- 통로는 리간드인 아세틸콜린의 결합으로 인해 통로가 열리는 리간드 의존성 이온통로라는 것을 알 수 있다.

ㄷ. 실험 과정 (다)의 결과에서, 아세틸콜린의 처리로 신경세포 X는 탈분극이 일어나 활동전위 발생 빈도가 증가된 것을 확인할 수 있는데, 이러한 결과는 Cl^-가 신경세포 X의 내부에서 외부로 유출되었을 때 나타난다.

263 지식중심

정답 ②

자료해석

이 문제는 신경세포 간의 시냅스에서 신경신호의 전달과 합(summation)에 대해 이해하고 있는지 확인하기 위한 적용형문제이다. 문제에서 제시한 그림 (가)를 살펴보면, 신경세포 C와 직접적으로 연결되어 있는 신경세포는 A와 D이며 B의 경우 A의 축삭말단 부분과 시냅스를 맺고 있는 것을 확인할 수 있다. 그림 (나)를 살펴보면, A에만 자극 X를 가할 경우 신경세포 C의 ㉡ 부위에서는 탈분극(차등성 전위)이 일어난 것을 확인할 수 있는데, 이를 통해 A와 C는 흥분성 시냅스를 맺고 있는 것을 확인할 수 있다. 그리고 A와 B에 동시에 자극 X를 가할 경우 C의 ㉡ 부위에서는 막전위 변화가 나타나지 않은 것을 확인할 수 있는데, 이를 통해 B가 A에서의 신경전달물질의 분비를 방해하는 작용을 하였다는 것을 추정할 수 있다. D에 자극 X를 가한 경우 신경세포 C의 ㉡ 부위에서 A를 자극시킨 것과 동일한 크기의 막전위 변화(차등성 전위)를 일으킨 것으로 봐서 D와 C도 흥분성 시냅스를 이루고 있다는 것을 확인할 수 있다. 또한, D와 B에 동시에 자극 X를 가한 경우는 D에만 자극 X를 가한 경우와 동일한 반응을 유도한 것으로 봐서, B는 A에만 한정적으로 신경전달물질의 분비를 억제한다는 것을 알 수 있다.

정답해설

② C의 ㉠ 부위는 신경세포의 세포체 부위인데, 이 부위는 전압개폐성 이온통로의 밀도가 낮아 활동전위가 발생하지 않는다.

오답해설

① A와 B, D의 축삭에 동시에 자극 X를 가하면, C의 ㉡ 부위에서는 D의 축삭에만 자극 X를 가했을 때와 동일한 크기의 막전위 변화가 유발될 것이므로 활동전위가 발생하지 못하게 된다.

③ 신경세포 B의 흥분은 신경세포 A의 축삭말단에서 분비되는 신경전달물질의 양을 감소시킨다.

④ 자료해석에서 살펴본 바와 같이, 문제에서 주어진 자료를 통해 D는 C와 흥분성 시냅스를 맺고 있다는 것을 알 수 있다.

⑤ D의 축삭에 짧은 시간 간격을 두고 연속해서 자극 X를 2번 가하면, 시간합(temporal summation)이 일어나 C의 ㉡ 부위에서 발생한 막전위의 크기는 ⓐ보다 약 2배의 크기로 발생할 것이다.

264 지식 중심

정답 ①

자료해석

이 문제는 전기적 시냅스에 대해 이해하고 있는지 확인하기 위한 이해형문제이다. 전기적 시냅스는 상대적으로 단순한 구조와 기능을 가지고 있으며, 한 세포에서 다른 세포로 이온이 직접 전달되도록 한다. 전기적 시냅스는 간극연접(gap junction)이라 불리는 특화된 부분에 의해 형성된다. 간극연접은 코넥신(connexin)이라는 특별한 단백질에 의해 형성되는데, 6개의 코넥신은 결합하여 코넥손(connexon)이라는 채널을 만든다. 각 세포의 막에서 형성된 각 코넥손이 서로 결합하면 두 세포의 세포질을 연결하는 통로가 형성된다. 이러한 통로(간극연접)를 통해 이온이 한 세포의 세포질에서 다른 세포의 세포질로 직접 통과할 수 있다. 전기적 시냅스에서의 전달은 매우 빠르고 양방향성이다.

정답해설

ㄱ. ㉠ 구조(간극연접)에서 2개의 세포막은 서로 연결되어 있지 않고, 각 세포의 막에서 형성된 각 코넥손이 서로 결합하면 두 세포의 세포질을 연결하는 통로가 형성된다.

오답해설

ㄴ. ㉡는 신경세포 A에서 형성된 활동전위가 간극연접을 통해 소량의 이온전류를 형성한 결과로 나타나는 시냅스후 세포(세포 B)의 시냅스후 전위(PSP)이다.

ㄷ. ㉠ 구조와 동일한 방식으로 세포 B와 시냅스를 맺고 있는 다른 신경 세포를 자극하면, 그 결과 세포 B에서는 ㉡과 같은 시냅스후 전위가 형성될 것이다. 따라서 ㉠ 구조와 동일한 방식으로 세포 B와 시냅스를 맺고 있는 다른 신경 세포를 세포 A와 동시에 자극하면, 합이 일어나 ⓐ의 크기는 더 커질 것이다.

265 추론 중심

정답 ⑤

자료해석

이 문제는 혈장 K^+ 농도 조절에 대하여 이해하고 있는지 확인하기 위한 적용형문제이다. 문제에서 제시한 자료를 살펴보면, (가)는 흥분에 필요한 자극의 크기가 정상 K^+ 수준일 때보다 더 커진 것을 확인할 수 있는데, 이것은 혈장 K^+ 수준이 정상보다 낮아졌을 때 나타나는 현상이다. (나)는 흥분에 필요한 자극의 크기가 정상 K^+ 수준일 때보다 더 작아진 것을 확인할 수 있는데, 이것은 혈장 K^+ 수준이 정상보다 높아졌을 때 나타나는 현상이다.

정답해설

ㄴ. 이뇨제-안지오텐신전환효소 억제제(ACE inhibitor)-를 처리하면, 알도스테론의 분비가 충분히 일어나지 못해 신장에서 K^+의 분비가 충분히 일어나지 못하므로 고칼륨혈증일 때의 현상(나)이 나타난다.

ㄷ. 문제에서 안정 상태에서 신경세포의 휴지전위는 −70 mV이라고 하였는데, 골격근 세포의 휴지전위는 거의 K^+의 평형전위와 유사한 −90 mV를 보이는 것을 확인할 수 있다. 휴지전위는 전도도가 높은 이온의 평형전위 값에 가까워지므로, 이것은 골격근 세포막의 'K^+ 전도도 / Na^+ 전도도'값이 신경세포보다 더 크다는 것을 말해 준다.

오답해설

ㄱ. 원위세뇨관과 집합관에 존재하는 삽입세포는 산-염기 평형의 조절을 담당하는데, A형과 B형의 두 가지 유형의 삽입세포가 존재한다. 대사성산증(metabolic acidosis) 환자의 경우, A형 삽입세포를 통해 세포외액의 높은 수준의 H^+을 원위세뇨관 내강으로 분비하고 K^+을 재흡수한다. 따라서 이로 인해 고칼륨혈증이 나타나게 되고 그 결과 (나)와 같은 현상이 나타난다.

266 추론 중심

정답 ④

자료해석

이 문제는 Na^+의 평형전위와 전압의존성 Na^+ 통로에 대해서 이해하고 있는지 확인하기 위한 적용형문제이다. 문제에서 제시한 그래프를 살펴보면, 막전위가 약 -45 mV보다 낮은 경우는 양이온 X의 전도도가 0(전류가 0)이지만 막전위가 약 -45 mV보다 높은 경우는 양이온 X의 내향성 전류가 발생하는 것을 확인할 수 있다. 이것은 양이온 X는 막전위 변화에 따라 열리는 전압-의존성 이온통로를 통해 이동한다는 것과 이 이온통로의 역치 전위는 약 -45 mV이라는 것을 말해준다. 막전위가 50 mV로 고정되면 양이온 X의 전류가 다시 0이 되는 것을 알 수 있는데, 이것은 50 mV가 양이온 X의 평형전위이기 때문이다.

정답해설

ㄱ. 위에서 살펴본 바와 같이, 전압-의존성 X 통로의 역치 전위는 약 -45 mV이다.

ㄴ. 위에서 살펴본 바와 같이, ㉠은 양이온 X의 평형전위이다.

오답해설

ㄷ. 막전위를 0 mV 이상으로 고정하면 열리는 전압-의존성 X 통로의 수는 최대이다. 다만 고정하는 막전위가 0 mV보다 높아지면, 막전위 증가로 인해 막 내부와 외부의 전위차가 감소하여 내향성 전류의 크기가 작아질 것이다.

267 추론 중심

정답 ③

자료해석

이 문제는 활동전위에 대해 이해하고 있는지 확인하기 위한 적용형문제이다. 신경세포에서 활동전위는 전압개폐성 소듐이온(Na^+)통로와 전압개폐성 포타슘이온(K^+)통로에 의해 발생한다. 역치 이상의 자극이 축삭 둔덕에 도달하면, 전압개폐성 소듐이온통로가 먼저 반응하여 열리게 된다. 이 통로가 열리면 세포 외부의 소듐이온이 세포 내로 확산되어 들어오면서 탈분극이 진행된다. 이후 전압개폐성 포타슘이온통로가 열리면서 세포 내의 포타슘이온이 세포 외부로 확산되어 방출되면서 재분극이 진행된다. 이 때 활동전위의 크기는 자극의 세기와 상관없이 일정하며, 자극의 세기가 커질수록 활동전위 형성의 빈도수가 증가한다.

세포막을 가로지르는 이온의 이동이 있을 때 양이온이 세포 내로 유입되면 내향성 전류(in)가 나타나고, 양이온이 세포 외로 방출되면 외향성 전류(out)가 나타난다. 문제에서 제시한 그래프를 살펴보면, tetradotoxin(테트로도톡신)을 처리하면 전압개폐성 소듐이온통로의 작용을 차단하여 역치 자극을 준 직후에 나타나는 Na^+ 유입에 의한 내향성 전류가 나타나지 못한다는 것을 확인할 수 있다. 그리고 tetraethylammonium(테트라에틸암모늄)을 처리한 경우는 전압개폐성 포타슘이온통로를 차단하여 역치 자극을 주고 시간이 조금 경과한 후 나타나는 K^+ 유출에 의한 외향성 전류가 나타나지 못한다는 것을 확인할 수 있다.

정답해설

ㄱ. Tetraethylammonium은 전압개폐성 포타슘이온통로를 차단하므로, tetraethylammonium을 처리하면 재분극이 느려져 활동전위가 오래 지속될 것이다.

ㄴ. Tetradotoxin은 전압개폐성 소듐이온통로의 작용을 차단하여 Na^+가 세포막을 가로질러 이동하는 것을 제한한다. 따라서 tetradotoxin은 Na^+의 전도도를 감소시킨다는 설명은 옳다.

오답해설

ㄷ. 거대축삭에 역치 이상의 자극이 가해졌을 때 먼저 작용하는 이온통로는 tetradotoxin에 의해 저해되는 이온통로인 전압개폐성 소듐이온통로이고, 나중에 작용하는 이온통로는 tetraethylammonium에 의하여 저해되는 이온통로인 전압개폐성 포타슘이온통로이다. 따라서 자극이 가해졌을 때 tetradotoxin에 의해 저해되는 이온통로는 tetraethylammonium에 의하여 저해되는 이온통로보다 느리게 열린다는 설명은 옳지 않다.

268 추론 중심

정답 ③

자료해석

이 문제는 세포막 고정법 실험(patch clamp method)을 통해 얻은 이온통로 X에 의한 전류 자료를 분석 및 종합한 후 주어진 보기가 옳은지 평가하는 분석·종합·평가형문제이다. 문제에서 주어진 자료를 살펴보면 K^+ 통로인 이온통로 X에 의한 전류는 막전위 변화에 의해 달라지는 것을 확인할 수 있는데, 이러한 결과는 이온통로 X가 전압-개폐성 K^+ 통로라는 것을 말해준다. 또한 문제에서 주어진 자료를 살펴보면 역치 이상의 자극이 가해졌을 때 각 전압-개폐성 K^+ 통로가 열리는 시점이나 열려 있는 시간은 각각 다르지만, 탈분극이 지속되는 동안 일정 빈도로 열려 있는 상태를 유지한다는 것을 알 수 있다.

정답해설

ㄱ. 자료해석에서 살펴본 바와 같이, 문제에서 주어진 자료를 통해 이온통로 X가 전압-개폐성 K^+ 통로라는 것을 알 수 있다. 세포막의 단위면적 전압-개폐성 K^+ 통로당 이온통로 X의 수는 수상돌기보다 축삭언덕이 더 높다.

ㄴ. 이온통로 X에 의해 양이온(K^+)이 유출되므로 ㉠은 외향성 전류이다.

오답해설

ㄷ. 문제에서 주어진 자료를 살펴보면, 막전위를 역치 이상으로 계속 고정하면 각 이온통로 X는 열려 있는 상태와 닫혀 있는 상태를 오가는 것을 확인할 수 있으며, 전체적으로 봤을 때는 탈분극이 지속되는 동안 일정 빈도로 열려 있는 상태를 유지한다는 것을 알 수 있다.

269 추론 중심

정답 ⑤

자료해석

이 문제는 불응기에 대해 이해하고 있는지 확인하기 위한 분석·종합·평가형문제이다. 전압-의존성 Na^+ 통로는 활성화문(activation gate)과 불활성화문(inactivation gate)이 존재하는데, 휴지상태에는 불활성화문은 열려있고 활성화문은 닫혀있다, 자극을 받으면 활성화문이 열려 통로가 활성화 되는데, 곧 이어 불활성화문이 닫히면서 통로는 비활성화 된다. 이러한 특성 때문에 흥분성 세포의 막에는 불응기가 존재한다. 절대불응기 동안에는 전압-의존성 Na^+ 통로가 비활성화 되어 있어 아무리 강한 자극을 주어도 활동전위가 발생하지 못한다. 상대불응기 동안에는 보통의 자극에 의해서는 충분한 전압-의존성 Na^+ 통로가 활성화되지 못해 활동전위가 발생하지 못하지만, 더 강한 자극을 주면 비로소 충분한 전압-의존성 Na^+ 통로가 활성화되어 활동전위가 발생한다. 또한 상대불응기 동안에 발생하는 활동전위의 크기는 보통 때에 발생하는 활동전위의 크기보다 작다. 문제에서 주어진 자료를 살펴보면, 약 0~2 msec 동안은 아무리 강한 자극을 주어도 활동전위가 발생할 수 없으므로 절대불응기이고, 약 2~4 msec동안은 더 강한 자극을 주어야만 활동전위가 발생하므로 상대불응기이다.

정답해설

ㄱ. 절대불응기에 해당하는 t_2 시점에 부위 X에 존재하는 대부분의 전압-의존성 Na^+ 통로의 불활성화문은 닫혀 있어, 아무리 강한 자극을 주어도 활동전위가 발생하지 못한다.

ㄴ. t_1 시점은 휴지상태 때이고, S_3의 자극을 있었을 때 t_3 시점은 상대적불응기이다. 상대적불응기 때에는 아직 많은 수의 전압-의존성 K^+ 통로가 활성화되어 있다. 즉, 전압-의존성 K^+ 통로 활성 정도는 휴지상태인 t_1 시점(모두 불활성 상태)보다 상대적불응기인 t_3 시점이 더 크다.

ㄷ. 세포 Y의 절대불응기는 약 2 mec 동안이므로, 이 세포는 초당 약 500(=1초÷2 msec)번의 빈도로 활동전위를 발생할 수 있다.

270 추론 중심

정답 ①

자료해석

이 문제는 시냅스에서 신경신호의 전달에 대해 이해하고 있는지 확인하기 위한 적용형문제이다. 문제에서 주어진 자료를 살펴보면, 신경세포 A에서 분비된 신경전달물질은 신경세포 B의 세포막에 존재하는 대사성수용체 (가)에 결합하여 세포질 내의 cAMP의 농도를 증가시킨다는 것을 확인할 수 있다. 그 결과 cAMP-의존성 단백질 인산화효소인 PKA(단백질 (나))가 활성화되어 칼륨통로를 인산화시켜 닫히게 하고, 그로 인해 K^+의 유출이 일어나지 못해 신경세포 B는 탈분극될 것임을 추정할 수 있다(흥분성 시냅스후전위 발생).

정답해설

ㄱ. 위에서 살펴본 바와 같이 신경세포 A에서 분비된 신경전달물질이 신경세포 B에서 탈분극을 유도할 것이므로, 신경세포 A와 B는 흥분성 시냅스를 맺고 있다는 것을 추정할 수 있다.

오답해설

ㄴ. 신경전달물질 수용체인 (가)의 바로 인근 세포막 부위는 세포체나 수상돌기의 세포막 부위인데, 이곳에는 전압-의존성 Na^+ 통로는 거의 존재하지 않는다. 전압-의존성 Na^+ 통로는 축삭에 존재하여 활동전위를 생성한다.

ㄷ. 단백질 (나)는 cAMP에 의해 활성이 조절되는 단백질 인산화효소 A(PKA)이다.

271 추론 중심

정답 ①

자료해석

이 문제는 니코틴 아세틸콜린(ACh) 수용체를 대상으로 세포막 고정법 실험(patch clamp method)을 이용해 얻어진 자료를 분석 및 종합한 후 보기의 내용이 옳은지 평가하는 분석·종합·평가형문제이다. 문제에서 주어진 자료를 살펴보면, 세포막 조각의 막전위를 −70 mV로 고정시킨 상태에서 100 n*M*의 아세틸콜린(ACh)을 유리 미세전극 외부의 용액에 첨가해주었을 때 근섬유막 조각에서 내향성 전류가 나타난 것을 확인할 수 있는데, 이러한 전류는 세포막 조각에 포함되어 있는 니코틴성 아세틸콜린 수용체(nicotinic acetylcholine receptor)를 통한 Na^+의 순유입으로 인해 발생한 것이다. 하지만 고정시키는 막전위를 −50 mV로 높여주면 내향성 전류의 크기가 작아지는 것을 확인할 수 있다. 세포막 조작의 막전위를 0 mV로 높여주면 내향성 전류나 외향성 전류가 발생하지 않은 것을 확인할 수 있는데, 이것은 0 mV 막전위에서는 니코틴성 아세틸콜린 수용체를 통해 유입되는 Na^+의 양과 유출되는 K^+의 양이 동일하기 때문에 나타난 결과이다.

정답해설

ㄱ. <실험 결과>를 살펴보면, 막전위를 0 mV에 고정하였을 때 전류가 발생하지 않았지만 막전위를 +50 mV에 고정하였을 때 외향성 전류가 발생한 것을 확인할 수 있다. 따라서 막전위를 +30 mV에 고정하였을 때에는 막전위를 +50 mV에 고정하였을 때 발생하는 외향성 전류보다 더 작은 외향성 전류가 발생할 것으로 추정할 수 있다. 이러한 외향성 전류는 유입되는 Na^+의 양보다 유출되는 K^+의 양이 더 커서 양이온의 순유출이 일어나기 때문에 나타난 것이다.

오답해설

ㄴ. 막전위를 0 mV에 고정하더라도 아세틸콜린의 자극이 있으면 근섬유막 조각의 니코틴성 아세틸콜린 수용체는 열리게 된다. 다만 이렇게 열린 수용체를 통해 이온의 순유입이나 순유출이 없을 뿐이다.

ㄷ. 니코틴성 아세틸콜린 수용체의 ACh 결합자리는 세포 외부쪽으로 돌출된 부위에 존재하므로, (나)에서 아세틸콜린을 유리 미세전극 외부가 아니라 내부 용액에 첨가하면 유사한 결과를 얻을 수 없을 것이다.

272 지식 중심

정답 ③

자료해석

이 문제는 대뇌의 단면 구조에 대해 이해하고 있는지 확인하기 위한 이해형문제이다. 대뇌 단면은 뚜렷한 색의 차이에 따라 회백질(gray matter)(Ⅰ)과 백색질(white matter)(Ⅱ)로 구분할 수 있다. 회백질에는 뉴런의 세포체와 수상돌기, 그리고 이것과 시냅스를 이루는 축삭말단들이 존재하고, 백색질에는 회백질에 존재하는 세포체의 축삭들이 주로 존재한다. 백색질에 존재하는 축삭은 대부분 수초에 의해 둘러싸여져 있는데, 중추신경계에서 수초를 형성하는 신경교세포는 희소돌기세포이다.

정답해설

ㄷ. 염기성 염색약으로 염색(니슬 염색)을 하면 세포질 조면소포체 리보솜이 주로 염색된다. 신경세포는 대사가 활발하므로 조면소포체가 잘 발달되어 있지만, 신경교세포는 그렇지 못하다. 따라서 니슬 염색을 하면 세포 ㉠의 핵 주위 세포질이 세포 ㉡의 핵 주위 세포질보다 더 잘 염색된다.

오답해설

ㄱ. 자료해석에서 살펴본 바와 같이, 신경세포의 세포체가 주로 존재하는 Ⅰ은 회백질(gray matter)이고, 축삭이 주로 존재하는 Ⅱ는 백색질(white matter)이다.

ㄴ. 세포 ㉡은 슈반세포가 아니라 희소돌기세포이다.

273 지식 중심

정답 ①

자료해석

이 문제는 혈뇌장벽에 대해서 이해하고 있는지 확인하기 위한 이해형문제이다. 문제에서 제시한 그림을 살펴보면, 세포 A는 성상세포이고 세포 B는 혈관내피세포이다. ㉠은 혈관내피세포 사이의 틈인데, 이곳에는 밀착연접(혈뇌장벽)이 존재하므로 혈장과 뇌조직액 사이에서의 물질 이동이 제한된다. 따라서 혈장의 친수성분자들은 특정 운반체의 도움을 받아야만 뇌조직액으로 이동할 수 있다. 뇌모세혈관에서는 세포통과가 일어나지 않기 때문에 단백질은 혈뇌장벽을 통과할 수 없다.

정답해설

ㄱ. 뇌에 존재하는 신경교세포 중에서 세포 A(성상세포)는 줄기세포로 작용하여 새로운 신경세포와 신경교세포의 형성에 기여한다.

오답해설

ㄴ. ㉠에 존재하는 틈에는 밀착연접이 존재하므로 이 틈을 통해 포도당이 주변 조직액으로 확산될 수 없다.

ㄷ. 백혈구가 세포외배출작용으로 분비한 발열인자는 수용성 물질일 것이므로 ㉡방식으로 이동할 수 없다. 참고로 백혈구가 분비한 발열인자는 IL-6와 같은 단백질이다.

274 지식중심

정답 ⑤

자료해석

(가) : 1차 운동피질
(나) : 브로카 영역(운동 언어 영역, 말을 만듦)
(다) : 1차 청각피질
(라) : 베르니케 영역(말을 이해함)
(마) : 1차 시각피질

정답해설

⑤ 눈으로 본 단어를 말하는 과정에서 (라) 영역이 사용된다. (책을 봄(1차 시각피질) → 읽은 단어를 이해(베르니케 영역) → 말을 만듦(브로카 영역) → 입으로 말함(1차 운동피질))
따라서 눈으로 본 단어를 말하는 과정에서 (라) 영역이 사용된다.

오답해설

① 책을 소리 내어 읽는 과정에서 1차 운동피질인 (가) 영역이 사용된다.
② 말을 만드는 기능을 하는 브로카 영역의 손상은 표현언어 상실증을 일으키고, 말을 이해하는 기능을 하는 베르니케 영역의 손상은 수용언어 상실증을 일으킨다. 따라서 브로카 영역인 (나) 영역이 손상된다고 하더라도 들은 언어를 이해할 수 있다.
③ (다) 영역은 베르니케 영역이 아니라 1차 청각피질이다.
④ 왼쪽 대뇌반구의 1차 시각피질인 (마) 영역에서는 오른쪽 눈으로 들어온 시각 정보의 일부와 왼쪽 눈으로 들어온 시각 정보의 일부가 해석된다.

275 지식중심

정답 ④

자료해석

(a) 읽고 말하기 : 시각 피질-베르니케 영역-브로카 영역-운동 피질
(b) 듣고 말하기 : 청각 피질-베르니케 영역-브로카 영역 -운동 피질

언어는 대뇌 피질의 언어령인 좌반구의 브로카 영역과 베르니케 영역과 관련이 있다. 베르니케 영역은 언어 해석을 위한 감각 영역으로, 측두엽의 일차 및 이차 청각 영역과 밀접하게 관련되어 있다. 브로카 영역은 언어 형성을 위한 부위로, 전두엽에 존재한다.

정답해설

ㄱ. (가) 영역은 베르니케 영역으로, 언어를 해석하고 이해하는 영역이다. 이 영역이 손상되면 말의 속도는 빠르나 의미 없는 말을 하고 말이나 글을 이해할 수 없다.
ㄴ. (가)와 (나)는 모두 좌반구 피질에 위치하며 우반구보다 좌반구가 언어 능력에 더 중요하다. 이처럼 좌우반구가 기능적인 차이를 보이는 현상을 좌우 기능 분화라고 한다.
ㄹ. 소음을 들을 때는 청각 피질이 활성화되지만 의미를 가진 단어를 들을 때에는 전두엽과 측두엽까지 활성화된다.

오답해설

ㄷ. (나) 영역은 브로카 영역으로, 이 부분이 손상되면 말이 어눌하거나 아예 못하기도 하지만 언어를 이해할 수는 있다.

276 추론 중심 정답 ⑤

정답해설

이 문제는 중추신경계로 체감각신호를 전달하는 감각경로에 대하여 이해하고 있는지 확인하기 위한 이해형문제이다. 촉각신호과 같은 체감각신호는 전뇌 두정엽의 1차 체감각피질로 보내어져 해석된다. 온도감각신호와 통각신호를 제외한 나머지의 체감각신호는 연수에서 교차되어 반대편 뇌의 영역으로 보내어진다. 온도감각신호와 통각신호는 척수에서 교차하여 반대편 뇌의 영역으로 보내어 진다. 말초신경계의 축삭은 슈반세포로 구성된 미엘린수초를 가지고 있다.

277 추론 중심 정답 ③

자료해석

이 문제는 장기상승작용(LTP, long-term potentiation)에 대해 이해하고 있는지 확인하기 위한 적용형문제이다. 장기상승작용은 일정 기간의 집중적인 자극에 의해 초래되는, 장기간 지속되는 뉴런의 반응성 증가를 의미한다. 장기상승작용 현상이 일어나게 하는 기작은 다음과 같다.

시냅스전 뉴런을 자극하면 시냅스전 뉴런에서 글루탐산(글루타민산염)이 방출되고, 그 결과 시냅스후 뉴런의 세포막에 존재하는 AMPA 수용체가 열려 Na^+가 유입됨으로써 탈분극이 일어나게 된다. 만일 시냅스전 뉴런에 집중적인 자극을 가하면 시냅스 활성이 증가하여 시냅스후 뉴런에서 더 커다란 탈분극이 발생하게 된다. 시냅스후 뉴런에 커다란 탈분극이 발생하면 NMDA 수용체의 통로를 막고 있던 Mg^{2+}이 떨어져 NMDA 수용체가 활성화되는데, 그 결과 NMDA 수용체를 통해 Ca^{2+}의 유입이 일어나 시냅스후 뉴런에 $[Ca^{2+}]$가 증가하게 된다. Ca^{2+}는 2차 전달자로 작용하여 산화질소 합성효소 활성을 증가시켜 산화질소(NO)를 생성하는 한편, 시냅스후 세포막에 AMPA 수용체의 수가 많아지게 한다. NO는 역행전령으로 작용하여 시냅스전 뉴런으로 확산해 더 많은 신경전달물질이 방출되게 한다.

정답해설

ㄱ. EDTA는 세포질에 존재하는 Ca^{2+}와 같은 2가 양이온과 결합하여 제거해주는 역할을 하므로, EDTA를 처리하면 Ca^{2+}-의존성 2차 전령시스템이 작동할 수 없어 장기상승작용이 억제된다.

ㄷ. 시냅스전 뉴런의 축삭말단에 전압개폐성 Ca^{2+} 통로 저해제를 처리하면 시냅스전 뉴런의 축삭말단으로 활동전위가 전달되더라도 세포 외부에 존재하는 Ca^{2+}가 축삭말단 내부로 유입되지 못한다. Ca^{2+}가 축삭말단 내부로 유입되지 못하면 신경전달물질(글루타민산염)이 방출되지 못하게 되므로 시냅스전달이 일어나지 못한다. 따라서 시냅스전 뉴런의 축삭말단에 전압개폐성 Ca^{2+} 통로 저해제를 처리하면 장기상승작용이 억제된다.

오답해설

ㄴ. 장기상승작용에서 시냅스후 뉴런에서 방출되는 역행전령인 NO는 세포외방출작용을 통해서 분비되지 않고 단순확산을 통해 분비된다. 따라서 시냅스후 뉴런의 축삭말단에 세포외방출작용을 저해하는 약물을 처리하더라도 장기상승작용이 억제되지 않는다.

III 동물생리학

278 추론중심

정답 ⑤

자료해석

이 문제는 무스카린 아세틸콜린수용체(muscarine acethylcholine receptor)에 특이적으로 작용하는 약물의 작용에 대한 자료를 분석한 후 주어진 보기가 옳은지 평가하는 분석・종합・평가형문제이다. 문제에서 주어진 자료를 살펴보면, 무스카린 아세틸콜린수용체에 작용하는 약물 X를 눈에 처리하면 동공의 크기가 커지는 것으로 보아 약물 X는 무스카린 아세틸콜린수용체를 방해(부교감신경계 억제)하는 약물임을 알 수 있다. 약물 Y는 약물 X와 동일한 효과(부교감신경계 억제)를 준다고 하였으므로, 약물 Y를 피하 주사하면 침 분비 속도와 배뇨 속도는 감소할 것이고, 심박동율은 증가할 것이다.

정답해설

ㄱ. 무스카린 아세틸콜린수용체(muscarine acethylcholine receptor)에 작용하는 약물 X의 처리로 동공 직경의 크기가 증가하였으므로, 약물 X는 무스카린 아세틸콜린 수용체의 작용을 억제한다는 것을 알 수 있다. 약물 Y는 약물 X와 동일한 효과를 준다고 하였으므로, 약물 Y도 무스카린 아세틸콜린 수용체의 작용을 억제할 것이다.

ㄴ. 자료해석에서 살펴본 바와 같이 약물 X는 부교감신경계의 작용을 억제하므로, 약물 X를 처리하면 눈의 섬모체근(모양체근, ciliary muscle)의 수축 정도는 감소하여 수정체는 더 얇아질 것이다, 따라서, 섬모체근 장력의 크기는 $t_1 < t_2$라는 것을 알 수 있다.

ㄷ. 문제에서 제시한 자료를 살펴보면, 약물 Y의 피하주사량을 1 mg에서 2 mg으로 증가시켰을 때 심박동율 변화를 나타낸 그래프의 기울기가 침 분비 속도 변화를 나타낸 그래프의 기울기보다 더 큰 것을 확인할 수 있다. 따라서 약물 Y의 피하주사량을 1 mg에서 2 mg으로 증가시켰을 때, 심박동율이 침 분비 속도보다 더 예민하게 반응한다는 것을 알 수 있다.

279 추론중심

정답 ①

자료해석

이 문제는 자율신경계에 의한 소화의 조절에 대해 이해하고 있는지 확인하기 위한 이해형문제이다. 문제에서 주어진 자료를 살펴보면, 뇌에 해당하는 A부위에서 기원된 뇌신경이 소화계에 직접 분포하여 소화계를 조절하고 있는 것을 확인할 수 있는데, 이것은 A는 소화 조절을 담당하는 자율신경계의 중추인 연수이고 여기서 기원된 뇌신경 ㉠은 자율신경계 중 부교감신경(미주신경)이란 것을 말해준다. 연수는 호흡, 심장과 혈관의 활성 조절, 삼키기, 구토, 소화 등 내장기관의 자율적이고 항상적인 기능을 조절한다. 자율신경계 중 부교감신경은 대부분 뇌간에서 기원되고 일부는 척수의 끝부분(천수)에서 기원되는데, '휴식과 소화'의 신체 반응이 일어나게 한다.

정답해설

ㄱ. A는 호흡, 심혈관계의 중추로서 연수이고 이 부분에서 기원된 부교감신경을 미주신경이라 한다. 12개의 뇌신경 중 10번에 해당하고 내장기관, 근육 등에 영향을 준다.

오답해설

ㄴ. 위의 주세포에서 분비되는 소화효소는 펩시노겐이다. 자가소화를 방지하기 위해 효소원(Zymogen)형태로 분비되고 부세포에서 분비되는 HCl에 의해 활성화된다.

ㄷ. B는 대장으로 소장에서 넘어온 음식물 찌꺼기와 수분이 지나는 소화기관이다. 대장으로 들어오는 수분의 경우 대장에서 대부분 흡수된다. 하지만 섭취한 음식물 중 약 90%의 수분은 소장에서 흡수되고, 그 나머지는 대장에서 흡수된다.

280 추론 중심

정답 ④

정답 및 오답해설

이 문제는 무릎반사(knee jerk reflex)에 대하여 이해하고 있는지 확인하기 위한 추론형문제이다. 무릎반사는 신장반사(stretch reflex)로서 근육이 너무 늘어나 손상되는 것을 방지하기 위해 일어난다. 무릎을 망치로 치면 근육(신근)이 늘어나게 되는데, 이것은 근육에 있는 감각수용기인 근방추에서 수용기전위가 발생하게 하고, 결국 감각뉴런의 축삭언덕에서 활동전위로 변환되어 축삭을 따라 척수로 보내진다. 척수에서 감각뉴런의 축삭말단은 신근으로 뻗어나간 운동뉴런과는 흥분성 시냅스를 맺고 있어 신근이 수축되게 한다. 척수에서 감각뉴런의 또 다른 축삭말단은 사이뉴런과 흥분성 시냅스를 맺고 있으며, 이 사이뉴런은 굴근으로 뻗어나간 운동뉴런과 억제성 시냅스를 맺어 굴근이 수축하지 못하게 한다.

281 추론 중심

정답 ③

자료해석

이 문제는 굴근반사와 교차신근반사에 대해 이해하고 있는지 확인하기 위한 적용형문제이다. 오른발로 압핀을 밟았을 때 오른발은 반사적으로 구부려서 아픈 자극으로부터 벗어나야 하고, 반대편 발(왼발)은 균형 유지를 위해 곧바로 펴야 한다. 그러므로 오른발의 신근(대퇴근)은 이완되어야 하고, 굴근(오금근)은 수축되어야 하는 반면(굴근반사), 왼발의 신근(대퇴근)은 수축, 오금근(굴근)은 이완되어야 한다(교차신근반사).

정답해설

㉠은 오른발의 신근을 이완시켜야하므로 억제성 시냅스이어야 한다. 따라서 ㉠에서 작용하는 신경전달물질은 GABA와 같은 억제성 신경전달물질이다. 하지만 ㉡의 경우는 오른발의 근육을 수축시켜야하므로 흥분성 시냅스이어야 한다. 따라서 ㉡에서 작용하는 신경전달물질은 아세틸콜린과 같은 흥분성 신경전달물질이다. 왼발에 있는 굴근인 근육 A의 경우, 균형 유지를 위해 다리를 곧바로 펴지게 하기 위해 이완되어야 한다.

282 지식중심

정답 ②

자료해석

이 문제는 감각수용기와 감각변환에 대해 이해하고 있는지 확인하기 위한 이해형문제이다. 구심성 뉴런의 말초 끝에 존재하는 감각수용기(sensory receptor)는 서로 다른 형태의 자극(압력, 온도, 빛, 냄새 물질, 음파 등)을 각각 수용(감지)하여 차등성 전위인 수용기 전위로 변환시키는 역할을 한다. 이렇게 발생한 차등성 전위는 구심성 뉴런의 축삭에서 활동전위를 발생시키고 활동전위는 중추신경계로 전달되어 자극이 인지된다. 감각수용기는 2가지 유형이 존재하는데, 하나는 특수하게 변형된 구심성 뉴런의 끝부분((가))이고 다른 하나는 별개의 상피세포((나))로서 화학 물질을 분비하여 구심성 뉴런에서 활동전위가 발생하게 한다.

정답해설

ㄴ. (가) 형태의 감각수용기는 특수하게 변형된 구심성 뉴런의 끝부분인데, 이러한 형태의 수용기에는 후각수용기와 촉각수용기, 압각수용기, 온도수용기, 신장수용기 등이 포함된다. 신장수용기인 근육방추(muscle spindle)는 (가) 형태의 감각수용기이다.

오답해설

ㄱ. 단백질 ㉠은 특정 형태의 자극(압력, 온도, 빛, 냄새 물질, 음파 등)을 수용(감지)하여 차등성 전위인 수용기 전위로 변환시키는 역할을 하는 수용체 단백질(receptor protein)이다. 이 수용체 단백질에 의해 감각수용기에서는 수용기 전위가 발생한다.

ㄷ. 2가지 유형의 감각수용기 중 별개로 존재하는 상피세포((나))의 경우는 신경 세포가 아니기 때문에 활동전위가 발생하지 않는다. 활동전위가 발생하는 세포에는 근육세포, 신경세포가 있다.

283 지식중심

정답 ③

자료해석

이 문제는 후각수용기에 대해 이해하고 있는지 확인하기 위한 이해형 문제이다. 각 후각수용기세포는 수백 개의 후각 수용체 유전자 중에서 하나만 발현한다. 후각수용기세포에서 냄새분자의 감지는 G-단백질 결합수용체와 cAMP-의존성 이온통로가 관여하는 신호전달경로를 통하여 이루어진다.

정답해설

③ ㉢에는 한 종류의 수용기 단백질만 발현되어 있다.

오답해설

① ㉠은 후각신경구에 존재하는 사이뉴런과 시냅스를 맺는다.

② 세포체에서 활동전위가 나타나는 것으로 보아, 최초의 활동전위는 ㉡ 지점 이전에서 발생한다.

④ 특정 후각수용기에 발현되어 있는 수용체 단백질에는 서로 다른 여러 냄새분자가 결합할 수 있으며, 수용기 전위를 발생시킬 수 있다.

⑤ 후각수용기세포는 신경세포이다.

284 지식 중심

정답 ④

자료해석

이 문제는 미각수용기에 대하여 이해하고 있는지 확인하기 위한 이해형문제이다. 미각수용기는 상피세포로서 미뢰(taste bud)에 존재한다. 혀는 단맛, 신맛, 짠맛, 쓴맛, 우마미인 5가지의 맛을 느낄 수 있다. 맛을 내게 하는 화학분자가 감각세포의 융털의 막에 존재하는 수용체 단백질과 결합하게 되면, 이 결합으로 감각세포의 막전위는 변하게 되고, 감각뉴런의 수상돌기에 신경전달물질을 분비하게 된다. 따라서 감각뉴런에서는 활동전위가 발생되고 결국 뇌로 전달된다.

정답해설

ㄱ. A는 미각수용기이고 상피세포에 해당한다.

ㄷ. 감각뉴런인 B는 구심성(afferent) 신경으로서 감각정보를 뇌로 전달한다.

오답해설

ㄴ. 미각수용기의 세포막에는 짠맛, 신맛, 단맛, 쓴맛, 우마미맛 미각물질에 대한 수용체가 존재할 수 있다. 매운맛은 통각의 일종이다.

285 지식 중심

정답 ⑤

자료해석

이 문제는 귀에서 일어나는 소리의 고저와 크기 감지에 대해서 이해하고 있는지 확인하기 위한 적용형문제이다. 소리의 고저(pitch)는 음파의 주파수에 의해 결정되는데, 높은 주파수의 음파는 고음을 만들고 낮은 주파수의 음은 저음을 만든다. 달팽이관을 통해서 소리의 높낮이를 구별할 수 있는데, 그 이유는 기저막이 세로방향으로 그 성질이 고르지 않기 때문이다. 난원창과 이웃한 기저 부위의 기저막은 상대적으로 좁고 딱딱하며 끝으로 갈수록, 즉 정점 부위로 갈수록 넓어지고 유연해진다. 높은 주파수일수록 난원창에 더 가까운 부분을 진동시킨다(휘어지게 한다). 문제에서 제시한 소리 중 (가)와 (다), (라)의 주파수는 동일하며 (나)의 주파수보다 작다. 따라서 (나)는 ㉠ 부위를 진동하고, (가)와 (다), (라)는 ㉡ 부위를 진동한다.

정답해설

소리의 크기(volume)는 음파의 진폭에 의해서 결정된다. 큰 진폭을 가지고 있는 소리는 기저막을 더 심하게 흔들기 때문에 털세포의 털이 더 심하게 구부러지고 따라서 청신경에서 높은 빈도의 활동전위가 발생하게 된다. 동일 주파수를 가지면서 진폭의 크기가 서로 다른 (가)와 (다), 그리고 (라)를 비교해보면, 진폭이 가장 작은 (다)는 ㉡부위를 가장 작게 진동시고, 진폭이 중간인 (가)는 ㉡부위를 중간 정도로 진동시키며, 진폭이 가장 큰 (라)는 ㉡부위를 가장 크게 진동시킬 것이라고 추정할 수 있다. 따라서 ⑤번이 정답이다.

286 지식 중심

정답 ③

자료해석

이 문제는 원근조절에 대하여 이해하고 있는지 확인하기 위한 적용형 문제이다. 원근조절은 수정체의 두께 조절에 의하는데, 먼 곳을 볼 때는 근육 A(모양체근)가 이완되어 소대섬유들에 장력을 가하게 되고 그 결과 수정체가 얇아져서 굴절률이 작아져 먼 곳으로부터 오는 상이 망막에 맺히게 된다. 가까운 곳을 볼 때는 근육 A가 수축하는데, 그 결과 소대섬유들에 가해진 장력이 감소하게 되고 수정체는 자체의 탄성에 의해 볼록해져서 굴절률이 커져 가까운 곳으로부터 오는 상이 망막에 맺히게 된다.

정답해설

ㄱ. 부교감신경계는 근육 A의 수축을 자극하여, 가까운 곳을 보게 한다. 교감신경계는 반대로 근육 A를 이완시켜 먼 곳을 보게 한다.

ㄴ. (가)에서보다 (나)에서 수정체가 더 볼록하므로 (나)에서의 굴절률이 더 크다.

오답해설

ㄷ. 수정체의 탄력을 잃은 노안은 굴절률을 더 크게 하여 가까운 상을 볼 수 있도록 하기 위해서 볼록렌즈로 교정한다.

287 지식 중심

정답 ⑤

자료해석

이 문제는 간상체에서 일어나는 감각변환(sensory transdu ction)에 대해 이해하고 있는지 확인하기 위한 이해형문제이다. 간상세포에서 빛을 감지하는 부위는 로돕신(rhodopsin)인데, 로돕신은 단백질 옵신(opsin)과 레티날(retinal)의 두 부분으로 되어 있다.

간상세포에 빛이 비춰지면 로돕신이 옵신과 레티날로 분해되고 인근에 존재하던 트랜스듀신(transducin, G 단백질)이 활성화된다. 트랜스듀신은 cGMP 포스포디에스테르 가수분해효소(cGMP phosphodiesterase)를 활성화시켜 세포질 내의 cGMP양을 감소시킨다. 그 결과 간상세포의 세포막에 있는 cGMP-의존성 Na^+ 통로(cGMP-gated Na^+ channel)가 닫히게 되어 간상세포막은 과분극된다. 문제에서 제시한 간상체에 서로 다른 강도의 빛 자극을 주었을 때 일어나는 막전위 변화를 조사한 그래프를 살펴보면, 주어진 빛의 강도가 더 강할수록 더 크게 과분극되는 것을 확인할 수 있다.

정답해설

ㄴ. 11-시스-레티날이 빛을 흡수하면 전-트랜스-레티날 구조로 변한다.

따라서 (나)에서 간상체의 $\frac{[11-\text{시스 레티날}]}{[\text{전}-\text{트랜스 레티날}]}$ 값은 약한 빛을 비춘 직후보다 강한 빛을 비춘 직후가 더 낮을 것이다.

ㄷ. 빛에 의한 레티날의 구조 변화로 인해 로돕신이 옵신과 레티날로 분해가 되는데, 그로 인해 G 단백질인 트랜스듀신이 활성화된다. 따라서 (나)에서 강한 빛을 주었을 때, 간상체의 G 단백질 활성은 t_1일 때(빛을 가한 직후)가 t_2일 때(빛을 비추고 시간이 경과되어 막전위가 다시 처음 상태로 회복되었을 때)보다 더 높을 것이다.

오답해설

ㄱ. (가)에서 시각색소인 로돕신은 ㉠(세포막)이 아닌 원판(disc)의 막에 주로 존재한다.

288 추론 중심

정답 ④

자료해석

이 문제는 감각적응(sensory adaptation)에 대해 이해하고 있는지 확인하기 위한 이해형문제이다. 계속되는 자극은 자극에 대한 수용기의 반응을 감소시키는데 이러한 현상을 감각적응이라 한다. 수용기들은 지속되는 자극에 어떻게 반응하는지에 따라서 두 가지로 나뉜다. 문제에서 제시한 수용기 A는 빠르게 적응하는 수용기(위상성 수용체)인데, 일차적으로 자극의 시작(onset)과 끝(offset) 및 자극의 변화를 감지한다. 이 수용기는 처음에 자극을 받을 때에는 흥분하지만, 그 자극의 세기가 일정하게 유지된다면 흥분을 멈추게 된다. 자극이 끝날 때 수용기는 다시 한 번 잠깐 동안 활성화된다. 이러한 유형의 수용기에는 후각수용기와 촉각수용기가 있다. 수용기 B는 느리게 적응하는 수용기(긴장성 수용체)인데, 이 수용기는 자극이 지속되는 동안에도 탈분극을 유지하므로 자극의 크기를 알려주는 기능을 할 수 있다. 이러한 유형의 수용기에는 통각수용기와 신체의 위치를 탐지하는 고유감각수용기 등이 있다.

정답해설

ㄱ. 문제에서 주어진 그래프를 살펴보면, 위상성 수용체인 수용기 A가 긴장성 수용체인 수용기 B보다 더 빨리 적응한다는 것을 알 수 있다.

ㄷ. 감각적응은 수용체마다 다른 기작으로 나타나는데, 어떤 수용체에서는 K^+ 통로가 열려 막을 재분극시켜서 신호를 중단시키기도 하고, 또 다른 수용체에서는 Na^+ 통로가 불활성화 되기도 하며, 어떤 수용체에서는 생화학적 변화를 통해 일어난다. 수용체막에 존재하는 Na^+ 통로가 불활성화 되면 수용체 A에서 보이는 적응이 일어난다.

오답해설

ㄴ. 자료해석에서 살펴보았듯이 고유감각수용기는 지속되는 자극에 대하여 긴장성 수용기(느리게 적응하는 수용기)인 수용기 B와 같은 반응을 보인다.

289 추론 중심

정답 ①

자료해석

이 문제는 미각 수용기에 대하여 이해하는지 확인하기 위한 분석・종합・평가형문제이다. 실험 결과를 살펴보면 denatonium chloride의 자극으로 세포 내 칼슘 이온 농도가 증가한 세포 1이 쓴맛 수용기 세포인 것을 알 수 있다. 또한, Ca^{2+}가 들어 있지 않은 배양액의 세포 X에 denatonium chloride를 처리했을 때 세포 X 내의 칼슘 농도가 증가한 것으로 보아, 맛을 내는 물질이 세포 X를 자극하면 세포 내부의 저장고에서 기원된 Ca^{2+}로 인해 세포 내의 Ca^{2+} 농도가 증가한 것을 알 수 있다.

정답해설

ㄴ. 미각 수용기 세포는 IP_3의 신호 전달 경로를 이용한다.

오답해설

ㄱ. denatonium chloride의 자극에 반응한 세포 1이 쓴맛 수용기 세포이다.

ㄷ. 세포 X는 denatonium chloride의 자극으로 소포체에서 Ca^{2+}가 유출되어 Ca^{2+} 농도가 증가하였다.

290 추론 중심

정답 ⑤

자료해석

피부의 기계 수용기에는 여러 종류가 존재하는데, 대표적인 기계 수용기로는 (가) 마이스너 소체(Meissner's cor puscle), (나) 메르켈 원판(Merkel's disk), (다) 파치니 소체(Pacinian corpuscle), (라) 루피니 말단(Ruffini ending) 등이 존재한다. 주어진 문제를 풀기 위해서 (가)~(라)가 각각 어떤 감각수용기인지 아는 것은 중요하지 않다. 수용장의 형태와 자극에 의한 신경의 활동전위 빈도를 통해 각각의 감각수용기의 특성을 파악하는 것이 중요하다.

정답해설

ㄱ. (가)~(라)는 모두 기계 수용기로, 촉각이나 압박감 등을 감지한다.

ㄴ. 같은 자극이 지속될 때 활동전위가 사라지는 것은 (가)와 (다)이다. 이를 통해 (가)와 (다) 수용기는 자극의 변화를 감지하는 수용기임을 추론할 수 있다. 따라서 동일한 자극이 지속적으로 가해지면 초반에만 활동전위가 발생하고, 나중에는 활동전위가 발생하지 않으므로 자극의 존재를 느낄 수 없을 것이다.

ㄷ. 수용장의 크기가 작을수록, 밀도가 높을수록 자극을 더 미세하게 구분할 수 있다. 따라서 밀도가 높고 수용장의 크기가 작은 (가)와 (나)의 경우가 (다)와 (라)에 비해 해상력이 높고 더 민감하다.

291 추론 중심

정답 ②

자료해석

이 문제는 기계적 자극 수용기인 유모세포(세포 (ㄱ))의 구조와 기능에 대하여 이해하고 있는지 확인하기 위한 적용형문제이다. 만일 운동섬모가 있는 방향으로 섬모들이 구부러지면 양이온(K^+) 통로가 열려 양이온이 유입되므로 유모세포에 탈분극이 유도된다. 유모세포에 탈분극이 발생하면 신경전달물질의 분비가 증가하므로 1차 감각뉴런(세포(ㄴ))에서 활동전위 발생빈도가 증가한다. 만일 섬모들이 운동섬모가 있는 반대방향으로 구부러지면 양이온 통로가 닫혀 유모세포에 과분극이 유도된다. 유모세포에 과분극이 발생하면 신경전달물질의 분비가 감소하므로 1차 감각뉴런(세포(ㄴ))에서 활동전위 발생빈도가 감소한다.

문제에서 주어진 그림 (나)를 살펴보면, 내림프가 흐르지 않을 때(A)에 비해서 내림프가 왼쪽에서 오른쪽으로 흐를 때(B)에는 세포(ㄴ)의 축삭에서 활동전위의 발생빈도가 증가한 것을 확인할 수 있다. 반면에 내림프가 오른쪽에서 왼쪽으로 흐를 때(C)에는 세포(ㄴ)의 축삭에서 활동전위의 발생빈도가 감소한 것을 확인할 수 있다. 이러한 결과는 유모세포의 운동섬모가 부동섬모의 오른쪽에 있을 때(그림 (가)의 왼쪽 그림) 나타난다.

정답해설

ㄱ. 자료해석에서 살펴본 바와 같이, 문제에서 제시한 자료를 통해 (나)의 막전위를 발생하게 한 (가)의 세포(ㄱ)는 왼쪽에 있는 세포인 것을 알 수 있다.

ㄷ. 세포(ㄱ)의 섬모에는 양이온(K^+) 통로가 존재하는데, 섬모가 휘어지는 것에 의해 개폐가 조절되어 유모세포에서 차등성전위를 만들어 낸다.

오답해설

ㄴ. (나)의 그래프 (A)를 살펴보면, 내림프가 흐르지 않을 때(자극이 없을 때)에 일정한 빈도로 세포(ㄴ)의 축삭에서 활동전위가 발생하는 것을 확인할 수 있다. 활동전위가 발생한다는 것은 유모세포에 자극이 없더라도 신경전달물질이 분비되어 세포(ㄴ)를 활성화시킨다는 것을 의미하므로, 내림프가 흐르지 않을 때 세포(ㄱ)는 신경전달물질을 분비하지 않는다는 설명은 옳지 않다.

ㄹ. 1차 감각뉴런인 세포(ㄴ)의 핵(nucleus)은 중추신경계에 위치하지 않고 중추신경계 밖에 위치한다.

292 추론 중심

정답 ③

자료해석

이 문제는 신경절세포의 수용장에 대하여 이해하고 있는지 확인하기 위한 적용형문제이다.

정답 및 오답해설

신경절세포의 중심 내(중심흥분성, on-center) 수용장은 수용장의 중심을 자극하면 신경절세포가 흥분하고 주변을 자극하면 억제가 되는 수용장이다. 수용장 전체에 빛이 비춰지지 않거나(B) 전체에 빛이 비춰질 때(A)의 신경절세포에서의 활동전위 발생 빈도는 점선에 가깝다. 만일 중심부는 최대로 빛이 비춰졌는데 주변부는 최대로 빛이 비춰지지 않게 되면, 흥분 신호가 억제신호보다 더 강력하게 작용하게 되는 것이므로 신경절세포에서 활동전위 발생 빈도는 점선보다 높아지게 된다(가). 반대로 중심부는 빛이 비춰지지 않았는데 주변부 일부에만 빛이 비춰지면, 흥분 신호는 없지만 억제신호만 유입되어 신경절세포에서 활동전위 발생 빈도는 점선보다 낮아지게 된다(다). 따라서 빛 자극을 올바르게 연결한 것은 ③번이다.

293 추론 중심

정답 ④

정답해설

이 문제는 시야에 대한 망막의 대응과 뇌에서의 해석에 대하여 이해하고 있는지 확인하기 위한 적용형문제이다. 오른쪽 눈과 왼쪽 눈은 양측의 시야를 모두 담당하지만, 두 눈의 시야가 겹쳐지지 않는 바깥쪽 영역은 반대측 눈이 담당하고 있다. 동공을 통해 들어온 빛은 수정체를 통과하면서 상이 뒤집어진다. 따라서 망막 표면에서 상은 뒤집어지게 되며, 좌우도 바뀌게 된다. 왼쪽 대뇌반구에서는 오른쪽 시야(right visual field)를 해석하고, 오른쪽 대뇌반구에서는 왼쪽 시야(left visual field)를 해석한다.

294 지식 중심

정답 ②

자료해석

이 문제는 운동신경세포가 자극되었을 때 수축이 일어나기 위해 근섬유에서 일어나는 반응에 대해 이해하고 있는지 확인하기 위한 적용형 문제이다. 운동신경세포(㉠)의 축삭말단에서 신경전달물질 아세틸콜린을 분비하면, 아세틸콜린은 운동종판에 존재하는 양이온 통로(니코틴성 아세틸콜린 수용체)(㉡)를 열리게 하여 Na^+의 유입과 K^+의 유출이 일어나고 그 결과 운동종판이 탈분극된다. 이로 인해 주변 근섬유막에서 활동전위가 발생하여 T관(Ⅰ)을 통하여 근섬유의 깊은 곳까지 전달되는데, 그 결과 T관에 존재하는 전압의존성 센서에 의하여 T관과 매우 가까이 밀접해 있는 근소포체막(Ⅱ)에 있는 Ca^{2+} 통로가 열리면서 근소포체에 저장되어 있던 Ca^{2+}이 세포질로 확산되면서 방출된다. 방출된 칼슘이온은 확산되어 근원섬유의 트로포닌과 결합하게 되고, 이것은 트로포미오신-트로포닌 복합체의 형태를 변형시키게 되어 트로포미오신에 의하여 가려져 있던 액틴필라멘트의 미오신 결합부위가 노출된다. 그로 인해 미오신 머리가 액틴과 붙었다 떨어졌다를 교대로 반복하여 액틴필라멘트를 근절의 중심으로 끌어당겨 수축이 일어나게 된다.

정답해설

② 운동신경세포의 자극으로 인해 근섬유막에서 발생한 활동전위가 근육 전체에 퍼지고, T관을 통해 근육 깊숙한 곳까지 전파된다. 즉, T관 막에는 활동전위를 발생시키기 위한 전압개폐성 K^+ 통로가 존재한다.

오답해설

① 그림 (가)의 시냅스 말단 내부의 $[Ca^{2+}]$는 운동뉴런 자극 직후보다 직전이 더 낮다.

③ ㉠(운동신경세포)의 세포체는 척수 인근에 존재하는 신경절에 존재하는 것이 아니라, 척수에 존재한다.

④ (Ⅱ)(근소포체막)에는 Ca^{2+}-ATP 가수분해효소(ATPase)가 존재하는데, 이 수송 단백질은 세포질의 Ca^{2+}을 근소포체 내강으로 능동수송하여 농축된 상태로 저장한다.

⑤ ㉡(니코틴성 아세틸콜린 수용체)은 양이온 통로로 Na^+과 K^+이 통과할 수 있다. 이온통로는 문이 열리게 되면 농도 기울기에 따라 자유롭게 확산된다. 근섬유의 휴지막전위는 음의 값(−90 mV)이므로 운동신경세포의 자극 후, ㉡을 통해 유입되는 Na^+의 수가 유출되는 K^+의 수보다 더 많아 근섬유막은 탈분극된다.

295 지식 중심

정답 ④

자료해석

운동에 사용되는 골격근은 운동신경에 의해 수의적 지배를 받는다.

정답해설

ㄴ. 세포질 내의 Ca^{2+}이 근수축을 일으키므로, Ca^{2+} 결합 단백질을 주입하면 세포질 내 자유 Ca^{2+} 농도가 낮게 유지되어 잠복기는 더 길어진다.

ㄷ. 운동뉴런에 자극을 주고 10msec가 지난 후 다시 동일 크기의 단일 자극을 운동뉴런에 주면, 운동뉴런과 근섬유막에서는 또 한 번의 활동전위가 발생하게 된다. 그 결과 근섬유 세포질의 Ca^{2+} 농도가 더 높아지게 되어, 근섬유에서는 더 커다란 장력이 발생하게 된다.
신경이 근수축의 세기를 미세하게 통제하려면 운동단위의 크기는 작고, 그 수는 많아야 한다.

오답해설

ㄱ. 세포 외부에 Na^+이 풍부한 환경이 조성되면 근육 외부에서 내부로의 Na^+ 유입이 더욱 수월해지므로 활동전위가 더 쉽게 형성될 수 있다. 이로 인해 최대수축 상태인 강축이 일어나 최대장력을 유지할 수 있다.

ㄹ. 전기적 시냅스는 세포 사이의 간극연접이므로 매우 짧은 시간 동안 전달이 이루어지며, 화학적 시냅스는 운동 신경말단에서 아세틸콜린 소포가 방출되어야 하므로 시간차가 발생한다. 따라서 신경근접합부에서의 시냅스는 화학적 시냅스이다.

296 지식중심

정답 ①

자료해석

이 문제는 평활근과 심장근에 대해서 이해하고 있는지 확인하기 위한 이해형문제이다. 근육은 형태 및 기능에 따라서 평활근(민무늬근육)과 횡문근으로 나누며, 횡문근은 다시 골격근과 심장근으로 나뉜다.

정답 및 오답해설

근육 X는 가로무늬가 없고 각 근육세포는 하나의 핵을 가지고 있으므로 평활근이다. 평활근은 자율신경계의 조절을 받는 불수의근(invol untary muscle)이며 쉽게 피로해지지 않는다. 평활근(단일단위 평활근) 세포 사이에는 간극연접이 있어 세포들 사이에 전기적인 연결이 이루어진다. 근육 Y의 근육 모양은 원통형이며 각 근육세포는 하나의 핵을 가지고 있고, 섬유들이 분지하여 가지를 친 형태이므로 심장근이다. 심장근은 심장을 구성하는 근육이며, 자율신경계의 조절을 받는 불수의근이다. 이웃한 심장근 세포들의 세포막은 개재판(intercalated disc) 부위로 단단히 연결되어 있으며, 이곳에서 간극연접에 의하여 세포들 사이에 전기적인 연결이 이루어진다.

	평활근(근육 X)	심장근(근육 Y)
연결된 뉴런	자율뉴런	자율뉴런
근절의 유무	없음	있음
Ca^{2+} 결합단백질	칼모듈린	트로포닌
세포당 핵의 수	1개	1개
간극연접	있음	있음

297 추론중심

정답 ④

자료해석

이 문제는 연축(twitch)과 강축(tetanus)에 대해 이해하고 있는지 확인하기 위한 이해형문제이다. 만약 근육에 하나의 자극이 주어진다면, 그 근육은 연축(A 형태의 수축)을 한다. 만일 반복적인 활동전위가 충분한 시간적 간격으로 분리된다면, 근섬유는 자극 사이에 이완될 수 있는 시간을 가진다. 만일 활동전위 사이의 시간적 간격이 짧다면 근섬유는 두 번째 자극이 오기 전에 완전히 이완되지 못해서 좀 더 강력한 수축을 한다. 이 과정을 합(summation)이라 한다. 만일 활동전위가 짧은 간격으로, 즉 고빈도로 근섬유를 자극한다면, 수축 사이에 이완은 없어지고 근섬유는 강축(B 형태의 수축)이라는 최대 수축 상태를 유지한다.

정답해설

ㄱ. 문제에서 주어진 그래프를 살펴보면, 단일 활동전위로 인해 골격근 X에서 연축이 일어난 것을 확인할 수 있다. 따라서 '단일 활동전위는 골격근 X 근섬유의 소포체에서 연축(twitch)을 일으키기에 충분한 Ca^{2+}을 방출한다'라는 설명은 옳다.

ㄴ. Ⅰ 시기는 불완전 강축(incomplete tetanus)이 일어나는 시기인데, 근육이 아직 완전히 이완되지 않았을 때 근섬유에서 다시 활동전위가 발생하면 불완전 강축이 발생한다. 반면에 Ⅱ 시기는 완전 강축(complete tetanus)이 일어나는 시기인데, 이 시기에는 높은 빈도의 활동전위의 발생으로 Ca^{2+}이 지속적으로 높은 농도를 유지하므로 근육이 이완되지 못하고 최대 수축 상태인 강축을 계속 유지하게 된다. 따라서 '근섬유 세포기질(cytosol)의 평균 $[Ca^{2+}]$는 Ⅰ 시기보다 Ⅱ 시기가 더 높다'라는 설명은 옳다.

오답해설

ㄷ. 일반적인 신체의 움직임에서 나타나는 수축은 A 형태의 수축(연축)이 아니라 B 형태의 수축(강축)이다.

Ⅲ 동물생리학

298 추론 중심

정답 ③

자료해석

이 문제는 골격근 근섬유 유형에 대하여 이해하고 있는지 확인하기 위한 이해형문제이다. 골격근 근섬유는 수축을 위한 에너지원으로 사용되는 ATP를 어떤 대사경로를 통해 생산하느냐에 따라서 혹은 근육의 수축 속도가 얼마나 빠르냐에 따라서 분류된다. ATP의 생성을 위해서 유기호흡에 주로 의존하는 근섬유를 산화의존적 섬유(oxidative fiber)라 하며, ATP의 생성을 위해서 주로 해당과정을 이용하는 근섬유를 해당과정의존적 섬유(glycolytic fiber)라 한다. 또한 수축 속도가 느린 근섬유를 느린 연축섬유(slow−twitch fiber)라 하고, 이보다 2~3배 더 빠르게 수축하는 근섬유를 빠른 연축섬유(fast−twitch fiber)라 한다. 모든 느린 연축섬유는 산화의존적이지만, 빠른 연축섬유는 산화의존적일 수도 있고 해당과정의존적일 수도 있다.

문제에서 주어진 그림 자료 (A)와 (B)를 살펴보면, (가)는 단일 자극으로 가장 큰 장력이 발생했고 지속적인 자극으로 인한 피로에 대한 내성이 가장 작으므로 해당과정의존적 빠른 섬유인 것을 알 수 있다. (나)는 단일 자극으로 중간 정도의 장력이 발생했고 지속적인 자극에 대한 피로에 대한 내성이 비교적 크므로 산화의존적 빠른 섬유인 것을 알 수 있다. (다)는 단일 자극으로 가장 작은 장력이 발생했으므로 산화의존적 느린 섬유인 것을 알 수 있다.

	느린 산화의존적	빠른 산화의존적	빠른 해당과정의존적
수축 속도	느림	빠름	빠름
주요 ATP원	호기성 호흡	호기성 호흡	해당작용
피로 속도	느림	중간	빠름
미토콘드리아	많음	많음	적음
마이오글로빈 의 양	많음(적색근)	많음(적색근)	적음(백색근)

정답해설

③ (가) 근육(해당과정의존적 빠른 섬유)은 운동을 통해 (다) 근육(산화의존적 느린 섬유)으로 전환이 불가능하다. 그러나 만일 (가) 근육(해당과정의존적 빠른 섬유)이 오래 지속되는 수축을 요구하는 운동에 반복적으로 사용되면, (가) 근육은 (나) 근육(산화의존적 빠른 섬유)로 변화한다.

오답해설

① (가) 근육(해당과정의존적 빠른 섬유)이 글리코겐 함량이 가장 많다.

② (다) 근육(산화의존적 느린 섬유)은 피로 내성근으로 지구력이 뛰어나다. 따라서 (다) 근육은 피로 내성근으로 지속적 운동에 적합하다는 설명은 옳다.

④ (다) 근육(산화의존적 느린 섬유)은 미오글로빈이 풍부하므로 적색근이다.

⑤ 역도 같은 운동은 한 번에 강한 수축력을 발생시켜야 하므로 강한 장력을 발생할 수 있는 (가) 근육(해당과정의존적 빠른 섬유)이 주로 작용한다. (가) 근육은 피로에 대한 내성이 가장 작으므로, (가) 근육이 주로 작용하는 운동은 지속적으로 진행하기 어렵다.

299 추론 중심

정답 ③

자료해석

이 문제는 골격근의 단축 속도에 대하여 이해하는지 확인하기 위한 적용형문제이다. 골격근에 각기 다른 부하를 가한 상태에서 단일 자극을 가하면, 부하가 클수록 근육의 길이가 짧아지는 정도가 작아지고 수축 속도(단축 속도)도 작아진다. 부하가 0일 때, 근육 길이도 최대로 짧아지고 수축 속도도 최대를 보인다. 단일 자극을 가했을 때 근육이 발생시킬 수 있는 장력과 가해진 부하가 동일하면 근육의 길이는 짧아지지 못하는 등장성(isometric) 수축이 일어나며, 단축 속도는 0이 된다.

정답해설

ㄱ. 부하가 ㉠일 때 근육은 ㉠의 부하에 해당하는 힘을 일정하게 유지시킨 채 수축한다. 그러므로 힘이 일정하게 유지되는 등력성 수축이 일어난다. 반면, 부하가 ㉡일 때는 근육의 길이가 일정한 등장성 수축이 일어난다.

ㄷ. 만일 골격근 X의 빠른 연축 섬유의 비율이 더 높았다면, 근육이 더 빠르게 수축할 수 있으므로 (가) 지점은 ⓐ 방향으로 이동하게 된다.

오답해설

ㄴ. 골격근 X에 단일 자극을 가했을 때 발생하는 최대 장력은 단축 속도가 0일 때의 부하인 ㉡에 해당한다.

300 추론 중심

정답 ③

자료해석

이 문제는 골격근과 심장근의 특징에 대하여 이해하고 있는지 확인하기 위한 이해형문제이다. 문제에서 제시한 자료를 살펴보면, 활동전위의 지속시간이 짧아 반복적인 자극에 의해 근수축의 중첩이 가능한 (가)는 골격근이고, 활동전위 지속시간이 길어 반복적인 자극이 있더라도 근수축의 중첩이 불가능한 (나)는 심장근이다. 골격근에서는 활동전위 기간과 불응기가 짧아서 먼저 일어난 수축이 끝나기 전에 다른 활동전위에 의해 연축의 가중이 일어날 수 있고, 골격근에 대한 빠른 속도의 반복적인 자극으로 지속적인 최고치의 수축인 강축(tetanus)이 일어난다. 심장근은 활동전위의 지속기가 길어 긴 불응기를 갖는데, 이 때문에 심장 근육은 수축이 종결되기 전에 다시 자극에 반응하지 못해 강축이 발생하지 않는다.

정답해설

③ 근육 (가)(골격근)는 수축에 필요한 Ca^{2+}을 세포 외부로부터 제공받지 않고 근소포체로부터 제공받는다.

오답해설

① 근육 (가)에서 A(활동전위)가 발생 시 막전압의 상승은 전압의존성 Na^+ 통로에 의한 Na^+의 유입에 의해 일어난다.

② 자료해석에서 살펴본 바와 같이, 골격근인 (가)는 강축이 일어날 수 있지만, 심장근인 (나)는 강축이 일어날 수 없다.

④ 근육 (나)(심장근)를 구성하는 세포들은 간극연접으로 서로 연결되어 있어 근육이 한 단위로 동조하여 수축할 수 있다.

⑤ 횡문근인 근육 (가)와 근육 (나)는 Ca^{2+} 결합단백질로 트로포닌을 가진다.

301 추론 중심

정답 ⑤

자료해석

이 문제는 근육 수축에 대하여 이해하고 있는지 확인하기 위한 적용형 문제이다. 문제에서 제시한 자료를 살펴보면, 수축에 칼모듈린(CaM)과 미오신 경사슬 인산화효소(MLCK)가 필요하므로 근육세포 X는 평활근인 것을 알 수 있다.

정답해설

ㄱ. NO 합성효소(NO synthase)가 결핍되면, 혈관 평활근의 이완에 문제가 생길 수 있으므로 고혈압이 유발될 수 있다.

ㄴ. 평활근의 수축에 필요한 Ca^{2+}은 세포 외부(세포외액)와 세포 내부(활면소포체)에서 모두 기원된다,

ㄷ. 전압의존성 L형 Ca^{2+} 통로는 심박조율기세포와 심실 근육세포에도 존재하므로 A의 차단제(antagonist)는 심장 박동수와 심실 수축력의 감소를 일으킬 수 있다.

302 지식 중심

정답 ⑤

자료해석

이 문제는 남성 성호르몬의 분비 조절 과정에 대해 이해하고 있는지 확인하기 위한 이해형문제이다. 생식선자극호르몬방출호르몬(GnRH, 호르몬 ㉠)은 시상하부에서 분비되는 자극호르몬으로, 뇌하수체 전엽에서 생식선자극호르몬의 분비를 자극한다. GnRH의 자극으로 뇌하수체(뇌하수체 전엽)에서는 생식선자극호르몬인 여포자극호르몬(FSH, 호르몬 ㉡)과 황체형성호르몬(LH, 호르몬 ㉢)을 분비한다. FSH는 정소의 세정관에 존재하는 세르톨리세포에 작용하여 정자형성과정과 인히빈(호르몬 ㉤)의 분비를 자극하며, LH는 정소에 존재하는 레이디히세포를 자극하여 테스토스테론(호르몬 ㉣)의 분비를 자극한다. 테스토스테론은 시상하부에 작용하여 GnRH 분비를 억제하고 뇌하수체 전엽에 작용하여 GnRH에 대해 덜 반응하도록 해주며, 사춘기 동안 2차 성징의 발달을 촉진한다.

정답해설

⑤ 호르몬 ㉤(인히빈)은 뇌하수체 전엽에 존재하는 상피세포에 작용하여 여포자극호르몬(호르몬 ㉡)의 분비를 억제한다.

오답해설

① 호르몬 ㉠(GnRH)은 시상하부에 존재하는 신경세포에서 분비된다.

② 여성에서 호르몬 ㉡(여포자극호르몬)은 난소에서 여포의 발달을 자극한다. 난소에서 여포를 파열시켜 배란을 유도하는 호르몬은 황체형성호르몬(호르몬 ㉢)이다.

③ 호르몬 ㉢(황체형성호르몬)은 뇌하수체 전엽에서 분비된다.

④ 호르몬 ㉣(테스토스테론)의 전구체는 아미노산 티로신이 아니라 콜레스테롤이다.

303 지식 중심

정답 ②

자료해석

이 문제는 여성 생식의 호르몬 조절에 대해 이해하고 있는지 확인하기 위한 이해형문제이다.

세포 A : 제 1 난모세포, 세포 B : 제 2 난모세포

㉠ : 성숙 중인 여포

(Ⅰ) : 여포기, (Ⅱ) : 배란, (Ⅲ) : 황체기

정답해설

ㄷ. 성숙 중인 여포에는 스테로이드 호르몬을 생산하는 세포가 2종류 있는데, 하나는 여포막 세포이고 다른 하나는 과립막 세포이다. 여포막 세포는 안드로겐(주로 안드로스테네디온)을 생산하는데, 생산된 안드로겐은 이웃에 존재하는 세포인 과립막 세포로 확산되어 이동한 후, 과립막 세포에 의해 에스트로겐으로 전환된다.

오답해설

ㄱ. 그림 (가)와 같이 황체로부터 생성된 호르몬들에 의한 음성피드백 조절은 황체기인 (Ⅲ)시기에 일어난다.

ㄴ. 세포 A(제 1 난모세포)는 제 1 감수분열을 진행 중인 세포이고 세포 B(제 2 난모세포)는 제 1 감수분열을 끝낸 세포이므로, 세포 A는 세포 B에 비해 상대적인 DNA 양이 2배이다. 따라서 '세포 A는 세포 B에 비해 상대적인 DNA 양이 4배이다'라는 설명은 옳지 않다.

Ⅳ 생식과 발생

304 지식 중심

정답 ②

자료해석

초기 여포기인 (a) 시기에는 주로 에스트로겐이 분비되며 에스트로겐은 시상하부와 뇌하수체에 음성피드백 효과를 발휘하여 추가적인 여포가 성숙할 수 없도록 한다. 후기 여포기인 (b) 시기에는 여포 초기에 GnRH와 생식선자극 호르몬에 음성 피드백 효과를 발휘했던 에스트로겐이 양성 피드백으로 전환하며 GnRH 분비량이 증가하고 이에 대한 뇌하수체의 반응 역시 증가하여LH와 FSH 분비량이 증가하고, 급증한 LH에 의해 배란이 일어난다. 그러나 만약 이 시기에 FSH 분비량이 LH만큼 증가한다면 새로운 여포가 성숙을 시작하게 될 것이다. 따라서 이를 막기 위해 난소에서 분비되는 인히빈이 FSH 분비를 억제하여 FSH 분비량이 LH만큼 급증할 수 없도록 한다. 황체기인 (d) 시기에는 난소 호르몬들이 다시 GnRH와 뇌하수체에 대해 음성 피드백 효과를 발휘하여 새로운 여포의 성숙이나 배란을 막게 된다.

정답해설

ㄴ. 인히빈은 FSH 분비를 억제하여 FSH의 분비량이 LH만큼 급증하지 않도록 한다. 만약 FSH 분비량이 LH만큼 증가한다면 동일한 생식주기 내에 새로운 여포가 발달하게 될 것이다.

오답해설

ㄱ. 난소 호르몬인 에스트로겐은 (a), (d) 시기에는 음성 피드백 효과를 발휘하지만, (b) 시기에는 양성 피드백 효과를 발휘하여 LH와 FSH 분비량을 증가시킨다.

ㄷ. 난자는 2차 감수 분열 중기 상태로 배란되어 정자가 난자내로 들어왔을 때 감수 분열을 완성하게 된다.

305 지식 중심

정답 ④

자료해석

배란으로 여포에서 제2난모세포(A)가 방출되어 수란관으로 들어가면 난소에는 황체(B)가 남는다. 수란관에서 정자가 제2난모세포로 들어가 수정이 일어나면 제 2 감수분열이 완료되며 난자와 정자의 핵이 융합되어 접합자(2n)를 이룬다. 수란관 내 섬모의 움직임과 연동운동에 의해 배아가 자궁으로 이동하면서 난할이 시작된다. 난할이 계속되고 배아가 자궁에 도달할 때에는 배아가 구형의 세포 덩어리로 되며 배반포의 형태를 갖춘다. 수정 후 약 1주 뒤에 배반포가 자궁내막에 착상된다.

정답해설

ㄴ. 황체(B)에서는 프로게스테론과 에스트로겐을 분비하여 자궁 내벽을 두껍게 유지한다.

ㄷ. C는 초기 배아(2세포, 4세포)인데, 포유류의 경우 8세포기까지 전능성(totitpotency)을 가지고 있으므로, 8세포기에 인위적으로 할구를 분리시키면 일란성 8쌍둥이가 태어날 수 있다.

오답해설

ㄱ. 제1난모세포(2n)가 제 1 감수분열을 하면 제 2 난모세포(A)와 제 1 극체(n)를 형성하므로 A에는 1개의 극체가 붙어있다. 수정 후 제 2 감수분열을 하고나면 극체 3개를 형성하게 된다.

306 추론중심

정답 ③

자료해석

이 문제는 정소에 대하여 이해하고 있는지를 확인하기 위한 이해형문제이다. 주어진 자료를 보면, (나)는 제1정모세포의 위치를 고려해 보면 세정관의 가장 바깥쪽에 존재하는 정원 세포인 것을 알 수 있고, (가)는 세정관 사이의 결합 조직에 존재하는 레이디히 세포이다. 레이디히 세포는 LH의 자극을 받아 테스토스테론을 합성 분비하고, 정원 세포는 유사 분열을 통해 곧 감수 분열을 진행할 세포인 제1정모세포를 생산한다.

정답해설

ㄱ. 레이디히 세포인 (가)는 LH의 자극을 받아 테스토스테론을 합성 분비한다. 따라서 (가)는 세포막에는 LH 수용체가 존재한다.

ㄷ. 정원 세포인 (나)는 계속적인 유사 분열을 통해 제1정모세포를 만들어내기 위해 텔로머라아제 활성을 가진다.

오답해설

ㄴ. (가)에서 분비되는 호르몬인 테스토스테론은 지용성호르몬이므로, 미리 합성되어 세포 내에 저장되지 않고 분비 자극을 받았을 때 합성되어 곧바로 분비된다.

307 추론중심

정답 ①

자료해석

난자가 수정되고 배낭이 자궁에 도달하여 자궁 내막에 착상하면 융모막의 영양 세포막 세포가 사람 융모막성 생식샘자극호르몬(hCG)을 분비하기 시작한다. hCG는 LH와 유사한 분자이며 LH 수용체에 결합하여 황체가 계속 에스트로겐과 프로게스테론을 분비하여 자궁 내막의 성장과 유지를 지지하고 월경이 일어나지 않도록 한다. 이 호르몬은 임신한 여성의 혈액에만 존재하기 때문에 이 호르몬의 유무로 임신 여부를 검사할 수 있다. 발달 7주째가 되면 태반이 프로게스테론생성을 담당하게 되어 황체는 더 이상 필요하지 않게 되고 마침내 퇴행한다. 태반에 의해 생성되는 hCG는 발달 3개월째 감소한다.

정답해설

ㄱ. 배란된 난자가 수정되어 착상하면 hCG가 분비된다. 이는 초반에 LH와 유사한 작용을 하여 에스트로겐과 프로게스테론의 분비를 증가시켜 난소 주기를 억제한다.

오답해설

ㄴ. 그래프에서도 볼 수 있듯이 hCG 농도는 임신 2～3개월정도 유지되다가 감소한다.

ㄷ. 수정 후 약 1주일 정도 지나면 난할의 결과로 배반포(blastocyst) 단계의 배아가 되어 자궁에 도달하는데, 이 배아는 프로게스테론의 작용으로 자궁에 착상되기 시작한다.

ㄹ. 황체는 임신 5주 이후 퇴화하고 호르몬 분비선으로서의 기능은 태반에서 담당하게 된다.

308 추론 중심

정답 ①

자료해석

이 문제는 프로게스테론의 농도에 따라 난모세포가 활성화되는 양상을 알아보기 위해 수행한 실험을 분석 및 종합한 후 주어진 보기가 옳은지 여부를 판단하는 분석·종합·평가형문제이다. 먼저 <실험 1>을 살펴보면, 실험에 사용한 프로게스테론의 농도가 높아질수록 전체 세포에서 활성화된 MAP 인산화효소 비율이 증가하는 것을 알 수 있다. <실험 2>의 결과를 살펴보면 난모세포마다 서로 다른 농도의 프로게스테론에서 활성화되는 것을 알 수 있으며, 프로게스테론의 농도가 높아지면 점점 활성화되는 난모세포의 수가 늘어나는 것을 알 수 있다.

정답해설

ㄱ. <실험 2>의 결과를 보면, 난모세포 중 일부는 $0.03\mu M$의 프로게스테론에 의해서도 성숙될 수 있는 것을 알 수 있다.

오답해설

ㄴ. 프로게스테론은 표적세포인 난모세포의 세포막 수용체에 결합하여 신호전달경로를 활성화시킴으로써 난모세포의 성숙을 유도한다. 이러한 사실은 문제의 발문 부분에서 언급한 '개구리 난모세포(Oocyte)의 성숙을 위해서는 프로게스테론에 의하여 MAP 인산화 효소 연쇄 경로가 활성화되어야 한다'는 설명으로부터도 유추할 수 있다. 따라서 프로게스테론은 개구리 난모세포(Oocyte)에서 호르몬-수용체 복합체를 형성한 후 유전자 발현을 촉진한다는 설명은 옳지 않다.

ㄷ. <실험 2>의 결과를 보면, 특정 농도의 프로게스테론에서 각 난모세포의 MAP 인산화 효소는 완전히 활성화되거나 또는 활성화되지 않는다는 것을 알 수 있다.

309 추론 중심

정답 ③

자료해석

이 문제는 출산 전후에 분비되는 호르몬에 대해 이해하고 있는지 확인하기 위한 이해형문제이다. 임신 후반기가 되면서 태반에서 분비되는 프로게스테론과 에스트로겐의 혈장 농도가 점차 높아지는데, 에스트로겐은 프로락틴 분비를 자극하므로 프로락틴의 혈장 농도도 점차 높아진다. 출산 전에 프로락틴은 가슴생장을 촉진(유선의 유즙생성기구 강화)하지만, 에스트로겐에 의해 유즙 분비는 억제된다. 출산 후 태반이 제거되면 에스트로겐과 프로게스테론이 더 이상 분비되지 않으므로 이 호르몬들의 혈장 농도는 급감하는데, 출산 후 2달 정도까지는 에스트로겐과 프로게스테론의 혈장 농도는 낮게 유지된다. 에스트로겐의 혈장 농도가 감소하면 유선에서는 젖분비를 시작하는데, 출산 후 아기가 포유를 하게 되면 이것이 자극이 되어 뇌하수체 전엽에서 프로락틴 분비가 촉진된다(양성되먹임). 영아에게 젖 이외에 다른 음식을 주기 시작하고 젖먹임의 빈도가 감소할 때, 지속적인 수유는 하고 있더라도 배란이 다시 시작된다.

정답해설

③ 문제에서 주어진 그래프를 살펴보면, 출산 후 2개월 동안은 에스트로겐과 프로게스테론의 혈장 농도가 낮게 유지되므로 정상적인 생식주기가 진행되지 못해 배란이나 월경이 일어나지 않을 것임을 알 수 있다.

오답해설

① 문제에서 주어진 그래프를 살펴보면, 출산 후 3개월부터는 정상적인 생식주기가 진행되므로 임신이 일어날 수 있을 것임을 알 수 있다. 따라서 수유기간 동안(출산 후 4개월 까지)에는 임신이 일어나지 않는다는 설명은 옳지 않다.

② 문제에서 주어진 그래프를 살펴보면 출산 직후 에스트로겐과 프로게스테론의 혈장 농도가 낮음에도 불구하고 프로락틴이 계속 분비되는 것을 확인할 수 있는데, 이를 통해 출산 후 에스트로겐과 프로게스테론은 프로락틴의 분비를 촉진한다는 설명은 옳지 않다는 것을 알 수 있다. 출산 후 아기가 포유를 하게 되면 이것이 자극이 되어 뇌하수체 전엽에서 프로락틴 분비가 일어난다(양성되먹임).

④ 그래프를 살펴보면 출산 전에도 혈장 프로락틴 농도가 높게 유지되는 것을 확인할 수 있다. 따라서 프로락틴은 출산 전에는 분비되지 않다가 출산 후부터 분비되기 시작한다는 설명은 옳지 않다.

⑤ 혈중 프로게스테론이 고농도로 존재하게 되면 시상하부에서 생식선자극호르몬분비호르몬(GnRH)과 뇌하수체 전엽에서의 생식선자극호르몬(LH, FSH)의 분비가 억제되므로 여포가 성장하지 못하게 되어 배란이 억제된다.

310 지식 중심

정답 ⑤

자료해석

본 문항은 수정에 대해 이해하고 있는지 확인하기 위한 분석·종합·평가형문제이다. 극피동물인 성게의 경우 수정이 일어날 때 성게의 정자가 성게의 난자를 둘러싸고 있는 젤리층을 뚫고 들어가 난황층에 존재하는 수용체와 결합하게 된다. 이 과정에서 정자 머리에 존재하는 빈딘과 난자의 난황층에 존재하는 빈딘수용체가 결합하게 되면서 종특이적인 수정이 진행된다. 포유류의 경우 수정이 일어날 때 정자가 난자의 투명대를 뚫고 들어가야 한다. 이를 위해 정자 머리에 존재하는 특정 단백질이 투명대에 존재하는 ZP-3라는 단백질과 결합하여 정자 머리에 있는 첨체가 세포외방출작용을 통해 가수분해효소를 분비한다.

문제에서 제시한 첫 번째 자료를 살펴보면, *S. purpuratus*의 정자에서 분리한 단백질 X는 *S. purpuratus*에서 얻은 난자들의 응집만을 일으키고 *S. tranciscanus*의 정자에서 분리한 단백질 X는 *S. tranciscanus*에서 얻은 난자들의 응집만을 일으키는 것을 확인할 수 있다. 이를 통해 정자 머리에 존재하는 단백질 X(빈딘)는 종특이적으로 정자와 난자의 결합이 일어나게 해준다는 것을 알 수 있다.

문제에서 제시한 두 번째 자료를 살펴보면, 난자의 투명대에서 분리한 단백질 중 ZP-3가 정자와 경쟁하여 정자가 난자에 결합하지 못하게 방해한다는 것을 확인할 수 있다. 이를 통해 포유류의 정자는 난자의 투명대에 존재하는 ZP-3 단백질과 결합함으로써 난자에 결합한다는 것을 알 수 있다. 또한 탄수화물 부분이 제거된 ZP-3의 경우는 정자가 난자에 결합하지 못하게 방해하지 못한다는 것도 확인할 수 있는데, 이것은 정자는 난자의 투명대에 존재하는 ZP-3 단백질과 결합할 때 ZP-3의 탄수화물 부분에 결합한다는 것을 말해준다.

정답해설

ㄴ. 자료해석에서 살펴본 바와 같이, 문제에서 제시한 자료를 통해 단백질 X는 성게에서 정자와 난자 사이에서 종특이적인 인식이 일어나게 한다는 것을 알 수 있다.

ㄷ. 자료해석에서 살펴본 바와 같이, 문제에서 제시한 자료를 통해 생쥐 정자는 난자 투명대에 존재하는 ZP-3의 탄수화물을 통해 난자에 부착한다는 것을 알 수 있다.

오답해설

ㄱ. 난자에서 정자수용체(빈딘 수용체)는 난황층에 있기 때문에, 정자의 머리에서 분리한 단백질이 난자(㉠)와 결합하기 위해서는 난자(㉠)의 표면에 젤리층이 없어야 한다. 따라서 ㉠은 젤리층을 가지고 있다는 설명은 옳지 않다.

311 지식 중심

정답 ②

자료해석

이 문제는 양서류와 포유류의 난할 특징에 대해 이해하고 있는지 확인하기 위한 이해형문제이다. 포유류는 여타 다른 동물들과는 다른 독특한 특징을 보이는 난할을 하는데, 그 중 하나가 할구 간의 독특한 분열방향이다. 첫 번째 분열은 정상적인 경할을 하고, 두 번째 분열에서 하나는 경할(분열면 ⅡA)을 하고 다른 할구는 위할(분열면 ⅡB)을 한다. 이러한 형태의 난할(가)을 회전난할(rotational cleavage)이라고 한다. 극피동물이나 양서류는 방사형 난할(나)을 한다.

오답해설

양막류는 척추동물 중 사지류의 한 동물군인데, 현존하는 동물군으로는 파충류(조류 포함)와 포유류가 있다. 양막류는 양막란(amniotic egg)을 가지는데, 이 양막란은 4가지의 특별한 막-양막, 융모막, 난황막, 요막-들을 가지고 있다. 완전난할(complete cleavage)은 난황이 거의 없는 극피동물이나 양서류, 포유류 등의 난자에서 일어나는데, 난자의 세포질을 완전히 나누는 방식으로 난할이 일어난다. 불완전난할은 많은 난황을 가지고 있어 분할구가 이를 통과할 수 없는 어류나 파충류, 조류 등의 난자에서 일어나며, 난황이 적은 부분에서만 난할이 진행된다. 양서류에서는 낭배형성과정이 포배의 등쪽 부위에서 일부 세포들이 함입되면서 일어나기 시작하는데, 접합자 회색신월환이 만들어졌던 부위를 따라 한 줄로 함입되어 일어난다. 이러한 접혀진 줄은 두 얇은 입술을 함께 조였을 때 생기는 모습과 유사한데, 접혀진 부분의 위쪽은 원구의 등쪽으로 원구배순부(dorsal lip)라고 한다. 따라서 (가) 유형의 난할을 보이는 동물(포유류)의 발생 특징으로만 묶인 ②번이 정답이다.

312 지식 중심

정답 ④

자료해석

이 문제는 양서류의 일종인 제노푸스(*Xenopus*)의 신경관 형성에 대하여 이해하고 있는지 확인하기 위한 이해형문제이다. 신경배 형성은 등쪽 중배엽 세포들이 모여 척삭(B)을 형성하면서 시작된다. 척삭 세포들에서 나온 신호에 의해 척삭 바로 위의 외배엽이 신경판으로 분화된다. 신경판은 곧 안으로 굽어져 배의 전-후축을 따라 신경관을 형성한다. 신경관 형성시 떨어져 나온 세포를 신경릉세포(A)라 하는데, 신경릉세포는 배의 여러 곳으로 이동하여 말초신경, 치아, 머리뼈 등을 형성한다. 척삭 측면에 있는 중배엽은 일정한 덩어리로 모여 체절(C)을 형성한다. 체절은 근육이나 뼈 등으로 분화한다.

정답해설

④ B(척삭)는 태어나면서 대부분 없어지지만, 성인에서 척주의 추간판의 내부 부분으로 남는다. C의 일부가 척추(vertebra)로 발달한다.

오답해설

① 신경관이 형성되기 시작할 때, 미세소관은 등-배축에 평행하도록 배열되어 있어 세포가 등-배축 방향으로 길어지도록 한다. 그리고 각 세포의 등쪽에는 미세섬유가 가로로 배열되어 있는데, 이것이 미오신 운동단백질의 작용으로 수축하면 세포가 쐐기 모양이 되면서 외배엽층이 안쪽으로 굽어진다.

② 위에서 살펴본 바와 같이, A(신경릉세포)는 배의 여러 곳으로 이동하여 말초신경, 치아, 머리뼈 등을 형성한다.

③ B(척삭)와 C(체절)는 중배엽에서 유래되는 중배엽성 조직이다.

⑤ 자료해석에서 살펴본 바와 같이, C(체절)는 근육이나 뼈 등으로 분화한다.

313 지식 중심

정답 ⑤

자료해석

이 문제는 조류의 낭배 형성 과정에 대하여 이해하고 있는지를 확인하기 위한 적용형문제이다. 조류는 포배 상배엽의 뒤쪽 주변대 세포들이 모여들어 두터워진 후, 이들 세포들이 수렴 확장을 통해 앞쪽으로 길게 뻗어나가 이동하면서 시작된다. 이렇게 길게 뻗어 나간 세포들을 원조라고 하는데, 이들 세포들이 안쪽으로 함입되어 들어가 중배엽과 내배엽의 세포가 된다. 원조의 가장 앞쪽 부분은 헨센 결절이라고 한다. 헨센 결절은 형성체로 작용하는데, 이 부위를 통해 함입된 세포들이 척삭 중배엽이 된다.

정답해설

ㄱ. A 구조(원조) 형성 시 뒤쪽 두터워진 부위의 세포들이 수렴확장을 통해 길게 신장된다. 원조의 형성은 조류, 파충류 및 포유류 낭배형성의 주된 구조적 특징이다.

ㄴ. B 부위는 형성체인 헨센 결절인데, 이 부위에서 함입된 세포는 척삭 중배엽이 된다.

ㄷ. C 부위를 통해서 함입된 세포는 중배엽과 내배엽이 되며, 아래쪽에 있던 하배엽은 배아를 구성하는 세포들이 되지 못한다.

IV 생식과 발생

314 지식 중심

정답 ③

자료해석

이 문제는 닭과 개구리에서의 기관형성과정에 대하여 이해하고 있는지 확인하기 위한 이해형문제이다. 문제에서 제시한 자료를 살펴보면, (가)는 신경관이고 (나)는 체절(축엽 중배엽)이며 (다)는 초기 소화관(원장)이다.

정답해설

ㄱ. 신경관[(가)]에서 중추신경계인 척수와 뇌가 형성된다.

ㄴ. 체절(축엽 중배엽)[(나)]에서 중심축 골격과 갈비뼈에 붙어 있는 근육, 팔다리에 붙어 있는 근육 등이 형성된다.

오답해설

ㄷ. 양서류의 경우는 낭배형성과정 시 함입하여 이동하던 내배엽층의 세포들에 의해 형성된 공간이 초기 소화관(원장)[(다)]으로 되지만, 조류의 경우는 기관형성과정 중에 측면주름이 접혀 원통을 형성하면서 난황으로부터 떨어질 때 초기 소화관이 형성된다.

315 지식 중심

정답 ④

자료해석

이 문제는 성게의 배아를 이용하여 수행한 실험을 분석하고 종합한 후에 주어진 지문이 옳은지 여부를 평가하는 분석·종합·평가형문제이다. 실험 결과를 살펴보면, 성게의 64-세포기 배아의 동물반구의 세포는 소할구의 유도 없이는 외배엽으로 발생하지만, 소할구의 유도를 받으면 중배엽과 내배엽도 형성할 수 있다는 것을 확인할 수 있다. 즉, 성게의 64-세포기 배아에서 동물반구는 아직 운명이 결정되지 않았다는 것을 알 수 있으며, 식물반구에 있는 소할구는 동물반구의 세포를 중배엽과 내배엽으로 유도하는 역할을 하며 운명이 이미 결정된 세포라는 것을 알 수 있다. 실제로, 성게에서는 16세포기 배아 또는 64세포기 배아의 식물극에 존재하는 소할구만이 자동적으로 운명이 결정되는 유일한 세포이다.

정답해설

ㄱ. 실험을 통해 소할구가 동물반구의 세포를 중배엽과 내배엽으로 유도하는 세포임을 알 수 있다. 그리고 이러한 소할구는 식물극 쪽 세포질에서 유래하므로 세포질 결정인자는 성게 난자의 식물극 쪽 세포질에 존재한다고 추론할 수 있다.

ㄷ. 실험 결과를 살펴보면 동물반구의 세포와 소할구만 있으면 완전한 유생으로 발생할 수 있으므로, 64-세포기 배아를 수직으로 절단하여 얻은 2개의 반구는 유전적으로 동일한 2개의 완전한 유생으로 발달할 것임을 추론할 수 있다.

오답해설

ㄴ. 동물반구의 세포는 운명이 자동적으로 결정되는 것이 아니라, 소할구의 유도 여부에 의하여 운명이 결정된다.

316 지식 중심

정답 ②

자료해석

이 문제는 양서류 난자가 수정한 직후 일어나는 세포질의 재배열과 초기 배아(포배)에 대해 이해하고 있는지 확인하기 위한 이해형문제이다. 개구리 배의 전후축은 난자의 형성 과정에서 형성되는데, 짙은 색의 멜라닌 미립자가 동물반구 표면 쪽에 많이 분포하고 난황은 식물반구에 많이 분포한다. 정자의 결합장소는 동물반구 표면에 존재하는데, 정자와 난자의 수정이 일어나면 난자의 표면-세포막과 피층 세포질-이 내측 세포질에 대하여 정자 침입지점 방향으로 회전하는 피층회전(cortical rotation)이 일어난다. 이 회전으로 인하여 정자 침입지점의 반대편에 색소가 흩어진 띠가 형성되는데, 이것을 회색신월환(gray crescent)이라 한다. 수정 시 난자 내로 들어온 정자의 중심립은 식물반구 세포질에 있는 미세소관을 재배열하여 피층 세포질 이동을 안내한다. 피층회전이 일어나는 동안에, 난자의 식물극에 존재하던 소낭이 재배열된 미세소관을 따라 회색신월환 부위로 이동하는데, 이 소낭 안에 들어 있는 억제인자(GSK-3 억제인자)가 접합자 세포질에 β-카테닌의 불균등 분포가 일어나게 한다.

정답해설

ㄴ. 콜히친(colchicine)은 미세소관 조립을 방해하는 약물이므로, 콜히친을 처리한 개구리 난자(접합자)에서는 미세소관의 조립이 일어나지 못해 세포질 재배열((가) 과정)이 일어나지 못한다.

오답해설

ㄱ. ㉠에는 β-카테닌이 들어 있는 것이 아니라, β-카테닌을 분해하는 효소인 GSK-3라는 단백질 키나아제의 억제인자(GSK-3 억제인자)가 들어 있다.

ㄷ. 문제에서 제시한 개구리의 초기 배아는 포배이다. 포배의 ㉡은 할강(포배강)인데, 이곳은 낭배형성과정 동안에 이동하는 세포들로 메꿔지면서 사라진다. 장차 창자의 내강이 되는 부위는 낭배형성과정 동안에 새롭게 형성된 원장이다.

317 추론 중심

정답 ④

자료해석

이 문제는 포유류에서 신경릉세포의 발생에 대하여 이해하고 있는지 확인하기 위한 적용형문제이다. 척추동물의 배에서는 두 종류의 세포들이 신경관 근처에서 발생하여 몸의 다른 곳으로 이동하는데, 하나는 신경릉세포(neural crest cell)이고 두 번째로는 체절(somite)이다. 신경릉세포들의 분화는 세포들의 이동 경로와 이동한 위치에 따라 달라진다. 신경릉세포는 배아상의 위치에 따라 3가지 경로 중 하나를 따라 이동하는데, 배아의 앞쪽에 있는 신경릉세포는 뇌의 신경릉세포들로서 머리와 목으로 이동한다. 몸의 뒤쪽에 존재하는 신경릉세포는 몸통 신경릉세포인데, 이들 중의 어떤 세포들은 각 체절의 앞쪽을 통해 복부로 이동(배쪽 경로)하며 다른 세포들은 배측면의 표피와 체절!사이로 이동(측면경로)한다. 뇌 신경릉세포들는 얼굴과 머리의 골격과 결합조직 등을 형성하고, 배쪽 경로로 이동하는 세포들은 배근 신경절의 감각뉴런, 슈반세포, 교감신경절의 신경세포, 부신수질 등을 형성하며, 측면 경로로 이동하는 세포들은 피부의 색소세포(멜라닌 세포)로 분화한다.

정답해설

ㄱ. 신경릉세포는 신경관에서 떨어져 나온 세포들이므로, 세포 표면의 부착분자인 N-캐드히린(N-cadherin)을 신경관을 구성하는 세포들보다 더 적게 발현하고 있다.

ㄴ. 위에서 살펴본 바와 같이, 측면 경로로 이동하는 세포들은 피부의 색소세포(멜라닌 세포)로 분화한다.

오답해설

ㄷ. 골격은 척삭(B)으로부터 형성되는 것이 아니라, 체절로부터 형성된다.

318 추론 중심

정답 ①

자료해석

이 문제는 양서류 포배에서 신경계가 유도되는 기작에 대해 이해하고 있는지 확인하기 위한 분석·종합·평가형문제이다. 양서류 초기 낭배의 원구배순부는 형성체(organizer)로 작용하여 주변 조직들의 변화를 유도하여 척삭과 신경관을 유도한다. 포배의 중배엽에서 BMP4는 외배엽이 표피가 되는 것을 유도한다. 형성체 세포는 BMP4의 기능을 억제하는 분자를 분비하여, 외배엽이 정해진 경로 즉, 신경조직으로 분화하도록 해준다. 문제에서 제시한 실험을 살펴보면, 양서류 포배의 동물극 모자에서 분리한 외배엽 세포에 아무 것도 첨가하지 않았을 때(Ⅰ)는 신경세포에 특이적인 단백질(NCAM, 신경세포들 간의 부착에 관여하는 단백질)의 mRNA가 발현된 것(즉, 신경세포로 분화된 것)을 알 수 있다. 하지만, 양서류 포배에서 분리한 외배엽 세포에 BMP4를 첨가하였을 때(Ⅱ)는 신경세포에 특이적인 단백질(NCAM)의 mRNA는 검출되지 않았지만 표피세포 특이적인 단백질(케라틴)의 mRNA는 검출된 것(즉, 표피세포로 분화된 것)을 알 수 있다. BMP4 억제인자를 단독으로 첨가(Ⅲ)하거나, BMP4와 동시에 첨가(Ⅳ)한 경우는 케라틴 mRNA는 검출되지 않고 NCAM mRNA만 검출되었다(즉, 신경세포로 분화되었다.). 이러한 결과는 양서류 포배 동물 모자에서 분리한 외배엽 세포 예정된 운명은 신경세포라는 것과, BMP4는 신경세포로 예정된 외배엽 세포를 표피세포로 유도하는 표피 유도인자라는 것을 말해준다.

정답해설

ㄱ. 자료해석에서 살펴본 바와 같이, BMP4는 신경세포로 예정된 외배엽 세포를 표피세포로 유도하는 표피 유도인자라는 것을 실험을 통해 알 수 있다.

오답해설

ㄴ. 동물극 모자에 존재하는 외배엽 세포를 배양 시 아무것도 첨가하지 않았을 때(Ⅰ) 배양세포가 신경세포로 분화한 것으로 보아, 동물극 모자에 존재하는 외배엽 세포의 예정된 운명은 신경세포라는 것을 알 수 있다.

ㄷ. '대조군 전령'은 전기영동 수행 시 동일한 양을 이용하였다는 것을 확인하기 위해 사용하는 것이므로, 신경세포에서 특이적으로 발현되는 유전자의 mRNA를 이용하면 안 되고, 모든 세포에서 균등하게 발현되는 유전자(house keeping gene)의 mRNA를 이용한다.

319 추론 중심

정답 ③

자료해석

이 문제는 신경구조 유도의 영역별 특이성에 대하여 이해하고 있는지 확인하기 위한 분석·종합·평가형문제이다. 척삭의 유도로 형성된 신경관에서는 앞쪽에서 뒤쪽으로 앞뇌, 뒤뇌, 척수 순으로 부위에 따라 적절한 등쪽 구조가 형성되어야 한다. 문제에서 제시한 실험을 살펴보면, 후기 낭배에서 앞쪽의 원장 지붕은 앞쪽의 등쪽 구조(평균체, 앞뇌 등)의 형성을 유도하였고 뒤쪽의 원장 지붕은 뒤쪽의 등쪽 구조(몸통, 꼬리 중배엽)를 형성한 것을 확인할 수 있다. 즉, 낭배형성 초기에 가장 먼저 들어가는 형성체 세포는 머리의 형성을 유도하고, 나중에 들어가는 세포는 척수와 꼬리 형성을 유도한다는 것을 알 수 있다.

정답해설

ㄱ. 원구상순부위를 통해 먼저 함입되어 들어가는 세포들이 앞쪽의 원장의 지붕을 형성하고 나중에 함입되어 들어가는 세포들이 뒤쪽의 원장의 지붕을 형성하므로, 원구상순부위를 통해 먼저 함입되어 들어가는 세포들이 머리를 형성하게 하고 나중에 함입되어 들어간 세포들은 척수를 형성하게 한다.

ㄷ. 초기 낭배의 등쪽 입술조직을 떼어내어 다른 초기 낭배의 복부가 될 부위로 이식한다면 수용자 배아와 붙은 채로 제2의 배아를 형성할 것이므로, 결국 추가적으로 모든 등쪽 구조가 형성되는 것이다.

오답해설

ㄴ. 이식된 원장 지붕 조각에 포함되어 있는 외배엽이 아니라 그 아래의 중배엽이 서로 다른 등쪽 구조를 형성하도록 유도한다.

320 추론 중심

정답 ⑤

자료해석

이 문제는 양서류 초기발생에서 유도의 영역별 특이성에 대하여 이해하고 있는지 확인하기 위한 적용형문제이다. 신경관의 뒤쪽화에 관련된 주된 단백질은 Xwnt8과 같은 Wnt 계열의 형태형성인자이다. Frzb는 배아 발생 조절 유전자 산물로서 슈페만 형성체에서 발현되어 분비된다. 그림 (가)에서 알 수 있는 것과 같이, Frzb는 Wnt 단백질과 결합할 수 있는 Wnt 수용체인 Frizzled 수용체의 작은 수용성 형태이다. 즉, 분비된 Frzb는 슈페만 형성체 부근에서 Wnt 단백질과 결합하여 Wnt 신호전달경로를 방해하여 신경관의 뒤쪽화를 억제하여 뇌가 형성되게 한다.

정답해설

ㄱ. Frzb 단백질은 Wnt인자와 결합하여 Wnt 신호전달경로를 방해한다. 즉, Wnt 인자가 Frizzled 수용체에 부착하고 수용체를 활성화하는 것을 방해하여 Wnt가 형태형성물질로 작용하는 것을 방해하는 것이다.

ㄷ. Frzb는 뇌형성을 촉진하는 발생 조절 단백질이므로, 뇌 발달을 유도하는 전사인자는 *Frzb* 유전자의 발현을 촉진해야 한다.

오답해설

ㄴ. 그림 (나)에서 볼 수 있는 것처럼, 뇌가 될 신경관 부위에서도 Frizzled 수용체가 발현되어 있을 것이다.

321 추론 중심

정답 ③

자료해석

이 문제는 원조(primitive-streak) 단계의 조류 배아의 서로 다른 상배엽(epiblast) 부위의 신경조직 유도능력을 확인하는 실험을 분석하고 종합한 후 주어진 보기가 옳은지 평가하는 분석·종합·평가형문제이다. 문제에서 제시한 실험 결과를 살펴보면, 원조(primitive-streak) 단계의 조류 배아의 상배엽(epiblast) 여러 부위 중 헨센결절 부위(c)는 양서류 초기 낭배의 동물극 모자 부위를 신경조직으로 유도하였고, 비원조부위(a)와 원조부위(b)의 다른 상배엽 부위는 양서류 초기 낭배의 동물극 모자 부위를 신경조직으로 유도하지 못한 것을 확인할 수 있다. 이러한 결과는, 헨센결절 부위(c)가 초기 낭배의 동물극 모자 부위(외배엽으로 예정화 되어 있음)를 신경조직으로 유도하는 형성체 부위라는 점과, 양서류와 조류 사이에서도 신경조직 유도와 관련된 신호전달이 진화적으로 보존되어 있다는 점을 말해준다.

정답해설

③ 원조 부위(b)에서 함몰되어 들어가는 세포들은 중배엽과 내배엽을 형성한다. 따라서 (b) 지역에서 함몰되어 들어가는 세포 중 일부는 신경관으로 분화한다는 설명은 옳지 않다.

오답해설

① <실험 결과>를 살펴보면, 양서류 초기 낭배의 동물극 모자 부위(㉠)는 원조(primitive-streak) 단계의 조류 배아의 헨센결절 부위(c)에 의해 신경조직으로 유도될 수 있다는 것을 알 수 있다. 따라서 양서류 초기 낭배의 ㉠ 부위는 신경관을 형성할 수 있는 잠재력을 가지고 있다는 설명은 옳다.

② 조류 배아의 신경조직 유도 신호가 양서류의 배아에서도 동일하게 작용하는 것을 실험에서 볼 수 있었다. 따라서 신경계 유도신호는 진화적으로 보존되어 있다.

④ 실험에서 헨센결절(c)이 신경조직(등쪽 구조)을 유도하는 형성체라는 것을 알 수 있었는데, 형성체 분자는 배쪽 중배엽의 발생을 유도하는 형태발생물질을 억제한다.

⑤ (c) 지역(헨센결절)을 통해 함몰되어 들어가는 세포는 척삭으로 분화한 후, 신경관을 유도한다.

Ⅳ 생식과 발생

322 추론 중심

정답 ①

자료해석

이 문제는 포유류에서 체절의 분화에 대해 이해하고 있는지 확인하기 위한 분석·종합·평가형문제이다. 포유류에서 신경배 시기의 몸통 중배엽(trunk mesoderm)은 4부분으로 세분화되는데, 몸통 중배엽의 중앙 부위는 척삭 중배엽(chordamesoderm)이다. 척삭 중배엽은 임시적인 기관인 척삭을 형성하는데, 척삭은 신경관 형성을 유도하고 앞-뒤쪽의 체축을 확립하는 데 중요하다. 척삭의 양쪽에 인접한 부위는 축엽 중배엽(paraxial mesiderm) 또는 체절 중배엽(somatic mesoderm)이 형성되는데, 이 부위의 세포는 중배엽성 세포 덩어리인 체절(somite)을 형성한다. 체절은 발생이 진행되면서 피부근육분절(dermomyotome)과 뼈분절(sclerotome)로 분화하는데, 분화를 유도하는 신호는 척삭과 바닥판, 신경관, 표피 등에서 분비된다.

문제에서 제시한 두 번째 자료를 살펴보면, 제1기 체절 배아일 때 체절을 뒤집은 경우는 피부근육분절과 뼈분절의 분화가 정상적으로 이루어진 것을 확인할 수 있다. 반면에 제3기 체절 배아일 때 체절을 뒤집은 경우는 피부근육분절과 뼈분절의 유도가 정상적인 배아에서와 반대로 이루어진 것을 확인할 수 있다. 이러한 결과는 제1기 체절 배아에서 체절은 아직 운명이 결정되지 않았지만, 제3기 체절 배아에서는 체절의 운명이 결정되었다는 것을 말해준다.

문제에서 제시한 세 번째 자료에서 척삭을 체절 쪽에 이식시킨 후 발생시킨 B를 살펴보면, 척삭이 있는 곳에 새롭게 바닥판이 생겼고 체절은 모두 뼈분절로 분화된 것을 확인할 수 있다. 이를 통해 척삭(혹은 바닥판)은 미분화 체절을 뼈분절로 유도한다는 것을 알 수 있다. 세 번째 자료의 C를 살펴보면, 척삭을 이식하여 제2의 바닥판이 형성되게 한 후 다시 척삭을 제거하더라도 체절은 모두 뼈분절로 분화된 것을 확인할 수 있다. 이를 통해 척삭에 의해 바닥판이 유도되면 이후에 척삭이 제거되더라도 바닥판만으로도 체절을 뼈분절로 유도할 수 있다는 것을 알 수 있다.

정답해설

ㄱ. 자료해석에서 살펴본 바와 같이, 문제에서 제시한 실험을 통해, 척삭의 유도로 체절은 뼈분절로 분화한다는 것을 알 수 있다. 따라서 척삭은 체절의 분화를 조절한다는 설명은 옳다.

ㄴ. 자료해석에서 살펴본 바와 같이, 문제에서 제시한 실험을 통해 바닥판은 체절을 뼈분절로 유도할 수 있다는 것을 확인할 수 있다. 즉, 바닥판은 유도인자를 분비하여 체절을 뼈분절로 유도하였다.

오답해설

ㄷ. ㉠(특정 발생 단계의 포유류 배아)은 체절의 분화가 아직 이루어지지 않은 제1기 체절 배아이어야 한다. 따라서 '㉠은 3기 체절 배아이다'는 설명은 옳지 않다.

ㄹ. 뼈는 중배엽(체절)에서 형성된다. 따라서 중배엽 유래 세포들의 유도로 외배엽 유래 세포들에서 뼈가 분화한다는 설명은 옳지 않다. 중배엽 유래 세포들(척삭)이나 외배엽유래 세포(바닥판)들의 유도로 중배엽 유래 세포들(체절)에서 뼈가 분화한다.

323 추론 중심

정답 ④

자료해석

이 문제는 포유류에서 전능성(totipotency)과 키메라 생쥐에 대하여 이해하고 있는지 확인하기 위한 적용형문제이다. 전능성은 완전한 하나의 개체로 발생할 수 있는 능력을 의미하는데, 포유류의 배세포는 8세포기까지는 전능성을 가지고 있다. 문제에서 제시한 실험 과정에서 볼 수 있는 것처럼 유전적으로 서로 다른 2종류의 8세포기 배아(생쥐 A와 생쥐 B)를 융합시키면 할구들이 서로 섞여 복합 포배가 형성될 수 있는데, 이러한 포배를 대리모에 착상시켜 태어나게 하면 유전적으로 서로 다른 2종류의 세포로 구성된 키메라 생쥐가 태어난다.

정답해설

ㄴ. ㉠은 분화전능성을 가지고 있는 8세포기 배아의 할구이므로, 신체를 구성하는 모든 세포로 분화할 수 있다.

ㄷ. 생쥐 C는 유전적으로 서로 다른 2종류의 세포(생쥐 A에서 기원된 세포, 생쥐 B에서 기원된 세포)로 구성된 키메라(chimera)이므로, 정원세포도 유전적으로 서로 다른 2종류의 세포로 구성되어 있다. 따라서 자연적으로 출생한 생쥐(한 종류의 세포로만 구성된 생쥐)보다 더 다양한 종류의 정자를 생산할 수 있다.

오답해설

ㄱ. 투명대는 지질막으로 구성되어 있지 않고 주로 단백질로 구성되어 있으므로, 투명대를 제거하기 위해 처리하는 효소 X는 지질가수분해효소가 아니라 단백질가수분해효소이어야 한다.

324 추론 중심

정답 ③

자료해석

이 문제는 양서류(제노프스)의 낭배 및 꼬리 형성 시기 배아(신경배)에 대해 이해하고 있는지 확인하기 위한 이해형문제이다. 양서류의 낭배형성과정은 포배의 등쪽 부위의 세포들이 함입되면서 일어나기 시작하는데, 함입이 일어나면서 접혀진 부위를 원구배순이라고 한다. 원구배순을 통해 장차 중배엽과 내배엽이 될 세포들이 함입되어 들어가는데, 이때 함입되는 세포들에서는 수렴확장이 일어나면서 포배의 배쪽 부분까지 길게 신장된다. 그 결과 외배엽이 배아의 가장 바깥쪽을 덮고 있고 중간층에 중배엽이 존재하며 가장 안쪽층에 내배엽이 존재한다. 곧이어 신경배형성 과정이 진행되는데, 포배의 등쪽 주변부에 존재하다가 함입되어 들어간 중배엽 세포들은 척삭(㉡)으로 분화된다. 척삭의 유도로 바로 위쪽의 외배엽 세포는 신경관을 형성하는데, 가장 앞쪽 부분의 신경관 부위(㉠)는 뇌로 발생하고 중간부터 뒤쪽에 위치하는 신경관 부위는 척수로 분화한다. 낭배형성과정 중에 척삭이 될 중배엽 세포들 바로 양옆에서 함께 함입되어 들어간 세포들은 체절(㉢)로 분화하는데, 이들은 골격과 근육 등을 형성한다.

정답해설

ㄷ. 자료해석에서 살펴본 바와 같이, ㉢(체절)에서 척추와 늑간근 등이 형성된다.

오답해설

ㄱ. ㉡(척삭)은 중배엽으로부터 형성되지만, ㉠(뇌)은 외배엽으로부터 형성된다.

ㄴ. 양서류는 후구동물에 해당하므로 A(입)와 B(항문) 중에서 낭배형성과정이 진행하는 동안 최초로 세포들의 함입이 일어난 지점은 A가 아니라 B이다.

Ⅳ 생식과 발생

325 추론중심

정답 ④

자료해석

간충직세포는 사지영역에 들어갈 때 FGF10을 분비하여 바로 위의 외배엽에서 정단 외배엽 융기(AER)의 형성을 유도한다. 이 AER이 사지의 발달을 책임지고 있다.

정답해설

④ 날개 AER 곁에 다리 간충직을 이식하였을 때 다리가 형성되므로, 사지의 종류는 간충직이 결정함을 알 수 있다. 따라서 형성될 사지의 종류는 AER이 결정한다는 설명은 옳지 않다.

오답해설

① AER이 제거되거나 퇴화되는 경우에 사지 발달이 중지되었고, 여분의 AER이 추가되었을 때 중복된 날개가 형성되었으므로, 사지발달에 AER이 필요함을 알 수 있다.

② 다른 간충직을 이식하였을 때, AER이 퇴화되는 것으로 보아 간충직이 AER을 유도하고 지속시킴을 알 수 있다.

③ 사지 간충직은 측판 중배엽에서 유래되는 중배엽성 조직이다.

⑤ FGF 구슬로 AER을 대체하였을 경우 정상적인 날개가 형성된 것으로 보아 AER은 FGF를 분비하여 사지 간충직을 계속 유지시키는 역할을 한다는 것을 알 수 있다.

326 추론중심

정답 ④

자료해석

이 문제는 초파리의 발생을 이해하기 위해 수행한 실험을 분석 및 종합한 후 주어진 보기가 옳은지 평가하는 분석·종합·평가형문제이다. 문제에서 제시한 그림 (나)의 정상 초파리의 배아인 A를 살펴보면, 생식세포 특이적인 단백질은 배아의 뒤쪽에서만 발현되는 것을 확인할 수 있다. (나)의 B(*oskar* 유전자 과발현 벡터를 이용하여 형질전환시킨 초파리 배아)를 살펴보면, Oskar 단백질이 배아에서 많아지면 생식세포 특이적인 단백질이 배아의 뒤쪽에 더 많이 발현되는 것을 확인할 수 있다. 이를 통해 Oskar 단백질은 배아의 뒤쪽에서 생식세포 특이적인 단백질이 발현되도록 하는 역할을 수행한다는 것을 알 수 있다. (나)의 C((가)의 재조합 벡터를 이용하여 형질전환시킨 초파리 배아)를 살펴보면, 생식세포 특이적인 단백질이 배아의 뒤쪽뿐만 아니라 앞쪽에서도 발현되는 것을 확인할 수 있다. 초파리 난자에서 비코이드 mRNA가 배아의 앞쪽 부위에만 편중분포한다는 점을 상기해볼 때, (가)에서 제작한 재조합벡터에서 비코이드 유전자의 3′ 비번역부위(3′UTR)가 *oskar* 유전자 산물(*oskar* mRNA)을 초파리 배아의 앞쪽 부분에 편중분포하게 했다는 것을 알 수 있다.

정답해설

ㄱ. 자료해석에서 살펴본 바와 같이, 문제에서 제시한 실험을 통해 Oskar 단백질은 배아의 뒤쪽에서 생식세포 특이적인 단백질이 발현되도록 하는 역할을 수행한다는 것을 알 수 있다. 따라서 'Oskar는 생식세포 형성에 필요한 단백질과 mRNA를 뒤쪽 극에 분포시키는 기능을 할 것이다'는 설명은 옳다.

ㄴ. 자료해석에서 살펴본 바와 같이, 문제에서 제시한 실험을 통해 비코이드 유전자의 3′ 비번역부위(3′UTR)는 비코이드 mRNA를 초파리 난자의 앞쪽에 위치하게 하는 것을 알 수 있다. 따라서 '비코이드 유전자가 배아의 특정 위치에서만 발현되도록 하는데 있어 중요한 부위는 3′ 비번역부위(3′UTR)이다'는 설명은 옳다.

오답해설

ㄷ. B의 경우는 배아의 뒤쪽에서만 생식세포 특이적인 단백질이 발현되어 배아가 정상적으로 발생할 수 있을 것이지만, C의 경우는 생식세포 특이적인 단백질이 배아의 앞쪽과 뒤쪽에서 모두 발현되었으므로 배아가 정상적인 발생을 하지 못할 것으로 추정된다. 따라서 'B와 C의 성체는 정상적인 알을 낳을 수 있을 것이다'라는 설명은 옳지 않다.

327 추론 중심

정답 ③

자료해석

주어진 자료를 보면 정상 발생하는 초파리에서는 *bicoid* mRNA가 있는 쪽이 머리가 되고 반대쪽은 꼬리가 되었다. 그러나 *bicoid* 유전자 결핍 돌연변이는 머리 부분 없이 꼬리가 2개 형성되었다. 즉, 초파리에서 *bicoid* 유전자는 머리, 가슴과 같은 앞쪽 구조를 만드는 형태발생물질로 작용한다.

정답해설

③ *bicoid* mRNA는 앞쪽 구조의 형태발생물질이므로 *bicoid* mRNA를 주입한 곳에서 머리가 발생한다. bcd^- 돌연변이의 앞쪽에 *bicoid* mRNA를 주입하면 앞쪽에 머리가 발생하므로 A-H-T-Ab-Te가 차례로 형성된다. bcd^- 돌연변이의 중간 부위에 *bicoid* mRNA를 주입하면 중간 부위에 머리가 생기므로 Te-T-H-T-Ab-Te가 된다. 정상 배아의 뒤쪽에 *bicoid* mRNA를 주입하면 *bicoid* mRNA가 머리 쪽과 꼬리 쪽에 모두 분포하게 되므로 앞쪽과 뒤쪽에 머리가 모두 생겨 A-H-T-Ab -T-H-A가 된다.

328 지식 중심

정답 ①

자료해석

이 문제는 혈구계수기의 원리를 이용하여 세포수를 측정하는 방법에 대해 이해하고 있는지 확인하기 위한 분석·종합·평가형문제이다. 혈구계수기는 챔버를 가진 사각형의 두꺼운 유리 슬라이드글라스로 만들어져 있으며 챔버의 두께와 격자의 면적을 이용하여 일정 용량의 세포의 수를 센 후, 희석배율 등을 고려하여 전체 용액 내의 세포 수를 측정할 수 있다. 세포는 현미경 관찰을 위해 염색을 하는 데 트리판 블루(trypan blue)로 염색되는 세포는 죽은 세포에 해당하므로 혈구계수기에 들어 갈 수 있는 전체 세포수와 트리판 블루로 염색된 세포의 수를 세어서 살아 있는 세포의 수를 계산할 수 있다.

정답해설

ㄱ. 용액을 10배 희석하기 위해선 10 μL에 배양액 90 μL (ⓐ)를 넣어서 총량을 100 μL로 만들면 된다.

오답해설

ㄴ. 트리판 블루의 분자의 크기가 크기 때문에 살아 있는 세포의 세포막을 뚫고 들어갈 수 없으나 죽은 세포의 세포막은 제 기능을 하지 못하기 때문에 트리판 블루의 침투가 가능하여 염색이 가능하다. 따라서 트리판 블루는 죽은 세포만 염색한다.

ㄷ. (50-10)개/0.1 μL$\times 10^3$ μL/mL$\times$2(trypan blue 희석)$\times$10(10배 희석)$\times$10(처음 용액 10 mL) = 8×10^7개

329 추론 중심

정답 ①

자료해석

이 문제는 원심분리를 이용하는 세포분획법에 대하여 이해하고 있는지 확인하기 위한 분석·종합·평가형문제이다. 세포분획을 하기 위해서는 먼저 세포를 파괴하여 균등질을 얻어야 하며, 그 다음에 원심분리 등의 방법을 이용하여 균등질 속에 들어 있는 각 세포소기관을 서로 분리한다. 평형밀도 원심분리(equilibrium density centrifugation)는 밀도 차이에 의해 세포소기관들을 서로 분리하는 기술인데, 밀도기울기가 형성되어 있는 원심분리 튜브에 균등질을 넣고 원심분리를 수행하면 각 세포소기관은 자신의 밀도에 해당하는 곳까지만 이동하고 멈추게 된다.

정답해설

ㄱ. Cellulose synthase를 가지는 분획의 번호가 pyrophosphatase를 가지는 분획의 번호보다 더 작으므로, Cellulose synthase를 가지는 분획이 원심분리 튜브에서 더 바닥 쪽에 위치했던 것이다. 따라서 Cellulose synthase를 가지는 분획의 밀도가 더 크다.

오답해설

ㄴ. H^+-ATPase는 소포체막에는 존재하지 않고 세포막에는 존재하므로, 13번 분획보다는 7번 분획에서 검출될 가능성이 더 크다. Cellulose synthase는 세포막에 존재하는 효소이다.

ㄷ. 평형밀도 원심분리에서 각 세포소기관은 자신의 밀도에 해당하는 곳까지만 이동할 수 있으므로, (다) 과정의 원심분리를 2시간보다 더 긴 시간 동안 수행하더라도 3가지 효소의 활성은 1번 분획(튜브의 바닥)에서 나타나지 않을 것이다.

330 지식중심

정답 ②

자료해석

이 문제는 크기 배제 크로마토그래피(size exclusion chromatography)에 대해 이해하고 있는지 확인하기 위한 적용형문제이다. 크기 배제 크로마토그래피는 단백질을 크기에 따라 분리한다. 고체상(solid phase)은 특정 크기의 구멍을 가진 구슬(bead)로 구성되어 있다. 큰 단백질은 구슬의 구멍 안으로 들어갈 수 없어서 그냥 관을 통과하는 짧은 길을 택하게 된다. 작은 단백질은 구슬의 구멍 안으로 들어가기 때문에 더 천천히 관을 통과하게 된다. 따라서 이 방법에서 크기가 큰 단백질이 작은 단백질보다 관에서 더 빨리 용출된다. 용출부피(elution volume)란, 시료를 주입(loading)한 후 특정 단백질을 컬럼 밖으로 빠져나오게 할 때까지의 소요된 이동상의 부피를 말한다.

정답해설

ㄱ. 분자량이 더 작은 aldolase는 분자량이 더 큰 ferritin보다 컬럼(column)에 더 오래 머무른다.

ㄴ. 문제에서 제시한 표를 살펴보면, 단백질 X의 용출부피가 thyroglobulin의 용출부피보다 작을 것을 확인할 수 있다. 즉, 단백질 X가 thyroglobulin보가 더 빨리 컬럼에서 용출된다. 이를 통해 단백질 X의 분자량은 thyroglobulin의 분자량보다 더 크다는 것을 알 수 있다.

오답해설

ㄷ. 자료해석에서 살펴본 바와 같이, 큰 단백질은 구멍 안으로 들어갈 수 없어서 그냥 관을 통과하는 짧은 길을 택하게 된다. 따라서 더 큰 단백질일수록 컬럼(column)을 통과하기가 더 쉽다.

331 지식중심

정답 ⑤

자료해석

이 문제는 크로마토그래피에 대하여 이해하고 있는지 확인하기 위한 적용형문제이다. 문제에서 제시한 실험 과정을 살펴보면, 이 실험은 친화크로마토그래피를 이용하여 특정 염기서열 $\begin{matrix} 5'-GGGCCC-3' \\ 3'-CCCGGG-5' \end{matrix}$에 결합하는 단백질을 분리하는 실험인데, 단백질과 DNA의 결합은 주로 수소결합이나 이온결합에 의하여 이루어진다. 따라서 낮은 염농도에서 DNA에 친화력이 있는 단백질은 DNA에 결합할 수 있지만, 높은 염농도에서는 염에 의해 결합이 방해받게 되므로 결합할 수 없게 된다.

정답해설

세포 X에서 분리한 수용성 단백질을 염색체 DNA 절편들이 결합되어 있는 컬럼을 통과시키게 되면 DNA에 친화력이 없는 단백질들은 컬럼에 결합하지 못하고 통과할 것이지만, DNA에 친화력이 있는 단백질들은 컬럼에 결합할 것이다(따라서 완충용액 A의 염농도는 낮아야 함). 그런데 이 결합은 대부분 비특이적인 결합이므로 중간농도의 염농를 가지는 완충용액 B를 흘려주면 결합되어 있던 많은 서로 다른 DNA 결합단백질들을 컬럼에서 용출시킬 수 있다. 완충용액 B에 의해서 용출된 단백질들을 $\begin{matrix} 5'-GGGCCC-3' \\ 3'-CCCGGG-5' \end{matrix}$서열이 결합되어 있는 컬럼을 통과시키면, 다른 단백질들은 결합하지 못하고 그냥 통과하겠지만, $\begin{matrix} 5'-GGGCCC-3' \\ 3'-CCCGGG-5' \end{matrix}$에 특이적인 단백질 Y는 컬럼에 남아있게 된다. 이들은 고농도의 염을 함유하고 있는 완충용액 C를 흘려주면 컬럼에서 용출시킬 수 있다.

332 지식 중심

정답 ⑤

자료해석

이 문제는 웨스턴 블롯팅(Western blotting)에 대하여 이해하고 있는지 확인하기 위한 적용형문제이다. 웨스턴 블롯팅은 SDS-PAGE와 항체 분석법을 혼합한 것으로, 단백질을 크기와 항체 결합여부로서 분석할 수 있는 방법이다. SDS-PAGE 젤 상의 단백질에 전기장을 걸어주어 나일론 필터로 옮긴 후, 필터에 1% BSA(bovine serum albumin)를 처리하여 blocking 시킨다. 이 blocking 과정으로 1차 항체의 비특이적 결합을 감소시킬 수 있다. 그 다음에 필터에 찾고자 하는 단백질 특이 항체(1차 항체)를 처리해 준 후, 효소가 결합되어 있는 2차 항체를 처리해준다. 마지막으로 발색 기질을 첨가하면 찾고자 하는 단백질에 항체를 통해 결합되어 있는 효소에 의한 발색 반응이 일어나, 찾고자하는 단백질이 있는 부위가 밴드로 나타난다.

정답해설

ㄱ. SDS-PAGE로 분리된 단백질은 음전하를 띠게 되므로 음극에서 양극으로 이동한다. 그림에서 나일론 필터가 겔의 오른쪽에 있으므로, ㉠에는 음극을, ㉡에는 양극을 연결해야 한다.

ㄷ. 1차 항체로 생쥐의 항-단백질 X 항체를 사용했으므로, 2차 항체인 (A)는 효소가 연결된 토끼 등의 항-생쥐 항체를 이용해야 한다.

오답해설

ㄴ. (다) 과정은 항체가 비특이적 결합을 하는 것을 막아주기 위한 blocking 과정인데, 이 과정을 생략하더라도 1차 항체는 단백질 X에 결합할 수 있다. 하지만 비특이적 결합으로 인해 결과가 깨끗하게 나오지 못하게 된다.

333 지식 중심

정답 ①

자료해석

이 문제는 이차원 전기영동(2-dimensional electrophoresis, 2-DE) 실험에 대하여 이해하고 있는지 확인하기 위한 분석·종합·평가형 문제이다. 이차원 전기영동은 여러 종류의 단백질을 등전점과 분자량을 X축과 Y축으로 하여 젤 평면에 펼치는 기술이다.

먼저 등전점 전기영동(isoelectric focusing, IEF)을 수행하는데, 등전점 전기영동은 단백질을 등전점에 따라 분리하는 실험이다. 등전점은 순전하가 0이 될 때의 pH를 의미하는데, 단백질은 자신의 등전점이 아닌 pH에서는 전하를 띠므로 겔 상에서 적절한 방향으로 이동하여 자신의 등전점에 해당하는 pH에 도달하면 이동을 멈추게 된다.

다음으로는 SDS-PAGE를 수행하여 등전점에 따라 분리된 단백질들을 다시 크기에 따라 분리한다. 등전점 전기영동을 수행할 때 등전점이 작은 단백질일수록 (+)극에 더 가까이 이동하므로, 겔 상에서 더 왼쪽에 있는 단백질일수록 등전점이 더 낮다. 그리고 SDS-PAGE를 수행할 때 크기가 더 작은 단백질일수록 더 빠른 속도로 이동하므로, 겔 상에서 더 아래쪽에 있는 단백질일수록 크기가 더 작다. 문제에서 제시한 <실험 결과>를 살펴보면, 단백질 A의 등전점이 단백질 B의 등전점보다 더 낮은 것을 알 수 있으며, 크기는 단백질 A가 단백질 B보다 더 큰 것을 알 수 있다.

정답해설

ㄱ. <실험 결과>를 살펴보면, 두 번째 전기영동(SDS-PAGE) 시 단백질 B가 단백질 A보다 더 멀리 이동한 것을 확인할 수 있는데, 이것은 단백질 B의 분자량이 단백질 A의 분자량보다 더 작다는 것을 의미한다.

오답해설

ㄴ. 등전점 전기영동을 수행할 때 pH가 낮은 쪽의 끝 부분(㉠)에는 양극을, pH가 높은 쪽의 끝 부분(㉡)에는 음극을 연결해야만 단백질들을 등전점에 따라 올바르게 분리할 수 있다.

ㄷ. SDS는 단백질을 크기별로 구분하기 위해 수행하는 두 번째 전기영동(SDS-PAGE)에서 이용한다. 단백질을 등전점에 따라 분리하는 첫 번째 전기영동 시에는 SDS를 사용하지 않는다. 즉, SDS 함량은 겔 ⓐ가 겔 ⓑ보다 더 낮다.

334 추론 중심

정답 ②

자료해석

이 문제는 박층크로마토그래피(TLC)를 이용하여 막지질을 분리하는 실험에 대해 이해하는지를 확인하기 위한 분석 · 종합 · 평가형문제이다. TLC를 이용하여 막지질을 분석하기 위해서는 먼저 세포로부터 비극성 유기용매 혼합물을 이용하여 막지질만을 추출해야한다. 이후 고정상으로 극성 화합물을 이용하는 크로마토그래피를 수행하여 각 막지질을 분리한다. 이러한 크로마토그래피에서 비극성정도가 더 큰 막지질일수록 시작점으로부터 더 멀리 이동한다.

정답해설

ㄴ. 주어진 자료를 보면 PS의 순전하는 −1이고 PE는 0이므로, ㉠은 PE이고, ㉡은 PS이다.

오답해설

ㄱ. 실험 결과를 보면 다량의 콜레스테롤이 확인되므로, 세포 X는 동물세포이다.

ㄷ. (가) 과정의 유기용매로는 비극성 유기용매 혼합물을 주로 이용한다.

335 추론 중심

정답 ④

자료해석

이 문제는 단백질의 등전점과 이온교환 크로마토그래피에 대해 이해하고 있는지 확인하기 위한 분석 · 종합 · 평가형문제이다. 문제에서 (가)를 살펴보면, 단백질 X는 pH 5.5 정도에서 순전하가 0이므로 등전점(pI)이 약 pH 5.5라는 것을 알 수 있고, 단백질 Y의 등전점은 약 9라는 것을 알 수 있다. (나)는 각 이온교환체의 작용기의 특성을 정리해 놓은 표로 이온 교환체 Ⅰ은 전 pH 범위에서 +전하를 띠는 강력한 음이온 교환체라는 것을 알 수 있고, 이온 교환체 Ⅳ는 전 pH 범위에서 음전하를 띠는 강력한 양이온 교환체라는 것을 알 수 있다.

정답해설

ㄱ. 자료해석에서 살펴본 바와 같이, 그래프 (가)를 통해 단백질 X의 등전점은 약 pH 5.5, 단백질 Y의 등전점은 약 pH 9라는 것을 알 수 있다. 따라서 단백질 X의 등전점은 단백질 Y의 등전점보다 작다는 설명은 옳다.

ㄴ. 문제에서 추출물 Z의 pH는 7.2라고 하였으므로 이 완충용액 속에서 단백질 X는 음전하, 단백질 Y는 양전하를 띨 것이다. 따라서 단백질 X만 분리하는 이온교환 크로마토그래피 실험에 음이온 교환체인 Ⅰ과 Ⅱ를 모두 사용할 수 있다.

오답해설

ㄷ 이온 교환체 Ⅱ는 어느 pH에서도 음전하를 띠지 않으므로 양이온교환 크로마토그래피에 이용할 수 없다. 이온 교환체 Ⅱ는 pH 8.5 이하에서는 양전하를 띠므로 그러한 pH 범위에서 음이온교환 크로마토그래피에 이용할 수 있다.

336 추론 중심

정답 ①

자료해석

이 문제는 이온교환크로마토그래피를 이용하여 아미노산 조성을 분석하는 실험을 분석하고 종합하여 주어진 설명이 옳은지를 평가하는 분석·종합·평가형문제이다. 이온교환 크로마토그래피는 아미노산의 순전하에 기초하여 분리하는 기술인데, 채워져 있는 수지(resin)는 음으로 하전되어 있다. 특정 아미노산이 특정 pH에서 양의 순전하를 갖는다면 이 아미노산은 수지에 결합할 수 있는데, 더 커다란 양의 순전하를 갖고 있다면 수지에 더 강하게 결합하게 된다. 용출 시 컬럼에 흘려주는 완충액의 pH를 증가시킨다거나 염도를 증가시키면 수지에 결합되어 있는 아미노산들이 용출되게 되는데, 느슨하게 결합한 아미노산은 더 낮은 pH와 염도에서, 단단하게 결합된 아미노산은 더 높은 pH와 염도에서 수지에서 분리되어 용출된다.

정답해설

ㄱ. 수지에 강하게 결합되어 있는 아미노산을 용출시키기 위해서는 더 높은 염도를 사용해야 하므로, 용출용액 Ⅰ 보다 Ⅲ의 시트르산나트륨의 농도를 더 높게 사용한다.

오답해설

ㄴ. 문제에서 제시한 펩티드에 글리신은 2개 존재하므로, 글리신에 해당하는 피크는 A이다. 아르기닌은 양전하를 띠는 아미노산이므로 높은 pH와 염도를 갖는 용출용액 Ⅲ에서 용출되어 나오는 D에 해당할 것이다.

ㄷ. 닌히드린은 아미노산과 반응하여 보라색 발색산물을 생산하므로, 570 nm나 405 nm 파장의 빛에서 흡광도를 측정한다.

337 추론 중심

정답 ①

정답 및 오답해설

이 문제의 해결을 위해서는 단백질의 아미노산 서열 분석 실험을 분석 및 종합하고 평가하는 능력이 필요하다. (가)에서 엔케팔린을 완전히 가수분해 시킨 결과 Gly, Leu, Phe, Tyr의 비율이 2 : 1 : 1 : 1이었다. 이것은 엔케팔린에 Gly이 다른 아미노산들 보다 두배의 비율로 더 많이 있다는 것을 의미한다. 이 결과로부터 보기 ⑤를 제외시킬 수 있다.
(나)에서 엔케팔린에 FDNB를 처리하였다. 주어진 자료에 의하면 FDNB는 펩티드의 N 말단에 결합하므로 이 때 엔케팔린의 N 말단에 FDNB가 결합하였을 것임을 예상할 수 있다. 이후 펩티드를 완전 가수분해하여 크로마토그래피를 수행한 결과 모든 Tyr에 FDNB가 결합되어 있고 자유로운 상태의 Tyr은 발견되지 않았다. 이것은 Tyr이 엔케팔린의 N말단에만 존재하고, 중간이나 C말단에는 존재하지 않는다는 것을 의미한다. 이 결과로부터 보기 ②와 ④를 제외시킬 수 있다.
(다)에서 펩신을 엔케팔린에 처리하면 엔케팔린의 Phe, Trp, Tyr의 N 말단이 절단된다. 이때 Tyr과 Gly을 1:2로 포함하는 트리펩티드(tripeptide)가 발견되었다는 것은 엔케팔린 서열의 일부가(N-Tyr-Gly-Gly)이라는 것을 의미한다. 또한 Phe과 Leu로 구성된 디펩티드(dipeptide)가 발견되었는데 이것은 엔케팔린서열의 일부가(N-Phe-Leu)이라는 것을 의미한다.
(나)의 결과로부터 Tyr이 엔케팔린의 N말단에만 존재한다는 것을 알고 있으므로 (가), (나), (다)의 결과를 종합하면 엔케팔린의 서열은 ① N-Tyr-Gly-Gly-Phe-Leu-C임을 알 수 있다.

338 추론 중심

정답 ④

자료해석

이 문제는 Bradford법을 이용한 단백질 정량에 대해 이해하고 있는지 확인하기 위한 분석·종합·평가형문제이다. Bradford법을 이용한 정량을 하기 위해서는 먼저 단백질 농도를 알고 있는 일련의 표준 용액을 준비한 후 Bradford 시약을 이용하여 발색시키고 흡광도를 측정하여, 단백질 농도 변화에 따른 흡광도 변화에 대한 표준 곡선을 그려야 한다. 그런 다음 적절하게 희석한 미지 시료의 흡광도를 측정하면, 표준 곡선에서 얻은 회귀식을 이용하여 미지 시료 속의 단백질 농도를 알 수 있다.

정답해설

<실험 과정> (라)에서 준비한 표준 용액 ㉠~㉤의 농도는 각각 0 μg/50 μL, 5 μg/50 μL, 10 μg/50 μL, 15 μg/50 μL, 20 μg/50 μL이다. 그리고 이들을 Bradford 시약으로 발색시킨 후 측정한 흡광도는 각각 0.2, 0.4, 0.6, 0.8. 1.0인 것을 알 수 있는데, 이것을 이용하면 '$y=0.5(\mu g/\mu L)\times x-0.1$' (단, y는 단백질 농도이고, x는 흡광도임)라는 회귀식을 얻을 수 있다. 따라서 '식물 조직의 단백질 시료'의 흡광도는 0.3이므로, '식물 조직의 단백질 시료'의 농도는 0.05 μg/μL인 것을 알 수 있다. 그런데 (마) 과정에서 '식물 조직의 단백질 시료'를 준비할 때 (다)에서 얻은 단백질 용액을 20배 희석시켰으므로, (다)에서 얻은 단백질 용액의 농도는 1 μg/μL이며 단위를 맞추면 1,000 μg/mL인 것을 알 수 있다.

339 지식 중심

정답 ①

자료해석

이 문제는 그람 염색에 대해 이해하고 있는지 확인하기 위한 적용형문제이다. 세균 세포벽은 펩티도글리칸 사이사이에 존재하는 테이코산(teichoic acid) 등이 음전하를 띠고 있으므로 크리스탈 바이올렛이나 사프라닌 같은 염기성 염료에 의해 염색이 된다. 그람 염색법으로 세균을 염색하면, 그람 양성균은 두꺼운 펩티도글리칸 층을 가지고 있기 때문에 크리스탈 바이올렛에 의해 염색된 후 탈색제 처리로 탈색되지 않아 염색 후 보라색을 나타낸다. 반면에 그람 음성균은 얇은 펩티도글리칸 층을 가지고 있기 때문에 매염제 처리 후 탈색제에 의해 탈색되는데 이후에 대조 염색액(사프라닌)에 의해 염색되어 빨간색(분홍색)을 나타낸다.

정답해설

ㄱ. 그람 양성균인 세균 A가 그람 음성균이 세균 B보다 펩티도글리칸 층이 더 두껍다.

오답해설

ㄴ. 세균에는 핵이 없으며 크리스탈 바이올렛은 세균의 펩티도글리칸 층을 염색한다.

ㄷ. 그람 염색의 결과 세균은 자색이나 적색으로 염색되므로, 가시광선 영역의 빛을 관찰하는 광학현미경을 이용하여 관찰한다. 형광현미경은 형광염료로 염색된 시료를 관찰할 때 이용한다.

340 지식 중심

정답 ④

자료해석

이 문제는 LB(Luria-Bertani) 고체 배지(LB plate)를 만드는 방법에 대해 이해하고 있는지 확인하기 위한 이해형문제이다. 세균의 배양 방법으로는 액체배지에 세균을 배양하는 현탁배양법과 고체배지에서 배양하는 고체배양법이 있다. 세균의 성장에 필요한 영양소를 골고루 함유하는 물질을 배지(medium)라 하며, 이 배지에는 물을 비롯하여 영양물질로서 탄소원, 질소원, 무기염류, 비타민류 등을 공급하여야 한다. 배지가 준비되면 다른 세균의 번식을 방지하기 위하여 배지를 멸균한 후 세균을 접종하여 배양하는데, 일반적으로 세균 배지는 가압멸균법(autoclave)을 이용하여 멸균한다.

정답해설

④ 엠피실린의 사용 농도는 25 μg/ml라고 하였으므로, 1리터의 배지에는 25 mg의 엠피실린이 들어가야 한다. 즉, 엠피실린(ampicillin) Stock 용액(50 mg/ml)을 0.5 ml 넣어주면 된다.

오답해설

① ㉠에서 넣어주는 한천의 양은 1.5 g이 아니라 15 g이다.

② 가압멸균 과정(㉡ 과정)에서 간균의 내생포자까지도 모두 사멸된다.

③ ㉠ 과정을 ㉢ 과정 이후로 옮겨서 진행하면, 한천을 녹일 수 없으므로 고체 배지를 제조할 수 없다.

⑤ ㉤에서 엠피실린(ampicillin) Stock 용액(50 mg/ml)은 미리 제조한 후, 여과멸균법으로 멸균하여 이용한다.

341 추론 중심

정답 ①

자료해석

이 문제는 선택배지와 세균 수 측정법에 대해 이해하고 있는지 확인하기 위한 분석·종합·평가형문제이다. 육즙이나 맥아즙, 펩톤(peptone), 효모추출물(yeast extract) 등을 첨가하여 모든 영양소가 풍부하게 들어 있는 배지를 영양배지(nutrient medium)라고 하며, 무기염류와 포도당, 비타민 등 성장에 필요한 최소한의 성분만 들어 있는 배지를 최소배지(minimal medium)(배지 A)라고 한다. 배지 A와 히스티딘이 첨가된 배지(배지 B)에서도 증식하는 균주 ㉡은 his^+ 균주이고, 배지 B에서는 증식하지만 배지 A에서는 증식하지 못하는 ㉠은 his^- 균주이다.

정답해설

ㄱ. 자료해석에서 살펴본 바와 같이, 균주 ㉠의 유전자형은 his^-이고, 균주 ㉡의 유전자형은 his^+이다.

오답해설

ㄴ. 효모 추출물(yeast extract)이 들어간 배지는 영양배지이다. (가)의 배지 A(최소배지)에는 효모추출물이 들어가지 않는다.

ㄷ. <실험 결과>를 살펴보면, 배지 B에서 콜로니가 10개 형성되었으므로, 희석액 Y 100 μL에는 10개의 대장균이 들어 있는 것이다. 즉, 희석액 Y의 대장균 농도는 100개/ml이다. (나) 과정에서 배양액 X가 10,000배 희석되었으므로, 배양액 X의 대장균 농도는 10^6개/ml이다.

342 지식 중심

정답 ①

자료해석

이 문제는 DNA 분리방법에 대하여 이해하고 있는지 확인하기 위한 이해형문제이다. 세포를 파괴할 때 사용하는 세포용해 완충액에는 세포막을 용해하기 위해 보통 다량의 계면활성제(20% SDS)를 사용한다. 페놀은 단백질을 변성시키는 변성제이며, 클로로포름은 유기용매로서 원심분리 후에도 수용액에 남아 있는 일부 페놀을 완전히 제거하기 위해 사용한다. (마) 과정은 유기용매 침전과정으로, Na^+는 DNA골격의 인산기와 결합하고 에탄올은 물과 결합하여 탈수시키므로 DNA 분자들은 용해되지 못하고 서로 뭉쳐져 침전된다.

정답해설

ㄱ. 세포용해 완충액에는 보통 다량의 계면활성제가 들어 있다.

오답해설

ㄴ. (라) 과정에서 사용하는 클로로포름/이소아밀알콜(24 : 1)은 혹시 원심분리 후에도 수용액층에 남아 있을 수 있는 페놀을 완전히 제거하기 위해 사용한다.

ㄷ. (마)~(사)는 에탄올 침점법(ethanol precipitation)을 이용하여 DNA를 농축시키는 과정이다. 따라서 (마)~(사)는 RNA는 제거하고 DNA만을 순수하게 얻기 위해 수행하는 과정이라는 설명은 옳지 않다.

343 지식 중심

정답 ③

자료해석

이 문제는 DNA 용액의 농도와 순도에 대하여 이해하고 있는지 확인하기 위한 분석 · 종합 · 평가형문제이다. DNA는 260 nm 파장의 빛에서 최고 흡광도를 나타내며, 이 파장에서 흡광도가 1일 때 DNA의 농도는 50 μg/mL이다. 280 nm의 파장에서 단백질이 최고 흡광도를 나타내며 DNA의 순도는 A_{260}/A_{280} 값으로 결정한다. 조직 A에서 분리한 DNA 용액을 25배 희석(DNA 용액 8 μL를 192 μL의 완충용액에 넣어 희석시켰음)한 용액의 260 nm에서 흡광도는 0.5이므로, 이 용액의 농도는 625 μg/mL(25×0.5×50 μg/mL)이다.
그리고 순도는 1.67(0.5/0.3)이다.
조직 B에서 분리한 DNA 용액을 50배 희석(DNA 용액 4 μL를 196 μL의 완충용액에 넣어 희석시켰음)한 용액의 260 nm에서 흡광도는 0.4이므로, 이 용액의 농도는 1,000μg/mL(50×0.4×50 μg/mL)이다.
그리고 순도는 2(0.4/0.2)이다.

정답해설

ㄱ. 위에서 살펴본 것과 같이, 순도와 농도 모두 조직 A의 DNA 용액이 조직 B의 DNA 용액보다 더 낮다.

ㄷ. (라) 과정에서 희석액의 온도를 95℃로 올리면 DNA가 단일가닥으로 변성될 것이므로 흡광도가 증가하게 된다. 따라서 260 nm에서 흡광도는 0.4보다 더 높게 나오게 된다.

오답해설

ㄴ. 조직 B에서 분리한 DNA의 농도가 1,000 μg/mL이므로, 양은 50 μg이다.

344 지식 중심

정답 ①

자료해석

올리고(dT) 셀룰로오스를 이용하여 세포에서 분리한 총 RNA(total RNA)로부터 mRNA만을 정제하는 실험 과정을 이해하고 보기의 내용을 판단하는 분석·종합·평가형문제이다. 먼저 자료를 보면 실험에 사용한 용액의 조성을 알 수 있다. 세척용액의 NaCl 농도인 0.1 *M* 보다 낮은 농도의 NaCl 용액은 RNA 분자간의 음전하로 인한 정전기적 반발력을 상쇄시키지 못하므로 용출용액으로 사용된다. 따라서 용액 B가 용출용액임을 알 수 있다. 반대로 세척용액의 NaCl 농도인 0.1 *M*보다 높은 농도의 용액은 RNA 분자간의 음전하사이 반발력을 상쇄시키므로 결합용액으로 사용된다. 따라서 용액 A가 결합용액임을 알 수 있다.

<실험 과정>을 보면 먼저 컬럼(column)에 올리고(dT) 셀룰로오스를 충진하고 결합용액으로 씻어준다. 컬럼(column)에 올리고(dT) 셀룰로오스를 충진하였으므로 올리고(dT)와 결합할 수 있는 poly A를 가진 mRNA가 결합할 것임을 알 수 있다. 이어서 총 RNA 용액을 65℃에서 5분간 배양한 후, 얼음 속에 넣어 급랭시키게 되는데 이는 단일가닥 RNA 내의 상보적인 결합을 방지하기 위함이다. 다음으로 냉각된 총 RNA 용액에 동일 부피의 결합용액을 섞어 컬럼에 흘려준 후, 세척용액으로 컬럼을 씻어준다. 이때 올리고(dT) 셀룰로오스에 결합한 mRNA를 제외한 대부분의 rRNA나 tRNA등은 올리고(dT) 셀룰로오스에 결합하지 못하고 세척용액에 의해 씻겨 나오게 된다. 다음으로 올리고(dT) 셀룰로오스에 결합한 mRNA를 얻기 위해 용출용액을 흘려주어 mRNA를 회수하게 된다.

정답해설

ㄱ. 자료해석의 내용처럼 용액 B가 용출용액이고 용액 A가 결합용액이다. 따라서 보기의 내용은 옳다.

오답해설

ㄴ. 사람의 내분비세포 X에서 분리한 총 RNA 용액(㉠)에는 내분비세포 X에서 발현되는 유전자의 mRNA만 존재한다. 따라서 사람의 모든 유전자의 mRNA가 존재한다는 설명은 옳지 않다.

ㄷ. (라) 과정에서 NaCl의 농도가 0.05 *M*인 세척용액을 이용하면 기존의 0.1 *M*보다 더 낮은 농도의 NaCl을 사용한 것이므로 RNA의 음전하 사이의 반발력을 덜 상쇄시키므로, 더 강하게 세척되게 된다. 따라서 (마) 과정에서 용출용액을 컬럼에 흘려주면 더 적은 양의 RNA를 얻게 된다.

345 추론 중심

정답 ①

자료해석

이 문제는 발현벡터에 클로닝한 유전자를 시험관내에서 전사시키는 실험법에 대해서 이해하는지를 확인하기 위한 분석·종합·평가형문제이다. 실험 과정 (가)에서 사용하는 pET는 발현벡터이어야 하는데, (나)에서 T7 RNA 중합효소를 이용하여 클로닝한 유전자를 전사시켰으므로 pET 벡터에는 T7 RNA 중합효소에 의해 인식되는 프로모터(T7 프로모터)를 가지고 있을 것이다. (나)과정에서 '10×완충제'는 반응의 총 부피가 50 μL이므로 5 μL를 이용하면 되고, 150 U의 T7 RNA 중합효소를 사용하기 위해서는 3 μL를 이용하면 된다. 따라서 증류수는 총 부피를 50 μL로 맞추기 위하여 31 μL를 이용해야 한다. (라) 과정에서 260 nm에서 흡광도가 1일 때 dsDNA의 농도는 50 μg/ml이지만, mRNA(ssRNA)는 40 μg/ml이다.

정답해설

ㄱ. pET 벡터는 T7 프로모터(promoter)를 가지고 있다.

오답해설

ㄴ. '㉠+㉡+㉢'의 값은 39이다.

ㄷ. (라)과정에서 260 nm에서 흡광도(A_{260})가 1이었다면, mRNA의 농도는 40 μg/ml이다.

346 추론중심

정답 ③

자료해석

이 문제는 노던블롯팅 실험에 대해 이해하고 있는지 확인하기 위한 분석・종합・평가형문제이다. 노던블롯팅은 서로 다른 조직에서 분리한 mRNA를 전기영동을 이용하여 분리하고 나일론 막으로 블롯팅한 후, 적절한 혼성화탐침으로 혼성화함으로써 특정 유전자가 서로 다른 조직에서 발현되는 양상을 확인하는 실험법이다.

문제에서 제시한 실험의 결과를 살펴보면, 조직 1에서는 유전자 X mRNA의 예상 크기인 약 1 kb 밴드뿐만 아니라 1.5 kb 밴드도 나타난 것을 확인할 수 있다. 생쥐에서 유전자 X는 유전체 상에 한 유전자좌에만 존재한다는 점을 고려해봤을 때, 조직 1과 조직 3에서는 유전자 X의 1차 전사체에서 대체적 RNA 스플라이싱(alternative RNA splicing)이 일어나 1 kb 크기의 밴드가 나타났다는 것을 추정할 수 있다.

정답해설

③ ㉠(분리한 유전자 X mRNA를 이용하여 합성한 cDNA의 염기서열 분석결과 mRNA의 크기가 약 1 kb로 예상된 조직)은 조직 1~4 중에서 조직 3만 될 수 있다.

오답해설

① 자료해석에서 살펴본 바와 같이, 문제에서 주어진 자료를 통해 조직 1에서는 유전자 X의 1차 전사체에서 대체적 RNA 스플라이싱(alternative RNA splicing)이 일어나 1 kb 밴드가 형성되었다는 것을 추정할 수 있다.

② 포유류(생쥐)는 유전체 등가성(genomic equivalence)을 가지고 있으므로, 조직 2와 조직 3에 들어있는 유전자 X의 크기는 동일할 것이다.

④ (나)에서 포름아마이드가 첨가된 겔을 이용한 이유는 mRNA의 2차 구조를 변성시켜 mRNA가 모두 선형의 상태가 되도록 하기 위함이다. 이렇게 함으로써 각 RNA들은 크기별로 정확히 분리된다.

⑤ (라)에서 사용한 자외선(UV)은 RNA를 나일론 막에 고정시킴으로써 혼성화과정 중에 RNA가 막으로부터 떨어져 나가지 못하게 한다.

347 추론중심

정답 ③

자료해석

이 문제는 서던블롯팅을 수행하기 위해 전기영동을 이용하여 분리한 DNA를 나일론 막(nylon membrane)으로 블롯팅하는 실험에 대해 이해하고 있는지 확인하기 위한 이해형문제이다. 문제에서 주어진 <실험 과정>을 살펴보면, (가)는 탈퓨린화(depurination)시키는 과정이고, (나)는 변성시키는 과정이며, (다)는 중화시키는 단계이다. 겔에 있는 DNA를 나일론 막으로 블롯팅하기 위해서는 맨 아래에 겔을 놓고 그 위에 나일론 막(㉠)을 올려놓아야 한다. <실험 과정> (마)는 DNA가 막에 비가역적으로 결합하게 해주는 단계이다.

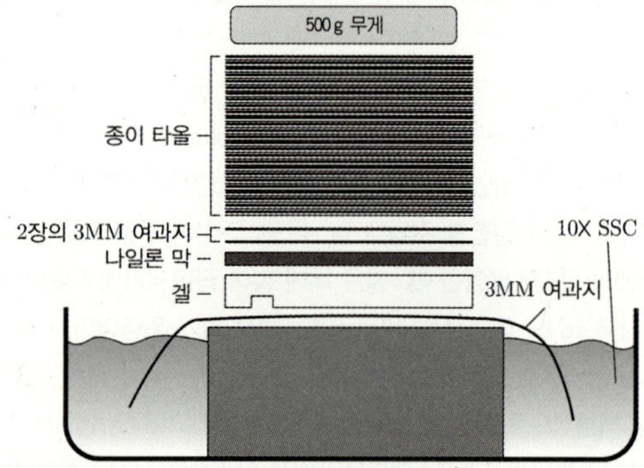

정답해설

ㄱ. <실험 과정> (가)에서 DNA에서 풀린 염기가 떨어져 나가게 되는데, <실험 과정> (나)에서 알칼리에 의해 탈퓨린화가 일어난 지점의 당-인산골격이 절단된다. 그 결과 큰 DNA가 작은 조각으로 잘려진다.

ㄷ. <실험 과정> (마)는 자외선(UV)을 조사하여 DNA를 나일론 막에 교차결합(cross-linking)시키는 과정이다. 이 과정에서 DNA가 나일론 막에 비가역적으로 결합한다.

오답해설

ㄴ. ㉠은 나일론 막이고, ㉡은 3 MM 여과지이며, ㉢은 종이 타월이다.

348 지식 중심

정답 ②

자료해석

이 문제는 어떤 질병을 앓고 있는 환자 X를 진단하기 위해 수행하는 간접 ELISA(enzyme-linked immunosorbent assay)에 대해 이해하고 있는지 확인하기 위한 이해형문제이다. 간접 ELISA는 미량역가판 홈(microtiter well) 바닥에 일정량의 항원을 부착하고 혈청 시료(부착한 항원에 특이적인 항체를 포함하는 혈청)를 결합시켜 혈청 내 존재하는 항체의 양을 정량하는 방법이다.

정답해설

ㄴ. (나) 과정에서 환자 X의 혈청에 항원 A에 대한 항체가 많을수록 더 많은 항원과 결합할 것이고, 그 결과 (다) 과정에서 더 많은 2차 항체가 결합할 것이며, 그 결과 (라) 과정에서 더 많은 기질에서 발색반응이 일어난 더 큰 발색이 나타나게 된다.

오답해설

ㄱ. 위에서 살펴본 바와 같이, 이 방법을 통해서는 환자 X의 혈청에 존재하는 항체의 양을 측정할 수 있다.

ㄷ. (다) 과정에서 사용하는 항체는 사람(환자 X)의 혈청(즉, 사람의 항체)을 특이적으로 인식하는 항체이어야 한다.

349 추론 중심

정답 ③

자료해석

이 문제는 면역분석법 과정을 이해하고 이를 바탕으로 추론하는 능력을 평가하는 분석・종합・평가형문제이다. 면역분석법은 특정 물질에 결합하는 항체를 이용하여 용액 내에 존재하는 생체 분자를 민감하게 탐지하는 기법이다. 이 때 사용되는 항체에는 효소가 부착되어 있어 발색 기질을 첨가할 경우 대사되어 발색 정도를 평가할 수 있고, 이를 바탕으로 측정 대상 물질의 양을 측정할 수 있다. 이러한 기법을 EIA(enzyme immunoassay)라 한다.

정답해설

ㄷ. 면역분석법에 주로 사용하는 항체는 친화력(affinity)이 큰 IgG이다. 오량체인 IgM은 단일 결합의 세기를 의미하는 친화력(affinity)은 낮지만 결합자리가 10개이므로 결합력(avidity)은 강하다. IgG는 친화력이 높아서 미량의 항원에도 강하게 결합하므로 면역분석법에 적합하다.

오답해설

ㄱ. 약물 X를 복용하지 않은 사람은 소변 내에 약물이 존재하지 않으므로, 실험 과정 (나)에서 항-약물 X 항체 모두가 약물 X와 결합하지 않은 상태로 존재한다. 따라서 항체에는 2개의 항원 결합자리가 존재하므로 효소-약물 X 복합체를 2배 농도로 첨가하게 되면 모든 효소-약물 X 복합체가 항체와 결합된 상태로 존재하게 되고, 그 결과 모든 효소가 비활성화되어 발색 기질을 넣더라도 발색 반응이 일어나지 않는다. 하지만 약물 X를 복용한 사람은 복용한 정도에 따라 다른 정도로 발색 반응이 일어난다.

ㄴ. 다중클론항체는 다양한 종류의 항원에 결합하는 항체들로 구성되어 있으므로 검사 대상 약물 이외의 분자에도 결합하여 위양성(false positive) 반응을 나타낼 수 있다. 따라서 약물에 특이적으로 결합하는 항체로만 구성된 단일클론항체를 사용하는 것이 바람직하다.

350 추론 중심

정답 ②

자료해석

이 문제는 FISH(fluorescence in situ hybridization) 실험법에 대하여 이해하고 있는지 확인하기 위한 이해형문제이다. FISH는 슬라이드글라스에 도말한 세포에 표적유전자의 특정 염기서열과 상보적인 DNA에 형광물질을 붙인 탐침(probe)을 혼성화시켜 표적유전자의 유무와 위치를 형광현미경으로 확인함으로써, 염색체 또는 유전자의 변이를 밝히는 방법이다.

정답해설

ㄱ. (가) 과정에서는 틈 번역(nick translation)을 이용하여 혼성화 탐침을 Dig(digoxigenin)으로 표지한다. 이 때 DNA 중합효소 I 은 RNA 프라이머를 제거하고 그 자리를 새로운 DNA로 채우는 역할을 하므로 사용할 수 있지만, DNA 중합효소 Ⅲ은 사용할 수 없다. DNA 중합효소 Ⅲ은 DNA 중합을 빠른 속도로 하는 효소이다.

ㄹ. 위 과정은 간기 세포는 물론이고 유사분열기 세포도 이용할 수 있다.

오답해설

ㄴ. 포름아마이드(formamide)는 DNA의 결합력을 약화시키므로, (나)의 혼성화 온도는 혼성화 용액에 포름아마이드가 들어있을 때가 들어있지 않을 때보다 더 낮다.

ㄷ. FISH probe는 1개의 염기쌍 변화에 대해서는 결합력이 크게 변하지 않으므로 점돌연변이 진단에는 이용할 수 없다. FISH는 특정 DNA 서열을 표적 DNA와 혼성화하는 방법이므로 염색체 이상을 신속하게 진단할 수 있는 기법이다.